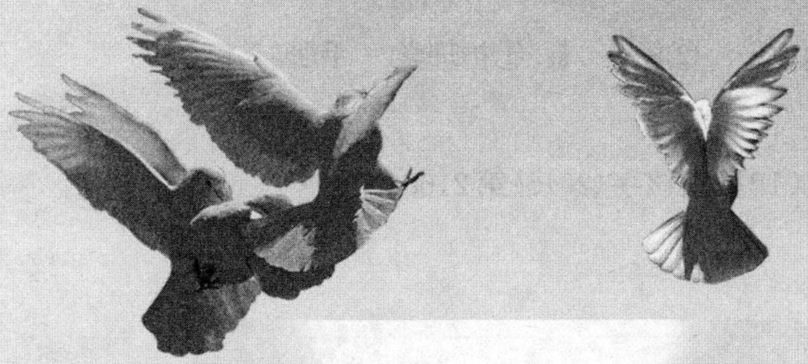

LINCHUANG CHANGJIAN JIBING HULI CHAFANG SHOUCE

临床常见疾病护理查房手册

高祝英 杨雪梅 主编

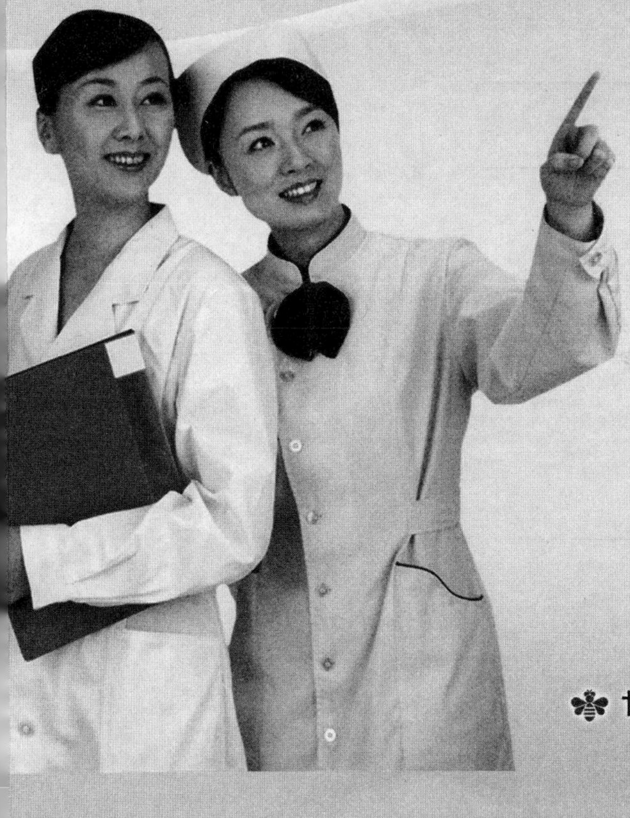

甘肃科学技术出版社

（甘肃·兰州）

图书在版编目(CIP)数据

临床常见疾病护理查房手册 / 高祝英，杨雪梅主编
. -- 兰州：甘肃科学技术出版社，2016.9
（2023.12重印）
ISBN 978-7-5424-2352-8

Ⅰ.①临… Ⅱ.①高… ②杨… Ⅲ.①护理学-手册
Ⅳ.①R47-62

中国版本图书馆CIP数据核字(2016)第216836号

临床常见疾病护理查房手册

高祝英　杨雪梅　主编

责任编辑	杨丽丽
封面设计	陈妮娜

出　版	甘肃科学技术出版社
社　址	兰州市城关区曹家巷1号　730030
电　话	0931-2131576（编辑部）　0931-8773237（发行部）
发　行	甘肃科学技术出版社　　印　刷　三河市铭诚印务有限公司
开　本	880毫米×1230毫米　1/16　印张　31.75　插页　1　字数　840千
版　次	2017年6月第1版
印　次	2023年12月第2次印刷
印　数	501~1550
书　号	ISBN 978-7-5424-2352-8　　定　价　168.00元

图书若有破损、缺页可随时与本社联系：0931-8773237
本书所有内容经作者同意授权，并许可使用
未经同意，不得以任何形式复制转载

《临床常见疾病护理查房手册》

编委会名单

主　编　高祝英　杨雪梅

副主编　杨桥兰　张　燕　钱晓玲　马英萍　王小艳　韩　雪
　　　　　李奇男　王　娟

编　委　（按姓氏笔画排序）
　　　　　马英萍　马惠娟　王小艳　王昱晗　王　娟　刘玉娟
　　　　　李奇男　李菊琴　杨桥兰　杨雪梅　张小敏　张改萍
　　　　　张　燕　罗卫萍　周　蓉　高祝英　钱晓玲　徐　蓉
　　　　　韩　雪　薛　刚

前 言

护理查房是护理管理中评价护理程序实施效果、了解护士工作性质的一种最基本、最常用、最主要的方法,是临床护理活动中理论联系实际、培养护士以人为本的思维方式和工作作风的重要手段之一,是检验护士是否掌握综合知识、提高自学能力和推理能力的重要形式,也是培养护士临床思维能力,学会分析问题、解决问题的有效途径。随着医学科学的快速发展,护理学的研究范围不断扩大,临床护士所面临的挑战及需要掌握的内容也随之增多,因此,护理查房在临床的应用也越来越普遍。

本书内容包括内科疾病、外科疾病、妇产科疾病、儿科疾病的护理查房。由兰州大学第二医院多年从事护理工作的专家,根据扎实的专业知识和丰富的临床经验,结合国内外医疗技术新进展、现代护理发展新要求,经认真讨论和精心总结编写而成。《临床常见疾病护理查房手册》结合临床具体案例,在回顾疾病基础知识的同时,从患者评估、护理问题、护理目标、护理措施、效果评价等方面进行了充分地阐述。内容丰富,资料翔实,清楚易懂,实用性强,既可作为临床护理查房的指导用书,也可用作临床一线护士的继续学习读物。

本书由高祝英、杨雪梅制订编写大纲和内容架构,高祝英参与编写了15.9万字(第一部分和第二部分的第一、二章),张燕参与编写了12.1万字(第二部分的第三、四、五章),马英萍参与编写了7.5万字(第二部分的第六、七章),韩雪参与编写了6.5万字(第二部分的第八章和第三部分的第一章1-4),钱晓玲参与编写了7.5万字(第三部分的第二、三章),李奇男参与编写了6.5万字(第三部分的第一章5-9和第四章),杨桥兰参与编写了15.3万字(第四部分),王小艳参与编写了6.5万字(第五部分的第一、二、三、四章),王娟参与编写了6.2万字(第五部分的第五、六、七、八章)。由于编写时间仓促,且编者的知识和能力有限,难免存在疏漏和缺陷,希望此书能在为广大临床护理工作者提供帮助的同时,也得到护理同仁、专家的批评指正,在共同学习、实践及研究的基础上,不断丰富、发展和完善,共同提高护理质量,提高患者满意度。

编者

2016年5月

目 录

第一部分 绪 论

第一章 概述 ······ 001
第二章 护理查房的分类 ······ 003
第三章 整体护理三级查房模式 ······ 007
第四章 护理查房质量考核 ······ 008

第二部分 内科疾病

第一章 呼吸系统疾病 ······ 011
病例一 肺炎 ······ 011
病例二 支气管扩张 ······ 014
病例三 支气管哮喘 ······ 017
病例四 阻塞性肺气肿 ······ 022
病例五 慢性肺源性心脏病 ······ 026
病例六 肺结核 ······ 030
病例七 气胸 ······ 034
病例八 原发性支气管肺癌 ······ 038
病例九 呼吸衰竭 ······ 043

第二章 循环系统疾病 ······ 048
病例一 慢性心力衰竭 ······ 048
病例二 心绞痛 ······ 052
病例三 心肌梗死 ······ 056
病例四 室性心律失常 ······ 059
病例五 原发性高血压 ······ 062
病例六 病毒性心肌炎 ······ 068
病例七 感染性心内膜炎 ······ 070
病例八 肥厚型心肌病 ······ 074

病例九　缩窄性心包炎 …… 077

第三章　消化系统疾病 …… 082

病例一　胃十二指肠溃疡 …… 082

病例二　结核性腹膜炎 …… 085

病例三　溃疡性结肠炎 …… 088

病例四　脂肪性肝病 …… 092

病例五　肝硬化 …… 096

病例六　肝癌 …… 101

病例七　肝性脑病 …… 105

病例八　急性胰腺炎 …… 109

病例九　胆总管结石 …… 113

第四章　泌尿系统疾病 …… 116

病例一　肾炎 …… 116

病例二　尿路感染 …… 119

病例三　肾病综合征 …… 122

病例四　肾盂肾炎 …… 126

病例五　肾功能衰竭 …… 129

第五章　内分泌及代谢性疾病 …… 133

病例一　糖尿病 …… 133

病例二　甲状腺功能亢进 …… 137

病例三　甲状腺功能减退 …… 141

病例四　痛风 …… 145

第六章　血液系统疾病 …… 150

病例一　缺铁性贫血 …… 150

病例二　再生障碍性贫血 …… 152

病例三　特发性血小板减少性紫癜 …… 155

病例四　急性白血病 …… 158

病例五　慢性粒细胞白血病 …… 164

病例六　多发性骨髓瘤 …… 166

第七章　风湿性疾病 …… 170

病例一　类风湿关节炎 …… 170

病例二　系统性红斑狼疮 …… 173

病例三　成人斯蒂尔病 …… 177

病例四　皮肌炎 …… 180

病例五　系统性硬化症 …… 184

第八章　神经系统疾病 …… 188

病例一　脑梗死 …… 188
病例二　脑出血 …… 191
病例三　癫痫 …… 193
病例四　帕金森病 …… 196
病例五　三叉神经痛 …… 199
病例六　面神经炎 …… 201
病例七　重症肌无力 …… 204
病例八　周期性瘫痪 …… 207

第三部分　外科疾病

第一章　普通外科疾病 …… 211
病例一　甲状腺癌 …… 211
病例二　脾破裂 …… 213
病例三　胃癌 …… 216
病例四　胆囊结石 …… 219
病例五　乳腺癌 …… 222
病例六　肝癌 …… 224
病例七　下肢深静脉血栓形成 …… 228
病例八　急性阑尾炎 …… 231
病例九　肠梗阻 …… 234

第二章　骨科疾病 …… 238
病例一　腰椎间盘突出症 …… 238
病例二　骨肿瘤 …… 241
病例三　骨性关节炎 …… 245
病例四　化脓性关节炎 …… 248
病例五　脊柱骨折 …… 250
病例六　颈椎病 …… 254
病例七　四肢骨折 …… 257
病例八　骨盆骨折 …… 260
病例九　小儿先天性髋关节脱位 …… 262

第三章　泌尿外科疾病 …… 262
病例一　泌尿系结石 …… 265
病例二　膀胱损伤 …… 268
病例三　肾积水 …… 271
病例四　肾癌 …… 274

病例五 肾囊肿 ········· 277

病例六 前列腺增生 ········· 279

病例七 肾结核 ········· 283

病例八 肾损伤 ········· 286

病例九 膀胱癌 ········· 289

第四章 神经外科疾病 ········· 293

病例一 高血压脑出血 ········· 293

病例二 颅骨骨折 ········· 295

病例三 脑膜瘤 ········· 298

病例四 颅咽管瘤 ········· 301

病例五 垂体瘤 ········· 303

病例六 脑挫裂伤 ········· 306

第四部分 妇产科疾病

第一章 妇科疾病 ········· 311

病例一 闭经 ········· 311

病例二 功能失调性子宫出血 ········· 314

病例三 原发性痛经 ········· 317

病例四 围绝经期综合征 ········· 319

病例五 前庭大腺炎 ········· 323

病例六 外阴阴道炎 ········· 325

病例七 慢性宫颈炎 ········· 328

病例八 盆腔炎 ········· 332

病例九 子宫内膜异位症 ········· 334

病例十 子宫脱垂 ········· 338

病例十一 子宫肌瘤 ········· 340

病例十二 卵巢肿瘤 ········· 344

病例十三 恶性滋养细胞肿瘤 ········· 347

病例十四 子宫颈癌 ········· 351

病例十五 子宫内膜癌 ········· 354

病例十六 尖锐湿疣 ········· 357

病例十七 淋病 ········· 359

第二章 产科疾病 ········· 362

病例一 产后出血 ········· 362

病例二 产后心理障碍 ········· 365

病例三	产褥感染	369
病例四	多胎妊娠	371
病例五	流产	374
病例六	脐带脱垂	377
病例七	前置胎盘	379
病例八	妊娠合并病毒性肝炎	381
病例九	妊娠合并贫血	384
病例十	妊娠合并糖尿病	387
病例十一	妊娠合并心脏病	390
病例十二	妊娠剧吐	393
病例十三	妊娠期高血压	394
病例十四	胎膜早破	398
病例十五	胎盘早剥	401
病例十六	羊水栓塞	403
病例十七	异位妊娠	407
病例十八	子宫破裂	409

第五部分 儿科疾病

第一章 新生儿疾病 ... 413
- 病例一 新生儿窒息 ... 413
- 病例二 新生儿感染性肺炎 ... 416
- 病例三 新生儿黄疸 ... 418
- 病例四 新生儿败血症 ... 421

第二章 消化系统疾病 ... 425
- 病例一 小儿腹泻 ... 425
- 病例二 肠套叠 ... 428
- 病例三 先天性巨结肠 ... 430

第三章 呼吸系统疾病 ... 434
- 病例一 急性喉炎 ... 434
- 病例二 支气管肺炎 ... 436
- 病例三 支气管哮喘 ... 440

第四章 循环系统疾病 ... 444
- 病例一 先天性心脏病 ... 444
- 病例二 病毒性心肌炎 ... 447
- 病例三 充血性心力衰竭 ... 449

第五章　泌尿系统疾病 ………………………………………………… 453
病例一　急性肾小球肾炎 ……………………………………… 453
病例二　肾病综合征 …………………………………………… 455

第六章　造血系统疾病 ………………………………………………… 459
病例一　营养性缺铁性贫血 …………………………………… 459
病例二　特发性血小板减少性紫癜 …………………………… 461
病例三　白血病 ………………………………………………… 464

第七章　神经系统疾病 ………………………………………………… 468
病例一　病毒性脑炎 …………………………………………… 468
病例二　缺血缺氧性脑病 ……………………………………… 470
病例三　脑性瘫痪 ……………………………………………… 473

第八章　急性传染病 …………………………………………………… 476
病例一　麻疹 …………………………………………………… 476
病例二　水痘 …………………………………………………… 480
病例三　流行性乙型脑炎 ……………………………………… 483
病例四　猩红热 ………………………………………………… 487
病例五　中毒性菌痢 …………………………………………… 490

第一部分 绪 论

第一章 概 述

一、护理查房的定义

护理查房是护理管理中评价护理程序实施效果、了解护士工作性质的一种最基本、最常用、最主要的方法,是检查护理质量、落实规章制度、提高护理质量及护理人员业务水平的重要措施,其内容包括基础护理的落实情况、专科疾病护理内容、心理护理、技术操作、护理制度的落实等。

二、护理查房的目的及意义

(一)目的

(1)解决临床护理工作中的问题,不断提升专科护理内涵和质量,提高护士的专业知识及技能,保持护理工作的连续性。

(2)通过护理查房建立临床护士教育训练的长效机制,让护士学习并运用临床专科知识和技术。

(3)检查基础护理、专科护理落实情况。分析讨论危重、典型、疑难、死亡病例的护理。

(4)护理查房也是一个建立临床护士分层级管理机制,形成传帮带的管理过程。

(5)结合病例学习国内外护理新动态、新业务、新技术,提高护理人员专业水平。了解国内外专科护理发展新动态。

(二)意义

(1)对病人来说,能得到更为全面的优质服务。通过护理查房,可融洽护患关系,并使病人掌握相关的卫生知识,解除思想顾虑,主动配合治疗和护理,从而提高护理质量。对危重病人的护理查房能够解决重症疑难问题,提高危重病人的护理质量。

(2)对护士来说,能激发其学习多学科知识的兴趣,提高运用多学科知识分析问题、解决问题的能力及临床护理质量,使护理人员的知识、技能以及观察、思考、收集资料、综合分析问题和解决问题的能力都得到不同程度的提高。同时,采取多种护理查房形式,能促进护理科研的开展。

(3)对护理管理者来说,能及时掌握危重病人的护理情况和了解护士解决问题的能力。通过查房发现问题、解决问题,对责任护士的工作起到指导和监督作用,同时也能及时了解危重病人的护理质量,帮助解决疑难问题。而且,护理查房能规范科室护理人员对护理文件的书写。此外,实施护理查房对护士长自身也是一个很好的学习、提高过程,可以促进新技术、新方法的临床应用。

三、存在的问题及对策

(一)护理查房中存在的问题

1. 护理主题不突出

(1) 护理过程混同于医疗过程。医疗过程以医治疾病为目标,而护理过程则是以满足病人全面需要为目标,各自有着不同的侧重点。

(2) 护理查房与业务学习相混淆。在某些护理查房中,较多的是讨论疾病的护理,存在着只见疾病不见病人的做法,将某种疾病的病因病理作为讨论的问题,这种形式的护理查房重知识的传授而轻能力培训。

2. 护理程序运用不当

(1) 护理诊断与医疗诊断不分。护理诊断是对病人现存的或潜在的健康问题及其生命过程的反映的一种临床判断;而医疗诊断的重点在疾病本质的判断上,由于概念的混淆以至于没有明确的护理诊断,也就无法确定合理的护理措施。

(2) 护理诊断应用中存在的问题。护理诊断应用不确切,护理诊断排列顺序不妥,相关因素不恰当,依据不充分。

(3) 制订护理计划时存在的问题。在制订护理计划时不是以病人为中心,而是在护士本人主观臆想推断下制订出护理计划,忽略人的整体性,没有从生理、心理、社会方面综合评估病人的健康问题。

(4) 护理措施拟定不具体。说空话,纸上谈兵,使人感觉护理措施未落到实处。

(5) 对护理评价重视不够。对于已解决的问题不能及时作出评价,对新产生的问题不能及时解决,不是动态地发展地看待整个护理程序,并且对于未达到预期目的的护理问题不作原因分析,变更护理措施,使得护理查房达不到满意的效果。

3. 主持者的能力影响查房质量 由于护士长资历、业务水平及组织能力的不同,以致护理查房质量高低不一,个别护理查房流于形式。

4. 上层机构缺乏系统的质量监控及评价标准 护理主管部门或护理部没有对护理查房进行质量监控,缺乏统一的评价标准,使部分护理查房达不到满意的效果。因此,对护理查房的形式、内容、质量的评价应有一个适当的标准。

(二)提高护理查房质量的对策

1. 突出护理主题 在某些护理查房过程中,不要将护理过程混同于医疗过程,除了简要加减病人的现病史、发病机制、临床表现、治疗原则及治疗后病人体征和症状变化外,重点应通过观察病人体征及护理需求讨论护理需要解决的问题、护理计划的制订、护理措施的实施等内容。同时应区别于业务学习,突出对护士能力的培训。

2. 准确、恰当地运用护理程序 首先应该以病人为中心,从生理、心理、社会、精神方面综合评估病人的健康状况,做出准确的护理诊断,制订具体的、个性化的护理计划及方案,恰当运用护理程序的方法并结合护理评价内容进行查房,这样可以达到事半功倍的效果。

3. 提高护理查房者的理论及业务素质 在护理查房中护士长作为查房的参与者、主持者,要面对病人、家属、护理人员,承担着组织者、教育者、治疗者及咨询者的角色,所以护士长不仅要具有较高的业务水平、较强的组织能力及语言表达能力,还要不断学习理论知识,了解学科新动态和新观点,并将其运用于临床护理实践中,提高护理查房质量。

4. 制订相应的质量监控及评价标准 护理主管部门或护理部应该对护理查房的形式、内容、质量控制等设立相应的评价标准,并就相关内容开展护理科研,从而使评价标准不断得到完善,护理查房达到满意的效果。

(高祝英)

第二章 护理查房的分类

一、护理行政查房

主要是针对病区护理质量督查中发现的不足,由护理部主任、科护士长组成护理部查房小组,相关科室的护士长、护理专家等共同参加的护理查房。其目的在于从实践中培养护士长的科学思维和管理能力,切实巩固和提高护理工作质量,通过参与人员的共同分析、归纳和总结,发现问题,确认问题,提出解决问题的对策,提高护理质量和管理水平。护理行政查房可按以下程序进行。

(一)准备阶段

针对病区护理质量督查中发现的不足,由护理部查房小组选定科室,也可由护士长主动提出申请,并准备书面汇报材料。汇报内容包括病区管理中人、财、物的基本情况、护理质量(尤其是危重病人的护理质量)、服务态度、规章制度的执行情况、岗位职责落实情况、护理记录、护理操作、病房管理、护理安全隐患、创新技术及业务管理中所遇到的问题、已采取或准备采取的管理措施和效果评价等。

(二)查房过程

在充分准备的情况下,由护理部择期安排到具体科室进行护理行政查房。首先由病区护士长汇报书面准备的材料,然后由护理部查房小组成员发表意见,被邀请的相关科室人员也可各抒己见参与讨论,最后由护理部主任进行综合分析、归纳总结,提出相应的意见和建议。讨论中若涉及病区布局或操作流程等具体问题还可到实地考察,经集思广益、交流沟通最后达成共识,共同制订出相应的措施并予以实施。

(三)监控评价

查房后护理部查房小组成员应在1个月内及时了解反馈信息,检查改进措施落实的情况。若措施有效则及时予以肯定,若效果不佳或又发现新的问题则重新予以指导。对于行政查房的结果每月在护士长例会或护理简讯进行通报,使全体护士长得以借鉴、启发、相互取长补短。

二、护理业务查房

护理业务查房是在主查人的引导下,以病人为中心,以护理程序为框架,以解决问题为目的,突出对重点内容的深入讨论,并制订解决方案的护理查房。包括分析讨论危重、典型、疑难、死亡病例的护理,检查基础护理、专科护理落实情况,结合病例学习国内外护理新动态、新业务、新技术等。查房前可预先告知有关人员查房的内容、目的,查房过程做好记录,保存资料。通过业务查房,可以提高护理人员的专业水平,了解国内外专科护理发展新动态。业务查房的次数及频率可根据各医院的具体情况而定,一般护理部组织院级业务查房每月1次,病区护士长组织本科室业务查房,每月1次。

(一)查房前资料的收集

1. 病种资料的收集 查房前一周,护士长与责任护士共同商讨,确定查房病种。一般选择病情相对复杂、临床比较常见的疑难、大手术病种。

2. 查房要点的确定与收集 确定查房病种后,护士长对所查患者涉及的护理内容进行整理,根据临床工作中的薄弱环节,确定出某个方面的讨论议题。如骨科行全髋关节置换的患者,全程护理包括术前准备、术后护理、并发症的护理干预、术后康复训练等许多方面的护理内容,根据工作中康复训练缺乏系统性、分期性的薄弱点,选择术后的康复训练作为查房的要点,让护士充分明确此次查房的目的与方向。

(二)制订查房计划

制订出详细的查房计划,查房前1周,根据确定的查房要点,护士长选出几个方面的讨论议题,分配给科室护士,每人一题,大家分别查阅资料,收集信息,这样收集起来的信息比较系统、全面。如全髋关节置换的患者术后康复训练,需要讨论的议题包括:髋关节的解剖结构、术前训练要领的教授、术后康复训练的分期、出院后的康复指导等。护士长还需要与主查护士共同商讨查房步骤,如查房时间、地点、流程,共同制订出详细的查房计划。

(三)采取灵活方式,实行互动查房

1. 查房步骤　①共同回顾相关疾病的基本知识;②主查护士介绍患者病情、护理(包括评估、诊断、目标、措施及评价)、健康宣教等内容;③到病房对患者进行全面查体,了解患者对健康宣教知识的掌握;④护士长提出拟定好的讨论议题,大家依据查阅资料分别发表意见,其他人可以补充或发表不同的看法;⑤护士长对讨论结果进行归纳总结。

2. 查房形式　要多样化,有提问、回答、补充,还要有实习护生的共同参与。对实习护生可采取互动的形式,护士长提问一些相对简单的理论知识、名词定义、观察要点,让护生回答,护生也可对查房中存在的问题、疑点向老师请教,鼓励护生积极发言,形成一种全员互动的查房氛围。

(四)查房效果的总结与评价

查房完毕,主查护士结合本次查房讨论的结果,评价临床护理效果,哪些问题已解决,哪些问题有待于解决,该如何解决,有一个明确的目的与方向。最后,护士长对整个查房过程、知识水平的提高、临床工作的指导意义、存在的问题与不足进行总结、评价。

三、护理教学查房

护理教学查房是以临床护理教学为目的、以病例为引导(case based study,CBS)、以问题为基础(problem based learning,PBL)、以护理程序为框架、PBL与病程相结合的护理查房,旨在培训护生理论与实践相结合能力,并提高综合能力。内容包括分析典型病例,指导护生正确运用护理程序;检查教学计划、教学目标落实情况;教导或示范护理操作。通过教学查房,可以提高教学管理水平,提高学生的综合实践能力。

PBL是一种以小组形式使学生获得知识和解决问题技能的教学方法,鼓励学生发展自主学习和评判性思维能力;CBS+PBL查房模式是在老师的指导下,以病例为引导,以学生为中心,以自我指导学习和小组讨论为主要形式,针对病人的健康状态设置相应的问题进行查房的一种形式。通过护理教学查房可以启发护生思考,促使护生看书、查阅资料、与病人交谈,让护生在确定问题及解决问题的过程中学习必要的知识,并学会正确的思维和推理方法,从而较为准确地提出护理诊断、护理措施,提高自身的综合能力,加深对理论知识的理解与记忆,促进学习,而且可以提高护生人际交往能力,增强护生间的协作意识。具体步骤如下:

(一)带教老师准备

带教老师确定查房病人,应选择能覆盖病区教学内容的典型病例,通过查阅病例、问诊、查体、与病人有效沟通等方式,全面掌握病人病情。

(二)护生准备

查房前1周,带教老师将确定病例告知护生,护生从整体护理的理念出发,熟悉病例,复习相关的基础理论和专业知识,并通过与病人有效沟通、询问病情、查体,收集病人资料,并以此发现问题,结合所学有关解剖、生理心理等方面知识,初步确定护理诊断(问题)。通过思考、集体讨论以及查阅相关文献,提出护理问题及制订相应的护理计划和护理措施等。

(三)查房

查房由1名护生主持,责任护生汇报病人相关资料(简要病史、已做检查及治疗、确定护理诊断及问题、护理措施、预期目标、效果评价、目前情况、护理注意点、健康教育问题),护生间可相互补充。汇报完毕,由带教老师提出问题,包括疾病基础理论和尚未提出的诊断及问题,错误的护理诊断与问题,不恰当的护理措施等,护生再讨论,最后由带教老师、护士长点评。

(四)评价方法

可通过护理诊断、护理措施、健康教育的正确率及CBS+PBL查房模式效果自评问卷(包括提高综合能力、与病人有效沟通、加深理解和记忆、加强同学间协作、能促进学习几个问题)对CBS+PBL查房模式进行具体评价。

(高祝英)

第三章 整体护理三级查房模式

一、定义

整体护理病区开展三级查房是护理工作中一项有实践指导意义和临床教学意义的护理活动,其目标是提高护士分析护理问题和解决护理问题的综合能力。包括以病人为中心的整体护理的个案护理查房和以专科危重、疑难、少见病例护理中的难点查房。

二、查房结构

可根据病区护理人员职称结构确定 ①由副主任护师作为主持人组织的三级查房;②由病区护士长作为主持人组织的三级护理查房。

三、查房前准备

1. 病例选择 选择罕见、危重、疑难、新业务、新技术及护理问题较多的病例。责任护士提出申请,护士长提前计划,通知参加查房人员,便于了解相关知识,查阅有关资料。

2. 查房时间 每次约1小时,并选择在不影响患者休息、安全、舒适及不加重患者心理负担的前提下进行,同时避开护理工作高峰时间,使更多的护士有机会参加。

3. 查房用物准备 按需要定数定位于治疗车上,如病历、查房本、血压计、听诊器及专科特殊检查用品。

4. 查房时位置站立要求 主查人位于病床右侧,以突出其查房主持人角色,便于查体。全体护士位于病床左侧,其中责任护士位于排首,以突出其主要被查人的角色,同时协助主查人对病人查体时的床边配合。进修护士、实习护士立于床尾,面对主查人、全体护士及病人,以便全面观察并补充发言。这种站式使护士感受到查房的严肃性和认真程度,护士的着装仪表是否符合要求也一目了然。

5. 病人准备 查房前应向病人说明查房目的,征得病人同意,取得病人配合。

四、查房程序

1. 听 听取责任护士报告病人的基本情况、简要病史、护理诊断、护理措施、效果及现存的护理难点问题(心理、社会、生理)。病情报告对责任护士是一种训练,报告的质量在一定程度上反映责任护士的水平。

2. 查 查体、查病历。主查人对病人进行补充询问和护理查体,既了解责任护士对病人阳性体征判断是否准确,又使自己能够掌握病人阳性体征,为分析判断打下基础。注意:一是护理问题是否确切;二是护理措施是否正确及时;三是护理措施的有效性,即宣教是否到位、病人对护理的反映、满意度如何;四是护理病历记录是否及时、完整、准确,及时纠正病历书写中的差错。

3. 提问 上下级相互提问,互动交流,上级可以了解下级对病人综合情况的掌握程度和护理措施依据的可靠程度,同时对不正确的护理问题重新评估,及时发现实际存在的疑难护理问题,并根据护理诊断修订护理计划,使临床工作目标更明确,解决护理诊断难、准确性差的问题和知其然而不知其所以然的问题。

4. 分析 主持人对获取的综合信息进行系统、准确的分析后,针对疑难护理问题结合基本理论、基本知识、基本技能,深入浅出地进行讲解、示教;并结合护理问题,把护理前沿的新知识融入进去启发下级人员的思维态势,拓宽知识广度,增强解决危重疑难问题的能力,提高护理人员理论水平及综合分析能力。

5. 评价　结合临床护理操作技术常规及专科护理质量评价指标,评价责任护士及二级护理人员对病人所实施的护理效果,做出概括性总结,在肯定护理效果的同时,提出需注意和纠正的问题,并预见性地下达指令性护理意见。

五、查房注意事项

1. 重视人的个性及整体性　要以整体护理观点指导护理查房,查房时主查人要了解和评价责任护士在疾病护理同时,能否从生理、心理、社会、精神方面综合评估病人的健康问题,病人所处的外部环境是否有利于病人的康复,护士能否为病人营造一个促进康复的外部环境。

2. 自身理论知识的储备　查房成功与否与主查人的知识、教学管理能力密切相关,主查人除具有充实的理论知识和相关护理技能外,还要不断获取本学科及相关学科理论前沿知识,了解学科新动态和新观点,运用于临床和实践中。

3. 科学创新思维　主查人要善于运用科学创新思维发现问题、提出问题和解决问题。启发护士思考、讨论、提问,使护理查房成为推动学科发展不可缺少的动力。

4. 语言交流能力　恰当的语言技巧能使人感到亲切、易懂、动听,并扣人心弦,主查人应针对各种问题的提出与回答,做到突出重点和切题,使患者及护理人员都能接受。

5. 了解各层次人员的需求程度　主查人要了解各层次人员的需求,患者及家属的受益也不能忽略。注意观察周围人群的反映及可能接受的程度,使护理查房更具有科学性、理论性、针对性和实用性,突出专科特点。

（高祝英）

第四章 护理查房质量考核

一、成立考核小组

由护理部主任、护理部副主任、大科护士长、病区护士长、主任护师、副主任护师组成。

二、考核小组查房前对病人评估

查房前1天,由主查人选好病人,事先将护理病历发送至考核者,考核人员查房前对病人进行全面评估、了解病情。

三、进行现场指导与点评

四、考核

对整个查房过程按《护理查房质量考核评分表》或《护理教学查房质量考核评分表》予以考核。

护理查房质量考核评分表

日期：　　　　　　　　得分：　　　　　　　　考核者签名：

科室		形式		组织者		时间	
地点				主查者			
应参加护士人数				实参加护士人数		参加率	

主要内容		内容	分值	得分
评分标准	1	选择具有临床意义或是典型、特殊病历的病人。查房内容准备充分,资料收集齐全,PPT制作图文并茂	10	
	2	查房具有针对性,目的明确,提出需要解决的护理问题,做到现场查看病人	5	
	3	主查人仪表端庄,语言表达清晰、流畅,医学术语使用恰当,表述准确	5	
	4	病情介绍重点突出,能反映病情进展	10	
	5	阳性体征及各种检查异常结果介绍清楚,判断准确	5	
	6	提出的护理问题确切,符合病情	10	
	7	提出的护理措施准确、具体、切实可行,应与病情相符能作为临床依据,床头询问病人护理措施落实情况	10	
	8	护理措施应有连续性及效果评价	5	
	9	护理记录准确、完整;效果评价及时	5	
	10	应提出需纠正的护理问题,并预见性的提出护理意见	5	
	11	主查人有一定的组织能力及解惑能力,专业知识丰富	5	
	12	参加查房的人员积极性高,能充分发表意见	5	
	13	护士长的组织能力强,能充分调动大家的积极性	5	
	14	护士长专业知识丰富,能发现问题,提出问题	10	
	15	护士长总结发言全面,条理清晰、重点突出	5	
意见及建议				

护理教学查房质量考核评分表

科室：　　　时间：　　　主查人：　　　题目：　　　　　　总分：

项目	内　　　容	分值100	扣分	备注
行为规范准备	仪表端庄大方,着装整齐(1)态度端正(1)语言表达清晰、准确、简洁(3)物品、资料等准备齐全(2)	7		
汇报病历	重点突出,符合病情(3)存在或潜在的护理问题明确(2)	5		
评估	收集资料全面(2)准确(2)查体手法准确、规范(2)爱伤观念强(2)	8		
诊断与措施	护理诊断或护理问题准确(2)依据充分(1)相关因素得当(1)符合病情(2)体现个体差异(2)护理措施切实可行(4)	12		
健康教育	内容重点突出(3)针对性强(3)符合病人及家属实际需要(2)病人或家属满意(2)	10		
效果评价及总结	评价及时准确(3)指导意见有针对性(3)有最新发展动态的陈述,必要时可准备文献资料(5)总结查房时有评价(3)有见解(4)	18		
整体质量	查房目的明确(1)形式灵活(1)主查人有一定的组织能力及解惑能力(2)突出重点问题的讨论及必要的提问(2)能体现以病人为中心,以解决护理问题为目的(2)参加查房学生人数100%(2)教学目的符合要求和学生实际程度(2)内容深浅适度(2)当面检查和提问正确率高(4)教师理论和临床基本功扎实(4)指导老师的组织能力强(2)指导老师专业知识丰富(2)能发现问题提出问题(2)指导老师或护士长总结发言全面(2)条理清晰(2)重点突出(2)同学积极性高(3)主动参与(3)	40		

（高祝英）

第二部分 内科疾病

第一章 呼吸系统疾病

病例一 肺炎

一、查房的目的
掌握与肺炎相关的知识,掌握运用护理程序,为患者提供整体护理的工作方法,评价护理措施的落实情况,为患者提供优质服务,提升满意度。

二、疾病知识回顾

(一)定义
肺炎是指终末气道、肺泡和肺间质的炎症。可由细菌、病毒、真菌、寄生虫等致病微生物,以及放射线、吸入性异物等理化因素引起。

(二)病因及概况
1. 病因 引起肺炎的原因很多,如细菌、病毒、真菌、非典型病原体、理化因素。
2. 概况 多发生于青少年,男性多于女性,冬季和初春好发。可由细菌、病毒、真菌、寄生虫等致病微生物,以及放射线、吸入性异物等理化因素引起。临床主要症状为发热、咳嗽、咳痰、痰中带血,可伴胸痛或呼吸困难等。幼儿性肺炎,症状常不明显,可有轻微咳嗽。细菌性肺炎采用抗生素治疗,7~10天多可治愈。病毒性肺炎的病情稍轻,抗生素治疗无效。

(三)解剖、生理、病理分类
1. 解剖分类 大叶性肺炎、小叶性支气管肺炎、间质性肺炎。
2. 生理分类 细菌性肺炎、非典型病原体所致肺炎、病毒性肺炎、真菌性肺炎、理化因素所致肺炎。
3. 病理分类 社区获得性肺炎、医院获得性肺炎。

(四)临床表现
1. 寒战、高热 典型症状为突然寒战、高热,体温高达39℃~40℃,呈稽留热型,伴有头痛、全身肌肉酸软、纳差。使用抗生素后热型不典型,年老体弱者仅有低热或不发热。
2. 咳嗽、咳痰 早期为刺激性干咳,继而咯出白色黏液痰或带血丝痰,1~2天后,可咯出黏液血性痰、铁锈色痰、脓性痰,消散期痰量增多,痰黄而稀薄。
3. 胸痛 常有剧烈胸痛,呈针刺样,随咳嗽或深呼吸而加重,可向肩或腹部放射。下叶肺炎可刺激膈胸膜引起腹痛,可被误诊为急腹症。

4. 呼吸困难　因肺实变致通气不足、气体交换障碍、动脉血氧饱和度降低而出现发绀、胸痛、呼吸困难。

5. 其他症状　少数有恶心、呕吐、腹胀或腹泻等胃肠道症状,重症时可出现神志模糊、烦躁、嗜睡、昏迷等。

(五)辅助及实验室检查

1. 血液检查　绝大多数病人有白细胞总数明显增加,中性粒细胞增多,严重者核左移及胞浆内可见中毒颗粒。

2. 痰涂片及培养　发现病原菌并做药敏试验。

3. X线检查　胸片示云雾状阴影。

(六)诊断

常有受凉、疲劳、酗酒、上呼吸道感染等诱发原因。典型寒战、高热、胸痛、咳嗽、咳铁锈色痰等临床表现。肺部叩诊呈浊音,语颤增强,可闻及支气管呼吸音及湿性啰音。化验检查时白细胞计数常高达$(1.5\sim3.0)\times10^9/L$,中性粒细胞比例增高,核左移;痰涂片或培养可见肺炎双球菌。胸部X线检查可见肺实变改变。

(七)治疗

患者除了卧床休息、大量饮水、吸氧、积极排痰外,肺炎治疗的最主要环节是抗感染。细菌性肺炎的治疗包括针对病原体治疗和经验性治疗。前者根据痰培养和药物敏感试验结果,选择体外试验敏感的抗菌药物;后者主要根据本地区肺炎病原体流行病学资料,选择可能覆盖病原体的抗菌药物。此外,还根据患者的年龄、基础疾病、疾病严重程度、是否有误吸等因素,选择抗菌药物和给药途径。

三、病例介绍

(一)典型病例

患者,男性,63岁,工人,发热、咳嗽5天。患者5天前洗澡受凉后,出现寒战,体温高达40℃,伴咳嗽、咳痰,痰量不多,为白色黏痰,胸痛,无痰中带血,无咽痛及关节痛。门诊给双黄连及退热止咳药后,体温仍高,在38℃到40℃之间波动,病后纳差,睡眠差。查体 T38.5℃,P100次/分,R20次/分,Bp120/80mmHg。

(二)阳性症状体征

发热、咳嗽,痰量不多,为白色黏痰,胸痛,纳差,睡眠差。化验 Hb130g/L,WBC$11.7\times10^9/L$,分叶79%,嗜酸1%,淋巴20%。

四、护理

(一)护理评估

1. 症状和身体评估

(1)症状。咳嗽、咳痰,痰量不多,胸痛,纳差,睡眠差。

(2)身体评估。查体　T38.5℃,P100次/分,R20次/分,Bp120/80mmHg。

(3)实验室检查。Hb130g/L,WBC$11.7\times10^9/L$,分叶79%,嗜酸1%,淋巴20%。

2. 健康史　平日体健,吸烟40年,平均20支/日。

3. 心理社会状况　由于发病急骤,病人及家属缺乏应对疾病的心理准备,表现为焦虑不安、不知所措,产生恐惧心理。

(二)护理诊断

1. 体温过高　与细菌侵入肺泡所致炎症反应,抵抗力下降有关。
2. 气体交换受损　与有效呼吸面积减少及痰液阻塞气道有关。
3. 疼痛　胸痛,与炎性渗出刺激胸膜有关。

(三)护理目标

(1)病人的体温能恢复至正常范围。

(2)病人能维持呼吸道通畅,表现出有效咳嗽,咳痰。

(3)病人胸痛尽快得到缓解。

(四)护理措施

1. 一般护理

(1)急性期护理卧床休息,降低机体耗能,注意保暖。

(2)为病人提供良好的住院环境,病室应保持适宜的温度、湿度及通风。

(3)高热期应进食高营养、清淡、易消化的流质和半流质,不能进食者适当补液。恢复期可进食高蛋白、高维生素的普通饮食。

(4)加强口腔护理。肺炎病人体温较高,如果口腔内存留食物残渣,宜于细菌生长繁殖而发生口腔炎,口腔的清洁还可促进食欲。应在饭前、饭后协助病人漱口。

2. 症状护理

(1)发热的护理。体温超过38.5℃时给予物理降温,头部放置冰袋,或30%~50%乙醇、温水擦浴,半小时后测体温。及时擦干汗液,更换内衣,注意保暖。鼓励多饮水,每日饮水量1000~2000ml,必要时静脉补液。每4小时测体温、脉搏、呼吸一次,观察发热变化规律。遵医嘱应用抗生素、退热剂,观察并记录用药效果。热退后鼓励病人增加活动和呼吸运动,以促进痰液排出,防止并发症出现。

(2)胸痛的护理。协助病人取患侧卧位以降低患侧胸廓活动度,减轻因胸廓大幅度运动而引起的胸痛。疼痛明显时可按照医嘱服用小量止痛剂,并观察止痛效果。

(3)咳嗽、咳痰的护理。观察痰液的颜色和量,及时正确收集痰标本,患者晨起后未进食前先漱口,然后用力咳出气管深部的痰液收集在标本瓶内。协助排痰,如翻身、拍背、雾化吸入,鼓励多饮水,保持气道湿润。

3. 药物治疗护理

(1)药物知识。一经确诊不必等待细菌培养结果,及时按医嘱开始抗生素治疗,肺炎球菌感染仍首选青霉素G治疗。

(2)用药观察。用药过程中观察病人的体温、咳嗽、胸痛等情况,如高热不退或下降后再上升,应考虑有其他病变并存可能,如休克、脓胸等,需进一步检查。观察各类抗生素的不良反应,青霉素毒性虽较小,过敏性休克仍占一定比例,用药前必须做皮肤过敏试验。其次有药物热、皮疹和嗜酸粒细胞增多症。大环内酯类抗生素胃肠道反应较显著,静脉滴注易引起血栓性静脉炎,应注意药物的浓度、滴速和用药间隔及配伍禁忌。

4. 心理护理　建立良好的医患关系,使病人产生信任感、安全感。对由疾病所引起的躯体痛苦,予以心理支持,向病人解释疾病的全过程。应用抗生素后,本病大部分愈后良好,使病人懂得主动自我调节恐惧、紧张的不良情绪。

（五）护理评价

（1）病人体温恢复正常，呼吸系统及全身症状减轻。

（2）咳嗽、咳痰顺畅，气促、胸痛减轻，呼吸平稳。

（3）病人的身心得到休息，有足够的水分和营养摄入。

五、健康宣教

（1）针对病人缺乏知识情况予以疾病知识的宣传教育。

（2）嘱病人加强耐寒锻炼，预防上呼吸道感染，避免酗酒、受寒、过度疲劳等诱发因素。

六、提问

（1）肺炎最常见的症状为发热，典型表现为稽留热，什么是稽留热？

（2）怎样采集痰标本？应注意些什么？

病例二 支气管扩张

一、查房的目的

通过护理查房，学习如何运用护理程序对该疾病患者进行护理。通过相互讨论与学习，进一步完善护理问题，提出预防性护理措施，防止有危险的护理问题和并发症的发生，为患者创造更好的康复条件，提高护理人员的理论水平。

二、疾病知识回顾

（一）定义

支气管扩张是指直径大于2mm的支气管由于管壁的肌肉和弹性组织破坏引起的慢性异常扩张。

（二）病因及病理

1. 支气管—肺组织感染和阻塞　婴幼儿期支气管—肺组织感染是支气管扩张最常见的原因。

2. 支气管先天性发育障碍和遗传因素　较少见，支气管先天发育障碍，如大气管—支气管症、先天性软骨缺失症。

3. 全身性疾病　如类风湿关节炎、系统性红斑狼疮、人免疫缺陷病毒感染等疾病可同时伴有支气管扩张。

（三）相关病理知识

支气管扩张形状可分为囊状、柱状及混合状；先天性多为囊状，继发性多为柱状。其病理生理改变，取决于支气管病变的数量以及并发的肺实质病变；早期病变轻且局限，肺功能测定可在正常范围。病变范围较大时，肺功能测定表现为轻度阻塞性通气障碍。当病变严重而广泛，且累及胸膜时，则表现以阻塞性通气功能障碍。由于支气管扩张时，肺的解剖分流增加，加之通气/流血比例失调，生理分流出现，以及弥散功能障碍，故常有低氧血症并可进一步发展成呼吸衰竭。

（四）临床表现

1. 症状　慢性咳嗽，大量脓痰，反复咯血，反复肺部感染，慢性感染中毒症状。

2. 体征　早期或干性支气管扩张肺部体征无明显异常，病变重或继发感染时，在下胸部、背部可闻及固定而又持久的局限性湿啰音，有时可闻及哮鸣音，部分慢性病人有杵状指。

（五）辅助检查

1. 胸部X线检查　可见患侧肺纹理增多。支气管柱状扩张可见轨道征，囊状扩张特征表现为卷发样阴影，即粗乱肺纹理中有多个不规则的蜂窝状透亮阴影，感染时阴影内出现液平面。

2. 胸部CT检查 显示管壁增厚的柱状或成串成簇的囊状扩张。

3. 痰液检查 痰涂片或细菌培养可发现致病菌,痰培养结果可指导临床应用敏感抗生素。

4. 支气管镜 有助于发现出血部位或阻塞原因。还可局部灌洗,取灌洗液进行细菌学和细胞学的检查。

(六)诊断

(1)幼年有诱发支气管扩张的呼吸道感染史,如麻疹、百日咳或流感后肺炎病史,或肺结核病史等。

(2)出现长期慢性咳嗽,咳脓痰或反复咯血症状。

(3)体检肺部听诊有固定而又持久不变的湿啰音,杵状指(趾)。

(4)X线检查示肺纹理增多,增粗,排列紊乱,其中可见到卷发状阴影,并发感染出现液平面,CT典型表现为"轨道征"或"戒指征"或"葡萄征"。

(七)治疗

1. 一般治疗 治疗包括控制感染、支气管扩张药和积极的物理治疗。物理治疗包括体位引流、每天拍背数次、呼吸锻炼、宣教呼吸保健原则等。

2. 咯血的治疗 咯血是支扩的常见症状,且为威胁生命的主要原因。少量咯血经休息、镇静药、止血药,一般都能达到止血的目的。大量咯血可行支气管动脉栓塞术,气管镜(最好用硬镜)检查,局部注冰水,用细长条纱布或Fogarty管堵塞。

三、病例介绍

(一)典型病例

患者钟某,男,73岁,因反复咯血1个月,加重1天入院。患者于1个月前无明显诱因出现咳嗽,咳少量白痰,痰无恶臭味,咯血,约300ml,色鲜红,外院治疗后症状缓解。昨日无明显诱因再次咯血,约30ml,色鲜红。患者自诉青霉素过敏,慢性肺脓肿病史10余年,吸烟45年,平均20支/天。入院诊断:支气管扩张。查体 T36.3℃,P82次/分,R16次/分,BP140/80mmHg,入院后给予吸氧、酚磺乙胺、氨甲苯酸、肾上腺色腙、盐酸氨溴索、甲磺酸帕珠沙星、垂体后叶素、酚妥拉明、1%普鲁卡因治疗,经支气管镜注入凝血素酶止血。患者下周拟行支气管动脉栓塞术。目前,患者情绪焦虑,夜间睡眠差,仍反复咯血。

(二)患者阳性症状、体征

患者情绪焦虑,夜间睡眠差,仍反复咯血,右侧胸廓塌陷,右肺下部闻及固定而持久的湿啰音。

血浆总蛋白63g/L,碱性磷酸酶133U/L;动脉血气分析示:pH7.40、$PaCO_2$ 46.2mmHg、PaO_2 72.9mmHg、SaO_2 94.4%;胸部X线示支气管的卷发样阴影,胸部CT示囊状扩张,多发肺大疱。

四、护理

(一)护理评估

1. 症状和身体评估

(1)症状。咳嗽,咳少量白痰,痰无恶臭味,咯血,约300ml,色鲜红,无明显诱因再次咯血,约30ml,色鲜红。

(2)身体评估。查体 T36.3℃,P82次/分,R16次/分,BP140/80mmHg。右侧胸廓塌陷,右肺下部闻及固定而持久的湿啰音。

(3)实验室检查。血浆总蛋白63g/L,碱性磷酸酶133U/L。动脉血气分析 pH7.40,$PaCO_2$ 46.2mmHg,PaO_2 72.9mmHg,SaO_2 94.4%。

（4）胸部 X 线示。支气管的卷发样阴影。胸部 CT 示：囊状扩张，多发肺大疱。

2. 健康史　慢性肺脓肿病史 10 余年，吸烟 45 年，平均 20 支/日，青霉素过敏。

3. 心理社会状况　由于发病急骤，病人及家属缺乏应对疾病的心理准备，表现为焦虑不安、不知所措，产生恐惧心理。

（二）护理诊断

1. 清理呼吸道无效　与痰多黏稠、咳嗽无力，以及未掌握有效咳痰技巧引起痰液排出不畅有关。

2. 营养失调，低于机体需要量　与慢性感染导致机体消耗增加有关。

3. 有窒息危险　与痰多、黏稠、大咯血而不能及时排出有关。

（三）护理目标

（1）病人的呼吸道畅通，掌握有效咳痰的技巧、方法。

（2）病人将能保证摄入足够的液体和电解质。

（3）病人咯血量、次数减少或咯血停止，无窒息发生。

（四）护理措施

1. 一般护理

（1）休息与活动。休息能减少肺活动度，避免因活动诱发咯血。小量咯血应静卧休息，大量咯血或病情严重者应绝对卧床休息。

（2）饮食。提供高热量、高蛋白、富含维生素饮食，咯血期间，因过冷或过热食物均易诱发咯血，故以温凉为宜，少食多餐。

2. 疾病观察

观察痰液的量、颜色、性质、气味，静置后是否有分层现象，记录 24 小时痰液排出量。观察咯血的颜色、性质及量。若血痰较多，观察病人的缺氧情况，是否有呼吸困难、呼吸急促或费力、面色的改变。密切观察病情变化，警惕窒息的各种症状，并备好抢救药品和用品；注意观察有无发热、消瘦、贫血等全身症状。

3. 体位引流的护理

（1）引流前向病人说明体位引流的目的及操作过程，消除顾虑，取得合作。

（2）根据病变部位、病人体质，采取适当体位。原则上应使病变部位处于高处，引流支气管开口在下，有利于痰液流入大支气管和气管排出。

（3）引流时，辅以胸部叩击，指导病人进行有效咳嗽，以提高引流效果。

（4）引流时间要视病变部位、病人身体状况而定，一般每日 1~3 次，每次 15~20 分钟，在空腹下进行。

（5）对于痰液黏稠时，可先用生理盐水雾化吸入。

（6）引流后协助病人休息，给予漱口，并记录痰量和性质，复查生命体征和肺部呼吸音及啰音变化。

4. 咯血的护理

（1）大量咯血者暂禁食，小量咯血或大咯血停止后，宜进少量温凉的流质饮食。

（2）小量咯血者静卧休息，大量咯血者绝对卧床休息，保持病室安静，避免不必要的交谈，避免搬动病人。

（3）协助病人取平卧位，头偏向一侧，及时吸出或咳出呼吸道积血，保持呼吸道通畅。

（4）定时监测血压、脉搏、呼吸、心率、瞳孔、意识等方面的变化并详细记录。记录咯血的量、颜色、性质及出血速度。

（5）密切观察有无窒息的发生，备好急救物品，以便及时抢救。

5. 防止窒息的护理

（1）备好抢救物品。

（2）注意观察病人有无胸闷、气急、发绀、烦躁、面色苍白、大汗淋漓等异常表现，监测生命体征。

（3）痰液黏稠咳痰无力者，可经鼻腔吸痰，为防止吸痰引起低氧血症，重症病人应在吸痰前后加大吸氧浓度。

（4）咯血时劝告病人身心放松，不要屏气，防止声门痉挛，应将气管内痰液和积血轻轻咳出，保持气道通畅。

（5）大咯血出现窒息征象时，立即取头低脚高俯卧位，头偏向一侧，轻拍背部以利血块排出，迅速清除口鼻腔血凝块，必要时行气管插管或气管切开。

6. 用药护理 遵医嘱应用抗生素、祛痰剂、支气管舒张药，掌握药物的疗效、剂量、用法和副作用。

7. 心理护理 由于疾病迁延不愈，病人极易产生悲观、焦虑心理；咯血时，自我感到对生命造成严重威胁，会出现极度恐惧、甚至绝望的心理。护理人员应以亲切的态度，多与病人交谈，讲明支气管扩张反复发作的原因及进展，以帮助病人树立战胜疾病的信心，解除焦虑不安心理。咯血时，医护人员应陪伴及安慰病人，保持情绪稳定，避免因情绪波动加重出血。

五、健康指导

1. **预防呼吸道感染** 支气管扩张与感染密切相关。应向病人和家属宣传防治百日咳、麻疹、支气管肺炎、肺结核等呼吸道感染的重要性；及时治疗上呼吸道慢性病灶（如龋齿、扁桃体炎、鼻窦炎），避免受凉，减少刺激性气体吸入，吸烟者应戒烟。注意保暖，预防感冒。

2. **疾病知识指导** 帮助病人正确认识和对待疾病，了解疾病发生、发展与治疗、护理过程。与病人及家属共同制定长期防治的计划。

3. **保健知识宣传** 学会自我监测病情，病人和家属还应学会识别支气管扩张典型的临床表现；一旦发现症状加重，如痰量增多、血痰、呼吸困难加重、发热、寒战和胸痛等，应及时就诊。掌握有效咳嗽、雾化吸入、体位引流方法，以及抗生素的作用、用法、不良反应等。

4. **生活指导** 讲明加强营养对机体康复的作用，使病人能主动摄取必需的营养素，以增加机体抗病能力。鼓励病人参加体育锻炼，建立良好的习惯，劳逸结合，消除紧张心理，防止病情进一步恶化。

六、提问

1. 如何判断是咯血而不是呕血？
2. 体位引流排痰的注意事项是什么？

病例三 支气管哮喘

一、查房目的

通过护理查房，学习如何运用护理程序对该疾病患者进行护理。通过相互讨论与学习，进一步完善护理问题，提出预防性护理措施，防止有危险的护理问题和并发症的发生，为患者创造更好的康复条件，提高护理人员的理论水平。了解支气管哮喘的诱发因素，掌握支气管哮喘病人的护理，让病人掌握如何减少支气管哮喘的发作。

二、疾病知识回顾

(一)定义

支气管哮喘(简称哮喘),是一种以嗜酸粒细胞、肥大细胞反应为主的气道变应性炎症和气道高反应性为特征的疾病。易感者对此类炎症表现为不同程度的可逆性气道阻塞症状。临床上表现为反复发作性伴有哮鸣音的呼气性呼吸困难、胸闷或咳嗽,可自行或治疗后缓解。若长期反复发作可使气道(包括胶原纤维、平滑肌)重建,导致气道增厚与狭窄,成为阻塞性肺气肿。

(二)病因

1. **遗传因素** 50%以上哮喘病人有家族特应性素质,其遗传度为70%~80%。

2. **诱发因素**

(1)吸入性变应原。例如花粉、尘螨、真菌、动物皮毛、工业有机尘、刺激性气体等。

(2)感染。细菌、病毒、支原体、真菌等。

(3)食物。如鱼、虾、蛋、牛奶等。

(4)药物。如阿司匹林、受体阻断剂等。

(5)气候改变。如气压太低、季节变换、温度变化、空气湿度过高。

(6)精神因素。忧郁、生气、精神紧张和恐惧等。

(7)内分泌因素。月经期、妊娠。

(8)其他。运动等与哮喘发病有关。

(三)病因及发病机制

迄今仍未完全明了,可能是多种机制引起的一种共同反应。变态反应、气道炎症、气道反应性增高及神经等因素及其相互作用被认为与哮喘的发病关系密切。

(四)临床表现

1. **症状** 哮喘发作前常有干咳、呼吸紧迫感、连打喷嚏、流泪等先兆表现;典型表现为发作性呼气性呼吸困难或发作性胸闷和咳嗽。严重者强迫坐位或端坐呼吸,甚至出现发绀等;干咳或咳大量泡沫样痰,有时仅以咳嗽为唯一的症状(咳嗽变异性哮喘)。哮喘症状可在数分钟内发作,经数小时至数日,用支气管舒张药或自行缓解。在夜间及凌晨发作和加重常是哮喘的特征之一。有些青少年,在运动时出现胸闷、咳嗽和呼吸困难(运动性哮喘)。

2. **体征** 发作时胸部呈过度充气征象,双肺可闻及广泛的哮鸣音,以呼气相为主,呼气音延长。严重者可辅助呼吸肌收缩加强、心率加快、奇脉、胸腹反常运动和发绀。严重哮喘发作时,哮鸣音可不出现,称之为寂静胸。非发作期可无阳性体征。

3. **分期及病情评价**

根据临床表现哮喘分为急性发作期、慢性持续期和缓解期。缓解期系指经过或未经治疗症状、体征消失,肺功能恢复到急性发作前水平,并维持4周以上。以下介绍急性发作期和慢性持续期。

(1)急性发作期。是指气促、咳嗽、胸闷等症状突然发生,常有呼吸困难,以呼气流量降低为其特征,常因接触变应原等或治疗不当所致。

(2)慢性持续期。在哮喘非急性发作期,哮喘病人仍有不同程度的哮喘症状或呼气峰值流速(PEF)降低。

4. **并发症** 发作时可并发气胸、纵隔气肿、肺不张;反复发作和感染可并发慢性支气管炎、肺气肿和肺源性心病。

(五)辅助检查

1. 肺功能

(1)通气功能检测。发作时呈阻塞性通气功能障碍,呼气流速指标显著下降,第一秒用力呼气容积(FEV1)、第一秒用力呼气容积占用力肺活量比值(FEV1/FVC%)、最大呼气中期流速(MMEF)以及呼气峰值流速(PEF)均减少。缓解期上述通气功能指标逐渐恢复。

(2)支气管舒张试验。用以测定气道的可逆改变。常用吸入型的支气管舒张药(如沙丁胺醇、特布他林等),如FEV1较用药前增加>15%,且期绝对值增加>200ml,可判断舒张试验阳性。

(3)支气管激发试验。用以测定气道的反应性。常用吸入激发剂为醋甲胆碱、组胺。激发试验只适用于FEV1在正常预计值的70%以上的病人。在设定的激发剂量范围内,如FEV1下降>20%,可诊断为激发试验阳性。

(4)PEF及其变异率测定。PEF可反映气道通气功能的变化。若日内或昼夜PEF变异率≥20%,则符合气道气流受限可逆性改变的特点。

2. 血气分析　严重发作时可有PaO_2降低。由于过度通气可使PaO_2下降,pH上升,表现为呼吸性碱中毒。如气道阻塞严重时,可出现CO_2潴留,$PaCO_2$上升,变成呼吸性酸中毒。如缺氧明显,可合并代谢性酸中毒。

3. 胸部X线检查　哮喘发作是双肺透亮度增高,呈过度充气状态。合并感染时,可见肺纹理增加和炎性浸润阴影。

4. 特异性变应原的检测　哮喘病人大多数对众多的变应原和刺激敏感。测定变应原指标结合病史有助于对病因的诊断和避免或减少对该致敏因素的接触。

5. 痰液检查　涂片可见嗜酸性粒细胞。

(六)诊断

(1)反复发作喘息,呼吸困难,胸闷或咳嗽,多与接触变应原,病毒感染,运动或某些刺激物有关。

(2)发作时双肺可闻及散在或弥漫性以呼气期为主的哮鸣音。

(3)上述症状可经治疗缓解或自行缓解。

(4)排除可引起喘息或呼吸困难的其他疾病。

(5)对症状不典型者(如无明显喘息或体征),应最少具备以下一项试验阳性:①若基础FEV1(或PEF)<80%正常值,吸入β2激动剂后FEV1(或PEF)增加15%以上;②PEF变异率(用呼气峰流速仪测定,清晨及入夜各测一次)≥20%;③支气管激发试验(或运动激发试验)阳性。

(七)治疗

治疗的目的是为控制症状,防止病情恶化,尽可能保持肺功能正常,维持正常活动能力,避免治疗副作用,防止不可逆气道阻塞,避免死亡。

1. 脱离变应原　最有效的方法。

2. 药物治疗

(1)缓解哮喘发作。肾上腺受体激动剂、茶碱类、抗胆碱药。

(2)控制哮喘发作。糖皮质激素

3. 急性发作期治疗　目的是纠正低氧血症,尽快缓解气道阻塞,恢复肺功能,预防进一步的恶化或再次发作,防止并发症。

4. 哮喘的长期治疗　经过急性期治疗后,症状得到控制,但哮喘的慢性炎症病理生理改变仍然存在,因此,必须根据哮喘的不同病情程度制定合适的长期治疗方案。

5. 免疫疗法　脱敏疗法,注射卡介苗、转移因子等。

三、病例介绍

(一)典型病例

患者女,52岁,因发作性咳喘40年,再发1月余入院。患者年幼时受凉感冒后出现咳嗽、气喘,无过敏源,每年平均发作1次,每次发作1~2天后可自行缓解或治疗后缓解。20岁之后咳嗽、气喘平均每年发作3~4次,每次发作3~4天,经治疗后缓解。1个月前患者受凉后出现咳嗽、胸闷气喘,少量白痰,多在夜间发作,发作时大汗淋漓,外院给予氨茶碱、地塞米松等治疗后症状无明显缓解。查体 T37.0℃,P118次/分,R25次/分,BP130/80mmHg。入院诊断:支气管哮喘。入院后给予吸氧、氨茶碱、氢化可的松、盐酸氨溴索等、纠正电解质紊乱等治疗。

(二)患者的阳性症状体征

患者咳嗽、胸闷气喘,少量白痰,多在夜间发作,发作时大汗淋漓;两肺闻及广泛、响亮哮鸣音;WBC10.2×10^9/L,血清钾 2.7mmol/L,动脉血气分析:PH7.464,$PaCO_2$9.7mmHg,$PaO_2$66.0 mmHg,$HCO_3$21.0 mmol/L,$SaO_2$88.8%。

四、护理

(一)护理评估

1. 症状和身体评估

(1)症状。患者受凉后出现咳嗽、胸闷气喘,少量白痰。

(2)身体评估。呈急性热病容,面颊绯红,鼻翼煽动,口唇发绀,胸廓饱满,两肺闻及广泛、响亮哮鸣音。

2. 辅助检查　WBC(白细胞计数)10.2×10^9/L,血清钾 2.7mmol/L,动脉血气分析示:pH7.464,$PaCO_2$29.7mmHg,$PaO_2$66.0 mmHg,$HCO_3$21.0 mmol/L,$SaO_2$88.8%,

胸部X线检查表现为肺纹理增多,呈不规则片状阴影。

3. 健康史

(1)既往史。患者在外院行激素治疗后复发。

(2)生活习惯。患者经济条件和居住环境良好,近期没有生活灾难、工作压力增高等因素。

(3)家族史。患者家中近期无严重呼吸道感染病史。

4. 心理社会状况　由于病程迁延,病人及家属缺乏应对疾病的心理准备,表现为焦虑不安、不知所措。

(二)护理诊断

1.低效性呼吸形态　与支气管炎症及气道平滑肌痉挛有关。

2.清理呼吸道无效　与过度通气、机体丢失水分过多,痰黏稠有关。

3.焦虑　与反复发作与症状不缓解有关。

4.知识缺乏　缺乏对疾病过程和诱发因素以及预防方法的了解。

5.潜在并发症　呼吸衰竭、气胸或纵隔气肿。

(三)护理目标

(1)病人的呼吸频率、节律和形态正常。

(2)病人能有效地咳嗽、咳痰,气体交换增加。

(3)病人焦虑减轻,表现为平静、合作。

(4)病人能识别哮喘发作的原因,了解疾病的过程和诱发因素。

(5)病人不发生并发症,一旦发生能及时发现并处理。

(四)护理措施

1. 一般护理

(1)环境的洁净。保持病室内空气新鲜与流通,每天开窗通风;尽量减少病室内过敏源的存在,如不铺地毯,不放花草,避免使用陈旧被褥,湿式或使用吸尘器打扫。

(2)休息与体位。哮喘发作时应绝对卧床休息,极度气急时病人不能平卧,应给予高枕卧位或半坐位,有条件时放一床头小桌,使病人上身尽量前倾,有利于呼吸肌运动和膈肌的扩张。

(3)饮食与水分。哮喘病人呼吸困难过度通气,出汗致大量水分丧失,加之呼吸劳累使食欲下降、进食减少,痰液更加黏稠不易咳出。应及时补充水分,准确记录出入量,注意液体及酸碱平衡。饮食宜清淡、易消化,不食可能诱发哮喘的食物,如虾、鱼、牛奶、蛋等。

(4)生活护理。严重哮喘时,生活不能自理,应及时帮助擦干汗液,更换衣服。

2. 症状护理 主要为呼吸困难的护理。

(1)保持呼吸道通畅。在补充足够液体的基础上,给予雾化吸入、翻身、拍背,促进痰液排出,必要时气管插管。

(2)调整吸氧流量。严重支气管痉挛,尤其在严重哮喘时,气促明显,给经加温湿化的氧吸入,氧流量3~5L/分,至氧分压高于8.0kPa(60mmHg)。

(3)加强对心脏的监护。注意观察心率、心律,因缺氧和药物治疗(如氨茶碱、肾上腺素)均可致心动过速和心律失常。

(4)观察并发症。哮喘严重呼吸困难及易产生自发性气胸、肺不张、脱水、电解质紊乱、呼吸衰竭等并发症,应严密观察。

3. 药物治疗护理

(1)支气管舒张药。

①β_2受体激动剂。本类药物虽具较强选择性,仍有引起心脏β_1受体和使骨骼肌震颤副作用,使用初始剂量过大时有心悸、心律失常、手指震颤、头痛、兴奋、低血钾,部分有失眠、尿潴留、恶心、呕吐等。大部分不良反应随用药时间延长可减轻。肾功能不全、高血压、甲亢和妊娠初3个月禁用。冠心病、老年病人和低血钾者在使用中应加强心率、心律的监测。

②茶碱类药物。茶碱对改善呼吸困难具有较好疗效,但其毒副作用大大限制了临床应用。毒副作用与药浓度密切有关,如血浆有效浓度大于20μg/L时可发生胃肠道刺激症状,如恶心、呕吐、食欲减少、腹痛、胃酸增加等。

③抗胆碱能药物。本类药物为吸入给药,用药后作用时间快,副作用相对较少。但大量吸入仍可诱导支气管反常收缩,常见副作用有头痛、头晕、恶心、口干、面部潮红、心动过速、食欲下降、乏力、低血压等。连续应用一段时间后副作用可逐渐减少。

(2)抗炎药物。

①糖皮质激素(简称激素)。大剂量全身应用后易致肥胖、多毛、皮肤菲薄、肌无力、低钾性碱中毒、水钠潴留、高血压、糖尿病、骨质疏松等。还可诱发或加重消化性溃疡,引起中枢神经系统兴奋,导致伤口不愈合。现多主张以局部气道吸入为主。用药过程应注意观察副作用和预防口腔真菌感染。

②肥大细胞稳定剂。常用药物有色甘酸钠、酮替芬。其副作用较轻微仅干咳。一般需在发作前

2周用药,对已发作的哮喘则无效。

4. 心理护理　心理因素在哮喘的发作中具有重要作用,在进行躯体治疗和生活护理同时,还应对精神因素、情绪异常进行心理护理。应关心、体贴病人。通过暗示、说服、示范、解释,训练哮喘病人逐渐学会放松技巧及转移自己的注意力。

五、健康教育

(1)向病人介绍哮喘的基本知识,帮助寻找避开过敏源,指导安排生活起居。

(2)饮食调理。①供给充足的蛋白质和铁;②多吃瘦肉、动物肝脏、豆腐豆浆等;③多吃新鲜菜和水果;新鲜蔬菜不仅可补充各种维生素和无机盐,而且还有清痰去火之功能;果品类食物,不仅可祛痰止咳,而且能健脾补肾养肺;④忌食海腥肥腻之品,如鱼虾、肥肉等,以免助湿生痰;⑤产气食物,如韭菜、地瓜等,对肺气宣降不利,应少食或不食;⑥饮食宜清淡,忌食刺激性食物。

(3)尽量不用可能诱发哮喘的药物,如阿司匹林、吲哚美辛、普萘诺尔等。

(4)告知病人及其家属应保持室内空气新鲜,不放花草,不饲养猫、狗、鸟等动物,不使用地毯、羊毛毯、羽毛枕及不穿羽绒衣;经常打扫房间,清洗床上用品。

(5)指导病人有计划地进行耐寒锻炼,增强抵抗力,养成规律的生活习惯和保持乐观的情绪。向病人说明发病与精神因素和生活压力的关系,做好与疾病长期做斗争的准备。注意保暖,预防呼吸道感染,发病季节前遵医嘱进行预防性治疗,减少复发。

(6)向哮喘病人及其家属阐明所用的每一种药的药名、用法、使用时的注意事项和药物的主要副作用。帮助病人在急性发作时及时、正确的药物吸入技术。嘱病人随身携带止喘气雾剂,出现哮喘发作先兆时立即吸入并保持平静,以减轻哮喘的发作。

六、提问

1. 患者应用氧气雾化吸入疗法平喘、抗感染,护理方面要注意什么?
2. 哮喘持续发作出现哪些并发症,如何处理?

病例四　阻塞性肺气肿

一、查房的目的

通过护理查房,学习如何运用护理程序对该疾病患者进行护理。通过相互讨论与学习,进一步完善护理问题,提出预防性护理措施,防止有危险的护理问题和并发症的发生,为患者创造更好的康复条件,提高护理人员的理论水平。

二、疾病知识回顾

(一)定义

阻塞性肺气肿是指有不同程度的气道阻塞、终末细支气管远端的气腔过度膨胀,伴有肺泡壁的破坏,是临床上最常见也是最重要的肺气肿类型。多在慢性支气管炎基础上发展而成。

(二)病因和发病机制

慢性阻塞性肺气肿,常继发于一些基础疾病之后,以慢性支气管炎最多见。凡能引起慢支的因素都与肺气肿的发生密切相关。

1. 支气管阻塞因素

各种慢性刺激因子引起细支气管黏膜肿胀,管壁肥厚,管腔狭窄,分泌物增多变稠,形成不完全阻塞。吸气时空气易进入肺泡,呼气时胸内压增加使气管闭塞空气滞留于肺泡内,引起肺泡内压力增高,过度膨胀,压迫肺泡间隔,加之局部炎症的直接浸润,使肺泡壁破坏,弹性减退或融合成肺大泡,久而久之,受损范围扩大,促使肺气肿发生。

2. 蛋白酶溶解因素

(1)先天性。机体内蛋白溶解酶和蛋白抑制酶失衡。主要为α1抗胰蛋白酶(α1-AT)缺乏,属遗传性家族性肺气肿的原因;在我国少见。

(2)后天性。在支气管、肺脏发生感染或吸入有害物质的影响下,肺泡吞噬细胞和中性粒细胞大量聚集并活化,在完成其防御过程中释放出的游离活性蛋白酶的活性和量超过了弹性蛋白酶活性的抑制力(主要为α1抗胰蛋白酶),使肺泡壁失去平衡,发生肺组织的损伤,形成肺气肿。

3. 其他　近年来的研究结果表明,内皮素、氧自由基及一氧化氮等生物活性物质在肺气肿发生、发展中也有重要作用。

(三)相关病理生理

1. 全小叶型　呈弥漫性改变,是呼吸性细支气管狭窄引起所属肺泡管、肺泡囊及肺泡扩张,伴有不同程度的组织结构破坏,以致正常的呼吸性细支气管与肺泡被不规则的气腔所取代。

2. 小叶中央型　较为多见,病变限于呼吸性细支气管,气腔扩大、融合、管壁破坏,而肺泡管、肺泡囊与肺泡相对完整。病变分布不均匀,表现为小叶中心部位空腔,腔径较大,有时可形成大泡。

3. 混合型　上述两型同时存在与一个肺内,多在小叶中央型基础上并发小叶周边区肺组织膨胀。

(四)临床表现

1. 症状

(1)呼吸困难。慢支合并肺气肿时,在原有咳嗽、咳痰等症状的基础上出现逐渐加重的呼吸困难。根据呼吸困难的程度与体力关系,即活动耐量来评定呼吸困难的程度,虽不够精确,但较简单、实用。常用五度分类法:

Ⅰ度:日常活动无不适,中、重度体力活动时出现气促。

Ⅱ度:平地行走无气急,爬坡与上楼时有气急。

Ⅲ度:能慢步行走100m以上,登楼时需中途停下休息。

Ⅳ度:平地慢步行走100m或数分钟即有气喘,户外活动明显受阻。

Ⅴ度:洗脸、穿衣甚至休息时也有呼吸困难。

(2)咳嗽、咳痰。当合并呼吸道感染时,发热、咳嗽、咳痰加重,痰为黄脓痰,伴喘息。

(3)全身症状。食欲不振,体重减轻。肺气肿时肺的顺应性下降,气道阻力增加,呼吸肌收缩率降低,使呼吸功增加,呼吸的能量消耗增多,加之慢性缺氧时胃肠功能紊乱,摄入减少,常引起营养供给相对不足或营养不良,在有感染时,机体处于高代谢状态,对营养的需求也增加。

2. 体征　早期体征不明显,随病情发展可出现桶状胸,肋间隙水平增宽,呼吸运动减弱,触觉语颤减低,叩诊呈过清音,心浊音界缩小,肺下界和肝浊音界下移,听诊两肺呼吸音减弱,呼气延长,并发感染时可有干湿啰音。如出现剑突下心搏时,提示并发肺源性心脏病。

(五)辅助检查

1. 胸部X线　胸廓前后径增大,肋骨水平,肋间隙增宽,膈肌低平,两肺野透亮度增高,肺纹理变细、减少,心脏悬垂狭长。

2. 呼吸功能检查　慢支合并肺气肿时,第一秒用力呼气量占用力肺活量比率(FEV1/FVC%)低于60%;最大通气量(MVV)低于预计值的80%;残气容积(RV)增加;残气容积占肺总量的百分比(RV/TLC)高于40%。

3. 动脉血气分析　早期无变化,随病情发展,动脉血氧分压(PaO_2)降低,二氧化碳分压(Pa-

CO_2)增高,并可出现代偿性呼吸性酸中毒,PH 降低。

(六)诊断

肺气肿的诊断尤其是早期诊断比较困难,应结合病史、体征、胸部 X 线检查及肺部功能检查综合判断。

(1)吸烟等高危因素。

(2)慢性支气管炎+逐渐加重的呼吸困难。

(3)体征肺气肿、气流受阻。

(4)肺功能异常。

(七)治疗

(1)由于吸烟是慢阻肺的最重要的因素,首要的治疗应让患者戒烟。

(2)支气管舒张药。

(3)化痰药。

(4)长期家庭氧疗,持续低流量吸氧,1~2L/分,每天 15 小时以上。

三、病例介绍

(一)典型病例

患者,男,79 岁,因纳差 5 天,门诊以慢性胃炎、慢性阻塞性肺疾病收住入院。患者阻塞性肺病多年,咳嗽咳痰,咳白色黏液性痰,近 1 周来咳嗽气喘加剧,伴左侧胸骨后疼痛,近 5 天来食欲逐渐减退。查体 T37℃,P84 次/分,R18 次/分,BP158/100mmHg。

(二)阳性症状体征

患者阻塞性肺病多年,咳嗽咳痰,咳白色黏液性痰,近 1 周来咳嗽气喘家加剧,伴左侧胸骨后疼痛,近 5 天来食欲逐渐减退。

四、护理

(一)护理评估

1. 症状和身体评估

查体 T37℃,P84 次/分,R18 次/分,BP158/100mmHg。患者咳嗽咳痰,咳白色黏液性痰,近 1 周来咳嗽气喘加剧,伴左侧胸骨后疼痛,近 5 天来食欲逐渐减退。

2. 健康史

(1)既往史。患者阻塞性肺病多年,咳嗽咳痰,咳白色黏液性痰,近 1 周来咳嗽气喘加剧,伴左侧胸骨后疼痛,近 5 天来食欲逐渐减退。

(2)生活习惯。患者有吸烟史 20 年,居住环境和工作环境及日常生活活动能力尚好。

(3)家族史。家族中无慢性阻塞性肺部疾患史。

3. 心理社会状况 肺气肿时因慢性缺氧,病人有不同程度的注意力减退、精神不振、头痛、耳鸣、眼花、健忘或易激惹等。由于肺功能减退引起的疲劳、呼吸短促,病人对呼吸困难有恐惧心理,常静坐不动,依赖家人和医疗服务,日常生活自理能力减退或丧失,社会活动受到限制,人际交往减少。病人感到在家庭和社会中的地位降低,因而失去自信,常有焦虑和抑郁。

(二)主要护理诊断

1. 活动无耐力 与慢性支气管炎、阻塞性肺气肿所致的肺活量下降有关。

2. 气体交换功能受损 与肺组织弹性降低,残气量增加有关。

3. 潜在并发症 自发性气胸、呼吸衰竭。

(三)护理目标

(1)病人的气急程度减轻。

(2)病人保持最佳气体交换,动脉血气分析值在正常范围。

(3)病人尽可能不发生并发症,一旦发生能够及时发现和处理。

(四)护理措施

1. 一般护理

(1)休息和活动。

①急性发作期,取舒适的坐位或半卧位,衣服要宽松,被褥要松软、暖和,以减轻对呼吸运动的限制。

②缓解期,根据病情选择必要的治疗和适当的呼吸功能锻炼。维护和改善呼吸功能,提高病人工作和生活能力。

A. 呼吸肌力量锻炼。肺气肿患者因肺过度充气、营养不良、缺氧和肺部感染等因素,呼吸负荷加重、呼吸肌疲劳,是呼吸衰竭的诱因之一。通过呼吸肌锻炼来改善呼吸肌力量和耐力。一般用阻力呼吸器来进行。

B. 全身运动锻炼。各种运动如步行、踏车、活动平板、上下阶梯、呼吸体操以及太极拳等能改善呼吸循环功能,提高肌肉的协调性。运动的形式、强度和时间应根据病人的具体情况而定。以运动后出现轻度呼吸短促,停止运动后 10 分钟呼吸可恢复至运动前水平为宜。因人而异,循序渐进。

(2)饮食。应摄入充分的蛋白质、维生素,及时补充水、电解质,可预防脱水、呼吸道黏膜干燥、营养不良及呼吸肌疲劳的发生。食用易消化和不易发酵的食品,预防便秘和肠内积气。

(3)家庭氧疗。缓解期氧分压在 7.33kPa(55mmHg)以下,尤其是合并继发性红细胞增多症或顽固性右心衰竭者应坚持家庭氧疗。氧疗能使低氧血症病人提高活动强度,扩大活动范围,增加运动耐力,改善生活质量。采用鼻导管或鼻塞吸入,氧流量 1~2L/分,浓度为 24%~30%,昼夜持续吸氧 15 小时以上为宜。

2. 症状护理 即呼吸困难的护理。

(1)缩唇呼吸。缩唇呼吸增加气道外口段阻力,使等压点移向中央大气道,可防止气道过早闭合。教会病人用鼻吸气用嘴呼气,呼气时嘴唇缩成吹笛状,气体经窄缩的嘴唇慢呼出,吸气与呼气之比为 1:2 或 1:3。

(2)腹式呼吸锻炼。指导病人做深而缓的腹式呼吸,使呼吸肌阻力减低,潮气量增大,死腔通气比例降低,气体分布均匀,通气/血流比例失调改善。同时,通过腹肌主动的舒张与收缩可加强膈肌运动,提高通气量,减少耗氧量,从而减轻呼吸困难,提高活动耐力。

病人取立位或坐位,一手放于腹部,一手放于胸部。吸气时尽力挺腹,胸部不动;呼气时腹部内陷,尽量将气体呼出。掌握腹式呼吸后,应将缩唇呼吸融入其中,能有效增加呼吸运动的力量和效率,调动通气的潜力。

3. 药物治疗的护理 药物治疗以对症为主。肺气肿病人在冬季易反复呼吸道感染,酌情使用抗菌药物、祛痰剂和支气管扩张剂,可减轻症状,防止急性发作。

4. 心理护理 重视病后的心理改变。经常与病人交谈,了解病人的需要和消极情绪的原因,向病人讲解疾病的预防知识,鼓励及支持病人进行力所能及的各种社会活动和正常交往,积极配合功能锻炼,延缓病情进展,同时要取得家属的最大支持和帮助。

（五）护理评价

病人的呼吸困难得到改善，血氧浓度维持正常范围，病人掌握有效的呼吸锻炼方法，病人了解预防及控制疾病的方法。

五、健康教育

（1）由于呼吸负荷加重或呼吸频率增加使呼吸功能增加，致使能量消耗增高，此外饮食摄入不足也是一个因素。指导病人多食一些有营养价值的饮食，如肉类、蛋类、奶类，它们含有丰富的优质蛋白。食物的调整要注意色、香、味，注意食物花样翻新。同时创造良好的进食环境以增进食欲。通过补充和调整饮食来提高摄入量，从而改善营养状况和呼吸肌功能。

（2）慢性阻塞性肺气肿疾病的发生70%~80%由于长期吸烟引起的，吸烟能引起咳嗽、咳痰、气短等呼吸系统症状和呼吸功能减退，应耐心对患者讲解吸烟与疾病的关系，劝告患者戒烟，室内要保持适宜的温度，湿度，空气流通。

（3）家庭内应备有支气管扩张剂、黏液溶解剂、抗生素、利尿剂等常用药，掌握正确使用方法。

（4）开展家庭内氧疗。坚持力所能及的活动和呼吸锻炼。

六、提问

1. 如何指导患者做好家庭氧疗？
2. 慢阻肺的诱因有哪些？如何避免？

病例五 慢性肺源性心脏病

一、查房的目的

通过护理查房，学习如何运用护理程序对该疾病患者进行护理。通过相互讨论与学习，进一步完善护理问题，提出预防性护理措施，防止有危险的护理问题和并发症的发生，为患者创造更好的康复条件，提高护理人员的理论水平。

二、疾病知识回顾

（一）定义

慢性肺源性心脏病又称肺心病，是由肺组织、肺动脉血管或胸廓的慢性病变引起肺组织结构和功能异常，致肺血管阻力增加，肺动脉压力增高，使右心扩张、肥大，伴或不伴有右心衰竭的心脏病。我国绝大多数肺心病患者是在慢性支气管炎或肺气肿基础上发生的。

（二）病因

（1）慢性支气管、肺部疾病最常见。慢性阻塞性肺病（COPD）是我国肺心病最主要的病因，其他如支气管哮喘、重症肺结核、支气管扩张、尘肺、间质性肺疾病等晚期也可继发慢性肺心病。

（2）严重的胸廓畸形如严重的脊椎后、侧凸，脊椎结核，胸廓成形术，严重的胸膜肥厚。

（3）肺血管病变如肺栓塞，特发性肺动脉高压等。

（4）其他神经肌肉疾病，如脊髓灰质炎、肌营养不良和肥胖伴肺通气不足，睡眠呼吸障碍等。

（三）相关病理生理知识

1. 肺部病变　肌型小动脉中膜肥厚、内膜下出现纵行肌束，无肌型细动脉肌化、肺小动脉炎，肺小动脉弹力纤维和胶原纤维增生以及肺小动脉血栓形成和机化。此外，肺泡壁毛细血管数量显著减少。

2. 心脏病变　右心室肥厚，心腔扩张，形成横位心，心尖主要由右心室构成，心尖钝圆、肥厚，心脏重量增加。镜下心肌细胞肥大，核增大着色深。肌纤维萎缩、肌浆溶解、横纹消失，间质水肿和胶原纤维增生。

(四)临床表现

本病为长期慢性经过，逐步出现肺、心功能衰竭以及其他器官损害的征象。按其功能的代偿期与失代偿期进行分述。

1. 肺、心功能代偿期(包括缓解期)　本期主要临床表现为慢性阻塞性肺气肿。表现为咳嗽、咳痰、喘息、活动后感心悸、气短、乏力和劳动耐力下降。体检有明显肺气肿体征，由于胸膜腔内压升高，阻碍腔静脉回流，可见颈静脉充盈，桶状胸，呼吸运动减弱，语音震颤减弱，呼吸音减低，呼气延长，肺底听到哮鸣音及啰音，心浊音界缩小，心音遥远，肝浊音界下降，肝大伴压痛，肝颈静脉反流阳性，水肿和腹腔积液等，常见下肢水肿，午后明显，次晨消失。肺动脉瓣区可有第二心音亢进，提示肺动脉高压。三尖瓣区出现收缩期杂音或剑突下示心脏搏动，提示有右心室肥大。膈下降，使肝上界及下缘明显下移，应与右心衰竭的肝瘀血征相鉴别。

2. 肺、心功能失代偿期(包括急性加重期)　本期临床主要表现以呼吸衰竭为主，或有心力衰竭。

(1)呼吸衰竭。常见诱因为急性呼吸道感染，多为通气障碍型呼吸衰竭(Ⅱ型呼吸衰竭)，低氧血症与高碳酸血症同时存在。低氧血症表现为胸闷、心慌、气短、头痛、乏力及腹胀等。当动脉血氧饱和度低于90%时，出现明显发绀。缺氧严重者出现躁动不安、昏迷或抽搐，此时忌用镇静或催眠药，以免加重二氧化碳潴留，发生肺性脑病。高碳酸血症表现为皮肤温湿多汗、浅表静脉扩张、洪脉、球结膜充血水肿、瞳孔缩小，甚至眼球突出、两手扑翼样震颤、头昏、头痛、嗜睡及昏迷。这是因二氧化碳潴留引起血管扩张、毛细血管通透性增加的结果。当严重呼吸衰竭伴有精神神经障碍，排除其他原因引起者称为肺性脑病。

(2)心力衰竭。肺心病在功能代偿期只有肺动脉高压及右室肥厚等征象，而无心力衰竭表现。失代偿期出现右心衰竭、心慌、气短、颈静脉怒张、肝大、下肢水肿，甚至全身水肿及腹腔积液，少数患者还可伴有左心衰竭，也可出现心律失常。

(五)辅助检查

1. 动脉血气分析　肺心病肺功能代偿期可出现低氧血症或合并高碳酸血症。当 $PaO_2<8kPa$(60mmHg)、$PaCO_2>6.66kPa$(50mmHg)，多见于慢性阻塞性肺病所致肺病。

2. 血液检查　缺氧的肺心病病人，红细胞及血红蛋白可升高，血细胞比容高达50%以上。合并感染时，白细胞总数增高，中性粒细胞增加，出现核左移现象。血清学检查可有肾功能或肝功能改变，也可出现高钾、低钠、低氯、低钙、低镁等改变。

3. 其他　肺功能检查对早期或缓解期肺心病有意义。痰细菌学检查对急性加重期肺心病可以指导抗菌药物的选用。

4. X线检查　除肺、胸基础疾病及急性肺部感染的特征外，尚可有肺动脉高压征：①右下肺动脉干扩张，其横径≥15mm；其横径与气管横径之比值≥1.07；②肺动脉段突出或其高度≥3mm；③中心肺动脉扩张和外周分支纤细，两者形成鲜明对比；④圆锥部显著凸出(右前斜位45°)或"锥高"≥7mm；⑤右心室肥大征。以上5项标准，具有1项即可诊断肺心病。

5. 心电图检查　为右心房、室肥大的改变，如电轴右偏，额面平均电轴≥+90°，重度顺钟向转位($V5:R/S≤1$)，$Rv1+Sv5≥1.05mV$，aVR 呈 QR 型及肺型 P 波。也可见右束支传导阻滞及低电压图形，可作为诊断肺心病的参考条件。在 V1、V2 甚至延至 V3，出现酷似陈旧性心肌梗死图形的 QS 波。

6. 心电向量图检查 表现为右心房、右心室肥大的图形。随右心室肥大的程度加重,QRS方位由正常的左下前或后逐渐演变为向右、再向下、最后转向右前,但终末部仍在右后。QRS环自逆钟向运行或"8"字形发展至重度时之顺钟向运行。P环多狭窄,左侧与前额面P环振幅增大,最大向量向前下、左或右。右心房肥大越明显,则P环向量越向右。

7. 超声心动图检查 测定右心室流出道内径(≥30mm),右心室内径(≥20mm),右心室前壁的厚度(≥5mm),左、右心室内径的比值(<2.0),右肺动脉内径或肺动脉干及右心房肥大等指标,以诊断肺心病。

(六)诊断

肺心病多数是由慢性胸、肺疾病发展而来,呼吸系统症状与循环系统症状常交错出现,在早期很难肯定是否已有心脏病,在无心力衰竭出现以前诊断主要依靠综合判断,即收集完整的病史,结合体征、心电图、X线做出诊断。

(七)治疗

除治疗肺、胸基础疾病,改善肺心功能外,还需维护各系统器官的功能,采取措施予以救治。控制感染,通畅呼吸道,改善呼吸功能,纠正缺氧和二氧化碳潴留,纠正呼吸和心力衰竭。

(1)积极控制肺部感染。

(2)通畅呼吸道。

(3)纠正缺氧和二氧化碳潴留。

(4)纠正酸碱失衡和电解质紊乱。

(5)降低肺动脉压,氧疗是治疗肺动脉高压的措施之一。肺动脉高压靶向药物治疗应根据肺动脉高压类型而定。

(6)控制心力衰竭。

三、病例介绍

(一)典型病例

患者,女,年龄67岁,汉族,以慢性阻塞性肺疾病(急性加重期)、肺源性心脏病(失代偿期)收住入院。患者受凉后出现喘憋加重,阵发性咳嗽,咳少量白色黏痰,神志清,精神不振,平卧位,喘憋貌,口唇轻度紫绀,胸廓呈桶状,双侧呼吸运动及触觉语颤减弱,双肺叩诊呈过清音,双肺听诊呼吸音低,可闻及少许湿性啰音。心律齐,未闻及杂音及心包摩擦音。双下肢无水肿。入院查体T35.8℃,P130次/分,R24次/分,BP120/70mmHg。

(二)阳性症状体征

患者无明显诱因出现喘憋加重,阵发性咳嗽,咳少量白色黏痰,精神不振,喘憋貌,口唇轻度紫绀,胸廓呈桶状,双侧呼吸运动及触觉语颤减弱,双肺叩诊呈过清音,双肺听诊呼吸音低,可闻及少许湿性啰音。

四、护理

(一)护理评估

1. 症状和身体评估

(1)症状。受凉后开始出现咳嗽,呈阵发性,咳少量白痰,伴喘息。

(2)身体评估。入院查体T35.8℃,P130次/分,R24次/分,BP120/70mmHg,神志清,精神不振,平卧位,喘憋貌,口唇轻度紫绀,胸廓呈桶状,双侧呼吸运动及触觉语颤减弱,双肺叩诊呈过清音,双肺听诊呼吸音低,可闻及少许湿性啰音。心律齐,未闻及杂音及心包摩擦音。双下肢无水肿。患者自发病以来,精神不振,饮食睡眠欠佳,每日进食主食约200g,夜间睡眠3~4小时,大小便无明显异常,压疮评分13分,跌倒评分4分。

2. 既往史　慢性阻塞性肺疾病、肺源性心脏病确诊20年,一直口服用药治疗。

3. 心理社会状况　由于病程迁延,治疗效果不明显,病人及家属缺乏应对疾病的心理准备,表现为焦虑不安、不知所措,产生恐惧心理。

(二)护理诊断

1. 气体交换受损　与气道阻塞,分泌物过多,呼吸肌疲劳和肺泡呼吸面积减少有关。

2. 清理呼吸道无效　与分泌物过多、痰液黏稠及咳嗽无效有关。

3. 营养失调,低于机体需要量　与咳嗽、呼吸困难、疲乏等引起食欲减退、消化功能下降有关。

4. 有皮肤完整性受损的危险　与长期卧床,营养不良有关。

5. 焦虑　与病程长,疗效差,家庭经济负担重有关。

(三)护理目标

(1)患者的缺氧症状得到改善。

(2)患者能有效地咳嗽、咳痰,呼吸道通畅,呼吸形态得到纠正。

(3)患者能认识增加营养物质摄入的重要性,接受医务人员对饮食的合理化建议。

(4)患者皮肤黏膜完整,不发生受损情况。

(5)患者焦虑减轻,主动参与治疗,表现为平静、合作。

(四)护理措施

1. 体位及吸氧　卧床休息,协助采取舒适卧位,如半卧位或坐位。遵医嘱给予持续低流量(1~2L/分)低浓度(25%~29%)吸氧。

2. 饮食护理　指导患者进食高蛋白、高维生素、高纤维素易消化清淡饮食,防止因便秘、腹胀而加重呼吸困难,避免含糖高的食物,以免引起痰液黏稠。少食多餐,减少用餐时的疲劳,进餐前后漱口,保持口腔清洁,促进食欲。

3. 症状护理　指导有效咳嗽,协助胸部叩击,促进痰液有效排出。雾化吸入时指导患者正确吸入方法(用口吸气、鼻呼气)。

4. 病情观察　监测病人生命体征及意识状态,注意有无发绀和呼吸困难,观察病人咳嗽咳痰情况,痰液的色、量、性质,有无心悸、胸闷、腹胀、尿量减少、下肢水肿等右心衰竭表现;监测电解质及动脉血气分析变化,密切观察病人有无肺性脑病表现。

5. 安全护理　①防跌倒坠床,悬挂标识,加强宣教,加强巡视及看护,使用护栏;②防压疮,指导病人穿宽松、柔软的衣服,保持床铺及皮肤的清洁干燥,定时更换体位。

6. 心理护理　建立良好的护患关系,深入心理沟通。多与病人交谈,了解其心理状态,赢得病人的信赖,使他们主动地配合治疗和护理。

(五)护理评价

(1)患者的呼吸频率、节律和形态正常,缺氧症状得到改善。

(2)患者能有效地咳嗽、咳痰,呼吸道通畅,气体交换增加。

(3)患者认识到增加营养物质摄入的重要性,接受医务人员对饮食的合理化建议。

(4)患者皮肤黏膜完整,没有发生受损情况。

(5)患者了解了疾病的相关知识,焦虑减轻,主动参与治疗,表现为平静、合作。

五、健康宣教

1. 疾病知识指导　向病人家属解释本病的发生发展过程及导致疾病加重的因素,嘱病人注意防寒保暖,防治各种呼吸道感染,改善环境卫生,尽量少去公共场所。
2. 康复锻炼指导　根据病人心肺功能及体力情况,为病人指导康复锻炼计划。
3. 心理疏导　引导病人适应慢性病,并以积极的心态应对疾病,培养生活兴趣。
4. 饮食指导　给予高热量,高蛋白,高维生素,低盐清淡,易消化饮食。

六、提问

1. 慢性肺源性心脏病的护理要点?
2. 慢性肺源性心脏病患者吸氧要求。

病例六　肺结核

一、查房的目的

通过护理查房,学习如何运用护理程序对该疾病患者进行护理。通过相互讨论与学习,进一步完善护理问题,提出预防性护理措施,防止有危险的护理问题和并发症的发生,为患者创造更好的康复条件,提高护理人员的理论水平,了解病情和传播途径,掌握本病的护理措施。

二、疾病知识回顾

(一)定义

结核病是由结核杆菌感染引起的慢性传染病,可累及全身多个脏器,以肺结核最为多见。痰中带菌者称为传染性肺结核,传染性肺结核病人排菌是结核传播的主要来源,主要是病人与健康人之间经飞沫传播。人体感染结核杆菌后不一定发病,当抵抗力降低时,才会引起发病。

(二)病因及概况

1. 结核菌属分枝杆菌,有人型、牛型、非洲型和鼠型四类,其中对人致病者主要是人型结核菌,其有以下生物学特征。

(1)生长缓慢。繁殖周期约15%~20%,在培养基中需4~6周才有可见菌落,涂片染色具抗酸性,故称为抗酸杆菌。

(2)抵抗力。对外界抵抗力强,耐寒,耐干燥,耐潮湿,在适宜的环境中能生存5个月以上,对热的耐受力薄弱,在烈日下暴晒2小时,煮沸1分钟即死亡,70%乙醇接触2分钟可被杀死,对1%的消毒灵和0.1%的过氧乙酸等敏感。

(3)耐药性。细菌对药物的耐药可分为两种。原发耐药:结核菌在繁殖过程中染色体基因突变出现极少量耐药菌,单一药物可杀灭大量敏感菌,但耐药性不受影响,继续生长繁殖,最终呈优势生长。继发耐药:细菌与药物接触一定时间后,发生诱导变异而改变代谢途径,或由于基因突变而逐渐对药物产生耐药性。

2. 感染途径　呼吸道感染是肺结核的主要感染途径,结核菌通过飞沫经空气传播。排菌病人的痰液是主要传染源,含菌飞沫随病人咳嗽,打喷嚏悬浮在空气中被健康人吸入引起肺结核,或灰尘中的菌被人吸入引起肺部感染。

3. 人体的反应性　人体对结核菌的免疫力有自然免疫力(先天免疫力),是非特异性的。获得性免疫力是接种卡介菌或经过结核菌感染后所获得的免疫力,具有特异性,能将入侵的结核菌杀死或包围,阻止其扩散,使病灶愈合。

(三) 相关变化

1. 基本病理变化

(1) 渗出为主病变。表现为组织充血,水肿,白细胞浸润和纤维蛋白渗出。渗出病变可完全吸收消散。

(2) 增生为主病变。增生为主的病变多发生在菌量较少,人体细胞介导免疫占优势的情况下。

(3) 变质为主的病变(干酪样坏死)。在渗出或增生的基础上,当人体抵抗力降低或菌量过多,变态反应过于剧烈时,病变组织呈彻底的凝固性坏死。镜检见一片凝固的无结构的组织。肉眼见坏死组织呈黄色,似乳酪般半固体状,坏死组织周围肉芽逐渐增生,纤维包裹,若坏死组织发生液化经支气管排出即形成空洞。

2. 病理演变

(1) 恶化与播散。

①干酪化与空洞形成。干酪样坏死液化,随引流支气管排出体外形成空洞。

②直接蔓延。结核病变直接向周围肺组织蔓延,使病变范围扩大。

③支气管播散。细菌沿支气管直接植入形成支气管结核。

④沿血行播散。干酪病灶破入血管,造成全身或肺内血行播散。病灶破入淋巴管,向全身播散。

(2) 病变的修复。

①消散吸收。渗出病变,组织结构基本保持完整,血液供应丰富,病变可自行吸收或经治疗后完全吸收,不留瘢痕或仅留细小纤维瘢痕。

②纤维化。在人体免疫力占优势时,结核结节与结核性肉芽肿可转变为纤维组织增生,病变愈合,最后形成条索状或星状瘢痕。

③钙化。由于机体免疫力增强,被局限的干酪灶可逐渐脱水,干燥,钙盐沉着形成钙化灶。钙化灶并未达到生物学的痊愈,其中静止的残留病灶有重新活动的可能性。

④空洞的转归。空洞内结核菌的消灭和病灶吸收,使空洞缩小,关闭,或成为净化空洞。当空洞的引流支气管堵塞,逐渐形成干酪病灶或结核球,使病灶缩小病情相对稳定。

(四) 疾病的临床表现

(1) 原发性肺结核(Ⅰ型)。原发型肺结核,多见于儿童,典型病变包括肺部原发灶,引流淋巴管和肺门淋巴结的结核性炎症,三者联合称为原发综合征。多数原发综合征临床症状轻微,不治自愈,很少排菌。

(2) 血行播散型肺结核(Ⅱ型)。血行播散型肺结核,儿童多来源于原发性肺结核;成人多由原发感染灶中的结核菌破溃进入血行引起。本型肺结核发生于免疫力极度低下者。症状较轻,部分可自愈。

(3) 浸润型肺结核(Ⅲ型)。是成人肺结核的常见类型。病灶好发于两肺上叶尖后段或下叶尖段,X线显示为片絮状模糊阴影。大部分病人经治疗后可愈合。

(4) 慢性纤维空洞性肺结核(Ⅳ型)。肺结核若未及时发现或治疗不当,反复发作,病灶广泛纤维化,空洞壁增厚长期不愈。随机体抵抗力的不同,病灶吸收,修补,恶化和进展交替发生,常有反复的支气管播散,病程迁延,症状时有起伏,临床常有慢性咳嗽,咳痰,反复咯血,痰中带有结核菌,成为结核病的重要传染源。

(5) 结核性胸膜炎(Ⅴ型)。当结核菌及其代谢产物侵入胸膜或进入胸膜腔,机体的变态反应处于高敏状态时,可发生渗出性胸膜炎。多见于青少年。起病多缓慢,有发热、乏力、胸痛等症状。大量积液时可使纵隔移位,出现呼吸,循环障碍。

（五）辅助检查

1. 痰结核菌检查　是确诊肺结核的主要依据。痰涂片抗酸染色镜检快速，简便，是临床上常用的病原菌检查法。

2. X线检查　X线的常见表现有纤维化硬结病灶（云雾状、密度较淡、边缘模糊），干酪性病灶（密度较高、浓密不一）和空洞（有环形边界的透光区）。

3. 结核菌素（简称OT）试验　OT是从生长过结核菌的液体培养基中提炼出来的结核菌代谢产物，主要成分为结核蛋白。OT抗原不纯，可引起非特异性反应。OT的纯蛋白衍化物（PPT）比较精纯，不产生非特异反应，已被广泛使用。

4. 电子支气管镜检查　对支气管或肺内病灶活检，可提供病理学诊断，亦可同时收集分泌物或冲洗液作涂片抗酸染色检查和结核菌培养，提高诊断阳性率。

5. 其他　活动性结核者红细胞沉降率（简称血沉）可增快，但无特异性。

（六）诊断

根据结核病的症状和体征、肺结核接触史，结合结核菌素试验、影像学检查、痰液检查和支气管镜检查多可做出诊断。

（七）治疗

（1）抗结核化学治疗最为重要。其原则是坚持早期、联用、适量、规律、全程用药，治疗时间较长，一般为1~2年，治疗成功的关键在于规定时间内有规律地用药，避免遗漏与中断，因此病人坚持按规定的方案进行治疗十分重要，家人需要起协助和督促作用，同时要注意药物的副作用。

（2）对症治疗。对有严重结核毒性症状高热时可酌情，适当应用糖皮质激素。对于咯血应针对不同血量进行积极处理。

三、病例介绍

（一）典型病例

患者，男性，30岁，因低热伴咳嗽1个月来诊。患者于1个月前受凉后出现低热，下午明显，体温最高不超过38℃。咳嗽，咳少量白色黏痰，无咯血和胸痛，自认为感冒，服用各种抗感冒药和止咳药，无明显好转，因工作忙未去医院检查，但逐渐乏力，工作力不从心，有时伴夜间盗汗，痰中带血。病后进食和睡眠稍差，体重稍有下降，二便正常。查体T37.8℃，P86次/分，R20次/分，BP120/80mmHg。

（二）阳性症状体征、查体、辅助检查、实验室检查

患者低热伴咳嗽，咳少量白色黏痰，有时伴夜间盗汗，痰中带血，右上肺叩诊稍浊，语颤稍增强，可闻及支气管肺泡呼吸音和少量湿性啰音。

实验室检查 Hb130g/L，WBC 9.0×10^9/L，N 68%，L 32%，PLT 138×10^9/L，ESR 35mm/小时，PPD试验强阳。

四、护理

（一）护理评估

1. 症状和身体评估

（1）症状。患者发热，呈午后低热，伴有乏力、盗汗、食欲减退、体重减轻。

（2）身体评估。病变小、位于肺组织深部，无异常体征。呈慢性病容，病人体重减轻。患侧呼吸运动减低，叩诊呈浊音，听诊呼吸音减低或闻及支气管呼吸音和细湿啰音。PPD试验强阳。

2. 健康史

(1)既往史。病人既往无结核病史,近期未与结核病病人有较密切接触,未用肾上腺皮质激素,无变态反应增高现象。

(2)生活习惯。患者工作劳累、休息和睡眠不足、营养摄入不够,家庭经济情况较差,有心理与生理压力。

(3)家族史。家属中无结核病史。

(4)心理社会状况。由于病程迁延,治疗效果不明显,病人及家属缺乏应对疾病的心理准备,表现为焦虑不安、不知所措,产生恐惧心理。

(二)护理诊断

1. 体温过高　与结核菌感染所致毒血症有关。

2. 焦虑、悲观　与结核病的传染性、疗程长、治疗费用较大等有关。

3. 营养失调　低于机体需要,与结核病的慢性消耗增加、用药后的胃肠道反应使进食减少有关。

4. 知识缺乏　缺乏结核病的预防和治疗知识。

(三)护理目标

(1)病人的感染得到控制,体温正常。

(2)病人寻求健康帮助,由疾病引起的心理反应减轻或消失。

(3)病人能维持足够的营养。

(4)病人了解疾病知识与康复知识,建立遵医服药行为。

(四)护理措施

1. 休息与活动　患者中毒症状明显,需卧床休息,随体温恢复,症状减轻,可下床活动、参加户外活动及适度的体育锻炼。指导患者及家属采取良好的均衡饮食,多食肉类、蛋类、牛奶及水果等高蛋白(100~200g/天)、富含钙、维生素的食物,有助于增强抵抗力,增进机体的修复能力。若有大量盗汗时,监测患者液体摄入量与排出量,给予足够的液体。尽力改善病人的生活条件与居住环境,室内应定时通风,特别是晨起、午后、夜间睡觉前。盗汗时应及时用温毛巾擦干汗液,勤换内衣,必要时每天更换床单,每天沐浴。

消毒与隔离　指导病人咳嗽、打喷嚏时应以卫生纸或手帕掩住口鼻,将痰吐在有盖容器中,1%含氯消毒剂加入等量痰液内混合浸泡1小时以上方可弃去;或吐痰在纸上焚烧。碗筷等餐具用后煮沸5分钟再洗;剩余饭菜煮沸5分钟后弃去;便具、痰具用1%含氯消毒剂或含氯石灰(漂白粉)液浸泡1小时再冲洗;床单、衣服等应以开水浸泡后再洗;衣服、书籍等物可在太阳下曝晒2小时。

2. 化学治疗的护理

(1)药物知识。指导病人必须坚持早期、联合、规则、适量、全程治疗原则。在治疗时选两种或两种以上抗结核药物联合使用,效果较单药为佳,其交叉杀灭细菌的作用大大减少了耐药菌的出现概率。规律的全程用药是化疗成功的关键。用药剂量要适当,应以发挥最大的效果和产生最小的副作用为适宜剂量。常用药物有异烟肼、利福平、吡嗪酰胺、链霉素、乙胺丁醇。化疗方法:两阶段用药:指强化阶段和巩固维持阶段。1~3个月为强化阶段,以2~3个或多个杀菌药物联合应用;第3个月以后为巩固阶段以2~3个药物维持应用至疗程结束。间歇用药:开始至结束,有规律的每周间歇给药2~3次。也可在巩固阶段时采用间歇治疗。化疗方案:长程化疗:指总疗程12~18个月。短程化疗:指总疗程6~9个月,短程治疗具有使痰菌阴转快、药物副作用少、效果与标准化疗相同、病人易坚持等优点而被临床逐渐推广。

(2)用药观察。用药后病人症状很快消失,痰结核菌阴转,胸部X线检查见病灶吸收好转。抗结核药物疗程长,易发生药物不良反应,常在治疗初2个月内发生。在联合用药时更易出现胃肠道反应及肝功能损害,不可逆转性听神经损害、视力障碍等。故用药前及用药过程中应定期检查肝功能及听力情况,一旦发现,及时停药,并与医生联系修订治疗方案。

3.心理护理　热情向病人介绍有关结核病的用药知识、预防隔离知识,让病人认识到结核病是一种可以治愈的慢性病,使之保持良好的心态,能积极配合治疗,遵守化疗方案,规则用药,坚持全程化疗。

(五)护理评价

(1)病人的体温正常,不适症状得到缓解,健康能力得到恢复与提高。

(2)病人重视饮食营养,了解营养摄入的重要性。

(3)病人的心理状态得到调整,能正确对待疾病。

(4)病人了解疾病的有关知识,掌握用药原则,了解药物不良反应,按疗程坚持用药,掌握消毒隔离原则。

五、健康宣教

对病人和家属进行结核病知识的宣传和教育。教会病人有关隔离的知识,养成不随地吐痰的良好卫生习惯,避免传染他人。活动期应合理安排休息,居住环境注意空气流通,有条件尽可能与家人分室、分床就寝,若无条件可分头睡住,有单独一套用物。加强营养摄入,坚持合理化饮食。向病人讲解治疗方法及持续用药时间,家属能督促痰菌检查、肝肾功能检查。密切接触者应行胸部X线检查或OT试验,及早发现疾病并治疗。

六、提问

1. 肺结核患者的消毒隔离措施有哪些?

2. 作为一名护士,如何指导肺结核患者服用抗结核药物?

病例七　气胸

一、查房的目的

通过护理查房,学习如何运用护理程序对该疾病患者进行护理。通过相互讨论与学习,进一步完善护理问题,提出预防性护理措施,防止有危险的护理问题和并发症的发生,为患者创造更好的康复条件,提高护理人员的理论水平。

二、疾病知识回顾

(一)定义

气体进入胸膜腔,造成积气状态,称为气胸。可以自发地发生,也可由于疾病、外伤、手术或诊断及治疗性操作不当等引起。气体通过胸壁、横膈、纵隔或脏层胸膜进入胸膜腔。胸膜腔内有气体往往提示胸膜腔与外界之间(通过颈部或胸壁),或胸膜腔与邻近空腔脏器(如肺、气管、支气管、食管或膈下空腔脏器)间有异常通道。

(二)病因

1. 原发性气胸　又称特发性气胸。它是指肺部常规X线检查未能发现明显病变的健康者所发生的气胸,好发于青年人,特别是男性瘦长者。根据国外文献报道,这种气胸占自发性气胸首位,而国内则以继发性气胸为主。

本病发生原因和病理机制尚未十分明确。大多数学者认为由于胸膜下肺大疱的破裂所致。根据对特发性气胸患者肺大疱病理组织学检查发现，是以胸膜下非特异性炎症性瘢痕为基础，即细支气管周围非特异性炎症引起脏层胸膜和胸膜下的弹力纤维和胶原纤维增生而成瘢痕，可使邻近的肺泡壁弹性降低导致肺泡破裂，在胸膜下形成肺大疱。细支气管本身的非特异性炎症起着单向活瓣作用，从而使间质或肺泡产生气肿性改变而形成肺大疱。

2. 继发性气胸　其产生机制是在其他肺部疾病的基础上，形成肺大疱或直接损伤胸膜所致。常为慢性阻塞性肺气肿或炎症后纤维病灶（如矽肺、慢性肺结核、弥漫性肺间质纤维化、囊性肺纤维化等）的基础上，细支气管炎症狭窄、扭曲，产生活瓣机制而形成肺大疱。在咳嗽、打喷嚏或肺内压增高时，导致肺大疱破裂引起气胸。

（三）相关病理生理知识

根据胸腔镜下肺泡病变与胸膜粘连的情况，将自发性气胸在临床上分为4级：Ⅰ级为特发性气胸，内镜下观察肺组织无明显异常；Ⅱ级为气胸伴有脏层、壁层胸膜粘连；Ⅲ级为脏层胸膜下泡和直径<2cm的肺大疱；Ⅳ级有多个直径>2cm的肺大疱。

（四）临床表现

1. 症状　气胸症状的轻重取决于起病快慢、肺压缩程度和肺部原发疾病的情况。典型症状为突发性胸痛，继之有胸闷和呼吸困难，并可有刺激性咳嗽。这种胸痛常为针刺样或刀割样，持续时间很短暂。刺激性干咳因气体刺激胸膜所致。大多数起病急骤，气胸量大，或伴肺部原有病变者，则气促明显。部分患者在气胸发生前有剧烈咳嗽、用力屏气排便或提重物等的诱因，但不少患者在正常活动或安静休息时发病。年轻健康人的中等量气胸很少有不适，有时患者仅在体格检查或常规胸部透视时才被发现；而有肺气肿的老年人，即使肺压缩不到10%，亦可产生明显的呼吸困难。

张力性气胸患者常表现精神高度紧张、恐惧、烦躁不安、气促、窒息感、发绀、出汗，并有脉搏细弱而快，血压下降、皮肤湿冷等休克状态，甚至出现意识不清、昏迷，若不及时抢救，往往引起死亡。

气胸患者一般无发热，白细胞数升高或血沉增快，若有这些表现，常提示原有的肺部感染（结核性或化脓性）活动或发生了并发症（如渗出性胸膜炎或脓胸）。

部分气胸患者伴有纵隔气肿，则呼吸困难更加严重，常有明显的发绀。更少见的情况是于气胸发生时胸膜粘连带或胸膜血管撕裂而产生血气胸，若出血量多，可表现为面色苍白、冷汗、脉搏细弱、血压下降等休克征象。但大多数患者仅为小量出血。

2. 体征　视积气量的多少及是否伴有胸膜腔积液而定。少量气胸时体征不明显，特别是在肺气肿患者叩诊反响也增强，难以确定气胸，但听诊呼吸音减弱具有重要意义。肺气肿并发气胸患者，虽然两侧呼吸音均减弱，但气胸侧减弱较对侧更为明显，即使气胸量不多也有此变化。所以临床上仔细比较两侧呼吸音是很重要的，听诊比叩诊法更灵敏。因此应将叩诊和听诊结合使用，并特别注意两侧对比和上下对比的细微变化。

气胸量在30%以上者，病侧胸廓饱满，肋间隙膨隆，呼吸运动减弱，叩诊呈鼓音，心或肝浊音区消失。语音震颤及呼吸音均减弱或消失。大量气胸时，可使气管和纵隔向健侧移位。张力性气胸可见病侧胸廓膨隆和血压增高（可能与严重缺氧有关，因排气后血压迅速恢复正常）。少量胸腔积液常是由于空气刺激胸膜产生的渗出液，但也可能由于气胸导致胸膜连带撕裂引起血气胸。少量积液，体检难以发现，只能从胸部X线检查发现。气胸合并大量积液，则胸部可同时查出积气和积液的体征，摇动胸部可有振水音。

(五)辅助检查

1. X线表现　为诊断气胸最可靠的方法。可显示肺压缩的程度,肺部情况,有无胸膜粘连、胸腔积液以及纵隔移位等。

2. CT和MRI表现

(1)胸部的CT检查。气胸的基本CT表现为胸膜腔内出现极低密度的气体影,伴有肺组织不同程度的压缩萎缩改变。

(2)胸部的MRI检查。气胸在MRI上表现为低信号,如气体量很少,肺组织压缩不明显,则呈低信号,有时可能漏诊。

(六)诊断

根据临床症状,体征及X线表现,诊断本病并不困难,阻塞性肺气肿并发自发性气胸时,与其原有的症状和体征常易混淆,需借助X线检查做出诊断。

(七)治疗

1. 一般治疗　气胸患者应绝对卧床休息,尽量少讲话,使肺活动减少,有利于气体吸收。适用于首次发作,肺萎陷在20%以下,不伴有呼吸困难者。单纯卧床休息,每天可吸收胸膜腔内气体容积的1.25%。

2. 排气疗法　适用于呼吸困难明显、肺压缩程度较重的病人,尤其是张力型气胸需要紧急排气者。①胸膜腔穿刺抽气法;②胸腔闭式引流术;③胸膜粘连术;④肺或大泡破口闭合法:在诊断为肺气肿大泡破裂而无其他的肺实质性病变时,可在不开胸的情况下经内镜使用激光或黏合剂使裂口闭合;⑤外科手术治疗:手术目的首先是控制肺漏气,其次是处理肺病变,第三是使脏层和壁层胸膜粘连以预防气胸复发。

三、病例介绍

(一)典型病例

患者,男,77岁,因咳嗽、咳痰11年余,气促3年余,加重伴发热4天入院。查体T36.3℃,P100次/分,R22次/分,BP160/80mmHg。神志清,桶状胸,双侧呼吸运动对称,触觉语颤减弱,双肺叩诊呈过清音,双肺呼吸音减弱,可闻及散在湿性啰音。

胸片显示:左侧气胸,左肺压缩30%,左侧少量胸腔积液。双下肺感染,慢性支气管炎并发肺气肿,主动脉硬化。

(二)阳性症状体征

患者咳嗽、咳痰11年余,气促3年余,加重伴发热4天,桶状胸,触觉语颤减弱,双肺叩诊呈过清音,双肺呼吸音减弱,可闻及散在湿性啰音。

胸片显示:左侧气胸,左肺压缩30%,左侧少量胸腔积液。双下肺感染,慢性支气管炎并发肺气肿,主动脉硬化。

四、护理

(一)护理评估

1. 症状和身体评估　咳嗽、咳痰11年余,气促3年余,加重伴发热4天。

2. 健康史　患者咳嗽、咳痰11年,7年前在我院诊断为慢性阻塞性肺气肿,3年前出现气促,活动后明显。高血压病3级7年,口服用药治疗。

3. 心理社会状况　由于病程迁延,病人及家属缺乏应对疾病的心理准备,表现为焦虑不安、不知所措。

(二)护理诊断

1. 气体交换受损　与疼痛、胸部损伤、胸廓运动受限或者肺萎缩有关。
2. 疼痛　与组织损伤及胸腔引流管刺激有关。
3. 知识缺乏　缺乏疾病预防、胸腔闭式引流管注意事项等相关知识
4. 潜在并发症　肺或者胸腔感染。

(三)护理目标

(1)病人的呼吸困难减轻,血气分析结果正常。
(2)病人主诉疼痛缓解。
(3)病人能了解治疗和疾病知识方面的问题。
(4)患者不发生并发症,一旦发生能得到及时发现和控制。

(四)护理措施

1. 气体交换受损　①给予吸入 2~4L/分氧气以改善气促;②给予半坐卧位,使膈肌下降利于呼吸;③鼓励病人经常深呼吸与咳嗽,以促进肺膨胀促使胸膜腔气体的排出;④密切观察病情的变化,注意观察病人的呼吸、血氧、四肢末端皮肤变化,是否有气促、呼吸困难缺氧等。

2. 疼痛　①给予半坐卧位,减轻伤口张力减轻疼痛;②指导病人咳嗽时用手捂住伤口,减轻咳嗽时的疼痛;③指导病人听听音乐、看电视等分散注意力减轻疼痛;④遵医嘱给予止痛药,注意观察药物效果和不良反应。

3. 知识缺乏　①给病人介绍疾病有关知识;②告知病人放置胸闭式引流管的重要性;③指导病人在翻身时注意避免牵拉、折曲引流管,引流瓶不能高于胸部,咳嗽时捂住伤口减轻疼痛。

4. 潜在并发症　①保持伤口敷料干燥,严格遵守无菌操作;②协助病人翻身、坐起、咳嗽,减少痰液,必要时给予雾化吸入,指导病人做深呼吸运动以促进肺扩张,减少肺不张和肺部感染的发生。

5. 胸腔闭式引流管的护理

(1)保持引流管密闭。注意检查引流管是否有脱离。保持水封瓶直管淹没于水中 3~4cm,更换水封瓶或搬动病人时用止血钳交叉夹闭引流管,防止气体进入。当发生脱管时,立刻用手捏住伤口处皮肤,并报告医生处理。

(2)保持无菌,妥善固定,引流瓶应低于胸壁引流口 60~100cm,防止瓶内液体进入胸膜腔。水封瓶固定在床沿避免撞倒,胸壁处引流管用胶布固定好避免折曲。更换水封瓶时严格无菌操作。保持伤口敷料干燥。

(3)引流通畅。取半坐卧位,有利于引流。注意检查引流管是否受压、折曲、堵塞、漏气等。定时挤压引流管,避免引流管堵塞,鼓励咳嗽和深呼吸,促进气体排出。

(4)注意观察水封瓶水柱的波动情况,水柱波动情况一般是 3~4cm,如果水柱波动过大,提示可能存在肺不张;若无波动,提示引流管不通畅或肺已经完全扩张。注意记录引流液的颜色、量和性质。

(五)护理评价

(1)病人呼吸功能得到改善。
(2)病人胸口疼痛得到缓解。
(3)病人掌握引流管的注意事项。
(4)病人住院期间未发生胸腔感染。

五、健康宣教

（1）避免抬举重物、剧烈咳嗽。

（2）饮食宜清淡，避免刺激辛辣食品，不要吃过多甜点食物，多吃蔬菜水果，保持大便通畅。

（3）按医嘱服药，要定时定量，不可随便换药。

（4）可适当做运动如散步等，避免剧烈运动，保暖避免感冒。

（5）保持心情愉快，避免情绪激动。

（6）如出现胸闷、胸痛、气促等及时来医院就诊。

六、提问

1. 胸腔闭式引流的护理要点是什么？
2. 如何更换胸腔闭式引流瓶？

病例八　原发性支气管肺癌

一、查房的目的

通过护理查房，学习如何运用护理程序对该疾病患者进行护理。通过相互讨论与学习，进一步完善护理问题，提出预防性护理措施，防止有危险的护理问题和并发症的发生，为患者创造更好的康复条件，提高护理人员的理论水平。

二、疾病知识回顾

（一）定义

原发性支气管肺癌（简称肺癌）。起源于支气管黏膜，是肺部最常见的原发性恶性肿瘤。近30年来发病率和死亡率都呈持续上升趋势。在发达国家及我国工业大城市，发病率已跃居恶性肿瘤的首位，发病年龄自40岁以后逐渐上升，男女之比例为2:1。

（二）病因

1. 吸烟　吸烟是肺癌最重要的危险因素，特别是吸纸烟。大多数男性肺癌与吸烟有关。吸烟与肺癌之间呈剂量依赖关系，吸烟数量越多、吸烟年数越长、开始吸烟的年龄越早，患肺癌的危险性越高。

2. 职业致癌因子　长期接触石棉、无机砷、烟尘、煤焦油，或接触大量电离辐射如铀、镭及其衍生物氡和氡子体等，可诱发肺癌。

3. 大气污染　肺癌的发病率在工业发达国家或地区比工业落后国家高，城市比农村高，市区比郊区高，这表明环境污染与肺癌有一定关系，包括工业和交通废气，大量煤、油、柴等的燃烧与不完全燃烧产生的物质，室内用煤和烹调油烟，装潢材料等的空气污染，都与肺癌的发生有关。

4. 饮食与营养　摄入食物中维生素A含量少或血清维生素A含量较低的人，患肺癌的危险性增高。实验证明，维生素A及其衍生物β胡萝卜素能够抑制化学致癌物诱发肿瘤。

5. 其他　慢性肺部炎症、纤维瘢痕，病毒、真菌感染，机体免疫力低下、内分泌失调、遗传因素及年龄、性别、种族等，对肺癌的发生起综合作用。

（三）相关病理知识

支气管肺癌的病理分类。

1. 解剖学分类

（1）中央型。发生在段支气管以上至主支气管，癌种位于肺门附近，约占3/4，以鳞状上皮细胞癌和小细胞癌较为常见。

(2)周围型。发生在段支气管以下的肿癌,位于肺的边缘,占1/4,以腺癌较常见。

2. 组织学分型

(1)鳞状上皮细胞癌(鳞癌)。是最常见的类型,多见于老年男性,与吸烟关系密切。肿瘤好发于叶、段支气管的分叉处。鳞癌倾向于管腔内生长,常早期引起支气管狭窄或阻塞,导致肺不张和阻塞性肺炎。癌组织变性、坏死,形成空洞或癌性脓肿和并发出血。鳞癌细胞生长缓慢。转移较晚,常有局部肋骨破坏,手术切除机会多,预后较好,5年生存率高。但对放射治疗(放疗)和化学药物治疗(化疗)不如小细胞癌敏感。

(2)小细胞未分化癌(小细胞癌)。在肺癌中恶性程度最高,发病率仅次于鳞癌,发病年龄较高,多在40~50岁,与吸烟关系密切。好发于肺门附近的主支气管,倾向于黏膜下生长,局部浸润较早,生长快,远处转移多见,以淋巴转移为主,常转移至脑、肝、肾、肾上腺等。对放疗和化疗敏感。小细胞癌细胞质内存在神经分泌颗粒,具有内分泌和化学受体功能,能分泌5-羟色胺、儿茶酚胺、组胺、激肽等物质,可引起副癌综合征。

(3)大细胞发化癌(大细胞癌)。恶性程度较高,可发生在任何部位,以周围型多见,早期转移,但较小细胞癌转移晚,手术切除机会较大。

(4)腺癌。约占肺癌的20%~40%,女性多见。与吸烟关系不明显,多发生于肺边缘的小支气管腺体,故呈周围型。肿瘤向管腔外生长的倾向较大,也可循肺泡壁蔓延,常在肺边缘部形成2~4cm的肿块。局部浸润和血行转移较鳞癌早,易转移至肝、脑,更易累及胸膜,引起胸腔积液。对放疗和化疗敏感性较差。

细支气管肺泡细胞癌,是腺癌的亚型,占2%~5%,发病年龄较轻。

(四)疾病的临床表现

肺癌的临床表现多种多样,取决于肿瘤的发生部位、大小、类型,发展阶段、并发症及有无转移。

1. 呼吸系统表现

(1)咳嗽。为早期症状,多呈持续性轻咳或干咳,无痰或少量白色泡沫痰。当肿瘤阻塞支气管时咳嗽加重,出现特征性的金属音。继发感染时痰量增多呈脓性。

(2)咯血。多为持续性痰中带血,尤以晨间明显,此症最易引起注意。因癌组织血管丰富,咳嗽损伤或感染、糜烂而易致出血。

(3)胸痛。病变累及胸膜或胸壁时出现胸痛,多为钝痛或刺痛,开始较轻微,但部位较固定,逐渐加剧,呈持续性。

(4)呼吸困难。癌肿阻塞支气管引起的肺不张、阻塞性肺炎,累及胸膜出现大量胸腔积液,弥漫性肺癌导致大面积肺泡受累时,均可引起明显气急。病人可表现为呼吸音、呼吸频率、呼吸形态的改变,胸锁乳突肌、辅助呼吸肌参与呼吸运动。由于支气管部分阻塞,可出现局限性固定性哮鸣音。

2. 全身表现

(1)发热。多为低热,亦可发生高热,早期为肿瘤引起阻塞性肺炎,晚期由继发感染,肿瘤坏死所致,抗生素治疗效果多不明显。

(2)消瘦。为肺癌晚期的常见症状。

(3)肿瘤局部扩展或远外转移的表现。

①声音嘶哑及膈肌麻痹。肿瘤压迫或转移至纵隔淋巴结及主动脉弓下淋巴结压迫喉返神经

所致。可出现声音嘶哑、吞咽困难、疼痛。因肿瘤压迫膈神经可致膈肌麻痹。

②上腔静脉压迫综合征。肿瘤侵犯纵隔,压迫上腔静脉时,头部和上腔静脉回流受阻,产生头面部、颈部和上肢水肿及前胸部瘀血、静脉曲张,引起头痛、头晕。

③霍纳综合征。肿瘤压迫颈交感神经,引起上眼睑下垂、同侧瞳孔缩小、眼球凹陷、额部少汗。

④臂丛神经压迫综合征。癌肿侵犯臂丛神经下支第 8 颈神经、第一、第二胸神经时,可引起上肢无力和感觉障碍。

⑤吞咽困难。因肿瘤或淋巴结转移压迫食管所致。

(4)肺癌的肺外表现。又称副癌综合征,系指与肺癌有关,但与肿瘤的压迫、转移以及治疗均无关的一组内分泌、神经、肌肉或代谢异常的综合征,往往出现在肺部肿瘤出现之前,肿瘤切除后症状可减轻或消失,肿瘤复发又可出现。

(五)辅助检查

1. 胸部 X 线检查　是发现肺癌的重要方法之一,透视、X 线胸片、CT、MRI 或支气管造影等检查广泛应用于早期诊断。

2. 痰脱落细胞检查　是最简便、有效而易行的无创性早期检查方法,可提供组织细胞类型,阳性率达 70%~80%。也可作为高危人群早期筛选方法。

3. 支气管镜检查　是对肺癌诊断极为有效的检查手段,近端支气管肿瘤诊断阳性率达 90%以上。

4. 经皮穿刺肺活检　周围性肺癌行纤维支气管检查难以获得有价值的标本时,可以 B 超或 X 线的导向下,采用针吸活检。

5. 化验检查

(1)相关抗原。血清癌胚抗原(CEA)在 60%~80%的肺癌病人中,浓度可升至 10μg/ml 以上。

(2)酶的检查。在肺癌病人中,某些酶的活性可升高,如 α1-AT、碱性磷酸酶、乳酸脱氢酶及其共同酶等,但缺乏特异性,仅作为参考指标。

(六)诊断

原发性支气管肺癌的诊断包括症状、体征、X 线表现以及痰癌细胞检查(痰检)。诊断工作应根据不同情况采取不同步骤,诊断肺癌必须排除良性疾病,如肺结核淋巴结肿大、良性肿瘤、支气管扩张和慢性支气管炎造成的咯血。

(七)治疗

肺癌的治疗有外科治疗、放射治疗、化学疗法和免疫疗法。外科治疗已被公认为治疗肺癌的首选方法,要依据肺癌临床分期选择治疗方案。根治性切除到目前为止是唯一有可能使肺癌病人获得治愈从而恢复正常生活的治疗手段。术前必须评估病人是否耐受手术。这些检查通常包括:临床物理检查、肺通气功能、血液检查等。对于边缘病人,应采用肺灌注扫描以更准确评估肺功能,或采用耐力试验和冠状动脉造影来评估心脏功能。

三、病例介绍

(一)典型病例

患者,男性,57 岁。因反复咳嗽、胸痛 1 月余,伴发热 10 天,门诊以"肺癌"收住入院。患者于 1月前无明显诱因出现咳嗽、胸痛,夜间咳嗽加剧伴咽痛、阵发性胸痛。10 天前出现发热,体温在38℃~39℃。查体 T38.3℃,P100 次/分,R22 次/分,BP160/80mmHg。

(二)阳性症状体征

(1)反复咳嗽、胸痛,伴发热,夜间咳嗽加剧伴咽痛、阵发性胸痛。

(2)CT显示。左上肺纵隔软组织密度团块影,多系周围型肺癌(纵隔型),伴纵隔淋巴结转移;右中肺内侧段及下肺前基底段少许纤维灶;心包膜局部稍厚,双侧后上胸膜增厚。

(3)胸片提示。右上肺野内带片状密度增高影,边界模糊。

(4)B超示。肝内实性占位,考虑血管瘤、前列腺增大。

(5)心脏彩超示。AOR硬化,左室壁顺应性降低,左心舒张末内压增高,二尖瓣、主动脉瓣关闭不全伴轻度反流,左心舒张功能减退。

(6)血液分析。白细胞 $14.89×10^9/L$,中性细胞数 $12.08×10^9/L$,淋巴细胞比率 10.32%。

四、护理

(一)护理评估

1. 症状和身体评估　反复咳嗽、胸痛,伴发热,夜间咳嗽加剧伴咽痛、阵发性胸痛。患者精神尚可,饮食如常,休息稍差,体重下降2kg。

2. 健康史

(1)既往史。既往有"乙肝"病史,未进行正规治疗。否认既往有结核、疟疾等传染病史,否认食物及药物过敏史,预防接种不详,否认重大外伤史及手术史,否认输血史,家人体健。

(2)生活习惯。否认到过疫区长期居住。吸烟史约5支/日×30年。

(3)家庭史。否认家族遗传史。

3. 心理社会状况　由于发病急骤,病人及家属缺乏应对疾病的心理准备,表现为焦虑不安、不知所措。

(二)主要护理诊断

1. 焦虑、恐惧或绝望　与肿瘤对病人产生的心理影响有关。

2. 疼痛胸痛　与肿瘤压迫、浸润或转移有关。

3. 营养失调　低于机体需要 与食欲降低、摄入减少、机体消耗增加、化疗药物对胃肠道刺激引起的呕吐等有关。

4. 知识缺乏　缺乏对放疗、化疗副作用的知识。

(三)护理目标

(1)病人能够表达其悲哀情绪,焦虑减轻,主动参与对未来做出的决定。

(2)病人主诉疼痛次数减少,程度减轻。

(3)病人能够接受医务人员对饮食的合理化建议。

(4)病人能了解治疗和疾病知识方面的问题。

(四)护理措施

1. 一般护理

(1)环境。保持室内空气的流通与新鲜,并维持适宜的温度和湿度,尤其在化疗期间。必要时用紫外线消毒灯照射,以避免感染的发生。

(2)休息。由于病人气急、疼痛及焦虑、害怕,无法获得足够的休息与睡眠,为病人创造安静、舒适、清洁的住院环境。必要时遵医嘱用镇静剂。采取合适的体位,减轻气急。

(3)饮食。向病人提供营养丰富、易消化吸收的食物,鼓励进食。一般每天需要蛋白质100~150g,注意调整食物的色、香、味,配制病人喜爱的食物,以适合、清淡为原则,少量多餐。有恶心、呕吐者饭前给予口腔护理。若无法进食时,则应肠道外营养或鼻饲,补充足够所需的热量和营养。

2. 症状的护理　主要为疼痛的护理。了解并倾听病人诉说对疼痛的感受、忍受程度,尽快缓解躯体的不适。指导放松、深呼吸的技巧。分散病人的注意力,运用非药物止痛,包括针灸、放松、气功、看电视、听音乐、阅读书报等,增进病人身体与心理的舒适,减轻疼痛感受强度。

3. 药物治疗的护理

(1)化学治疗(简称化疗)。

①药物知识。化疗是肺癌的一种全身性治疗方法。它对肺内病灶及经血道和淋巴道的微转移病灶均有作用,小细胞癌对化疗最敏感,有效率可达80%～90%,鳞癌次之,腺癌最差。化疗方法根据肿瘤细胞的病理类型和细胞增殖力,采用间歇、短程和联合化疗方法,达到最大限度地杀伤肿瘤细胞,减少对正常细胞的影响。

②用药观察。用药后观察压迫或转移症状有否减轻,X线影像有无缩小。大多数化疗药物在杀伤肿瘤细胞的同时,可引起正常细胞的损害,尤其对生长旺盛的正常细胞。

注意事项:①预防化疗引起组织坏死:化疗药物不慎外漏,可致局部组织的坏死,输液通畅无外渗后再输入化疗药物。注射完毕用无药液体冲洗,减少药液对局部血管的刺激。②预防栓塞性静脉炎:化疗时应制订静脉使用计划,按计划使用,让静脉有修复时间。化疗时最好选用上肢血管,静脉注射或静脉滴注不宜过快,以减少刺激性。如发现静脉出现红、肿、热、痛时应停止滴注,局部皮肤外敷金黄散、硫酸镁或理疗。③加强胃肠道反应的护理:化疗前2小时内应避免进食,有呕吐者,遵嘱使用止吐药,记录出入液量,补充足够的液体。出现血性腹泻、严重腹痛等肠黏膜坏死及穿孔情况及时报告医生。④其他:做好必要的消毒、隔离,积极预防各种感染,尤其是上呼吸道感染。化疗期间鼓励多饮水,反复排尿。

(2)生物缓解调节剂(BRM)治疗。①恢复正常的对癌的应答能力为目的,增强防御机制的效应或降低免疫抑制;②调节肿瘤细胞诱导的强烈宿主反应;③促进肿瘤细胞的分化、成熟,使之正常化;④减轻化疗、放疗的副作用,增强宿主的耐受力;常用制剂有干扰素、胸腺肽、白介素、转移因子、左旋咪唑、肿瘤坏死因子、集落刺激因子等。

(3)中医药治疗。在放疗、化疗同时,结合中医药治疗,可以减轻不良反应,提高机体耐受力,对巩固疗效,促进、恢复机体功能有所帮助。

(4)镇痛治疗。不要过多地限制止痛药物的应用,遵医嘱按WHO制订的三阶梯止痛方案给药。

第一阶段:轻微的疼痛,给非麻醉性止痛药,如吲哚美辛(消炎痛)、阿司匹林等。

第二阶段:中度疼痛,进展到轻微的麻醉性止痛药,或增加止痛药的剂量,按时给药,如强痛定、可待因等。

第三阶段:疼痛无法控制时,使用强烈的麻醉止痛剂。

用药观察:观察疼痛缓解的情况,如呼吸速率、意识状况、食欲是否增加,睡眠质量是否提高、情绪是否稳定。观察用药后的不良反应,如阿片类止痛药应用后可出现便秘,应嘱病人多饮水、多食水果蔬菜及富含维生素的食物,必要时给缓泻剂。吗啡类止痛剂会作用于脑干呼吸中枢,随剂量增加会出现呼吸抑制、嗜睡、恶心等,应及时调整用药剂量。

4. 特殊治疗的护理

(1)外科手术治疗。让病人了解手术治疗是首选方法,凡已确诊Ⅱ期以前的肺癌,无肯定手术禁忌证者,均应力争及早手术切除。

(2)放射治疗(放疗)。放疗分为根治性和姑息性两种,并常与化疗联合应用。根治性放疗用于病灶局限,或因各种原因不宜手术或不愿手术的病人。姑息性放疗可抑制肿瘤的发展,延迟肿瘤的扩散和缓解症状。

病情观察及护理:①重视皮肤护理,向病人解释放疗可能发生局部反应。对皮肤红斑、表皮脱屑、色素沉着、瘙痒者,应避免挠伤和衣服摩擦,内衣宜柔软、宽大、吸湿性强。保持皮肤清洁,避免过热水和肥皂水洗涤。勿自行将涂在皮肤放射部位上面标记擦去,照射部位避免揉擦及涂乙醇(酒精)、碘酊、红汞、油膏,禁止在照射部位贴胶布。②注意放疗后的全身反应,由于瘤组织的崩解,毒素被吸收,在照射数小时或1~2天后,病人可出现全身反应,易头痛、头晕、乏力、恶心或呕吐。故照射前不宜进食,照射后应卧床休息30分钟,宜进食清淡易消化饮食,多食蔬菜、水果,多饮水,促进毒素排出。有放射性食管炎发生时,可出现咽下困难、疼痛、黏液增多。放疗1个月后易并发反射性肺炎,应严密观察呼吸情况,有无咳嗽、咳嗽加重。放疗中应每周检查血象,如血象明显下降,要暂停放疗。

5. 心理护理 对大多数已知诊断结论的病人,可适当地向病人介绍病情、治疗计划及可能取得良好效果,调动其积极性。进行特殊检查和治疗时要对病人讲明目的和不良反应,以取得病人积极配合。重视家属的心理反应,使家属对病人的病情变化保持镇静,以免恶性情绪扩散,加重病情。帮助病人增加社会支持,以减轻心理压力。

晚期病人随机体功能逐渐衰退,呈恶病质状态,身心极为痛苦,亦感生命快要终结。此时更需医务人员和亲人的体贴和关心,需采取各种支持措施,解除病人身心痛苦,做好临终关怀。

(五)护理评价
(1)病人与家属接受现实,消除不安心理,获得适当的精神支持,积极参加治疗与护理。
(2)病人获得有关控制疼痛的方法和技巧,疼痛得到缓解。
(3)病人了解营养摄入的重要性,并主动参与饮食计划的制定。
(4)病人克服不良情绪,正确对待治疗中出现的不良反应或肿瘤引起的身体不适。

五、健康教育

大力宣传吸烟对人体健康的危害,提倡戒烟。力争改善劳动和生活条件,对执业性致癌物接触者和高发地区人群,定期进行重点普查。开展防止肺癌的宣传教育,对高危人群做到早发现、早治疗。对肿瘤缓解期,教育家属帮助病人切实安排好每天的生活、休息、饮食和活动。指导门诊随访知识,掌握下次放疗、化疗的时间,准时就诊。

六、提问

1. 原发性肺癌的分类?
2. 如何预防化疗病人的静脉炎?

病例九 呼吸衰竭

一、查房目的

通过护理查房,学习如何运用护理程序对该疾病患者进行护理。通过相互讨论与学习,进一步完善护理问题,提出预防性护理措施,防止有危险的护理问题和并发症的发生,为患者创造更好的康复条件,提高护理人员的理论水平。

二、疾病知识回顾

(一)定义

呼吸衰竭是各种原因引起的肺通气和(或)换气功能严重障碍,以致不能进行有效的气体交换,导致缺氧伴(或不伴)二氧化碳潴留,从而引起一系列生理功能和代谢紊乱的临床综合征。在海平面大气压下,于静息条件下呼吸室内空气,并排除心内解剖分流和原发于心排血量降低等情况后,动脉血氧分压(PaO$_2$)低于8kPa(60mmHg),或伴有二氧化碳分压(PaCO$_2$)高于6.65kPa(50mmHg),即为呼吸衰竭(简称呼衰)。

(二)病因

1. 呼吸道病变 支气管炎症、支气管痉挛、异物等阻塞气道,引起通气不足,气体分布不匀导致通气/血流比例失调,发生缺氧和二氧化碳潴留。

2. 肺组织病变 肺炎、重度肺结核、肺气肿、弥散性肺纤维化、成人呼吸窘迫综合征(ARDS)等,可引起肺容量、通气量、有效弥散面积减少,通气/血流比例失调导致肺动脉样分流,引起缺氧和(或)二氧化碳潴留。

3. 肺血管疾病 肺血管栓塞、肺梗死等。

4. 胸廓病变 如胸廓外伤、手术创伤、气胸和胸腔积液等,影响胸廓活动和肺脏扩张,导致通气减少,吸入气体不匀影响换气功能。

5. 神经中枢及其传导系统呼吸肌疾患 脑血管病变、脑炎、脑外伤、药物中毒等直接或间接抑制呼吸中枢;脊髓灰质炎以及多发性神经炎所致的肌肉神经接头阻滞影响传导功能;重症肌无力等损害呼吸动力引起通气不足。

(三)病理生理

1. 对中枢神经系统的影响 缺氧可引起脑细胞功能障碍、毛细血管通透性增加、脑水肿,最终引起脑细胞死亡。CO$_2$潴留使脑脊液氢离子浓度增加,影响脑细胞代谢。轻度CO$_2$增加,间接引起皮质兴奋;PaCO$_2$继续升高,将使中枢神经处于抑制状态(CO$_2$麻醉)。同时CO$_2$潴留会使脑血管扩张,进一步加重脑水肿。

2. 对心脏、循环的影响 缺氧可刺激交感神经兴奋,使心率加快和心排血量增加,血压上升。严重缺氧可使心肌收缩力降低。缺氧能引起肺小动脉收缩而增加肺循环阻力。CO$_2$潴留可使心率加快,心排血量增加,使脑血管、冠状血管扩张,皮下浅表毛细血管和静脉扩张。

3. 对呼吸的影响 缺氧主要通过颈动脉窦和主动脉体化学感受器的反射作用刺激通气。CO$_2$是强有力的呼吸中枢兴奋剂,但当吸入CO$_2$浓度过高时则会抑制呼吸中枢。

4. 对肝、肾和造血系统的影响 缺氧可导致肝功能异常、肾血流量减少、肾小球滤过率减少;CO$_2$潴留可引起肾血管痉挛,血流减少,尿量减少。缺氧可引起继发性红细胞增多。

5. 对酸碱平衡和电解质的影响

(1)缺氧可引起代谢性酸中毒。

(2)CO$_2$潴留可引起呼吸性酸中毒。

(3)呼吸衰竭患者容易出现代谢性碱中毒,主要原因为医源性因素,如过度利尿造成低钾、低氯性碱中毒。Ⅱ型呼吸衰竭时机械通气使用不当,使PaCO$_2$下降过快,亦容易出现呼吸性碱中毒。代谢性碱中毒可使氧解离曲线左移,加重组织缺氧。

(四)临床表现

1. 分类

(1)按动脉血气分析分类。①Ⅰ型呼吸衰竭:缺氧无CO$_2$潴留,或伴CO$_2$降低(Ⅰ型)见于换气功能障碍(通气/血流比例失调、弥散功能损害和肺动—静脉样分流)的病例;②Ⅱ型呼吸衰竭:系肺泡通气不足所致的缺O$_2$和CO$_2$潴留,单纯通气不足,缺O$_2$和CO$_2$的潴留的程度是平行的,若伴换气功能损害,则缺 O_2 更为严重。只有增加肺泡通气量,必要时加氧疗来纠正。

(2)按病程分类。按病程又可分为急性和慢性。急性呼衰是指前述五类病因的突发原因,引起通气,或换气功能严重损害,突然发生呼衰的临床表现,如脑血管意外、药物中毒抑制呼吸中枢、呼吸肌麻痹、肺梗塞、ARDS 等,如不及时抢救,会危及患者生命。慢性呼衰多见于慢性呼吸系统疾病,如慢性阻塞性肺病、重度肺结核等,其呼吸功能损害逐渐加重,虽有缺 O_2 或伴 CO_2 潴留,但通过机体代偿适应,仍能从事日常活动。

2. 症状 除原发病症状外主要为缺氧和二氧化碳潴留的表现,如呼吸困难、急促、精神神经症状等,并发肺性脑病时,还可有消化道出血。

3. 查体 可有口唇和甲床发绀、意识障碍、球结膜充血、水肿、扑翼样震颤、视神经乳头水肿等。

(五)辅助检查

1. 血气分析 静息状态呼吸空气时动脉血氧分压(PaO_2)<8.0kPa(60mmHg)、动脉血二氧化碳分压($PaCO_2$)>6.7kPa(50mmHg)为 Ⅱ 型呼吸衰竭,单纯动脉血氧分压降低则为 Ⅰ 型呼吸衰竭。

2. 电解质检查 呼吸性酸中毒合并代谢性酸中毒时,常伴有高钾血症;呼吸性酸中毒合并代谢性碱中毒时,常有低钾和低氯血症。

3. 痰液检查 痰涂片与细菌培养的检查结果,有利于指导用药。

4. 其他检查 如肺功能检查、胸部影像学检查等根据原发病的不同而有相应的表现。

(六)诊断

有导致呼吸衰竭的病因或诱因;有低氧血症或伴高碳酸血症的临床表现;在海平面大气压下,静息状态呼吸空气时,PaO_2<60mmHg,或伴 $PaCO_2$>50mmHg,并排除心内解剖分流或原发性心排血量降低时,呼吸衰竭的诊断即可成立。

(七)治疗

(1)病情较轻可在门诊治疗,严重者宜住院治疗,首先积极治疗原发病,有感染时应使用抗生素,去除诱发因素。

(2)保持呼吸道通畅和有效通气量,可给予解除支气管痉挛、祛痰药物如沙丁胺醇(舒喘灵)、硫酸特布他林(博利康尼)、乙酰半胱氨酸(痰易净)、盐酸溴己新(必嗽平)等药物,必要时可用尼可刹米、肾上腺皮质激素静脉滴注。

(3)纠正低氧血症,可用鼻导管或面罩吸氧,严重缺氧和伴有二氧化碳潴留 PaO_2<7.32kPa(55mmHg),$PaCO_2$ 明显增高或有严重意识障碍,出现肺性脑病时应使用机械通气以改善低氧血症。

(4)治疗酸碱失衡、心律紊乱、心力衰竭等并发症。

三、病例介绍

(一)典型病例

患者,男,72 岁,以反复咳嗽、咳痰 13 年,活动后气促、心悸 5 年,复发 10 余天收住入院。13 年前患者无明显诱因出现咳嗽、咳痰症状,胸片检查提示"双肺空洞性肺结核",予以"异烟肼、利福平、乙胺丁醇"抗结核治疗后,咳嗽症状逐渐消失,但每当受凉后会出现咳嗽、咳痰症状复发加重,经自行服用抗炎药(具体不详)后可缓解,5 年前患者在上坡、爬楼梯等活动时出现气促、心悸,症状明显,经休息后可缓解。10 余天前患者因受凉后又出现咳嗽、咳出白色泡沫痰,未引起重视。1 天前咳嗽症状加重、咳出大量黄色脓痰,咳痰费力,伴发热体温高达 38.5℃,全身乏力,动则气促、心悸症状明显。患者本次疾病加重以来,精神略差,食欲睡眠一般。体格检查 T38.5℃,P120 次/分,R30 次/分,BP140/70mmHg。

(二)阳性症状体征

患者反复咳嗽、咳痰13年,咳出大量黄色脓痰,咳痰费力,伴发热体温高达38.5℃,全身乏力,动则气促、心悸症状明显。颈静脉怒张、肝静脉回流征(+),气管右移,双侧胸腔呈桶状,肋间隙增宽,呼吸急促,双肺叩诊呈过清音,左上肺叩诊鼓音,吸气时三凹征明显,双肺可闻及少量细湿啰音,双下肢轻度水肿。

(三)辅助检查及实验室检查

血常规 WBC $29.6×10^9$/L,N 93.8%,HGB 73g/L,PLT $393×10^9$/L。

动脉血气(未吸氧) pH 7.39,$PaCO_2$ 38mmHg,PaO_2 44mmHg,HCO_3 23.0mmol/L,SPO_2 79%。

胸片显示 两肺纹理增多、紊乱,两肺透亮度增加,左侧气胸。

心电图检查 肺型P波,右心室肥厚。

肝功能检查 白蛋白30g/L,肾功能正常。

痰培养及药敏 肺炎链球菌,对青霉素、头孢菌素、万古霉素、阿莫西林敏感。

四、护理

(一)护理评估

1. 既往史 患者13年前患双肺空洞型肺结核,经正规抗结核治疗后痊愈,无高血压、糖尿病、冠心病等慢性病病史。无外伤手术史,无食物药物过敏史,无输血史。预防接种史不详。

2. 个人史 出生并生长在重庆,无疫水、疫区接触史及异地长期旅居史。吸烟史20年,每天1包(20支),13年前已戒,有30年饮酒史,每天100~150ml,3年前已戒。患者对疾病的知识有一定的了解,对诱发原因不够重视。

3. 家庭关系和睦,子女及老伴对病情十分关心。

(二)护理诊断

1. 气体交换受损 与气道阻力增加,不能维持自主呼吸,气道分泌物过多有关。

2. 清理呼吸道无效 与呼吸道感染分泌物过多或黏稠,咳嗽无力及大量液体和蛋白质漏入肺泡有关。

3. 自理能力缺陷 与严重缺氧,呼吸困难有关。

4. 营养失调,低于机体需要量 与气管插管和代谢增高有关。

5. 语言沟通障碍 与建立人工气道,极度衰弱有关。

6. 潜在并发症 肺性脑病、消化道出血、心力衰竭、休克等。

(三)护理目标

(1)患者缺氧和二氧化碳潴留症状得到改善。

(2)患者的呼吸道畅通,呼吸形态得到纠正。

(3)患者的情感得到交流,焦虑情绪减轻。

(4)患者将能保证摄入足够的液体和电解质。

(5)患者能认识增加营养物质摄入的重要性。

(四)护理措施

1. 合理用氧

对Ⅱ型呼吸衰竭病人应给予低浓度(25%~29%)、低流量(1~2L/分钟)鼻导管持续吸氧,以免缺氧纠正过快引起呼吸中枢抑制。如配合使用呼吸机和呼吸中枢兴奋剂可稍提高给氧浓度。给氧过程中若呼吸困难缓解、心率减慢、发绀减轻,表示氧疗有效;若呼吸过缓或意识障碍加深,须警惕二氧化碳潴留。

2. 通畅气道,改善通气

(1)及时清除痰液。清醒病人鼓励用力咳痰,对于痰液黏稠病人,要加强雾化。稀释痰液,咳嗽无力者定时协助翻身、拍背,促进排痰,对昏迷病人可机械吸痰,保持呼吸道通畅。

(2)按医嘱应用支气管扩张剂,如氨茶碱等。

(3)对病情重或昏迷病人气管插管或气管切开,使用人工机械呼吸器。

3. 用药护理

(1)按医嘱选择使用有效的抗生素控制呼吸道感染。

(2)按医嘱使用呼吸兴奋剂(如尼可刹米、洛贝林等),必须保持呼吸道通畅。注意观察用药后反应,防止药物过量;对烦躁不安、夜间失眠病人,慎用镇静剂,以防引起呼吸抑制。

4. 观察病情,防止并发症

密切注意生命体征及神志改变。及时发现肺性脑病及休克;注意尿量及粪便颜色,及时发现上消化道出血。

(五)护理评价

病人缺氧得到纠正,二氧化碳潴留缓解,病人的呼吸形态转为正常,呼吸平稳,病人得到有效的心理支持,情绪稳定,病人的体液失调状态得到改善,病人的饮食合理。

五、健康宣教

(1)向病人及家属讲解疾病的发病机制、发展和转归。

(2)鼓励病人进行呼吸运动锻炼,教会病人有效咳嗽、咳痰的技术。

(3)遵医嘱正确用药,指导并教会低氧血症的病人及家属学会合理的家庭氧疗方法。

(4)指导病人制定合理的活动与休息。

(5)增强体质,避免各种引起呼吸衰竭的诱因。

①鼓励病人进行耐寒锻炼如用冷水洗脸等,提高呼吸道抗感染能力。

②指导病人合理安排膳食。

③避免吸入刺激性气体,戒烟。

④避免劳累、情绪激动等。

⑤少去人群拥挤的地方,尽量避免与呼吸道感染者接触。

(6)定期复诊,若有咳嗽加剧、痰液增多和变黄、气急加重尽早就医。

六、提问

1. 对呼吸衰竭病人如何给氧?

2. 抽取动脉血气分析标本应注意什么?

(高祝英)

第二章 循环系统疾病

病例一 慢性心力衰竭

一、查房的目的

通过此次查房,进一步熟悉与了解该疾病发生原因及治疗方法,及时运用于临床实践工作,达到理论指导实践的目标。

二、疾病知识回顾

(一)定义

心力衰竭,简称心衰,是各种心脏疾病导致心功能不全的一种综合征。绝大多数情况下是指各种心脏疾病引起心肌收缩力下降,使心排血量不能满足机体代谢需要,器官、组织血液灌注减少,出现肺循环和体循环静脉瘀血的临床综合征。

(二)病因及诱因

1. 基本病因

(1)原发性心肌损害。包括①缺血性心肌损害;②心肌炎和心肌病;③心肌代谢障碍性疾病。

(2)心脏负荷过重。①压力负荷过重;②容量负荷过重。

2. 诱因　诱因有感染、心律失常、血容量增加、过度体力活动或情绪激动。

(三)相关的病理生理知识

1. 代偿变化

(1)FS(Frank-starling)定律。当回心血量增多,心脏前负荷升高时,心室舒张末期容积增加,从而增加心排血量及心脏做功量。由于心室舒张末期容积增加,压力增高,心房压、静脉压相应地也随之升高。当后者达到一定高度时,即出现肺的充血或腔静脉系统充血。

(2)心肌肥厚。当心脏后负荷增高时,常以心肌肥厚作为主要的代偿机制。心肌肥厚时,心肌细胞数并不增多,以心肌纤维增多为主。作为能量供应物的线粒体因其增加的程度和速度落后于心肌纤维的增多,因此心肌处于相对的能源不足状态,继续发展终至心肌细胞死亡。肥厚的心肌收缩力增强,使心排出量暂时维持正常。但肥厚心肌的顺应性下降,舒张功能降低,心室舒张末压增高,客观上已经存在心功能障碍的表现。

(3)神经体液代偿机制。①交感—肾上腺髓质系统激活;②肾素—血管紧张素系统激活。

2. 心肌收缩性减弱　①收缩相关蛋白质的破坏;②心肌能量代谢紊乱;③心肌兴奋—收缩偶联障碍;④心室重构。

3. 心脏舒张功能不全　①心肌主动舒张异常;②心室顺应性降低。

4. 心脏各部舒张活动的不协调性　一旦心脏舒张活动的协调性破坏,可使心脏泵血功能紊乱而导致心排出量下降。

(四)临床表现

1. 左心衰竭　临床最常见,主要表现为肺循环静脉淤血和心排血量降低。

（1）症状。

①呼吸困难。是左心力衰竭最重要和最常见的症状。劳力性呼吸困难；夜间阵发性呼吸困难；端坐呼吸；急性肺水肿。

②咳嗽、咳痰与咯血。咳嗽多在体力劳动或夜间平卧时加重，同时可咳出白色浆液性泡沫状痰，偶见痰中带血丝。

③疲劳、乏力、头晕、心悸。由于排血量降低，器官、组织灌注不足及代偿性心率加快所致。

④少尿及肾功能损害症状。

（2）体征。

①肺部湿啰音。由于肺毛细血管压增高，液体可渗出至肺泡而出现湿啰音。

②心脏体征。除基础心脏病的固有体征外，多数病人可出现心脏扩大，心率增快，心尖区可闻及舒张期奔马律，肺动脉瓣区第二心音亢进，亦可出现心律失常。

2. 右心衰竭

（1）症状。

①胃肠道症状。胃肠道及肝淤血，可引起食欲不振、恶心、呕吐、腹胀、便秘及上腹疼痛等症状。

②呼吸困难。在左心衰竭的基础上发生的右心衰竭，呼吸困难已经存在。单纯性右心衰者，亦可有不同程度的呼吸困难。

（2）体征。

①水肿。是右心衰的典型体征。水肿首先发生在身体的下垂部位，常呈可压陷性。

②颈静脉征。颈外静脉异常充盈、怒张，并可出现明显搏动。

③肝大和压痛。肝因淤血肿大常伴有压痛。

④心脏体征。除基础心脏病的固有体征外，单纯右心衰竭的病人，一般可发现右心室或右心房肥大。

3. 全心衰竭　同时具有左、右心衰的临床表现。全心衰竭时，肺淤血可因右心功能不全、右心排血量减少而减轻，故表现为呼吸困难减轻而发绀加重。

（五）辅助检查

1. X线检查　左心衰竭时可发现左室或左房增大，尤以左室增大为主。肺淤血早期可见肺门血管影增强，慢性肺淤血可见 Kerley X 线等表现。右心衰竭继发于左心衰竭者，X 线检查显示心脏两侧扩大，单纯右心衰竭者，可见右室、右房增大，肺野清晰，上腔静脉或奇静脉扩张。全心衰竭者有左右心衰的混合表现。

2. 超声心动图检查　比 X 线更准确地反映各心腔大小及瓣膜结构和功能变化。

3. 放射性核素与磁共振显像检查　核素血管造影可测定左右心室收缩末期、舒张末期容积和射血分数。

（六）诊断

有以下两个主要条件或一个主要条件和两个次要条件者可予诊断。

1. 主要条件　阵发性夜间呼吸困难或呈端坐呼吸；颈静脉怒张；肺部浊音；心脏扩大；急性肺水肿；奔马律；静脉压升高；肝颈返流征阳性。

2. 次要条件　肺部水肿；夜间咳嗽；劳累性呼吸困难；肝淤血肿大；胸腔积液；心率>120次/分钟；潮气量减少到最大量的 1/3。

3. 心功能状态分级　美国心脏病协会 1994 年增加了客观评定的标准，根据心电图、运动试验、X线和超声心动图等客观检查做出分级。目前,临床上一般将心功能分4级,心力衰竭分3度。

（1）心功能1级（心力衰竭代偿期）。日常体力活动不受限制,一般活动不引起心功能不全征象。

（2）心功能2级（心力衰竭Ⅰ度）。体力活动轻度受限制,一般活动可引起乏力、心悸、呼吸困难等症状。

（3）心功能3级（心力衰竭Ⅱ度）。体力活动明显受限制,轻度活动即引起上述征象。

（4）心功能4级（心力衰竭Ⅲ度）。体力活动重度受限制,任何活动皆引起心功能不全征象,甚而休息时也有心悸、呼吸困难等症状。

（七）治疗

1. 减轻心脏负荷

（1）休息。

（2）控制钠盐摄入。减少钠盐的摄入,可减少体内水潴留,减轻心脏的前负荷,是治疗心力衰竭的重要措施。

（3）利尿剂的应用。常用利尿剂有双氢克尿塞、速尿、安替舒通等。

（4）血管扩张剂的应用。血管扩张剂治疗心力衰竭的基本原理是通过减轻前或（和）后负荷来改善心脏功能。可为分①静脉扩张剂,如硝酸甘油和硝酸盐类等；②小动脉扩张剂,如肼苯哒嗪、敏乐啶等；③小动脉和静脉扩张剂,如硝普钠、酚妥拉明、哌唑嗪、巯甲丙脯酸等。静脉扩张剂可减轻后负荷。

2. 加强心肌收缩力　常用洋地黄类药物有毒毛旋花子甙K、G、西地兰、地高辛、洋地黄毒甙等。

3. 其他治疗

（1）有呼吸困难者可给予吸氧。

（2）有并发症者给予对症治疗。

三、病例介绍

（一）典型病例

患者,男,76岁,血压增高20年,反复胸闷、气急伴双下肢水肿1周。以原发性高血压Ⅲ级,高血压心脏病,心功能Ⅳ级收住。患者20年前发现血压增高,患者出现双下肢水肿,并常在夜间熟睡后突发胸闷、气喘、心悸等不适,无粉红色泡沫痰,坐起半小时后上述症状可缓解,严重时一夜发作5次。发病以来,饮食及睡眠不佳。查体 T36.2℃,P96次/分,R30次/分,BP150/85mmHg。

（二）阳性症状体征

患者BP150/85mmHg,双下肢水肿,并常在夜间熟睡后突发胸闷、气喘、心悸等不适,无粉红色泡沫痰,坐起半小时后上述症状可缓解,严重时一夜发作5次。

四、护理

（一）护理评估

1. 症状和身体评估

患者出现双下肢水肿,并常在夜间熟睡后突发胸闷、气喘、心悸等不适,无粉红色泡沫痰,坐起半小时后上述症状可缓解,严重时一夜发作5次。发病以来,饮食及睡眠不佳。查体 T36.2℃,P96次/分,R30次/分,BP150/85mmHg。叩诊心界略向左扩大,心音低钝,心率96次/分,律齐,各瓣膜听诊区未闻及病理性杂音。双下肢中度凹陷性水肿。

2. 既往史　患者有高血压病史20年。

3. 健康史　其父曾患有高血压,因脑梗去世。

4. 社会心理状况　患者因体力活动受限而导致焦虑、烦躁、内疚、不安、绝望等。

(二)护理诊断

1. 气体交换受损　与左心衰所致肺瘀血有关。
2. 活动无耐力　与心排血量下降有关。
3. 体液过多　与体循环瘀血、水钠潴留及肾血流量减少有关。
4. 焦虑　与病程漫长、病情反复及担心预后有关。
5. 潜在并发症　洋地黄中毒、电解质紊乱。

(三)护理目标

病人的呼吸困难减轻,血气分析结果正常;心排出量增加;水肿、腹水减轻或消失;焦虑减轻,治疗疾病的信心增强;无洋地黄中毒和电解质紊乱发生。

(四)护理措施

1. 一般护理

(1)休息与活动。休息可减轻心脏负担,但长期卧床易发生静脉血栓形成甚至肺栓塞,同时也使消化功能下降,肌肉萎缩。因此,应根据心衰病人的病情轻重安排休息。心功能Ⅰ级时,避免剧烈运动及重体力劳动。心功能Ⅱ级时,停止比较剧烈的运动,保证充足的睡眠。心功能Ⅲ级时,限制体力活动,日常生活可自理或在他人协作下自理,有充足的休息时间,夜间睡眠可给予高枕。心功能Ⅳ级时,完全卧床休息,日常生活应有专人协助护理。定时改变体位,防止发生压疮。为防止长期卧床引起静脉血栓形成甚至肺栓塞,可根据病人病情安排床上运动、床边活动等。

(2)饮食。给予低盐、低热量、高蛋白、高维生素的清淡易消化饮食,避免产气的食物及浓茶、咖啡或辛辣刺激性食物。戒烟酒;多吃蔬菜、水果,少量多餐,不宜过饱。肥胖者更适当限制饮食。限制水分和钠盐的摄入,根据病人的具体情况决定每天饮水量,通常一半量在用餐时摄取,另一半量在两餐之间摄取。

(3)排便的护理。指导患者养成每天按时排便的习惯,预防便秘。

2. 病情观察　密切观察病人呼吸困难有无减轻,给氧后发绀有无改善,水肿变化情况,控制输液量及速度,滴速以15~30滴/分为宜,防止输液过多过快。

3. 吸氧　一般采用持续吸氧,流量2~4升/分,随时清除鼻腔分泌物,保持吸氧管畅通。同时观察病人呼吸频率、节律、深度的改变,随时评估呼吸困难的改变情况并做好记录。

4. 用药护理

(1)洋地黄类药物。①向病人讲解洋地黄类药物治疗的必要性及洋地黄中毒的表现;②给药前应检查心率、心律情况,若心率低于60次/分,或发生节律改变,应暂时停给药,并通知医师;③静脉注射用药宜稀释后缓慢注射,一般需10~15分钟。注射后注意观察心率、心律改变及病人反应;④毒性反应的观察及护理:胃肠道症状最常见,表现为厌食、恶心、呕吐等;神经精神症状,常见有头痛、疲乏、烦躁、易激动等;视觉异常,表现为视力模糊、黄视、绿视症;⑤洋地黄中毒的处理:包括停药、补充钾盐及镁盐、针对心律失常及特异性抗体的治疗。立即停用洋地黄是治疗洋地黄中毒的首要措施。

(2)利尿剂。应用利尿剂前测体重,时间尽量在早晨或日间,以免夜间频繁排尿而影响病人休息;用药后准确记录出入量,以判断利尿效果。

(3)β受体阻滞剂。应监测病人的心音、心率、心律和呼吸,定期查血糖、血脂。

5. 心理护理　对有焦虑的心衰病人应鼓励病人说出焦虑的感受及原因。加强与病人沟通,建立良好的护患关系。指导病人进行自我心理调整,减轻焦虑,如放松疗法、转移注意力等,保持积极乐观、轻松愉快的情绪,增强战胜疾病的信心。

（五）护理评价

病人的呼吸困难得到改善;水肿消退,体重减轻,皮肤保持完整;水肿、腹水减轻;焦虑减轻,增强了治疗疾病的信心;体液,电解质,酸碱维持平衡;无洋地黄中毒发生。

五、健康指导

1. 疾病知识指导　给病人讲解心力衰竭的诱发因素。注意保暖,防止受凉感冒,保持乐观情绪,避免激动,紧张。

2. 活动指导　合理休息与活动,活动应循序渐进,活动量以不出现心悸,气急为原则,保证充足的睡眠。

3. 饮食指导　坚持合理饮食,进食低盐、低脂低热量、高蛋白、高维生素、清淡易消化的饮食;少量多餐,避免过饱;戒烟、酒;避免浓茶、咖啡及辛辣刺激性食物。

4. 自我监测指导　教会病人及家属自我监测脉搏,观察病情变化。

5. 用药指导　告诉病人及家属强心剂、利尿剂等药物的名称、服用方法、剂量、副作用及注意事项。定期复查,如有不适,及时复诊。

六、提问

1. 慢性心力衰竭和急性心力衰竭吸氧的注意事项?

2. 服用洋地黄药物的注意事项?

病例二　心绞痛

一、查房的目的

通过护理查房,学习如何运用护理程序对该疾病患者进行护理。通过相互讨论与学习,进一步完善护理问题,提出预防性护理措施,防止有危险的护理问题和并发症的发生,为患者创造更好的康复条件,提高护理人员的理论水平。

二、疾病知识回顾

（一）定义

心绞痛是由于冠状动脉供血不足,导致心肌急剧的、暂时的缺血、缺氧所产生的临床综合征。

（二）病因和发病机制

1. 病因　心绞痛最基本的原因是冠状动脉粥样硬化引起血管腔狭窄和(或)痉挛。其他病因有重度主动脉瓣狭窄或关闭不全、肥厚型心肌病、先天性冠状动脉畸形、冠状动脉栓塞、严重贫血、休克、快速心律失常、心肌耗氧量增加等。常因体力劳动、情绪激动、饱食、寒冷、阴雨天气、吸烟而诱发。

2. 发病机制　当冠状动脉的血液供应与需求之间发生矛盾时冠状动脉血流量不能满足心肌代谢的需要,引起心肌急剧的、暂时的缺血缺氧,即可发生心绞痛。

（三）相关的病理生理知识

心绞痛分为稳定型心绞痛和不稳定型心绞痛。

冠状动脉血液供求不平衡发生在以下几种情况:①在冠状动脉病变导致管腔狭窄或扩张性减弱的基础上,由于体力劳动或情绪激动等使心脏负荷突然加重,心肌耗氧量增加;②冠状动脉发生痉挛致冠状动脉血流量减少;③突然发生循环血流量减少致冠脉血液灌注量突然降低,导致心肌血液供求之间不平衡。

在缺血缺氧的情况下,心肌内聚集过多的代谢产物,如乳酸、磷酸、丙酮胺等酸性物质,或类似激肽的多肽类物质,刺激心脏内自主神经的传入纤维末梢,经1~5胸交感神经节和相应的脊髓段,传到大脑,可产生疼痛的感觉。

(四)临床表现

1. 症状　发作性胸痛为主要临床表现。①部位:位于胸骨后或心前区,常放射至左肩、左臂内侧达无名指和小指,或达咽、颈、下颌部等;②性质:典型的胸痛呈压迫性或紧缩性、发闷,也可有烧灼感,但不尖锐,偶伴濒死的恐怖感觉;发作时,病人常不自觉地停止原来的活动,直到症状缓解;③诱因:常因体力劳动或情绪激动而诱发,也可在饱食、寒冷、阴雨天气、吸烟、排便、心动过速、休克时发作;④持续时间:呈阵发性,轻者持续3~5分钟,重者可持续10~15分钟,很少超过30分钟;⑤缓解方式:一般停止原有活动或含服硝酸甘油后1~3分钟内缓解。

2. 体征　心绞痛发作时可见面色苍白、皮肤发冷或出汗、血压升高、心率增快,有时闻及第四或第三心音奔马律。

(五)辅助检查

1. 心电图检查

(1)静息和发作时心电图。心绞痛不发作时,约半数病人心电图正常,也可能出现陈旧性心肌梗死的改变或非特异性ST段和T段异常,有时有房室或束支传导阻滞或室性、房性期前收缩等心律失常。心绞痛发作时绝大多数病人可出现暂时性心肌缺血引起的ST段移位。由于心内膜下心肌更容易缺血,因此常见反映心内膜下心肌缺血的ST段压低($\geqq 0.1MV$),有时出现T波倒置;变异性心绞痛发作时可出现ST段抬高。

(2)运动负荷试验。通过运动增加心脏负荷以激发心肌缺血。运动方式主要有分级活动平板或踏车,前者较为常用,让病人迎着转动的平板就地踏步。常以达到按年龄预计可达到的最大心率或亚级量心率(85%~90%的最大心率)为负荷目标。运动中持续监测心电变化,运动前记录心电图,运动中运动负荷量每增加一次亦记录心电图,运动终止后立刻及之后每2分钟均重复记录心电图直到心率恢复至运动前水平。进行心电图记录时应同步测量血压。运动中出现典型心绞痛,以心电图ST段水平型或下斜型压低$\geqq 0.1MV$,持续2分钟为运动试验阳性标准。

(3)24小时动态心电图。胸痛发作时相应时间心电图呈缺血性ST-T改变有助于心绞痛的诊断。

2. 超声心动图检查　心绞痛或严重缺血发作时,超声心动图可见缺血区心室壁运动异常。冠状动脉内超声显像可显示血管壁的粥样硬化病变。双嘧达莫、多巴酚丁胺等药物超声负荷试验对冠心病诊断敏感性较高。

3. 放射性核素检查　放射性核素201T1(铊)心肌显像对心肌缺血诊断极有价值。

4. 冠状动脉造影及左室造影　冠状动脉造影一直是公认的冠心病诊断的"金标准",通过造影,可以明确冠状动脉狭窄程度、病变部位、分支走向等,除用于诊断外,冠脉造影还可用于指导进一步治疗。左室造影用于测定左室射血分数,评估左心功能,判定存活心肌,决定血运重建的方式等。

(六)诊断

(1)根据典型的发作特点和体征,含用硝酸甘油后缓解,结合年龄和存在冠心病危险因素,一般即可诊断。

(2)发作时心电图检查可见以R波为主的导联中,ST段压低,T波平坦或倒置,发作过后数分钟内逐渐恢复。

(3)心电图无改变的患者可考虑做心电图负荷试验。发作不典型者,诊断要依靠观察硝酸甘油的疗效和发作时心电图的改变；如仍不能确诊可多次复查心电图或心电图负荷试验，或做24小时的动态心电图连续监测，如心电图出现阳性变化或负荷试验诱致心绞痛发作时亦可确诊。

(4)诊断有困难者可考虑行选择性冠状动脉造影。

(七)治疗　心绞痛的处理原则是改善冠状动脉的血液供应和减少心肌的耗氧量。同时治疗动脉粥样硬化。治疗方法除一般治疗外，包括药物治疗、介入治疗和手术治疗。

1. 药物治疗

(1)发作时治疗。常用药物有硝酸甘油片 0.3~0.5mg，硝酸异山梨醇酯(消心痛)5~10mg 舌下含化。如症状不能缓解，可重复应用。必要时适当给予镇静剂。硝酸酯制剂既可扩张冠状动脉，增加冠脉循环的血流量，又可扩张周围血管，减少静脉回心血量，减轻心脏前、后负荷，从而缓解心绞痛。

(2)缓解期治疗。常用药物有 ①硝酸酯制剂：硝酸异山梨醇酯片，5-单硝酸异山梨酯，长效硝酸甘油制剂；②β-受体阻滞剂：美托洛尔 25~50mg，阿替洛尔主要通过减慢心率，减少心肌耗氧量，缓解心绞痛；③钙通道阻滞剂：地尔硫䓬，硝苯地平，维拉帕米主要阻滞血管平滑肌、心肌的钙通道，通过扩张血管降低心脏后负荷和增加冠脉血流量，达到缓解心绞痛的目的。

2. 介入治疗　目前治疗心绞痛可用经皮腔内冠状动脉成形术(PTCA)或支架置入术。

3. 手术治疗　冠状动脉旁路移植术(CABG)即冠脉搭桥术，可用于经内科治疗效果不佳、无法行 PTCA 或介入治疗失败者。

三、病例介绍

(一)典型病例

患者，女性，52岁，发作性胸骨后疼痛1年，加剧半个月入院。入院前半个月发作次数增加，程度加重，无明显诱因亦可发作，以夜间为常见，每次持续 5~10 分钟，休息或服用硝酸甘油后疼痛能缓解，但所需时间延长。入院诊断：冠心病，不稳定型心绞痛。查体 T36.2℃，P75 次/分，R20 次/分，BP145/90mmHg。

(二)阳性症状体征

发作性胸骨后疼痛，每次持续 5~10 分钟，休息或服用硝酸甘油后疼痛能缓解，心电图检查提示：窦性心律，ST 段压低，呈缺血性改变。

四、护理

(一)护理评估

1. 症状和身体评估

查体 T36.2℃，P75 次/分，R20 次/分，BP145/90mmHg。发作性胸骨后疼痛，每次持续 5~10 分钟，休息或服用硝酸甘油后疼痛能缓解，实验室检查 血糖、血脂正常，无高血压，糖尿病，冠心病家族史。心电图检查提示窦性心律，ST 段压低，呈缺血性改变。

2. 健康史

(1)既往史。患者既往体健。

(2)生活习惯。患者经济条件和居住环境良好。

(3)家族史。患者父亲有冠心病史，已故。

3. 心理社会状况　由于发病急骤，病人及家属缺乏应对疾病的心理准备，表现为焦虑不安、不知所措，产生恐惧心理。

(二)护理诊断

1. 疼痛　胸痛与心肌缺血缺氧有关。

2. 知识缺乏　缺乏控制心绞痛诱发因素及预防性用药知识。

3. 潜在并发症　心律失常、急性心肌梗死。

(三)护理目标

(1)患者的疼痛得到缓解。

(2)患者听从医务人员讲解,了解心绞痛的诱发因素及急救药物。

(3)患者病情得到控制,无并发症的发生。

(四)护理措施

1. 一般护理

(1)休息和活动。心绞痛发作时应立即休息,不稳定型心绞痛者应卧床休息。缓解期应根据病人的活动能力制定合理的活动计划,以提高病人的活动耐力,最大活动量以不发生心绞痛症状为度。但应避免竞赛活动和屏气用力动作,并防止精神过度紧张和长时间工作。

(2)饮食。饮食原则为低盐、低脂、高维生素、易消化饮食。①控制摄入总热量:热量应控制在2000kcal左右,主食每日不超过500g,避免过饱,少食甜食,晚餐宜少;②低脂饮食:限制动物脂肪、蛋黄和动物内脏的摄入,其标准是把食物中胆固醇的含量控制在300mg/天以内;少食动物脂肪,常食植物油(豆油、菜油、玉米油等),因为动物脂肪中含较多的饱和脂肪酸,过多食用会使血中胆固醇升高,而植物油含有较多的不饱和脂肪酸,有降低血中胆固醇、防止动脉硬化形成和发展的作用;③低盐饮食:通常以不超过4g/天为宜,若有心功能不全,则应更少;④限制含糖食物的摄入:少吃含糖高的糕点、糖果,少饮含糖的饮料。主食要粗细搭配,以免热量过剩,体重增加。一日三餐要有规律,避免暴饮暴食,戒烟限酒,多吃新鲜蔬菜、水果以增加维生素的摄取并防止便秘的发生。

(3)保持大便通畅。由于便秘时病人用力排便可增加心肌耗氧量,诱发心绞痛,因而指导患者养成按时排便的习惯,增加食物中维生素的含量,多饮水,增加活动,以防发生便秘。

2. 病情观察　心绞痛发作时应观察胸痛的性质、部位、程度、持续时间,严密监测血压、心率、心律、脉搏、体温及心电图变化观察有无心律失常、急性心肌梗死等并发症的发生。

3. 用药护理　注意药物疗效及不良反应。含服硝酸甘油片后约1~2分钟后开始起作用,半小时后作用消失。硝酸甘油可引起头痛,血压降低,偶伴晕厥,使用时注意。①随身携带硝酸甘油片,注意有效期,定期更换,以防药效降低;②对于规律性发作的劳力性心绞痛,可进行预防用药,在外出、就餐、排便等活动前含服硝酸甘油,胸痛发作时每隔5分钟含服。

(五)护理评估

(1)患者的疼痛得到缓解。

(2)患者掌握了心绞痛的诱发因素及急救用药知识。

(3)患者病情得到控制,无并发症的发生。

五、健康宣教

1. 控制盐的摄入　少吃盐,盐的主要成分是氯化钠,长期大量食用氯化钠,会使血压升高、血管内皮受损。心绞痛的患者每天的盐摄入量应控制在6g以下。

2. 控制脂肪的摄入　少吃脂肪,减少热量的摄取。高脂饮食会增加血液黏稠度,增高血脂,高脂血症是心绞痛的诱因。应尽量减少食用油的量,油类也是形成脂肪的重要物质。但可以选择含不饱和脂肪酸的植物油代替动物油,每日的总用油量应限制在5~8茶匙。

3. 避免食用动物内脏　动物内脏含有丰富的脂肪醇,例如肝、心、肾等。

4. 戒烟戒酒　众所周知,烟酒对人体有害,它不仅诱发心绞痛,也诱发急性心肌梗死。

5. 多吃富含维生素和膳食纤维的食物 如新鲜蔬菜、水果、粗粮等,多吃海鱼和大豆有益于冠心病的防治。

6. 多吃利于改善血管的食物 如大蒜、洋葱、山楂、黑木耳、大枣、豆芽、鲤鱼等。

7. 避免吃刺激性食物和胀气食物 如浓茶、咖啡、辣椒、咖喱等。

8. 注意少食多餐,切忌暴饮暴食 晚餐不宜吃得过饱,以免诱发急性心肌梗死。

9. 指导患者出院后遵医嘱服药,不可擅自增减药量 外出时随身携带硝酸甘油以备急需。硝酸甘油见光易分解,应放在棕色瓶内存放于干燥处。

六、提问

1. 心绞痛发作的紧急治疗措施?
2. 心绞痛发作的典型症状?

病例三 心肌梗死

一、查房的目的

通过护理查房,学习如何运用护理程序对该疾病患者进行护理。通过相互讨论与学习,进一步完善护理问题,提出预防性护理措施,防止有危险的护理问题和并发症的发生,为患者创造更好的康复条件,提高护理人员的理论水平。

二、疾病知识回顾

(一)定义

心肌梗死是指在冠状动脉病变的基础上,供应心肌某一阶段的冠状动脉血流急剧减少或中断,而引起相应心肌的缺血性坏死。

(二)病因及概况

心肌梗死的基本病因是冠状动脉粥样硬化,造成管腔严重狭窄和心肌血液供应不足,而侧支循环尚未充分建立,在此基础上,若发生血供急剧减少或中断,使心肌严重而持久的缺血达1小时以上,即可发生心肌梗死。已有研究证明,绝大多数心肌梗死由于不稳定粥样斑块破溃,继而出血和管腔内血栓形成,从而使管腔闭塞。少数情况下粥样斑块内或其下发生出血或血管持续痉挛,也可使冠状动脉完全闭塞。

(三)相关的解剖、生理、病理知识概要

解剖 心脏位于胸腔中纵隔内,约2/3位于正中线的左侧,1/3位于正中线的右侧。心脏的前面大部分被肺和胸膜所遮盖,只有前下方一小部分与胸骨体和左侧4~6肋软骨直接相邻。心脏的后方平第5~8胸椎,与食管和胸主动脉相邻。心脏两侧与胸膜和肺相邻。心脏下方与膈相贴,上方与出入心脏的大血管相连。心脏的长轴从右肩斜向左前下,与人体正中线构成约45°角。

病理生理 心肌梗死主要出现左心室受累的血流动力学变化,心脏收缩力减弱、顺应性降低,心肌收缩不协调,左心室舒张末期压增高,舒张和收缩末期容量增多。射血分数减低,心搏量和心排血量下降,心率增快或有心律失常,血压下降,动脉血含氧量降低。右心室梗死在心肌梗死病人中少见,主要出现右心衰竭的血流动力学变化,右心房压力增高,高于左心室舒张末期压,心排血量减低,血压下降。

(四)临床表现

与梗死的部位、大小、侧支循环情况密切相关。

1. 先兆症状 大部分病人在发病前数日有乏力、胸部不适、活动时心悸、气急、烦躁、心绞痛等前驱症状。心绞痛发作时伴恶心、呕吐、大汗、心动过缓、急性心功能不全、严重心律失常或血压有较大波动等,这些都可能是心肌梗死的先兆。

2. 疼痛　为最早出现的症状,疼痛部位与性质和心绞痛相似,但常发生于安静或睡眠时,疼痛程度更重、范围更广,常呈难以忍受的压榨、窒息或烧灼样,伴有大汗、烦躁不安、恐惧及濒死感。

3. 全身症状　有发热、心动过速、白细胞增高和红细胞沉降率增快等,由坏死组织吸收所引起,体温在38℃左右,一般不超过39℃,持续大约一周。

4. 胃肠道症状　部分有疼痛的病人在发病早期伴频繁地恶心、呕吐和上腹胀痛,亦可出现肠胀气,重者可发生呃逆。

5. 心律失常　见于大部分心肌梗死病人。多发生在起病1~2日内,以24小时内最多见。室性心律失常常见。

6. 低血压和心源性休克　休克见于约20%的病人,多在起病后数小时至一周内发生,主要为心肌广泛坏死,心排血量急剧下降所致。主要表现为疼痛缓解而收缩压下降至<80mmHg,烦躁不安,面色苍白,皮肤湿冷,脉细而快,大汗淋漓,尿量减少(<20ml/小时),意识模糊,甚至晕厥。

7. 心力衰竭　主要为急性左心衰竭,可在起病最初几日内发生,或在疼痛、休克好转阶段出现。

(五)辅助检查

1. 心电图　出现特征性改变①宽而深的Q波出现;②ST段抬高呈弓背向上型;③T波倒置。心内膜下心肌梗死的心电图特点为无病理性Q波,有普遍的ST段压低,但aVR导联ST段抬高。

2. 实验室检查

(1)起病24~48小时后白细胞可增至$(10~20) \times 10^9$/L,中性粒细胞增多,嗜酸性粒细胞减少或消失,起病数小时至2日内血中游离脂肪酸增高。

(2)肌红蛋白起病2小时内升高,12小时内达到高峰,24~48小时内恢复正常。

(六)诊断

符合以下心肌梗死的诊断标准中的2条即可确定诊断为典型心肌梗死。

(1)出现典型的胸痛,起病急骤,疼痛持续时间长,位于胸骨后或心前区,可向左颈、左臂放射,疼痛呈压榨性,常伴有濒死感。这是心肌梗死的诊断标准中比较典型的。

(2)在心肌梗死的诊断标准中典型的心电图演变过程是起病时(急性期)面向梗死区的导联出现异常Q波和ST段明显抬高,后者弓背向上与T波连接呈单向曲线,R波减低或消失;背向梗死区的导联则显示R波增高和ST段压低。在发病后数日至2周左右(亚急性期),面向梗死区的导联ST段逐渐恢复到基线水平,T波变为平坦或显著倒置;背向梗死区的导联则T波增高。发病后数周至数月(慢性期)T波可呈V形倒置,Q波以后常永久存在,而T波有可能在数月至数年内恢复。

(3)血清酶学改变包括血清酶浓度的序列变化或开始升高和随后降低,这些典型的心肌梗死的演变过程。血清肌酸磷酸激酶(CK或CPK)发病6小时内出现,24小时达高峰,48~72小时后消失,阳性率达92.7%。

(七)治疗

1. 一般处理　包括休息、建立静脉通道等,无禁忌证者可服阿司匹林150~300mg,然后每日一次,3日后改为75~150mg,每日一次,长期服用。

2. 对症处理　解除疼痛可选用以下药物:①哌替啶50~100mg肌内注射或吗啡5~10mg皮下注射,必要时1~2小时后再注射1次,以后每4~6小时可重复使用;②疼痛较轻者可用可待因或罂粟碱0.03~0.06g肌肉注射或口服。

3. 溶栓治疗　在起病12小时内使用纤溶酶原激活剂溶解冠脉内的血栓，可使闭塞的冠状动脉再通，心肌得到再灌注，濒临坏死的心肌可能得以存活或使坏死范围缩小。

4. 介入治疗　主要是经皮腔内冠状动脉形成术及冠脉内支架植入术。

5. 消除心律失常。

6. 控制休克　补充血容量、应用升压药及血管扩张剂、纠正酸中毒、避免脑缺血等。

7. 治疗心力衰竭　主要是治疗急性左心力衰竭，以吗啡和利尿剂为主，亦可选用血管扩张剂，但急性心肌梗死后24小时内尽量避免使用洋地黄制剂。

三、病例介绍

（一）典型病例

患者，男性，56岁。以反复胸闷、胸痛1月，加剧1周收住入院。患者于入院前1月，无明显诱因出现胸闷、胸痛，呈阵发性胸骨下端堵塞、压榨感，每次持续约半小时至数小时不等，经休息后可自行缓解，1周前无明显诱因再发胸闷、胸痛发作，频率及持续时间有所增加，休息后缓解不明显，查体T36.2℃，P75次/分，R20次/分，BP145/90mmHg。

（二）阳性症状、体征

患者诉仍感胸闷、胸痛，阵发性胸骨下端堵塞、压榨感。肌钙蛋白0.78ng/ml。心电图检查窦性心律，室性早搏，ST段改变。

四、护理

（一）护理评估

1. 健康史　患者于入院前1月，无明显诱因出现胸闷、胸痛，呈阵发性胸骨下端堵塞、压榨感，每次持续约半小时至数小时不等，经休息后可自行缓解，1周前患者无明显诱因再发胸闷、胸痛发作，频率及持续时间有所增加，休息后缓解不明显。

2. 病史　患有高血压病史6年。

（二）护理诊断

1. 疼痛　与心肌缺血缺氧坏死有关。

2. 自理缺陷　与疼痛不适、心律失常及需要卧床休息有关。

3. 活动无耐力　与氧的供需失调有关。

4. 有便秘的危险　与进食少、活动少、不习惯床上排便有关。

5. 潜在并发症　心律失常、心力衰竭、心源性休克。

（三）护理目标

患者主诉疼痛减轻或消失；卧床期间生活需要得到满足，促进身心休息；病人的活动耐力逐渐增加，保持排便通畅，不发生便秘，及时发现并发症。

（四）护理措施

1. 休息与活动　急性期卧床休息12小时，保持环境安静，减少探视，协助病人进食、洗漱及大小便。如无并发症，24小时床上肢体活动，第3日房内走动，第4~5日逐渐增加活动量，以不感到疲劳为限。

2. 饮食指导　第1日可进流质饮食，随后用半流质饮食，2~3日后改为软食，宜进低盐、低脂、低胆固醇、易消化的食物，多吃蔬菜水果，少量多餐，不宜过饱。禁烟、酒。避免浓茶、咖啡及过冷过热、辛辣刺激的食物。

3. 保持大便通畅　急性心肌梗死病人因卧床休息、进食少、使用吗啡等药物易引起便秘，而排便用力诱发心力衰竭、肺梗死甚至心脏骤停。指导病人养成每日排便的习惯,多吃蔬菜、水果等粗纤维的食物,或服用蜂蜜水,每日行腹部环形按摩,促进排便。

4. 病情观察　进入冠心病监护病房,严密监测心电图、血压、呼吸、神志、出入量、末梢循环等情况,及时发现并发症的早期症状,备好各种急救药品和设备。

5. 疼痛护理　疼痛可使交感神经兴奋,心肌缺氧加重,促进梗死范围扩大,易发生休克和严重心律失常,因此应及早采取有效的止痛措施。

6. 溶栓治疗的护理　溶栓前询问病人有无活动性出血、消化性溃疡、脑血管病、近期手术、外伤史等溶栓禁忌证。

7. 心理护理　心肌梗死的发生不仅使病人产生焦虑、抑郁、恐惧等负性心理反应,还会对整个家庭造成严重的影响,往往导致整个家庭处于危机状态。护理人员应尽量陪伴在病人身边,加强病人的心理护理。

(五)护理评价

病人的疼痛缓解,卧床休息期间病人的生活需要得到满足,生命体征稳定,大便正常,未发生心律失常、心力衰竭、心源性休克等并发症。

五、健康教育

(1)注意劳逸结合,根据心功能进行适当的康复锻炼。第1周应绝对卧床休息,进食、排便、翻身、洗漱等一切日常生活由护理人员帮助照料。避免不必要的翻动,并限制亲友探视。

(2)避免紧张、劳累、情绪激动、饱餐、便秘等诱发因素。

(3)节制饱食,禁忌烟酒、咖啡、辛辣刺激性食物,多吃蔬菜、蛋白质类食物,少食动物脂肪、胆固醇含量较高的食物。

六、提问

1. 给氧对心肌梗死患者有何意义?怎样为心肌梗死患者给氧?
2. 急性心肌梗死患者如何就地治疗?

病例四　室性心律失常

一、查房的目的

通过此次查房,进一步熟悉与了解该疾病发生原因及治疗方法,及时运用于临床实践,达到理论指导实践的目标。

二、疾病知识回顾

(一)定义

室性心律失常指起源于心室的心律紊乱,是常见的心律失常,包括室性早搏(室早)、室性心动过速(室速)、心室颤动(室颤)等。

(二)病因

1. 室性期前收缩

(1)病因。常见于冠心病、风湿性心脏病与二尖瓣脱垂患者。

(2)心电图特征。提前发生QRS波群,时限通常超过0.12秒、宽大畸形,ST-T波的方向与QRS主波方向相反,其前无P波室性期前收缩与其前面的窦性搏动之间期恒定完全性代偿间期,即包含室性期前收缩在内前后两个下传的窦性搏动之间期,等于两个窦性RR之和有室性并行心律的心电图表现。

2. 阵发性室性心动过速

（1）病因。多见于器质性心脏病如冠心病、心肌病、心肌炎、心肌梗死等，药物中毒如抗心律失常药物氯喹、洋地黄及锑剂，拟交感神经药物过量等低血钾或低血镁低温麻醉、手术及心导管检查等机械刺激，少数见于无器质性心脏病。

（2）心电图特征。3个或以上的室性期前收缩连续出现，QRS波群形态畸形，时限超过0.12秒，ST-T波方向与QRS波群主波方向相反，心室率通常为100~250次/分，心律规则，但也可轻度不规则，心房独立活动，与QRS波群无固定关系，形成室房分离。

3. 室颤

（1）病因。常见于临终前、急性心梗、严重低钾等。

（2）心电图特征。完全不规则的波形，150~500次/分。

（三）相关的病理生理知识

1. 室性早搏（室早） 老年人室早的发生率为70%~80%。室早数目随增龄而增加，但复杂性室早并不相应增多，较高级别室早的老年人心电图异常检出率较高。常伴心肌肥厚、梗死等异常表现。

2. 室性心动过速（室速） 常见于室壁瘤、心衰、电解质紊乱及药物中毒等情况。多见于低钾、奎尼丁、胺碘酮、三环类抗抑郁药中毒。

3. 心室扑动与心室颤动 心室扑动与颤动常见于缺血性心脏病，是致命性心律失常。

（四）临床表现

1. 室性早搏（室早） 室性期前收缩常无与之直接相关的症状，每一患者是否有症状或症状的轻重程度与期前收缩的频发程度不直接相关。患者可感到心悸，类似电梯快速升降的失重感或代偿间歇后有力的心脏搏动。听诊时，室性期前收缩后出现较长的停歇，室性期前收缩之第二心音强度减弱，仅能听到第一心音，桡动脉搏动减弱或消失。

2. 室性心动过速（室速） 室速的临床症状轻重视发作时心室率、持续时间、基础心脏病变和心功能状况不同而异。非持续性室速（发作时间短于30秒，能自行终止）的患者通常无症状。持续性室速（发作时间超过30秒，需药物或电复律能终止）常伴有明显血流动力学障碍与心肌缺血。临床症状包括低血压、少尿、晕厥、气促、心绞痛等。听诊心律轻度不规则，第一、二心音分裂，收缩期血压可随心搏变化。

3. 心室扑动与心室颤动 临床症状包括意识丧失、抽搐、呼吸停顿甚至死亡，听诊心音消失，脉搏触不到，血压亦无法测到。伴随急性心肌梗死发生而不伴有泵衰竭或心源性休克的原发性心室颤动，预后较佳，抢救存活率较高，复发率很低。相反，非伴随急性心肌梗死的心室颤动，一年内复发率高达20%~30%。

（五）辅助检查

1. 心电图检查、心脏电生理检查、运动试验

2. 其他检查 心室晚电位、心电图频谱分析、心室率变异分析、运动心电图和倾斜试验都有助于复杂或某些特殊心律失常的诊断。此外，超声心动图、心脏X线、ECT、CT和MRI等对于器质性和非器质性心律失常的诊断有着不可低估的价值。

（六）诊断

根据症状及心电图检查结果即可诊断。

(七)治疗

(1)对室早患者应在病因治疗基础上,使用利多卡因、普罗帕酮、胺碘酮等药物,减少室早的级别和数目,以降低猝死的危险性。

(2)对室速患者治疗除针对病因(补钾、停药)外,首选25%硫酸镁1~2g静注,奏效后继以1mg/分钟静滴,连用12~48/小时。

(3)室速发作时伴低血压、昏厥者,应立即进行电击复律继以利多卡因静滴维持。

三、病例介绍

(一)典型病例

患者,男性,69岁,主诉因发现心脏杂音16年,胸痛气促16年,加重2天入院。患者于16年前出现胸痛气促,外院听诊心脏有杂音,未特殊治疗,自服丹参滴丸等药物。近2天胸痛气促加重,服药后无明显改善就诊。精神食欲睡眠大小便尚可,查体T36.4℃,P86次/分,R20次/分,BP138/80mmHg。

(二)阳性症状体征

患者胸痛气促,时轻时重,近2日加重。双肺呼吸音粗,双下肺可闻及少量湿啰音,心界左下扩胸骨左缘2、3肋间可闻及2/6级收缩期吹风样杂音。双下肢不肿。心脏彩超示房间隔缺损。心电图示房颤。

四、护理

(一)护理评估

1. 症状和身体评估　查体T36.4℃,P86次/分,R20次/分,BP138/80mmHg 双肺呼吸音粗,双下肺可闻及少量湿啰音,心界左下扩胸骨左缘2、3肋间可闻及2/6级收缩期吹风样杂音。双下肢不肿。心脏彩超示房间隔缺损。心电图示房颤。

2. 健康史　有阑尾炎手术病史,有磺胺药物过敏史。

3. 社会心理状况　患者因体力活动受限而导致焦虑、烦躁、内疚、不安、绝望等。

(二)护理诊断

1. 焦虑　疾病疗效欠佳,缺乏支持有关。

2. 心排出量减少　心率异常,心律异常心肌缺血有关。

3. 知识缺乏　缺乏信息或信息有误,缺少指导有关。

4. 活动无耐力　与心输出量减少有关

(三)护理目标

(1)患者焦虑缓解,能安静入睡,配合治疗。

(2)经积极治疗患者心律逐渐恢复正常。

(3)患者了解疾病的诱发因素,掌握药物副作用。

(4)患者的活动逐渐增多。

(四)护理措施

1. 一般护理

(1)休息。病人心律失常发作引起心悸、胸闷、头晕等症状时应保证病人充足的休息和睡眠,休息时避免左侧卧位,以防左侧卧位时感觉到心脏搏动而加重不适。根据患者的心功能分级决定活动量,逐步增加活动量。

(2)饮食。给予富含纤维素的食物,以防便秘;避免饱餐及摄入刺激性食物如咖啡、浓茶等。

2.病情观察　连接心电监护仪,连续监测心率、心律变化,及早发现危险征兆。及时测量生命体征,测脉搏时间为1分钟,同时听心率。做好心理安慰,减轻其心理压力,避免情绪紧张。补充液体时速度不宜过快,准确记录24小时出入量,观察末梢循环情况,限制钠盐的摄入,根据心律失常的类型,配合准备抢救仪器(如除颤器、心电图机、心电监护仪、临时心脏起搏器等)及各种抗心律失常药物和其他抢救药品,做好抢救准备。

3.用药护理　应用抗心律失常药物时,密切观察药物的效果及不良反应,防止毒副反应的发生。

4.沟通　告知患者疾病的病因诱发因素及表现,使用抗心律失常药物后出现的副作用,鼓励患者表达对本病的感受,重视患者主诉。为病人操作时,言语要注意,动作要轻柔,给病人信任感,和患者建立良好的护患关系,并向患者介绍心律失常治疗及新进展,使其获取有关信息。

5.介入治疗的护理　向病人介绍介入治疗如心导管射频消融术或心脏起搏器安置术的目的及方法,以消除病人的紧张心理,使病人主动配合治疗。并做好介入治疗的相应护理。

(五)护理评估

(1)患者焦虑缓解,与医生正常沟通,安静入睡,积极配合治疗。

(2)经积极治疗患者心律逐渐恢复正常。

(3)患者听取医务人员讲解,了解疾病的诱发因素及药物副作用。

(4)患者的活动逐渐增多。

五、健康指导

(1)向病人及家属讲解心律失常的常见病因,诱因及防治知识。

(2)积极治疗基础疾病,避免诱因。

(3)饮食宜清淡,多食新鲜水果蔬菜,忌饱餐和刺激性食物,戒烟酒。

(4)保持生活规律注意劳逸结合,戒烟、戒酒非常重要。

(5)有晕厥史的病人避免从事危险工作,发生头晕,黑蒙不适时应立即平卧,以免因晕厥发作而摔伤。

(6)嘱其多食纤维素丰富的食物,保持大便通畅。

(7)遵医嘱使用抗心律失常药物,不可随意减量或调换药物。

(8)教会病人自测脉搏的方法,交代发生紧急情况的处理措施和锤击心前区的方法。

六、提问

1. 患者发生阿斯综合征的急救措施。

2. 室性心律失常的临床表现。

病例五　原发性高血压

一、查房目的

通过护理查房,学习如何运用护理程序对该疾病患者进行护理。通过相互讨论与学习,进一步完善护理问题,提出预防性护理措施,防止有危险的护理问题和并发症的发生,为患者创造更好的康复条件,提高护理人员的理论水平。

二、疾病知识回顾

(一)定义

高血压是最常见的心血管疾病,是以循环动脉压增高为主的临床综合征。绝大多数病人血压增高的病因不明,称原发性高血压。

(二)病因及概况

高血压病的病因未完全阐明,可能与遗传、钠盐摄入过多、肥胖、过度紧张和精神刺激等因素有关。

(三)相关的病理生理知识

早期全身细小动脉痉挛,压力持续升高时,内膜纤维组织和弹力纤维增生,使缺血加重。同时,高血压促使动脉粥样硬化,也累及中、大动脉。伴随高血压而发生的血管结构和功能的改变称高血压血管重构或重塑。高血压血管重构使高血压维持、发展并进而导致靶器官损害。

(四)临床表现

1. 一般症状

大多数原发性高血压见于中老年,起病隐匿,进展缓慢,病程长达十多年至数十年,初期很少有症状,约半数患者因体检或因其他疾病就医时测量血压后,才偶然发现血压增高,不少病人一旦知道患有高血压后,反而会产生各种各样神经症样症状,诸如头晕、头胀、失眠、健忘、耳鸣、乏力、多梦、易激动等等,1/3~1/2高血压患者因头痛,头胀或心悸而就医,也有不少病人直到出现高血压的严重并发症和靶器官功能性或器质性损害,出现相应临床表现时才就医。

2. 靶器官损害症状

(1)心脏。高血压病的心脏损害症状主要与血压持续升高有关,后者可加重左心室后负荷,导致心肌肥厚,继之引起心腔扩大和反复心衰发作,此外,高血压是冠心病主要危险因子,常合并冠心病可出现心绞痛、心肌梗死等症状,高血压早期左室多无肥厚,且收缩功能正常,随病情进展可出现左室向心性肥厚,此时其收缩功能仍多属正常,随着高血压性心脏病变和病情加重,可出现心功能不全的症状,诸如心悸,劳力性呼吸困难,若血压和病情未能及时控制,可发生夜间阵发性呼吸困难、端坐呼吸、咳粉红色泡沫样痰,肺底出现水泡音等急性左心衰和肺水肿的征象,心衰反复发作,左室可产生离心性肥厚,心腔扩大,此时,左室收缩舒张功能均明显损害,甚至可发生全心衰竭。

(2)肾脏。原发性高血压肾损害主要与肾小动脉硬化有关,此外,与肾脏自身调节紊乱也有关,早期无泌尿系症状,随病情进展可出现夜尿增多伴尿电解质排泄增加,表明肾脏浓缩功能已开始减退,继之可出现尿液检查异常,如出现蛋白尿、管型、红细胞,肾功能明显减退时尿相对密度(比重)常固定在1.010左右,由于肾小管受损使尿内β2微球蛋白增多。高血压有严重肾损害时可出现慢性肾功能衰竭症状,患者可出现恶心、呕吐、厌食、代谢性酸中毒和电解质紊乱的症状,由于氮质潴留和尿毒症,患者常有贫血和神经系统症状,严重者可嗜睡、谵忘、昏迷、抽搐、口臭尿味,严重消化道出血等。

(3)脑。高血压可导致脑小动脉痉挛,产生头痛、眩晕、头胀、眼花等症状,当血压突然显著升高时可产生高血压脑病,出现剧烈头痛、呕吐、视力减退、抽搐、昏迷等脑水肿和颅内高压症状,若不及时抢救可以致死。高血压脑部最主要并发症是脑出血和脑梗死,持续性高血压可使脑小动脉硬化,微动脉瘤形成,常因血压波动,情绪激动,用力等情况下突然破裂出血,部分病例可在无先兆的情况下破裂出血。脑出血一旦发生,患者常表现为突然晕倒,呕吐和出现意识障碍,根据出血部位不同可出现偏瘫、口角歪斜、中枢性发热、瞳孔大小不等。

(4)眼底改变。高血压后期眼底有不同程度的改变。

(五)辅助检查

1. 动态血压监测 采用小型携带式血压记录仪测定24小时动态血压。

2. 眼底改变 可反映高血压的程度,分级如下,1级:视网膜动脉变细;2级:视网膜动脉狭窄,动静脉交叉压迫;3级:眼底出血或棉絮状渗出;4级:出血或渗出物伴视神经乳头水肿。

3. 血、尿常规,血尿酸、血糖、脂质、血电解质,肾功能,胸部X线,心电图,超声心电图等检查。

(六)诊断

高血压的诊断至少应包括以下的内容:

1. 确定有无高血压

2. 高血压为原发性还是继发性 诊断原发性高血压时首先要除外继发性高血压。

3. 对高血压进行分期、分级及危险分层

(1)高血压的分级。指在未服用药物情况下,收缩压(SBP)≥18.7kPa(140mmHg)和(或)舒张压(DBP)≥12.0kPa(90mmHg),目前采用1999年WHO建议的18岁以上成人血压水平分级标准。

(2)高血压病进行危险性分层标准。

根据上述评估的结果和血压水平,可将病人分为以下4组:

①低危组。指男性年龄<55岁,女性年龄<65岁的1级高血压患者,无其他危险因素存在。

②中危组。包括许多不同血压水平和危险因素的患者,一些患者血压水平不高,但有多种危险因素;而另一些患者血压水平高,但没有或少有危险因素,这组病人必须诊断严格,治疗谨慎。

③高危组。该组包括危险因素3个,有糖尿病或靶器官损害的1级或2级高血压患者,以及不伴其他危险因素的3级高血压患者。

④极高危组。3级(重度)高血压患者,有1种或1种以上危险因素,以及有临床心血管疾病或肾脏疾病的所有患者,应迅速确定治疗方案,给予最强力的治疗。

(七)治疗

高血压急症时必需迅速使血压下降,以静脉给药最为适宜,以便随时改变药物所要使用的剂量。治疗高血压的目的不仅在于降低血压本身,还在于全面降低心血管病的发病率和死亡率。高血压患者的心血管病危险是多因素的,因此,高血压的治疗还应包括影响高血压患者的其他危险因素的治疗。虽然严重高血压造成的死亡率和罹患率最高,但人群中轻、中度高血压的影响面最广,故防治应以此为重点。鉴于高血压是多因素疾病,因此,在临床治疗中应根据病人的具体情况、临床表现、遗传、社会和个性背景,因人而异地做出最佳选择。一旦确立高血压的诊断,在做出治疗决定之前,必须掌握以下基本原则:

(1)高血压的治疗必须采取综合措施。不同程度高血压应分别对待,中、重度高血压应尽早开始治疗;而轻度高血压,即舒张压持续在90~99mmHg患者可先用非药物措施,无效后才应用降压药。

(2)非药物治疗措施。如减肥、控制体重、低盐饮食、戒烟酒、适当体育运动以及做气功、打太极拳等等,适用于各种程度高血压。轻度高血压经半年左右非药物治疗无效,应采用降压药。对于已并有糖尿病、左室肥厚、冠心病的患者,即使血压轻度升高也应尽早用药治疗,以降低和减轻心脏并发症。

(3)轻、中度高血压。一般采用一种降压药即可奏效,应根据患者的全身情况,选用不良反应小,服用方便的药物;对于重度高血压或有严重并发症的高血压,应采用联合用药方法,尽快控制血压,一般采用2~3种降压药即可。降压药最好应用长效制剂,即降压效果能维持在24小时以上,24小时血压谷峰比值应>50%,以免造成血压一天内大幅度波动。

(4)个体化原则。由于每例高血压患者情况不一,其发病机制不尽相同,对降压药的反应也不同,因此在临床用药过程中必须分别对待,选择最合适药物和剂量,以获得最佳疗效。

(5)除非发生高血压危象、高血压脑病等高血压急症,一般情况下血压宜经数天或1~2周内逐渐下降为好,避免短期内血压急剧下降,以免发生心、脑、肾缺血症状,尤其是老年病人。

(6)降压治疗。一般要求血压控制在140/90mmHg以下,对重度高血压、老年高血压或伴有明显脑动脉硬化、肾功能不全的患者,若经联合治疗血压仍不能≤140/90mmHg或症状反而加重者,则将血压控制在140~150/90~95mmHg即可,血压降低太多反而会造成心、脑、肾缺血,加剧病情和并发症。

三、病例介绍

(一)典型病例

患者,男,62岁,血压升高3年余,头痛、头晕1周入院,入院时患者面色潮红,头痛明显,测BP210/120mmHg。吸烟20支/天,持续20年。无糖尿病、冠心病家族史。查体T36.4℃,P96次/分,R20次/分,BP210/120mmHg,体重82kg,身高170cm。心尖搏动增强,呈抬举性并向左下移动,心浊音界向左下扩大,心尖部闻及1~2级收缩期杂音。入院诊断:原发性高血压Ⅲ级,高血压危象。

入院后给予卧床休息,维持吸氧3升/分,硝酸甘油微量泵静脉推注,使用心电监护,测血压30分钟一次。患者目前血压逐渐下降,波动于140~170/85~96mmHg,头痛症状缓解,改测血压4小时一次,停用硝酸甘油静推,给予氢氯噻嗪、螺内酯、美托洛尔、贝那普利降压治疗。

(二)阳性症状体征

测BP210/120mmHg,诉头痛、头晕,面色潮红,查体心尖搏动增强,呈抬举性并向左下移动,心浊音界向左下扩大,心尖部闻及1~2级收缩期杂音。心电图检查窦性心律,左心室肥大伴劳损。

四、护理

(一)护理评估

1. 症状和身体评估

(1)症状。头痛、头晕1周,头痛明显。

(2)身体评估。T36.4℃,P96次/分,R20次/分,BP210/120mmHg。痛苦面容,面色潮红,心尖搏动增强,呈抬举性并向左下移动,心浊音界向左下扩大,心尖部闻及1~2级收缩期杂音。

2. 健康史

(1)既往史。血压升高3年余。

(2)生活习惯。患者经济条件和居住环境良好。

(3)家族史。患者父亲有高血压病史。

3. 心理社会状况 由于发病急骤,病人及家属缺乏应对疾病的心理准备,表现为焦虑不安、不知所措,产生恐惧心理。

(二)护理诊断

1. 疼痛 与血压增高有关。
2. 知识缺乏 缺乏自我监测血压的能力和高血压自我保健知识。
3. 潜在并发症 高血压急症。

(三)护理目标

(1)病人主诉头痛减轻,血压恢复正常。

(2)病人学会自我监测血压并能描述高血压的自我保健知识。

(3)病人不出现高血压急症。

(四)护理措施

1. 一般护理

(1)环境。高血压病人应避免暴露在过冷或过热的环境中;冬天应注意保暖,外出时应戴帽子和手套,穿外套及毛衣,因寒冷时血管收缩血压升高;冬天洗澡水温不能太高,因过热使血管极速扩张,血压降低,浴毕后若室温太低使血管收缩,血压升高。

(2)合理休息与活动。当病人出现症状、血压升高时应休息,保证充足的睡眠;高血压急症者应卧床休息;心力衰竭Ⅲ级者应绝对卧床休息。根据病情进行适度、规律的活动。

(3)饮食。限制钠摄入每日应低于6g。保证足够的钾、钙摄入。超重者应注意限制热量和脂类的摄入。戒烟限酒。

(4)预防便秘。因排便时用力使收缩压上升,甚至造成血管破裂。

2. 药物治疗的护理

(1)监测服药与血压的关系。指导病人及家属如何测量血压,应注意在固定时间、条件下,并做好血压与服药关系的记录。

(2)强调长期药物治疗的重要性。用降压药使血压降至理想水平后,应继续服用维持量,以保持血压相对稳定,无症状者更应注意。

(3)必须按医嘱按时按量服药。如果病人根据自己感觉血压高或低来增减药物,忘记服药或试着在下次服药时补服上次忘记的剂量,都可导致血压波动,如血压长期过高会导致靶器官损害,出现心、脑、肾并发症;如血压下降过快、幅度过大会导致心、脑、肾等重要脏器供血不足,出现头晕,甚至发生休克,急性脑血管病,肾功能不全等。

(4)不能擅自突然停药。经治疗血压得到满意控制后,可以逐渐减少剂量,甚至可以考虑停药。但如果突然停药,可导致血压突然升高,出现停药综合征。冠心病病人突然停用β受体阻滞剂可诱发心绞痛或心肌梗死等。

(5)体位性低血压的预防和处理。首先要告诉病人体位性低血压的表现为乏力、头晕、心悸、出汗、恶心、呕吐等,在联合用药、服首剂药物或加量时特别注意。然后指导病人预防方法,避免长时间站立,尤其在服药后最初几个小时;改变姿势,特别从卧、坐位起立时动作宜缓慢;服药时间可选在平静休息时,服药后继续休息一段时间再下床活动;如在睡前服药,夜间起床排尿时应注意;避免用过热的水洗澡,更不宜大量饮酒。还应指导病人在体位性低血压发生时应取头低足高位平卧,可抬高下肢超过头部,屈曲股部肌肉和摇动脚趾,以促进下肢血液回流。

3. 高血压急症治疗的护理 病人应进入监护病房,卧床休息,翻身宜慢。吸氧,持续心电、血压监测,监测尿量等。

4. 老年人高血压治疗的护理 应小剂量开始,谨慎应用降压药,监测血压,防止体位性低血压。

5. 心理护理 当病人病情变化时,按接受、支持和保证三原则进行治疗性接触,给病人以直接的心理援助。当血压控制后,把生气和愤怒可诱发血压升高的危险性告诉病人,根据病人的性格特点,提出改变不良性格的方法,避免情绪激动,激动时应及时调整和控制情绪,保持心情平和、轻松、稳定。

(五)护理评价

病人主诉头痛减轻,血压恢复正常,病人学会自我监测血压,能描述合理饮食、适当活动等自我保健知识,未出现高血压急症。

五、健康宣教

保持健康的生活方式有助于防止和延缓高血压的发生。

1. 减少钠盐摄入　钠盐可显著升高血压以及高血压的发病风险,而钾盐则可对抗钠盐升高血压的作用。因此,应采取各种措施尽可能减少钠盐的摄入量,并增加食物中钾盐的摄入量。主要措施包括

(1)尽可能减少烹调用盐,建议使用可定量的盐勺。

(2)减少味精、酱油等含钠盐的调味品用量。

(3)少食或不食含钠盐量较高的各类加工食品,如咸菜、火腿、香肠以及各类炒货。

(4)增加蔬菜和水果的摄入量。

(5)肾功能良好者,使用含钾的烹调用盐。

2. 控制体重　超重和肥胖是导致血压升高的重要原因之一,而以腹部脂肪堆积为典型特征的中心性肥胖还会进一步增加高血压等心血管与代谢性疾病的风险,适当降低升高的体重,减少体内脂肪含量,可显著降低血压。最有效的减重措施是控制能量摄入和增加体力活动。在饮食方面要遵循平衡膳食的原则,控制高热量食物(高脂肪食物、含糖饮料及酒类等)的摄入,适当控制主食(碳水化合物)用量。在运动方面,规律的中等强度的有氧运动是控制体重的有效方法。减重的速度因人而异,通常以每周减重 0.5~1kg 为宜。对于非药物措施减重效果不理想的重度肥胖患者,应在医生指导下,使用减肥药物控制体重。

3. 不吸烟　吸烟是一种不健康行为,是心血管病和癌症的主要危险因素之一。被动吸烟也会显著增加心血管疾病危险。吸烟可导致血管内皮损害,显著增加高血压患者发生动脉粥样硬化性疾病的风险。因此,医生应强烈建议并督促高血压患者戒烟,并鼓励患者寻求药物辅助戒烟(使用尼古丁替代品、安非他酮缓释片和伐尼克兰等),同时也应对戒烟成功者进行随访和监督,避免复吸。

4. 限制饮酒　长期大量饮酒可导致血压升高,限制饮酒量则可显著降低高血压的发病风险。每日酒精摄入量男性不应超过 25g;女性不应超过 15g。

5. 体育运动　一般的体力活动可增加能量消耗,对健康十分有益。而定期的体育锻炼则可产生重要的治疗作用,可降低血压、改善糖代谢等。因此,建议每天应进行适当的 30 分钟左右的体力活动;而每周则应有 1 次以上的有氧体育锻炼,如步行、慢跑、骑车、游泳、做健美操、跳舞和非比赛性划船等。典型的体力活动计划包括三个阶段:

(1)5~10 分钟的轻度热身活动。

(2)20~30 分钟的耐力活动或有氧运动。

(3)放松阶段,约 5 分钟,逐渐减少用力,使心脑血管系统的反应和身体产热功能逐渐稳定下来。运动的形式和运动量均应根据个人的兴趣、身体状况而定。

6. 减轻精神压力,保持心理平衡　心理或精神压力引起心理应激(反应),即人体对环境中心理和生理因素的刺激做出的反应。长期、过量的心理反应,尤其是负性的心理反应会显著增加心血管风险。应采取各种措施,帮助患者预防和缓解精神压力以及纠正和治疗病态心理,必要时建议患者寻求专业心理辅导或治疗。

六、提问

1. WHO 关于血压水平的定义和分类?
2. 如何指导患者在家中监测血压?

病例六 病毒性心肌炎

一、查房的目的

通过此次查房，进一步熟悉与了解该疾病发生原因及治疗方法，及时运用于临床实践工作，达到理论指导实践的目标。

二、疾病知识回顾

(一)定义

病毒性心肌炎是指病毒感染引起的心肌局限性或弥漫性的急性或慢性炎症病变，属于感染性心肌疾病。

(二)病因

多种病毒可引起心肌炎，其中以引起肠道和上呼吸道感染的病毒感染最多见。柯萨奇病毒A组、柯萨奇病毒B组、艾可(ECHO)病毒、脊髓灰质炎病毒为常见致心肌炎病毒，其中柯萨奇病毒B组病毒是最主要的病毒。

(三)相关的病理生理知识

对病毒性心肌炎患者早期诊断和治疗，多数预后良好；极少数患者死于严重心律失常、心力衰竭或心源性休克。由于目前尚无根治病毒感染的有效方法，以及个体反应性差异，少数患者可演变为扩张型心肌病。对已演变为扩张型心肌病的患者，要按扩张型心肌病进行规范化治疗。

(四)临床表现

病毒性心肌炎患者临床表现取决于病变的广泛程度和部位，轻者可无症状，重者可出现心力衰竭、心源性休克和猝死。

患者常在发病前1~3周有上呼吸道或肠道感染史，表现为发热、全身酸痛、咽痛、倦怠、恶心、呕吐、腹泻等症状，然后出现心悸、胸闷、胸痛或心前区隐痛、头晕、呼吸困难、水肿，甚至发生阿—斯综合征；极少数患者出现心力衰竭或心源性休克。

体格检查可发现：①心脏增大，病情轻者通常无心脏增大，重者可出现心脏轻到中度增大；②心率和心律的改变，与发热不平行的心动过速、心率异常缓慢和各种心律失常，其中以室性期前收缩最常见；③心音变化，第一心音减弱或分裂，心音可呈胎心律样；④若同时有心包受累，则可闻及心包摩擦音；⑤合并心力衰竭的其他体征，肺部湿性啰音、颈静脉怒张、肝脏增大和双下肢水肿等；⑥病情严重者可出现心源性休克的体征。

(五)检查

1. 实验室检查

(1)血液生化检查。急性期可出现白细胞计数增高、血沉增快、C反应蛋白、血清肌酸磷酸激酶同工酶(CK-MB)、血清肌钙蛋白T、血清肌钙蛋白I增加。

(2)病毒学检查。可从咽拭子、粪便、心肌组织中分离病毒或用PCR技术检测病毒RNA；血清中检测特异性抗病毒抗体滴定度。

2. 辅助检查

(1)心电图。ST-T改变，常见T波倒置或降低，也可有ST段轻度移位；各种心律失常，以室性心律失常和房室传导阻滞多见。

(2)胸部X线。病情轻者可正常；病情重者可有心影增大。

(3)超声心动图。病情轻者可正常；病情重者可有左心室增大、室壁运动减低、心脏收缩功能异常、心室充盈异常等。

(4) 放射性核素心肌显像。可显示心肌细胞坏死区的部位和范围,敏感性高,特异性低。

(5) 心内膜心肌活检。为有创检查,主要用于病情危重、治疗反应差、病因不明的患者。阳性结果是诊断心肌炎的可靠证据。由于病毒性心肌炎病变可为局灶性,因取材误差可出现阴性结果。

(六)诊断

病毒性心肌炎的临床诊断主要依据:发病前有肠道感染或呼吸道感染病史、心脏损害的临床表现、心肌损伤标志物阳性、其他辅助检查显示心肌损伤、病原学检查阳性等,确诊有赖于心内膜心肌活检。

(七)治疗

无特异性治疗,治疗主要针对病毒感染和心肌炎症。

1. 休息和饮食 应尽早卧床休息,减轻心脏负荷,进食易消化和富含蛋白质的食物。

2. 抗病毒治疗 主要用于疾病的早期。

3. 营养心肌

4. 糖皮质激素 不常规使用。对其他效果治疗效果不佳者,可考虑在发病10~30天使用。

5. 对症治疗 当出现心源性休克、心力衰竭、缓慢性心律失常和快速心律失常时进行相应对症治疗。

三、病例介绍

(一)典型病例

王某,女,35岁,因发热伴胸闷1周,以病毒性心肌炎收住。患者诉近1周因受凉后咳嗽,发热,体温在38.1℃~39.5℃,伴胸部憋闷,心前区不适,疲乏感。听诊心尖区闻及1~2级吹风样收缩期杂音。心电图示窦性心动过速,有S-T段改变,T波低平。查体T38.4℃,P116次/分,R22次/分,BP95/60mmHg。

(二)阳性症状体征

患者咳嗽,发热,体温在38.1℃~39.5℃,伴胸部憋闷,心前区不适,疲乏感。听诊:心尖区闻及1~2级吹风样收缩期杂音。实验室检查:白细胞$12×10^9$/L,心肌酶谱:AST 510U/L,CK 1361U/L,LDH 1157U/L,CK-MB 297U/L,HBDH 1980U/L,心电图:窦性心动过速,有S-T段改变,T波低平。

四、护理

(一)护理评估

1. 症状和身体评估

(1)症状。发热伴胸闷1周。

(2)身体评估。T38.4℃,P116次/分,R22次/分,BP95/60mmHg,痛苦面容,心前区不适,疲乏感。听诊心尖区闻及1~2级吹风样收缩期杂音。实验室检查:白细胞$12×10^9$/L,心肌酶谱AST 510U/L、CK 1361U/L、LDH 1157U/L、CK-MB 297U/L、HBDH 1980U/L。心电图提示窦性心动过速,有S-T段改变,T波低平。

2. 健康史

(1)既往史。既往身体健康。

(2)生活习惯。患者经济条件和居住环境良好。

(3)家族史。患者父亲有高血压、心脏病病史,已故。

3. 心理社会状况 由于发病急骤,病人及家属缺乏应对疾病的心理准备,表现为焦虑不安、不知所措,产生恐惧心理。

(二)护理诊断

1. 活动无耐力　与心肌收缩力下降,组织供氧不足有关
2. 知识缺乏　与患者缺乏有关疾病危险因素的正确认识有关
3. 潜在并发症　心律失常,心源性休克,心力衰竭

(三)护理目标

(1)患者的活动能力逐渐增加。

(2)患者了解有关疾病危险因素的相关知识。

(3)患者不发生并发症,一旦发生,及时处理。

(四)护理措施

(1)减轻心脏负荷,强调卧床休息,保证充足的睡眠,减少心肌耗氧量,促进心肌功能恢复,防止病情加重或转为慢性病程。有心脏扩大者应绝对卧床休息,一般总休息时间3~6个月。直至心脏大小恢复正常和心功能恢复后,根据具体情况逐渐增加活动量。协助病人满足生活需要。

(2)严密观察病情并记录心率、脉搏的强弱和节律,注意患者生命体征,尿量,皮肤黏膜颜色及精神状态的变化,以便对病情的发展做出正确的估计。持续进行心电监护,发现多源性早搏、心动过速、心动过缓、完全性房室传导阻滞或扑动、颤动,需立即通知医师并采取紧急措施。

(3)高蛋白、高维生素、富于营养、易消化饮食;尤其是补充富含维生素C的食物如新鲜蔬菜、水果,以促进心肌代谢及修复。忌烟、酒和刺激性食物;宜少量多餐,避免过饱。静脉输液治疗时,应注意控制输液速度,防止发生心力衰竭。

(4)保持病室空气新鲜、流通,定期通风换气,对探视陪员进行有效管理。指导患者按时、坚持服药,向患者讲述有关药物知识。

(五)护理评估

(1)患者卧床休息4天后,床上活动逐渐增加。

(2)患者接受医务人员的讲解,掌握了有关疾病危险因素的相关知识。

(3)患者没有发生并发症。

五、健康宣教

(1)最根本的是加强锻炼、增强体质,预防呼吸道、消化道等病毒感染,流行期少到公共场所,一旦发病及时就诊治疗。注意营养,严格按心功能状况保证休息。接受医务人员的康复指导,防止复发。

(2)遵医嘱及时准确地给药,观察用药后的效果及副作用。

(3)多陪伴病人,关心病人,协助生活护理,减轻病人心理压力,主动配合治疗、护理。

(4)教会病人及家属测脉率,节律,坚持药物治疗,定期复查,病情变化时应及时就医。

六、提问

1. 引起病毒性心肌炎最常见的病毒是什么?
2. 简述病毒性心肌炎患者的护理要点?

病例七　感染性心内膜炎

一、查房的目的

通过护理查房,学习如何运用护理程序对该疾病患者进行护理。通过相互讨论与学习,进一步完善护理问题,提出预防性护理措施,防止有危险的护理问题和并发症的发生,为患者创造更好的

康复条件,提高护理人员的理论水平。

二、疾病知识回顾

(一)定义

感染性心内膜炎是指病原微生物如细菌、真菌、立克次体等,经血流直接侵犯心内膜,心瓣膜或大动脉内膜所引起的感染性炎症,通常分为急性和亚急性两种。

(二)病因

几乎所有病原微生物均可引起感染性心内膜炎。国内外公认草绿色链球菌为最主要致病菌;葡萄球菌,肠球菌,革兰阴性杆菌,厌氧菌,嗜乳酸杆菌属和类白喉杆菌也是本病常见致病菌。

(三)病理概要

(1)心内感染和局部扩散。

(2)赘生物碎片脱落和栓塞。

(3)免疫系统激活。

(4)血源性播散。

(四)临床表现

急性感染性心内膜炎典型的临床表现为高热、寒战、身体虚弱,病情进行性加重,而亚急性感染性心内膜炎的表现较为隐匿,这些病人通常有类似于感冒的症状如发热、寒战、肌痛/关节痛、乏力,但临床表现差别很大。

急性或亚急性感染性心内膜炎患者的心脏表现包括出现新的心脏杂音、原有的心脏杂音突然加重或瓣膜遭到破坏,心力衰竭加重。患者也有可能以胸痛为主诉,原因是胸膜炎、心包炎或冠状动脉栓塞所致的心肌梗死。

心脏以外表现包括栓塞和血管现象。患者可出现没有任何神经定位体征的头痛,也可能发生脑梗死、局灶性脑炎、脑出血或形成真菌性动脉瘤,以及假性脑膜炎,只有少数患者脑脊液培养为阳性。

(五)辅助检查

1. **血培养** 约有75%~85%患者血培养阳性,阳性血培养是诊断本病的最直接的证据。

2. **一般化验检查** 红细胞和血红蛋白降低,后者大都在6~10g,偶可有溶血现象,白细胞计数在无并发症的患者可正常或轻度增高,红细胞沉降率大多增快,半数以上患者可出现蛋白尿和镜下血尿,在并发急性肾小球肾炎,间质性肾炎或大的肾梗死时,可出现肉眼血尿,脓尿以及血尿素氮和肌酐的增高,肠球菌性心内膜炎常可导致肠球菌菌尿,金葡菌性心内膜炎亦然,因此作尿培养也有助于诊断。

3. **心电图检查** 一般无特异性,在并发栓塞性心肌梗死,心包炎时可显示特征性改变,在伴有室间隔脓肿时可出现不全性或完全性房室传导阻滞,或束支传导阻滞和室性早搏,颅内菌性动脉瘤破裂,可出现"神经源性"的T波改变。

4. **放射影像学检查** 胸部X线检查仅对并发症如心力衰竭,肺梗死的诊断有帮助,当置换人造瓣膜患者发现瓣膜有异常摇动或移位时,提示可能合并感染性心内膜炎。

5. **超声心动图检查**

(六)诊断

根据病史、临床症状和实验室检查资料可以诊断,由于本病的临床表现多样,常易与其他疾病混淆,以发热为主要表现而心脏体征轻微者需与伤寒,结核,上呼吸道感染,肿瘤,胶原组织疾病等鉴别,在风湿性心脏病基础上发生本病,经足量抗生素治疗而热不退,心力衰竭不见好转,应怀疑合并风湿活动的可能,此时应注意检查心包和心肌方面的改变,如心脏进行性增大伴奔马律,心包摩擦音或心包积液等,但此两病也可同时存在,发热,心脏杂音,栓塞表现有时亦需与心房黏液瘤相鉴别。

(七)治疗

(1)药物治疗。应选择较大剂量的青霉素类、链霉素、头孢菌素类等杀菌剂,它们能穿透血小板—纤维素的赘生物基质,杀灭细菌,达到根治瓣膜的感染、减少复发的危险。疗效取决于致病菌对抗生素的敏感度,若血培养阳性,可根据药敏选择药物。

(2)手术治疗近年来手术治疗的开展,使感染性心内膜炎的病死率有所降低,尤其在伴有明显心衰者,死亡率降低得更为明显。

三、病例介绍

(一)典型病例

患者,男,30岁。因"法络四联症术后20年,乏力,发热半年加重1周"收入院。患者自幼活动后出现气急,口唇发绀,喜蹲踞,9岁时在当地医院检心脏彩超提示法络四联症,当年于上海新华医院手术治疗,术后恢复良好,此次近半年来全身乏力,发冷,夜间易出汗,近一周来上述症状加重伴不规则发热。查体 T38.4℃,P110次/分,R24次/分,BP110/60mmHg。消瘦,贫血貌,眼结膜苍白,胸前正中线可见长约15cm的手术瘢痕,愈合良好,胸骨左缘第2~4肋间可闻及4级收缩期及舒张期杂音,胸骨左缘第5肋间可闻及收缩期2级杂音,脾脏肿大,肋下4指可触及。

(二)患者的阳性症状体征、辅助检查

1.症状 患者T38.4℃,贫血貌,眼结膜苍白,胸骨左缘第2~4肋间可闻及4级收缩期及舒张期杂音,胸骨左缘第5肋间可闻及收缩期2级杂音,脾脏肿大,肋下4指可触及。

2.胸片 肺动脉闭锁术后,心影增大。

3.心电图 窦性心律,完全右束支传导阻滞。

4.心脏彩超 ①右心增大;②室间隔修补术后,修补术上段少量分流;③主动脉根部及升主动脉内径增宽伴主动脉中量反流;④三尖瓣中量反流;⑤肺动脉少量反流;⑥肺动脉重度高压(92.2mmHg);⑦心尖部心肌内可见一股舒张期的条索状红色血流束,考虑为心肌内冠状动脉的血流;⑧左室收缩功能正常。

5.腹部B超 ①巨脾(27.2×5.1cm);②腹腔少量积液;③肝脏,胆囊,胰腺,肾脏未见异常。

6.实验室检查 血常规:WBC $5.64×10^9$/L,RBC $2.52×10^9$/L,Hb 62g/L;肝功能:白蛋白30g/L,球蛋白38g/L;C反应蛋白(CRP)110mg/L;抗"O"正常;ESR(红细胞沉降率)140mm/小时;APTT(活化部分凝血活酶时间)47.1秒,TT(凝血酶时间)22.3秒;血清铁3.4μmol/L;总铁结合力89μmol/L;血培养:无色藻球菌,未见真菌;药敏试验:左氧氟沙星、氯霉素、四环素敏感。

四、护理

(一)护理评估

1. 症状和身体评估

(1)症状。乏力,发热半年加重1周。患者自幼活动后出现气急,口唇发绀。

(2)身体评估。消瘦,贫血貌,眼结膜苍白,胸前正中线可见长约15cm的手术瘢痕,愈合良好,胸骨左缘第2~4肋间可闻及4级收缩期及舒张期杂音,胸骨左缘第5肋间可闻及收缩期2级杂音,脾脏肿大,肋下4指可及。

2. 健康史 患者9岁时在当地医院检心脏彩超提示法络四联症,当年于上海新华医院手术治疗,现患者法络四联症术后20年。

3. 心理社会状况　由于发病急骤,病人及家属缺乏应对疾病的心理准备,表现为焦虑不安、不知所措,产生恐惧心理。

(二)护理诊断

1. 焦虑　与病程长,感到自身健康受到威胁有关。

2. 体温过高　与感染有关。

3. 活动无耐力　与心排血量减少有关。

4. 潜在并发症　与贫血有关。

(三)护理目标

(1)患者情绪稳定,积极配合治疗。

(2)患者经治疗后5日内体温可恢复正常范围。

(3)活动耐力增加,无并发症。

(4)食欲正常,营养状况改善,血常规相应指标正常。

(四)护理措施

1. 焦虑　①建立良好的护患关系,在工作中应该理解、同情患者;②利用病友的现身说法,鼓励患者树立战胜疾病的信心;③在患者接受各项检查,治疗前做好解释,消除患者心中的顾虑。

2. 体温过高　①卧床休息,患者出汗多时,可在衣服与皮肤之间衬垫柔软毛巾,潮湿后便于及时更换,这样可增加患者的舒适感,也可防止患者频繁更衣而受凉;②高热时给予物理降温,测体温4小时一次,并及时记录采取降温措施后体温的变化情况;③给予高热量,高蛋白质,高维生素,易消化的半流质或软食,以补充发热引起的消耗;④及时遵医嘱给予抗生素,并观察疗效。

3. 活动无耐力　①必要时给予吸氧;②避免用力,大便干燥或便秘者,应嘱饮水或服用缓泻剂;③观察有无心力衰竭的发生,给予心电监护,注意心律,心率变化;④在患者活动量允许的情况下,尽可能让其自理,同时提供各种生活上的便利。

4. 潜在并发症出血　①观察出血的症状,如鼻、牙龈、尿路、消化道、皮下的出血;②为患者做各项护理时动作要轻柔,进行注射后要延长按压针眼的时间;③选择患者喜欢的菜肴,注意饮食的搭配,增加铁的摄入;④观察血常规的相应指标。

(五)护理评价

(1)患者入院以来情绪稳定,积极配合治疗。

(2)患者体温恢复至正常范围。

(3)患者活动耐力增加,无并发症。

(4)患者无出血,血常规指标正常。

五、健康宣教

(1)继续青霉素抗感染4周,停药后行血培养检查,以明确疗效,并熟悉药物可能出现的副作用,如果出现副作用,应及时告知医生。

(2)应经常注意口腔卫生,心导管检查或上呼吸道外科操作前后应用抗菌药物预防感染。

(3)增强机体抵抗力,避免到人多的公共场所,预防上呼吸道感染,及时处理隐藏病灶。

(4)避免激动,烦躁,劳累,保证足够的休息和睡眠。

(5)合理营养,易食高热量,高蛋白质,高维生素,易消化食物,适当补充铁剂。

（6）定期随访,复查心电图,心脏彩超,血常规,血生化。

六、提问

1. 既然血培养阳性具有确定性的诊断价值,那么采集血培养时应注意哪些问题?

2. 除了抗菌治疗外,还给予琥珀酸亚铁。琥珀酸亚铁为何类药物?为什么要用?用药期间有哪些注意事项?

病例八 肥厚型心肌病

一、查房的目的

通过此次查房,进一步熟悉与了解该疾病发生原因及治疗方法,及时运用于临床实践工作,达到理论指导实践的目标。

二、疾病知识回顾

(一)定义

肥厚型心肌病(HCM)是一种原因不明的心肌疾病,特征为心室壁呈不对称性肥厚,常侵及室间隔,心室内腔变小,左心室血液充盈受阻,左心室舒张期顺应性下降。根据左心室流出道有无梗阻又分为梗阻性肥厚型和非梗阻性肥厚型心肌病。

(二)病因

肥厚型心肌病是常染色体显性遗传性疾病,60%~70%为家族性,30%~40%为散发性,家族性病例和散发病例、儿童病例和成年病例具有同样的致病基因突变。多认为与遗传有关,属常染色体显性遗传性疾病,另外还与去甲肾上腺素分泌过多、原癌基因表达异常、心肌细胞负荷过重有关。

(三)相关病理生理知识

根据左心室流出道有无梗阻分为梗阻性及非梗阻性肥厚型心肌病,可能与遗传等有关。肥厚型心肌病有猝死风险,是运动性猝死的原因之一。超声心动图提示左心室壁或(和)室间隔厚度≥15mm,排除了其他引起心肌肥厚的原因如高血压病、风湿性心脏病二尖瓣病、先天性心脏病(房间隔、室间隔缺损)及代谢性疾病伴发心肌肥厚。

(四)临床表现

(1)以青壮年多见、常有家族史。

(2)可以无症状,也可以有心悸、劳力性呼吸困难、心前区闷痛、易疲劳、晕厥甚至猝死,晚期出现左心衰的表现。

(3)梗阻性肥厚型心肌患者胸骨左缘可出现粗糙的收缩中晚期喷射性杂音,可伴震颤,应用洋地黄制剂、硝酸甘油、静滴异丙肾上腺素杂音增强,反之应用β受体阻滞剂、去甲肾上腺素、下蹲时杂音减弱。有些病人闻及S3及S4心音及心尖区相对性二尖瓣关闭不全的收缩期杂音。

(五)检查

1. 超声心动图 对诊断有重要意义:①室间隔肥厚与左室游离壁厚度之比>1.5cm;②二尖瓣前叶收缩期向前移动及主动脉收缩中期关闭现象;③心室腔小;④左室流出道狭窄<2.0cm;⑤左室流出道血流速度加快;⑥休息时收缩期左室心尖部心腔与流出道压力阶差>30mmHg,则认为存在左室流出道梗阻。对称性左室肥厚时室间隔与左室游离壁一致。

2. 心电图 左心室或双室肥厚及ST-T改变,深而倒置的T波,有时有异常Q波。房室传导阻滞和束支传导阻滞。还可以发现其他心律失常如房颤、早搏等。

3. X线检查 X线检查没有明显的特点,可能见到左房、左心室增大,也可能在正常范围。晚期可见右室增大和肺瘀血表现。

4. 心脏磁共振（MRI） 其敏感性高于超声心动图，但费用较高，对于诊断特殊部位的肥厚和不典型的肥厚最为灵敏。还可以发现心肌纤维化组织。

5. 心内膜下心肌活检 免疫性荧光可发现肥厚心肌内儿茶酚胺含量增高，组织学可见心肌排列紊乱和肥大的心肌细胞。

（六）诊断

有心室流出道梗阻的患者因具有特征性临床表现，诊断并不困难。超声心动图检查是极为重要的无创性诊断方法，无论对梗阻性与非梗阻性的患者都有帮助，室间隔厚度≥18mm并有二尖瓣收缩期前移，足以区分梗阻性与非梗阻性病例。心导管检查显示左心室流出道压力差可以确立诊断。心室造影对诊断也有价值。临床上在胸骨下段左缘有收缩期杂音应考虑本病，用生理动作或药物作用影响血流动力学而观察杂音改变有助于诊断。

（七）治疗

1. 对无症状、室间隔肥厚不明显及心电图正常者暂行观察
2. 避免剧烈运动 特别是竞技性运动及情绪紧张。
3. 药物治疗 避免应用洋地黄制剂、硝酸甘油、异丙肾上腺素等药物。
  （1）β受体阻滞剂。心得安、氨酰心安、美托洛尔、比索洛尔。
  （2）钙离子拮抗剂。异搏定、硫氮卓酮。
  （3）抗心衰治疗（终末期）。可用利尿剂及扩血管药。
  （4）抗心律失常。乙胺碘呋酮、双异丙比胺，有抗心律失常及负性肌力作用。
4. 室间隔肌切除术 对药物治疗无效，左室流出道严重梗阻者适用。
5. 双腔起搏 预后尚难确定。
6. 经皮腔间隔心肌化学消融术（PE-MA） 是将无水乙醇经导管注入供应室间隔心肌组织的间隔支血管，造成人为的间隔心肌梗死，以缓解左室流出道梗阻，是近年治疗肥厚型心肌病的一种新方法。
7. 预防猝死 对于高危患者，除避免剧烈运动和药物治疗外，还应安装植入式心脏复律除颤器。

三、病例介绍

（一）典型病例

患者，女，60岁，入院前1个月反复发作晕厥8次，晕厥时伴意识丧失，无大小便失禁，10分钟后可自行苏醒。入院前1周活动后感胸闷、气急。查体T36.4℃，P96次/分，R20次/分，BP130/75mmHg。听诊胸骨左缘第3、第4、第五肋间闻及粗糙的收缩中期喷射性杂音，伴震颤。

（二）阳性症状体征

患者近1月发作晕厥8次，晕厥时伴意识丧失，入院前1周活动后感胸闷、气急，听诊胸骨左缘第3、第4、第五肋间闻及粗糙的收缩中期喷射性杂音，伴震颤。心电图提示左心室肥厚及ST-T改变，T波倒置，异常Q波。超声心电图提示双房增大，左室增大，左室肌部均匀增厚，以室间隔中断最为明显。X线提示心室轻度增大，以左室为主，左房也增大。

四、护理

（一）护理评估

1. 症状和身体评估

（1）症状。反复发作晕厥8次，晕厥时伴意识丧失，无大小便失禁，10分钟后可自行苏醒。活动

后感胸闷、气急。

(2)身体评估。T36.4℃,P96次/分,R20次/分,BP130/75mmHg。痛苦面容,听诊胸骨左缘第3、第4、第5肋间闻及粗糙的收缩中期喷射性杂音,伴震颤。

心电图:左心室肥厚及ST-T改变,T波倒置,异常Q波。

超声心动图:双方增大,左室肌部均匀增厚,以室间隔中断最为明显。

X线:心室轻度增大,以左室为主,左房也增大。

2. 健康史

(1)既往史。患者既往体健。

(2)生活习惯。患者经济条件和居住环境良好。

(3)家族史。患者家中无糖尿病、冠心病家族史。

3. 心理社会状况 由于发病急骤,病人及家属缺乏应对疾病的心理准备,表现为焦虑不安、不知所措,产生恐惧心理。

(二)护理诊断

1. 活动无耐力 与心肌病变使心脏收缩力减退、心搏出量有关。

2. 恐惧 与病程长、治疗效果不明显、有猝死的危险有关。

3. 潜在并发症 栓塞、心律失常、猝死。

4. 有受伤的危险 与乏力晕厥有关。

(三)护理目标

(1)患者的活动逐步增加,生活能自理。

(2)患者恐惧心理缓解,能正常应对生活。

(3)患者无并发症的发生,一旦发生能及时处理。

(4)患者了解受伤的危险防范措施。

(四)护理措施

1. 一般护理 以左心衰呼吸困难为主的病人,协助病人半坐卧位,可以减轻肺瘀血,缓解呼吸困难;以右心衰组织水肿为主的病人,应避免下肢长期下垂和某种固定姿势的卧位,以免加重下肢和局部组织的水肿,应间歇性抬高下肢,侧卧位、平卧位、半坐卧位交替进行。心衰症状明显、伴有严重心律失常、反复发作头晕甚至晕厥的病人,应绝对卧床休息,避免一切加重心脏负荷的因素,如用力排便、情绪激动、饱餐等,协助病人床上进食和床上排便,保持大便通畅,必要时护士守护在病人床边并协助其顺利排便,防止发生意外;应限制探视人员,以防病人情绪波动或休息不好而加重心衰;应特别注意预防卧床期间的并发症,做好皮肤护理,预防下肢静脉血栓。心肌病晚期,出现全心衰竭时,应早期定时进行肢体的被动运动和按摩,以加快下肢的血液循环,防止血栓形成;明显水肿时,组织缺氧,皮肤抵抗力差,容易破损而继发感染,应穿棉质柔软的衣服,保持床单干燥、平整,给予便器时应注意防止划破皮肤,定时翻身,避免长时间局部受压。病情稳定后,应鼓励、协助病人逐渐增加活动量,并根据病人的心功能情况,与病人一起制订日活动计划,采取渐进式方式,逐步恢复日常活动。

2. 饮食护理 心肌病病人由于心衰致胃肠道瘀血,病人消化功能较差,食欲不振,饮食宜给予低钠、低脂、易消化食物,少食多餐,避免生硬、辛辣、油炸等刺激性食物,避免产气食物(如红薯、牛奶),因为肠胀气会加重病人腹胀不适。

3. 症状护理 梗阻性肥厚型心肌病病人易出现头晕、黑蒙、心绞痛,尤其在突然站立、运动、应用硝酸酯类药物时,因外周阻力降低,加重左心室流出道梗阻,导致上述症状加重。交代病人发作时立即下蹲或平卧抬腿,以增加心排血量,防止晕厥而发生意外。心绞痛发作时,不能按常规方法含服硝酸甘油或使用其他硝酸酯类药物,只能使用β受体阻滞剂或钙通道阻滞剂(如硝苯地平等)。

4. 用药护理

(1)心肌病病人由于反复发作心衰,长期用药,药物疗效受到影响,必须采取综合治疗措施,由于使用的药物品种较多,个体差异较大,应注意药物副作用及药物之间的相互影响。特别是在应用利尿剂时发生水电解质紊乱的概率更高,应注意观察尿量、饮食、电解质等情况。

(2)注意硝酸酯类禁用于梗阻性肥厚型心肌病,因可加重左心室流出道梗阻。

5. 心理护理　心理因素可以诱发或加重心衰和心律失常,对心肌病病人的恢复不利,甚至导致猝死。到目前为止,心肌病尚无特殊治疗方法,只能对症治疗,心肌病一旦确诊,病情进展较快,病人反复发作心衰,需要经常住院治疗,绝大多数病人均存在不同程度的心理问题,家属也有较大的心理压力和经济负担。病人表现为情绪低落、消沉、烦躁、焦虑、恐惧、绝望等心理。护士应多与病人沟通,向病人宣教不良心理对疾病的影响,关心体贴病人,评估病人产生不良心理的原因,根据病人的性格特点,采取不同的心理护理措施,如请治疗效果较好、乐观的病人现身说法,亲人陪伴等。护士应保持积极、乐观的心态,且富有爱心和同情心,才能做好病人的心理护理。

(五)护理评估

(1)患者的活动逐步增加,生活能自理。

(2)患者恐惧心理缓解,能正常应对生活。

(3)患者无并发症的发生。

(4)患者了解受伤的危险防范措施。

五、健康宣教

(1)与病人和家属一起评估病人心功能情况,确定病人出院后的活动量,让病人及家属掌握最大活动量的指征。保持生活规律,注意劳逸结合。

(2)给予低钠、低脂、易消化食物,多食新鲜蔬菜和水果,避免刺激性食物,忌烟酒、浓茶、咖啡。保持大便通畅,养成定时排便的习惯。

(3)指导病人进行呼吸功能的锻炼,以提高机体抵抗力,防止上呼吸道感染。

(4)坚持长期服药治疗,告诉病人常用药物的副作用(β受体阻滞剂、利尿剂、洋地黄类药物),让病人掌握自测脉搏的方法。

(5)交代家属避免对病人的情绪刺激,多鼓励、开导病人,使病人增强战胜疾病的信心。

(6)定期门诊随访,症状加重时立即就诊,防止病情恶化。

(7)肥厚型心肌病病人,应避免激烈的体能活动如跑步、球类比赛等,以防发生晕厥和猝死。有晕厥史者应避免独自外出活动,以免发作时无人在场而发生意外。

六、提问

1. 肥厚型心肌病人的饮食应注意什么?

2. 如何指导肥厚型心肌病人活动?

病例九　缩窄性心包炎

一、查房的目的

通过此次查房,进一步熟悉与了解该疾病发生原因及治疗方法,及时运用于临床实践工作,达到理论指导实践的目标。

二、疾病知识回顾

(一)定义

缩窄性心包炎是由于心包慢性炎症所导致心包增厚、粘连甚至钙化,使心脏舒张、收缩受限,心功能减退,引起全身血液循环障碍的疾病。

(二)病因

缩窄性心包炎继发于急性心包炎,其病因在我国仍以结核性为最常见,其次为化脓性和创伤性心包炎后演变而来。少数与心包肿瘤、急性非特异性心包炎及放射性心包炎等有关。也有部分患者其病因不明。

(三)相关病理生理知识

心包增厚粘连、脏壁层融合钙化,有时被纤维组织完全填塞成为一个纤维疤痕组织外壳,心脏大小正常,偶有缩小,心肌可萎缩,心包透明样变性。心室充盈异常,静脉压升高,心排量下降。

(四)临床表现

1. 病程　发病缓慢。创伤及心血管术后者约为 2 月,结核性者约需 3~6 个月,非特异性者约为 4~12 个月,化脓性者约为 1 年至数年。

2. 症状

(1)常见的早期症状为腹胀及纳差,最明显的症状为疲倦、无力和腹围增大。

(2)右心衰竭的表现。

(3)可有心悸、心前区不适、胸痛、气促、端坐呼吸、晕厥等表现。

3. 体征

(1)颈静脉充盈或怒张,颈静脉呈搏动,肝-颈静脉回流征阳性。静脉压上升,可达 20~40cmH$_2$O。部分病人有肝大、腹水、面部及四肢水肿。可有混合性紫绀。

(2)收缩压降低,舒张压升高,脉压差变窄,可有奇脉。

(3)心尖搏动减弱或消失,心率快,心音弱而遥远,一般无心脏杂音,可有心包叩击音。

(4)可有一侧或双侧胸腔积液征象。

(五)检查

1. 心电图检查　QRS 波呈低电压,P 波有切迹,T 波平坦或倒置。可有不完全性右束支传导阻滞、心房颤动或窦性心动过速等。

2. 胸部 X 线片检查　心脏大小正常或略大,心影可呈三角形;上腔静脉阴影增宽,可有心包钙化、胸膜肥厚、胸腔积液及肺内结核等表现。

3. 超声心动图检查　可显示心包厚度、钙化、积液、心房扩大、心室缩小、心功能减退、心脏搏动减弱等。

4. CT 及 MRI 检查　可显示心包厚度、钙化和积液。MRI 能提示积液分布不均匀,并可确诊心包积血。

5. 右心导管检查　心腔各部压力及肺毛细血管楔入压均升高。压力曲线示舒张早期低垂而晚期升高,如右心室舒张早期压力迅速下降而不到零,再迅速升高,舒张后期出现一高原波。若腔静脉入口处有缩窄环,则出现腔静脉与右心房的压差。

6. 实验室检查　可有轻度贫血。病程较长者因肝瘀血常有肝功能损害,血浆蛋白尤其是白蛋白减少。腹水和胸腔积液常为漏出液。静脉压显著升高。

（六）诊断

颈静脉怒张、压力增高、奇脉、肝大、腹水。结合心电图和X线上的心包钙化阴影多可确诊，必要时行心导管检查。

（七）治疗

早期施行心包切除术以避免发展到心源性恶液质、严重肝功能不全、心肌萎缩等。通常在心包感染被控制、结核活动已静止即应手术，并在术后继续用药1年。已知或疑为结核性缩窄性心包炎，术前应抗结核治疗1~4周，如诊断肯定，在心包切除术后应继服药6~12个月。有学者认为术前应用洋地黄可减少心律失常和心衰，降低死亡率。对不能手术治疗者，主要是利尿和支持治疗，必要时抽除胸、腹腔积液。

三、病例介绍

（一）典型病例

患者，女性，69岁，反复胸闷、气短、浮肿1年，加重10天入院。患者近1年逐渐出现上楼、上坡时胸闷、气短，间断出现下肢浮肿，间断夜间不能平卧。查体BP150/110mmHg，半卧位，双侧颈静脉怒张，双肺呼吸音粗，双肺底可闻及细湿啰音，心率112次/分，律不齐，无杂音，全身高度浮肿，腹膨隆，腰骶部、双下肢重度浮肿。

（二）阳性症状体征

患者反复胸闷、气短、浮肿1年，加重10天，BP150/110mmHg，半卧位，双侧颈静脉怒张，双肺呼吸音粗，双肺底可闻及细湿啰音，心率112次/分，全身高度浮肿，腹膨隆，腰骶部、双下肢重度浮肿。心电图提示快速房颤。血脂检查低密度脂蛋白1.16mmol/L，D-二聚体1mg/L。血气分析pH7.422，$PaCO_2$34.3 mmHg，$PaO_2$69 mmHg，$SaO_2$97%。胸片示肺瘀血，左下肺感染，双侧胸腔积液。

心脏彩超示左心室舒张末39mm，室间隔9mm，左室后壁9mm，EF58%，左右心房扩大，左室侧壁、后壁、下壁搏幅减低，运动不协调。

四、护理

（一）护理评估

1. 症状和身体评估

（1）症状。胸闷、气短，间断出现下肢浮肿，间断夜间不能平卧。

（2）身体评估。BP150/110mmHg，半卧位，双侧颈静脉怒张，双肺呼吸音粗，双肺底可闻及细湿啰音，心率112次/分，律不齐，无杂音，全身高度浮肿，腹膨隆，腰骶部、双下肢重度浮肿。心电图：快速房颤；血脂：低密度脂蛋白1.16mmol/L，D-二聚体1mg/L，血气分析：pH7.422，$PaCO_2$34.3 mmHg，$PaO_2$69 mmHg，$SaO_2$97%。

胸片：肺瘀血，左下肺感染，双侧胸腔积液。

心脏彩超：左心室舒张末39mm，室间隔9mm。左室后壁9mm，EF58%，左右心房扩大，左室侧壁、后壁、下壁搏幅减低，运动不协调。

2. 健康史

（1）既往史。患者冠心病史20年。

（2）生活习惯。患者经济条件和居住环境良好。

（3）家族史。患者父亲有冠心病史，已故。

3. 心理社会状况 由于发病急骤，病人及家属缺乏应对疾病的心理准备，表现为焦虑不安、不知所措,产生恐惧心理。

(二)护理诊断

1. 营养失调　低于机体需要量。

2. 活动无耐力　与心脏受压、肺循环瘀血。

3. 知识缺乏　缺乏心包炎的预防保健知识。

4. 有皮肤完整性受损的危险

5. 潜在并发症　急性循环衰竭、休克。

(三)护理目标

(1)病人机体需要量得到补充,能耐受手术治疗。

(2)活动耐力增加。

(3)患者了解缩窄性心包炎的相关知识

(4)病人不发生皮肤损伤。

(5)患者无并发症的发生,一旦发生及时处理。

(四)护理措施

(1)保持床单位平整、干燥,如有污染,随时更换。做护理时动作要轻柔,不要拖、拉病人,防止皮肤擦伤。保持皮肤清洁,按摩受压部位。腹水严重,体质弱者给予海绵垫或气圈放置受压部位。

(2)给予病人高蛋白、高热量、高维生素、易消化的食物,少食多餐。必要时给予静脉高营养。对大量腹水、胸水者,协助医师抽放腹水、胸水,以改善呼吸情况。遵医嘱输入少量新鲜血,补充白蛋白。协助医师治疗并消除影响食欲的相关因素,如给利尿剂,以减轻胃肠道水肿等。

(3)积极完善术前准备,早日进行心包剥离术,解除心脏受压情况,消除水肿。配合医师治疗各种原因所致的活动无耐力,如利尿减轻水肿。观察病人活动情况,活动量、次数、耐受程度。

(4)严密观察病情变化,测血压、脉搏、中心静脉压,每2小时1次,了解全身一般情况。记录24小时出入量,特别是尿量,并测尿比重。严密控制输液速度及单位时间内所输液体量,控制滴数,20滴/分,并交代家属不可随意调节输液速度。

(5)给予精神安慰,消除一切引起心衰的不良心理因素。护士应多与病人沟通,向病人宣教不良心理对疾病的影响,关心体贴病人,评估病人产生不良心理的原因,根据病人的性格特点,采取不同的心理护理措施,如请治疗效果较好、乐观的病人现身说法,亲人陪伴等。护士应保持积极、乐观的心态,且富有爱心和同情心,才能做好病人的心理护理。

(五)护理评估

(1)病人机体需要量得到补充,能耐受手术治疗。

(2)活动耐力增加,活动逐步增加,生活能自理。

(3)患者了解缩窄性心包炎的相关知识

(4)病人没有发生皮肤损伤。

(5)患者无并发症的发生。

五、健康宣教

(1)注意休息,加强营养,给予高热量、高蛋白、高维生素及易消化饮食,限制钠盐的摄入。

(2)注意防寒保暖,防止呼吸道感染。

(3)告知病人坚持足够疗程药物治疗的重要性,不要擅自停药,防止复发。

(4)向病人讲述疾病相关知识,讲明行心包切除的重要性,解除思想顾虑,尽早接受手术治疗。

六、提问

1. 缩窄性心包炎病人的饮食应注意什么？
2. 如何指导缩窄性心包炎病人活动？

（高祝英）

第三章 消化系统疾病

病例一 胃十二指肠溃疡

一、查房的目的

通过相互讨论与学习,进一步完善护理问题,提出预防性护理措施,防止有危险的护理问题和并发症的发生,为患者创造更好的康复条件,提高护理人员的理论水平。

二、疾病知识回顾

(一)定义

胃十二指肠溃疡,是指发生于胃十二指肠的慢性溃疡。因溃疡的形成与胃酸-蛋白酶的消化作用有关,故又称为消化性溃疡。

(二)病因

胃十二指肠溃疡病因较复杂,是多因素综合作用的结果。其中最为重要的是幽门螺杆菌感染、胃酸分泌异常和黏膜防御机制的破坏。

1. 幽门螺杆菌感染　幽门螺杆菌感染与消化性溃疡的发病密切相关。约90%以上的十二指肠溃疡病人与70%胃溃疡病人中检出幽门螺杆菌。幽门螺杆菌可产生多种酶,约1/2的幽门螺杆菌菌株还可产生毒素,作用于胃黏膜,引起黏液降解,改变胃黏膜细胞的通透性,导致局部组织损伤,破坏黏膜层的保护作用。

2. 胃酸分泌异常　溃疡常发生在经常与胃酸接触的黏膜处。胃酸过多的情况下,激活胃蛋白酶,可使胃十二指肠黏膜发生"自身消化"。

3. 胃黏膜屏障破坏　非甾体类抗炎药、肾上腺皮质激素、胆汁酸盐、乙醇等均可破坏胃黏膜屏障,引起胃黏膜水肿、出血、甚至溃疡。

4. 其他因素　包括遗传、吸烟、心理压力和咖啡因等。

(三)相关的解剖、生理病理知识概要

1. 解剖

(1)胃为一弧形囊状器官,位于食管和十二指肠之间,上端与食管相连的入口部位称贲门,是胃唯一的相对固定点。胃的下端与十二指肠相连的出口部位称幽门。胃壁由内向外分为黏膜层、黏膜下层、肌层和浆膜层。

(2)十二指肠位于幽门和十二指肠悬韧带之间,长约25cm,呈C形环抱胰腺头部。十二指肠分为4部分:球部、降部、水平部和升部。十二指肠接受胃内食糜、胆汁和胰液。

2. 病理　胃十二指肠溃疡属于慢性溃疡,多为单发。胃溃疡多发生于胃小弯,以胃角多见,胃窦部于胃体也可见。十二指肠溃疡主要发生在球部,球部以下的溃疡称为球后溃疡。典型的胃十二指肠溃疡呈圆形或椭圆形,可深达黏膜下层。

(四)临床表现

主要为慢性病程和周期性发作的节律性腹痛。

1. 症状

(1)十二指肠溃疡。主要表现为餐后延迟痛(餐后3~4小时)、饥饿痛或夜间痛,进食后腹痛可暂时缓解,服用抗酸药物或进食能使疼痛缓解或停止。疼痛多表现为上腹部或剑突下烧灼痛或钝痛。腹痛具有周期性发作的特点,秋冬季或冬春季好发。十二指肠溃疡每次发作时,症状持续数周后缓解,间歇1~2个月再发。若缓解期缩短,发作期延长,腹痛程度加重,则提示溃疡病变加重。

(2)胃溃疡。腹痛多于进餐后0.5~1小时开始,持续1~2小时后消失。进食后疼痛不能缓解。有时反而加重,服用抗酸药物疗效不明显。腹痛的节律性不如十二指肠溃疡明显。

2. 体征。溃疡活动期,局部有一固定的局限性轻压痛点,十二指肠溃疡压痛点在脐部偏右上方,胃溃疡压痛点位于剑突与脐间的正中线或略偏左。缓解期无明显体征。

(五)辅助检查

1. 内镜检查　胃镜检查是确诊胃十二指肠溃疡的首选检查方法,可明确溃疡部位,并可在直视下取活组织做幽门螺杆菌检测及病理学检查。

2. X线钡餐检查　上消化大出血的前后测定胃酸,对评估迷走神经切断是否完整有帮助,成功的迷走神经切断术后是最大胃酸排出量下降70%。胃酸测定前必须停服抗酸药物。

(六)诊断

根据病人的临床表现及胃镜检查不难做出诊断。

(七)治疗

1. 非手术治疗

(1)一般治疗。包括养成规律的饮食习惯、劳逸结合、避免精神高度紧张等。

(2)药物治疗。使用根除幽门螺杆菌、抑制胃酸分泌及保护胃黏膜等的药物。

2. 手术治疗

出现严重并发症,经内科治疗无效者行手术治疗。

三、病例介绍

(一)典型病例

患者,女性,64岁。因上腹部疼痛2天,伴恶心呕吐、胃寒、腹胀,遂前来就医,以"十二指肠溃疡"收住。患者近一月来上腹部隐痛,伴反酸等症状,未服药。2天前无明显诱因下出现上腹部疼痛,较剧烈,伴腰部放射,伴恶心呕吐、胃寒、腹胀。

查体:T38.3℃,P96次/分,R20次/分,BP150/85mmHg 神志清,急性痛苦面容,浅表淋巴结无肿大,双肺呼吸音清,心律整齐,心音正常,无杂音,腹部平坦,全腹软,剑突下压痛,伴反跳痛。肝脏脾脏触诊,未触及明显包块,肠鸣音正常。

(二)阳性症状、体征

上腹部疼痛2天,伴恶心呕吐、反酸,胃寒、腹胀,剑突下压痛,伴反跳痛;血常规:WBC17.3×10^9/L。

四、护理

(一)护理评估

1. 健康史　患者有"2型糖尿病"病史17年。有"胃溃疡"病史10余年。

2. 身体状况　患者神志清,急性痛苦面容,浅表淋巴结无肿大,双肺呼吸音清,心律整齐,心音正常,无杂音,腹部平坦,全腹软,剑突下压痛,伴反跳痛。肝脏脾脏触诊,未触及明显包块,肠鸣音正常。

3. 心理社会状况　患者由于腹痛感到焦虑不安。

(二)护理诊断

1. 急性疼痛　与胃十二指肠黏膜受侵蚀有关。
2. 营养失调　低于机体需要量,与进食少、消化、吸收不良有关。
3. 焦虑　与疾病反复发作、健康受到威胁有关。
4. 潜在并发症　出血、胃十二指肠穿孔等。

(三)护理目标

(1)病人疼痛减轻或缓解。
(2)患者在院治疗期间,根据实际情况,制定合理的饮食,体重增加。
(3)患者能运用有效的应对方法,减轻心理压力。
(4)住院期间无并发症的发生。

(四)护理措施

1. 一般护理

(1)休息。腹痛症状较重或粪便隐血试验阳性的溃疡活动期病人应卧床休息。病人生活要有规律,注意劳逸结合,避免过度劳累,每天一定的休息、睡眠时间,适当的娱乐和活动。饭后应有短时间的休息,尤其对工作节奏快、压力大的工作人员。

(2)饮食。营养均衡,给予高营养、高热量、易消化的饮食。但无须规定特殊食谱。凡能加重症的食物应尽量少吃或不吃。强调个体适应,按病人的喜好或习惯挑选食物。鼓励病人戒烟、酒。进餐有规律,维持正常消化活动的节律。活动期暂时给予流质或半流质,少量多餐,每天4~6餐,避免空腹,保持胃内经常有食物中和胃酸,一旦症状得到控制,应指导病人逐渐恢复一日三餐的正常饮食,避免餐间零食和睡前进食。豆浆和牛乳能暂时稀释胃酸,而其所含的蛋白质和钙又能刺激胃酸分泌,故不宜多饮。易采取煮、蒸、炖、烩等烹调方法,病人避免快速进食,要细嚼慢咽,因咀嚼能增加唾液分泌,唾液可稀释、中和胃酸,有提高黏膜屏障作用。避免暴饮暴食,鼓励病人饮食不易过饱,防止胃窦部食物潴留(过度扩张)而增加促胃液素的分泌。

(3)指导病人缓解疼痛的护理方法。①避免诱发因素;②节律性疼痛,如十二直肠溃疡引起的空腹痛或夜间痛,可指导病人在痛前服用抗酸性食物,防止疼痛发生;指导病人使用放松技术,如深呼吸、全身肌肉放松、听音乐、练气功、参与室外活动,以分散注意力;④局部热敷。

2. 药物治疗的护理

(1)降低胃酸分泌的药物。
(2)保护黏膜的药物。
(3)促进胃动力的药物。

3. 心理护理　消化性溃疡是典型的身心疾病之一。因此,应耐心、细致、热情地了解病人及家属对疾病的认知程度等。指导病人了解过度精神紧张,工作、生活压力过重,以及情绪急躁、焦虑、恐惧等,都会影响溃疡病的发生发展。鼓励病人保持乐观的情绪,避免过度劳累、工作、生活压力等,树立战胜疾病的信心,正确对待疾病,积极地配合治疗和护理。

(五)护理评价

(1)病人疼痛缓解,没有使用止痛剂。
(2)患者在院治疗期间,体重增加0.5kg。
(3)患者情绪保持稳定,积极配合治疗。

（4）住院期间无相关并发症的发生。

五、健康教育
（1）告知病人有关胃十二指肠溃疡的相关知识，使之能更好地配合。
（2）强调保持乐观的重要性，指导病人自我调节情绪。注意劳逸结合，避免过劳。
（3）指导药物的服用时间、方式、剂量，说明药物副作用。避免服用对胃黏膜有损害性的药物，如阿司匹林、吲哚美辛、皮质固醇等。
（4）饮食宜少量多餐，进高蛋白、低脂饮食，补充铁剂与足量维生素。

六、提问
1. 胃溃疡和十二指肠溃疡的区别点是什么？
2. 消化性溃疡的常见并发症有哪些？

病例二 结核性腹膜炎

一、查房目的
通过护理查房，学习如何运用护理程序对该疾病患者进行护理。通过相互讨论与学习，进一步完善护理问题，提出预防性护理措施，防止有危险的护理问题和并发症的发生，为患者创造更好的康复条件，提高护理人员的理论水平。

二、疾病知识回顾

（一）定义
结核性腹膜炎是由结核杆菌引起的腹膜慢性、弥漫性炎症。

（二）病因
腹腔结核感染可由肠结核、肠系膜淋巴结核、输卵管结核直接蔓延或其他原发感染灶内的结核菌随淋巴血行播散而来。

（三）相关的病理生理
由于侵入腹腔的结核菌数量、毒力和病人的机体免疫力不同，表现的病理改变可分为三种即：渗出型、粘连型和干酪型，其中干酪型最少见，前两型多见。若上述两种或三种类型病变并存称为混合型。

（四）临床表现
本病多数起病较缓，但急性发病者亦为数不多。主要症状为倦怠、发热、腹胀和腹痛，亦有畏寒、高热骤然起病者。

1. **全身表现** 发热与盗汗最为常见，热型以低热和中等热居多，部分患者呈弛张热。渗出型、干酪型病例或合并有严重的腹外结核的患者可呈稽留热，盗汗严重，重者有贫血、消瘦、水肿、口角炎及维生素 A 缺乏症等营养不良的表现。

2. **腹痛** 多数患者可出现不同程度的腹痛，多为持续性隐痛或钝痛，疼痛多位于脐周、下腹，有时在全腹部。当患者出现急腹症时，应考虑腹腔结核病灶溃破后引起的急性腹膜炎，结核性腹膜炎少有穿孔。

3. **腹胀与腹水** 多数患者有腹胀感，可由结核病中毒症状或腹膜炎伴有的肠功能紊乱引起。患者可出现腹水，以小量、中等量为多见。腹水量较多时可出现移动性浊音。

4. **腹壁柔韧感** 柔韧感是粘连型结核性腹膜炎的临床特征。绝大多数患者均有不同程度的压痛，一般较轻微，少数压痛明显并有反跳痛，后者多见于干酪型。

5. 腹部包块　粘连型及干酪型患者的腹部常可触及包块,多位于中下腹部。包块大小不一,边缘不齐,有时呈横形块状物或有结节感,多有轻微触痛。

(五)检查

1. 血象和血沉　部分患者有不同程度的贫血,腹腔结核病灶急性扩散者、干酪型及继发感染者的白细胞计数可增高,红细胞沉降率多数增快。血沉也可作为病变活动的简易指标。

2. 结核菌素试验　结核菌素试验呈强阳性者对诊断本病有帮助,但粟粒型结核或重症病人反而可呈阴性。

3. 腹水检查　近年主张对感染性腹水的判断应增加实验诊断指标,腹水葡萄糖<3.4mmol/L,PH<7.35时,指示细菌感染,特别是腹水腺苷脱氨酶活性增高时,提示结核性腹膜炎。

4. 胃肠X线检查　钡餐检查如发现肠粘连、肠结核、肠瘘、肠腔外肿块等现象,对本病诊断有辅助价值。腹部平片有时可见到钙化影,多系肠系膜淋巴结钙化。

5. 腹腔镜检查　有腹膜广泛粘连者禁忌检查。适用于有游离腹水的患者,腹腔镜可窥见腹膜、网膜、内脏表面有散在或集聚的灰白色结节,活组织检查可确诊。

(六)诊断

(1)原因不明的发热,持续两周以上,伴有盗汗,经一般抗生素治疗无效。

(2)有结核密切接触史或本人有其他肠外结核者。

(3)腹壁柔韧感,有腹水或可触及包块者。

(4)血沉增速,腹水为渗出液者。

(5)X线胃肠钡餐检查发现肠粘连等征象者。

(七)治疗

(1)药物治疗仍依据足量、联合为治疗原则。疗程至少18个月。

(2)对腹水型患者,在放腹水后,于腹腔内注入醋酸地塞米松等药物,可以加速腹水吸收并减少粘连。

(3)对血行播散或结核毒血症严重的患者,在应用有效的抗结核药物治疗的基础上,亦可加用肾上腺糖皮质激素,但不宜长期应用。

(4)多数患者可能已接受过抗结核药物治疗。因此,这类患者应选择以往未用或少用的药物,制订联合用药方案。

(5)在并发肠梗阻、肠瘘、化脓性腹膜炎时可行手术治疗。与腹内肿瘤鉴别确有困难时,可行剖腹探查。

三、病例介绍

(一)典型病例

患者,男,48岁,以乏力、消瘦、低热盗汗伴下腹部疼痛3年余,门诊以"结核性腹膜炎"收住入院。患者长期发烧伴乏力、消瘦、盗汗、腹痛,时常腹胀与腹泻,粪便多为糊状,每日数次。腹部触诊有揉面感觉,查体T38.7℃,P92次/分,R21次/分,BP140/80mmHg。

(二)阳性症状体征

患者乏力、消瘦、低热盗汗伴下腹部疼痛,时常腹胀与腹泻,粪便多为糊状,每日数次。腹部触诊有揉面感觉,X线平片检查示腹部可见钙化灶。

四、护理

(一)护理评估

1. 症状和身体评估

(1)症状。发烧伴乏力、消瘦、盗汗、腹痛,时常腹胀与腹泻,粪便多为糊状,每日数次。腹部触诊有柔韧感。

(2)身体评估。查体 T38.7℃,P92 次/分,R21 次/分,BP140/80mmHg。

实验室检查:Hb80g/L,WBC $3.1×10^9$/L,N 68%,L 32%,PLT $138×10^9$/L,ESR 35mm/小时;粪便常规(+),PPD 试验强阳。X 线平片检查腹部可见钙化灶。

2. 健康史

(1)既往史。病人既往无结核病史,未接受过正规治疗。近期未与结核病病人有较密切接触,未用肾上腺皮质激素,无变态反应增高现象。

(2)生活习惯。患者工作劳累、休息和睡眠不足、营养摄入不够,家庭经济情况较差,有心理与生理压力。

(3)家族史。家属中无结核病史。

3. 心理社会状况 由于发病急骤,病人及家属缺乏应对疾病的心理准备,表现为焦虑不安、不知所措,产生恐惧心理。

(二)护理诊断

1. 体温过高 与结核病毒血症有关。
2. 营养失调 与慢性消耗性疾病,腹泻,食欲差有关。
3. 腹痛 与腹膜炎有关。
4. 腹泻 与腹膜炎所致肠功能紊乱有关。
5. 体液不足的危险 与腹泻、发热、利尿剂使用有关。

(三)护理目标

(1)病人体温恢复正常,能描述出降温方式。

(2)营养摄入充足,病人表现为体重增加,不低于基础体重。

(3)病人主诉疼痛减轻或缓解。

(4)病人主诉排便次数减少或排便恢复正常。

(5)体液摄入充足,无脱水症。

(四)护理措施

1. 一般护理 鼓励病人尽量进食,给予高热量、高蛋白、高维生素饮食,如牛奶、豆浆、豆腐、鱼及蔬菜水果等。协助病人在晨起、餐后、睡前漱口,加强口腔护理,口唇干燥者涂石蜡油保护,积极治疗和预防口角炎、舌炎及口腔溃疡。进食困难者遵医嘱静脉补充高营养,如氨基酸、脂肪乳剂、白蛋白等。必要时遵医嘱给予止泻剂。监测体重、血红蛋白的水平。

2. 高热的护理 高热时嘱卧床休息,减少活动,以保存体力。给予清淡饮食及补充适当饮料。提供合适的环境温度及适宜的衣服、盖被。应根据具体情况选择适宜的降温方式,如温水浴、酒精浴、冰敷、冰盐水灌肠及药物降温等。出汗较多时,及时更换衣服、被服,注意保暖,并协助翻身,注意皮肤和口腔的清洁与护理。监测体温、血压、脉搏及血清电解质等指标的变化。

3. 腹痛的护理 观察疼痛的部位、性质及持续时间,耐心听取病人对疼痛的主诉,并表示关心和理解。提供安静、舒适的环境,保证充足的睡眠,减轻疼痛。教会病人放松技巧,如深呼吸、全身肌肉放松、自我催眠等。教会病人分散注意力,如与人交谈、听音乐、看书报等。适当给予解痉药,如阿托品、东莨菪碱等。合并梗阻,行胃肠减压;合并急性穿孔,外科手术治疗。指导病人剧烈疼痛时及时报告医护人员。

4. 腹泻的护理 观察大便的次数、量、颜色、形状及性质。腹泻严重者暂予禁食,并观察有关脱水征,遵医嘱补液,给予止泻剂等。排便频繁者,每次便后宜用软纸擦肛门,并用温水清洗干净,以防肛周皮肤黏膜破溃、糜烂。

5. 大量腹水者取半卧位,使膈肌下降,减轻呼吸困难。限制钠盐的摄入,每日 3~5g,严格限制液体的进入量,每日约 1000ml 左右。遵医嘱给予利尿剂,注意观察有无低钾的症状,如四肢发软、腹胀等。遵医嘱给予全身抗结核药物治疗或腹腔内注药;注意观察药物对肝脏的损害,如皮肤、巩膜黄染、厌油、食欲减退等。遵医嘱放腹水,注意每次放腹水不宜过多,并观察病人的一般情况,如面色、血压、脉搏等。监测血清电解质及肝功能的变化。准确记录 24 小时出入液量。监测有无电解质紊乱及酸碱平衡失调的表现。

6. 用药护理 注意用药后的效果和副作用,注意观察胃肠道反应、肝肾功能及听力。向病人及家属讲解有关抗结核药物的知识,使其了解药物的作用和不良反应,同时告知用药的规则,并嘱其发现副反应,应及时报告医护人员。对应用糖皮质激素治疗的病人,需定期检查血压、血糖及大便潜血,防止并发症的发生。

(五)护理评估

(1)患者体温逐渐下降,恢复正常,患者掌握了降温的方式。

(2)营养状况得到改善。

(3)病人疼痛的缓解程度及对缓解疼痛的应对方法掌握。

(4)腹泻程度减轻,无脱水症状。

(5)患者血压、脉搏及血清电解质正常,24 小时出入液量平衡。

五、健康宣教

健康教育根据患者原发结核灶的不同,对病人及家属进行有关消毒、隔离、生活安排等方面的知识教育。同时告之病人及家属有关抗结核药物治疗的知识,嘱其一定按医嘱按时服药,不要因症状改善而自行停止治疗。应规律服药,全程治疗直至疾病彻底治愈,发现药物的不良反应要及时就医。并告知病人要定期复查的重要性。

六、提问

1. 抗结核药物的用药指导?
2. 结核性腹膜炎患者的健康指导?

病例三 溃疡性结肠炎

一、查房目的

通过护理查房,学习如何运用护理程序对该疾病患者进行护理。通过相互讨论与学习,进一步完善护理问题,提出预防性护理措施,防止有危险的护理问题和并发症的发生,为患者创造更好的康复条件,提高护理人员的理论水平。

二、疾病知识回顾

(一)定义

溃疡性结肠炎是一种病因尚不十分清楚的结肠和直肠慢性非特异性炎症性疾病,病变局限于大肠黏膜及黏膜下层。病变发生多于乙状结肠和直肠,也可延伸至降结肠,甚至整个结肠。病程漫长,常反复发作。

(二)病因

溃疡性结肠炎的病因至今仍不明确。基因因素可能具有一定地位。心理因素在疾病恶化中具有重要地位,原来存在的病态精神如抑郁或社会距离在结肠切除术后明显改善。有认为溃疡性结肠炎是一种自身免疫性疾病。目前认为炎性肠病的发病是外源物质引起宿主反应、基因和免疫影响三者相互作用的结果。

(三)相关病理知识

溃疡性结肠炎最主要的病理变化为:①弥漫性连续性黏膜炎症;②黏膜溃疡;③隐窝脓肿;④假性息肉;⑤特殊细胞变化,潘氏细胞增生、杯状细胞减少。

(四)临床表现

1. 腹泻　黏液脓血便时活动期的重要表现。大便的次数、便血的程度及粪质可反映病情的轻重,轻者每日 2~4 次,粪便呈糊状,可混有黏液、脓血;重者腹泻每日可达 10 次以上,脓血显见,甚至呈血水样,大量便血。病变局限乙状结肠和直肠者,偶有腹泻与便秘交替现象。

2. 腹痛　一般均有轻中度腹痛,轻者或缓解期病人可无腹痛或仅有腹部不适。腹痛多为局限于左下腹或下腹的阵痛,亦可涉及全腹。临床有疼痛-便意-便后缓解的规律,常伴有里急后重。重症病人可出现持续性剧痛。

3. 临床分型　根据病情严重程度、病程、范围及病情进行综合分型。

(1)临床类型。①初发型:指无既往史的首次发作;②慢性复发性:最多见,发作期与缓解期交替;③慢性持续型:症状持续,间歇症状为主的急性发作;④急性暴发型:少见,急性起病,病情严重,全身毒血型症状明显。

(2)病情严重程度。①轻型:起病缓慢,症状轻,腹泻每日 4 次以下,少量便血或无便血,无全身毒血症状,血沉正常,贫血无或轻;②重症:全身和胃肠道症状均较严重,腹泻频繁并有明显黏液血便,常表现极度衰竭、消瘦、贫血、发热、心动过速等全身毒血症状,血沉增快、血红蛋白下降;③中型:介于轻型与重型之间。

(五)辅助检查

1. 结肠镜检　因为 90%~95%患者直肠和乙状结肠受累,镜检中可看到充血、水肿的黏膜,脆而易出血。

2. 气钡灌肠双重对比造影　也是一项有助诊断的检查,特别有助于确定病变范围和严重程度。

3. 实验室检查

(1)粪便检查。镜检有大量的红细胞、脓细胞,其数量变化常与疾病的病情相关。涂片中常见到大量的多核巨噬细胞。溃疡性结肠炎患者大便隐血试验可呈阳性。

(2)血沉(ESR)。溃疡性结肠炎患者在活动期时,ESR 常升高,多为轻度或中度增快,常见于较重病例。但 ESR 不能反映病情的轻重。

(3)白细胞计数。大多数患者白细胞计数正常,但在急性活动期,中、重型患者中可有轻度升高,严重者出现中性粒细胞中毒颗粒。

(4)血红蛋白。50%~60%患者可有不同程度的低色素性贫血。

(5)C 反应蛋白(CRP)。正常人血浆中仅有微量 C 反应蛋白,但轻度炎症也能导致肝细胞合成和分泌蛋白异常,因此,CRP 可鉴别功能性与炎症性肠病。

(6)免疫学检查。一般认为免疫学指标有助于对病情活动性进行判断,但对确诊本病的意义则有限。

(六)诊断

由于溃疡性结肠炎是一种非特异性炎性疾病,临床表现多种多样,难以找到典型的临床特征做出诊断,我国1993年举行的全国慢性非感染性肠道疾病学术研讨会上,根据国际诊断标准结合我国具体情况提出了溃疡性结肠炎的诊断标准:①排除细菌性痢疾,阿米巴性结肠炎,血吸虫病,肠结核,放射性肠炎等原因明确的结肠炎症;②具有典型的临床表现,并至少有内镜或X线的特征性改变中的1项;③临床症状不典型,但有典型的肠镜或X线表现或经病理活检证实。

(七)治疗

治疗原则为控制急性发作,缓解病情,减少复发,防治并发症。

1. 药物治疗

(1)氨基水杨酸制剂、柳氮磺吡啶为首选药物。

(2)糖皮质激素。对急性发作期溃疡性结肠炎有较好的疗效。

(3)免疫抑制剂。

2. 手术治疗 并发结肠大出血、肠梗阻、肠穿孔、癌变及中毒性巨结肠时需手术治疗。

三、病例介绍

(一)典型病例

患者,男,52岁,与入院1年前无明显诱因出现腹泻,每日7~8次为稀水样鲜血色便,伴腹痛疼痛初局限于左下腹,渐累及全腹,呈阵发性胀痛,无黑便,无发热,呕吐,无寒战,恶心就诊于当地医院给予对症治疗,症状明显好转。入院半年前,进食辛辣油腻食物再次出现腹痛,大量稀水鲜血便,性质同前,每日十余次,同时伴发热,体温38.3℃,就诊于外院,诊断为溃疡性结肠炎,服用柳氮磺嘧啶,激素等对症治疗,稍有缓解,但效果不明显。现为进一步治疗收治入院。查体 T37.8℃,P100次,R18次,BP110/70mmHg。

(二)阳性症状、体征

腹泻,每日7~8次为稀水样鲜血色便,伴腹痛,呈阵发性胀痛,伴发热,体温38.3℃患者自发病以来体重减轻10kg。血常规示 Hb 95g/L,WBC9.6×10^9/L,RBC3.05×10^{12}/L,PLT116×10^9/L,N85%。粪便常规示脓血便。电子结肠镜检查 进镜50cm内黏膜充血、水肿,触之易出血,散在糜烂和浅溃疡。活检结果回报组织学检查肠黏膜呈炎症性反应,淋巴细胞及浆细胞浸润,腺体排列异常,杯状细胞减少。病理符合溃疡性结肠炎改变。

四、护理

(一)护理评估

1. 症状和身体评估

(1)症状。腹痛,大量稀水鲜血便,体重减轻10kg。

(2)身体评估。查体 T37.8℃,P100次,R18次,BP110/70mmHg。

实验室检查:血常规示 Hb 95g/L,WBC9.6×10^9/L,RBC3.05×10^{12}/L,PLT116×10^9/L,N85%粪便常规示脓血便。

2. 健康史

(1)既往史。病人既往体健。

(2)生活习惯。患者工作劳累、休息和睡眠不足、营养摄入不够,家庭经济情况较差。

(3)家族史。家族中无溃疡性结肠炎病史。

3. 心理社会状况　由于病程迁延,治疗效果不明显,病人及家属缺乏应对疾病的心理准备,表现为焦虑不安、不知所措,产生恐惧心理。

(二)护理诊断

1. 有体液不足的危险　与肠道炎症致长期频繁腹泻有关。
2. 营养失调　低于机体需要量,与频繁腹泻、吸收不良有关。
3. 有感染的危险　与免疫抑制、衰弱状况有关。
4. 疼痛　与腹部病变有关。
5. 知识缺乏　缺乏本病的预防与治疗知识。

(三)护理目标

患者主诉腹痛症状减轻或消失,不影响生活、工作,卧床期间生活需要得到满足,促进身心休息,病人的活动耐力逐渐增加,患者掌握溃疡性结肠炎的预防与治疗知识。

(四)护理措施

1. 一般护理

(1)休息和活动。轻症者注意休息,减少活动量,防止劳累;重症者应卧床休息,保证睡眠,以减少肠蠕动,减轻腹泻、腹痛症状。

(2)饮食护理。指导病人食用质软、易消化、少纤维素又富含营养的食物。一般为高热量、高蛋白、低渣饮食,以利于吸收,减少对肠黏膜的刺激,供给足量的热量,维持机体代谢的需要。为病人提供良好的进餐环境,增进食欲。避免食用刺激性食物,急性发作期病人应进流质或半流质饮食,禁食冷饮、水果等,减轻黏膜的炎症,防止肠出血等并发症。病情了解营养改善状况。

2. 病情观察　严密观察腹痛的特点及生命体征的变化,以了解病情的进展情况。如腹痛性质突然改变应注意是否合并大出血、肠梗阻、肠穿孔等并发症,要配合医师积极抢救。观察每日排便的次数,粪便的量、性状,监测血红蛋白及电解质的变化。

3. 对症护理

(1)疼痛的护理。给病人耐心解释疼痛的原因,使其减轻焦虑、恐惧等不良情绪,增强自信心,配合治疗。教给病人缓解疼痛的方法,如放松、转移注意力,也可用针灸等止痛。

(2)腹泻的护理。全身症状明显的病人应卧床休息,注意腹部保暖,可用暖水袋腹部热敷,以减弱肠道运动,减少排便次数,并利于腹痛等症状的减轻。加强肛周皮肤的护理,排便后应用温水清洗肛周,保持清洁干燥,涂无菌凡士林或抗生素软膏以保护肛周皮肤,或促进损伤处愈合。

4. 用药护理　根据医嘱用药,以减轻炎症,缓解腹痛。注意药物的不良反应,如应用柳氮磺吡啶,应注意有无恶心、呕吐、皮疹及白细胞减少、关节痛等;应用5-氨基水杨酸灌肠,应现用现配,防止药效降低;应用糖皮质激素者,要注意激素用量,病情缓解后逐渐减量至停药,注意减药速度不要太快防止反跳现象。

5. 心理护理　由于本病因不明,反复发作,进行性加重,给病人带来痛苦,尤其是排便次数的增多,给病人的精神和日常生活带来很多困扰,易产生自卑、忧虑,甚至恐惧护理。护理人员应鼓励病人树立自信心,促进治疗疾病的主动性,自觉不懈地配合治疗。应尊重病人,为病人提供相对私密的空间,如尽量安排病人带卫生间的单人病室等。帮助病人及家属认识病人的实际健康状态,缓解焦虑、恐惧心理。

五、健康宣教

1. 饮食指导　应保证营养摄入，避免使用生、冷、辛辣、产气多的刺激性食物。
2. 活动休息指导　根据病情掌握活动量，疾病发作时应减少活动量，以免加重或诱发并发症。
3. 用药指导

（1）指导病人正确用药方法，讲解药物作用与不良反应。如柳氮磺胺吡啶因有消化道的不良反应宜饭后服用。糖皮质激素会引起向心性肥胖，满月脸，停药后恢复正常。

（2）灌肠方法。需将治疗药物磨碎配成溶液状从肛门灌入，事先应排尽大便，有助于药物吸收和在肠道内保留较长时间，达到治疗作用。

4. 出院指导

（1）根据病情调整饮食结构，保证营养摄入，以利提高机体抵抗力。

（2）根据自身体力、病情掌握活动原则，进行适当的体育锻炼如散步，体操，太极拳等。

（3）教会病人及家属识别与自身有关的诱发因素如饮食、劳累、精神因素等。

（4）出院带药指导病人出院后需坚持正规治疗，介绍药物名称，剂量用法。必要时写成书面资料。

（5）指导病人门诊随访知识。定期门诊复查，并做有关的化验检查。

六、提问

1. 溃疡性结肠炎患者的饮食指导？
2. 溃疡性结肠炎患者频繁排便易引起肛周皮肤破损，在护理上采取哪些措施？

病例四　脂肪性肝病

一、查房目的

熟悉和掌握脂肪性肝病的相关护理知识，制定切实可行的护理措施，掌握脂肪性肝病病人的健康教育，以使病人早日康复。

二、疾病知识回顾

（一）定义

脂肪肝是指由于各种原因引起的肝细胞内脂肪堆积过多的病变。脂肪性肝病正严重威胁国人的健康，成为仅次于病毒性肝炎的第二大肝病，已被公认为隐蔽性肝硬化的常见原因。脂肪肝是一种常见的临床现象，而非一种独立的疾病。其临床表现轻者无症状，重者病情凶猛。一般而言，脂肪肝属可逆性疾病，早期诊断并及时治疗常可恢复正常。

（二）病因

1. 肥胖性脂肪肝　肝内脂肪堆积的程度与体重成正比。30%~50%的肥胖症合并脂肪肝，重度肥胖者脂肪肝病变率高达61%~94%。肥胖者体重得到控制后，其脂肪浸润亦减少或消失。

2. 酒精性脂肪肝　长期嗜酒者肝穿刺活检，75%~95%有脂肪浸润。还有人观察，每天饮酒超过80~160g则酒精性脂肪肝的发生率增长5~25倍。

3. 快速减肥性脂肪肝　禁食、过分节食或其他快速减轻体重的措施可引起脂肪分解短期内大量增加，消耗肝内谷胱甘肽(GSH)，使肝内丙二醛和脂质过氧化物大量增加，损伤肝细胞，导致脂肪肝。

4. 营养不良性脂肪肝　营养不良导致蛋白质缺乏是引起脂肪肝的重要原因，多见于摄食不足或消化障碍，不能合成载脂蛋白，以致甘油三酯积存肝内形成脂肪肝。

5. **糖尿病脂肪肝** 糖尿病患者中约50%可发生脂肪肝,其中以成年病人为多。因为成年后患糖尿病人有50%~80%是肥胖者,其血浆胰岛素水平与血浆脂肪酸增高,脂肪肝既与肥胖程度有关,又与进食脂肪或糖过多有关。

6. **药物性脂肪肝** 某些药物或化学毒物通过抑制蛋白质的合成而致脂肪肝,如四环素、肾上腺皮质激素、嘌呤霉素、环己胺、吐根碱以及砷、铅、银、汞等。降脂药也可通过干扰脂蛋白的代谢而形成脂肪肝。

7. **妊娠脂肪肝** 多在第一胎妊娠34~40周时发病,病情严重,预后不佳,母婴死亡率分别达80%与70%。

(三)相关的病理生理知识

脂肪肝分为3级:1级>30%肝细胞脂变,2级>50%肝细胞脂变,3级>75%肝细胞脂变。

组织学分型:1型仅脂肪变性,2型脂肪变性+炎症,3型脂肪变性+气球样变性,4型脂肪变性+纤维化和/或Mallory小体,3型和4型可诊断为非酒精性脂肪肝炎。五年、十年生存率分别约67%、59%,不同组织类型的脂肪肝预后不同,急性脂肪肝预后险恶,死亡率高。脂肪肝的预后主要取决于其病因,大多数慢性脂肪肝预后较好。

(四)临床表现

脂肪肝的临床表现多样,轻度脂肪肝多无临床症状。仅有疲乏感,而多数脂肪肝患者较胖。脂肪肝病人多于体检时偶然发现。中、重度脂肪肝有类似慢性肝炎的表现,可有食欲不振、疲倦乏力、恶心、呕吐、肝区或右上腹隐痛等。肝脏轻度肿大可有触痛,质地稍韧、边缘钝、表面光滑,少数病人可有脾肿大和肝掌。当肝内脂肪沉积过多时,可使肝被膜膨胀、肝韧带牵拉,而引起右上腹剧烈疼痛或压痛、发热、白细胞计数增多,误诊为急腹症而作剖腹手术。此外,脂肪肝病人也常有舌炎、口角炎、皮肤瘀斑、四肢麻木、四肢感觉异常等末梢神经炎的改变。少数病人也可有消化道出血、牙龈出血、鼻衄等。重度脂肪肝患者可以有腹腔积液和下肢水肿、电解质紊乱如低钠、低钾血症等,脂肪肝表现多样,遇有诊断困难时,可做肝活检确诊。

(五)检查

1. **实验室检查**

(1)ALT、AST。一般为轻度升高,达正常上限的2~3倍。酒精性脂肪肝的AST升高明显,AST/ALT>2有诊断意义。非酒精性脂肪肝时则ALT/AST>1。ALT>130U,提示肝小叶脂肪浸润明显,ALT持续增高提示有脂肪性肉芽肿。

(2)γ-GT、ALP。酒精性脂肪肝时γ-GT升高较常见,ALP也可见升高,达正常上限的2倍;非酒精性脂肪肝患者γ-GT可以升高。

(3)GST。可反映应激性肝损伤,较ALT更敏感。

(4)谷氨酸脱氢酶(GDH)、鸟氨酸氨甲酰转移酶(DCT)。GDH为线粒体酶,主要在肝腺泡Ⅲ带富有活性,DCT为尿素合成酶,参与转甲基反应。脂肪肝时两酶都升高。尤其是酒精性脂肪肝,其GDH/OCT>0.6。

(5)胆碱酯酶(CHE)、卵磷脂胆固醇酰基转移酶(LCAT)。80%脂肪肝血清CHE和LCAH升高,但低营养状态的酒精性脂肪肝升高不明显。CHE对鉴别肥胖性脂肪肝有一定意义。

2. **超声检查** 弥漫细密的高回声(明亮肝),肝实质回声强度>肾回声,肝内血管影像变细或显示不清,有时也会有不均匀的分布,肝脏轻度或中度肿大。

(六)诊断

(1)无饮酒史或饮酒折合乙醇量,男性每周140g,女性70g。
(2)排除病毒性肝炎、药物性肝病、全胃肠外营养、肝豆状核变性等可导致脂肪肝的特定疾病。
(3)除原发疾病临床表现外,有乏力、消化不良、肝区隐痛、肝脾肿大等非特异性症状及体征。
(4)可有超重/内脏性肥胖、空腹血糖增高、血脂紊乱、高血压等代谢综合征。
(5)血清转氨酶和谷氨酰转肽酶水平可由轻至中度增高,通常以丙氨酸氨基转移酶升高为主。
(6)肝脏影像学表现符合弥漫性脂肪肝的影像学诊断标准。
(7)肝活检组织学改变符合脂肪性肝病的病理学诊断标准。

凡具备上述第1~5项和第6或第7项中任何一项者即可诊断为脂肪肝。

(七)治疗

1. 一般治疗

(1)找出病因,有的放矢采取措施。如长期大量饮酒者应戒酒。营养过剩、肥胖者应严格控制饮食,使体能恢复正常。有脂肪肝的糖尿病人应积极有效地控制血糖。营养不良性脂肪肝患者应适当增加营养,特别是蛋白质和维生素的摄入。总之,去除病因才有利于治愈脂肪肝。

(2)调整饮食结构。提倡高蛋白质、高维生素、低糖、低脂肪饮食。不吃或少吃动物性脂肪、甜食(包括含糖饮料)。多吃青菜、水果和富含纤维素的食物,以及高蛋白质的瘦肉、河鱼、豆制品等,不吃零食,睡前不加餐。

(3)适当增加运动。促进体内脂肪消耗。行走、仰卧起坐或健身器械锻炼都是很有益的。

(4)补硒。能让肝脏中谷胱甘肽过氧化物酶的活性达到正常水平,对养肝护肝起到良好作用,硒麦芽粉、五味子为主要原料制成的养肝片,具有免疫调节的保健功能,对化学性肝损伤有辅助保护作用,有养肝、保肝、护肝作用。

2. 药物治疗 到目前为止,西药尚无防治脂肪肝的有效药物,以中药长期调理性的治疗较好。西药常选用保护肝细胞、去脂药物及抗氧化剂等,如维生素B、C、E、卵磷脂、熊去氧胆酸、肌苷、辅酶A、还原型谷胱甘肽、牛磺酸、肉毒碱乳清酸盐、肝泰乐,以及某些降脂药物等。

三、病例介绍

(一)典型病例

患者,男,78岁,肥胖,血糖升高10余年,血压升高20余年收住。10年前患者体检发现血糖高于正常,具体不详。血压高于正常,具体不详。自服降压药,未使用降糖药,饮食控制,间断测量,时高时低,未行系统治疗。体型偏胖,体重88kg。查体T36.6℃,P74次/分,R18次/分,BP160/96 mmHg。

(二)患者的阳性症状体征

患者体型偏胖,体重88kg,血糖升高,血压升高。B超提示脂肪肝,BMI指数24.1(超重)。腰围90cm。空腹血糖80mg/dl,胰岛素22.4mu/ml,C肽345pmol/l)。餐后2小时血糖180mg/dl,胰岛素180.02mu/ml,C肽2314pmol/l)。HBG101g/L。

四、护理

(一)护理评估

(1)询问病人有酗酒生活史。
(2)患者有高血压病史,糖尿病病史。
(3)患者长期大量饮酒、长期反复接触化学毒物,长期服用对肝脏有损害的药物。

（二）护理诊断

1. 营养失调　高于机体需要量　与饮食过多、缺少运动有关。
2. 焦虑　与病情进展、饮食受限有关。
3. 活动无耐力　与肥胖有关。

（三）护理目标

（1）患者能自主控制饮食，体重逐步下降。

（2）患者理解控制饮食的重要意义，自觉参与治疗计划。

（3）患者活动逐渐增加。

（四）护理措施

1. 饮食护理　调整饮食结构，低糖低脂为饮食原则。在满足基础营养需求的基础上，减少热量的摄入，维持营养平衡，维持正常血脂、血糖水平，降低体重至标准水平。指导病人避免高脂肪食物如动物内脏，甜食（包括含糖饮料），尽量使用含有不饱和脂肪酸的油脂（如橄榄油、菜籽油、茶油等）。多吃青菜，水果和富含纤维素的食物，以及瘦肉，鱼肉，豆制品等；多吃有助于降血脂的食物，如燕麦、绿豆、海带、茄子、芦笋、核桃、枸杞、黑木耳、山楂、苹果、葡萄、猕猴桃等。不吃零食，睡前不加餐，避免辛辣刺激性食物。可制作各种减肥食谱小卡片给病人，以增加病人的健康饮食知识，提高其依从性。

2. 运动　适当增加运动可以有效地促进体内脂肪消耗。合理安排工作，做到劳逸结合，选择合适的锻炼方式，避免过度劳累。每天安排进行体力活动的量和时间应按体重目标计算，对于需要亏空的能量，一般多考虑采用增加体力活动量和控制饮食相结合的方法，其中50%应该由增加体力活动能量消耗来解决，其他50%可由减少饮食总能量和减少脂肪的摄入量以达到需要亏空的总能量。不宜在饭后立即进行运动，也应避开凌晨和深夜运动，以免扰乱人体生物节奏；合并糖尿病者应于饭后1小时进行锻炼。

3. 控制体重　合理设置减肥目标，逐步接近理想体重，防止体重增加或下降过快。用体重指数（BMI）和腹围等作为监测指标，以肥胖度控制在0%~10%「肥胖度=(实际体重-标准体重)/标准体重×100%」为度。

4. 改变不良生活习惯　吸烟、饮酒均可致血清胆固醇升高，应督促病人戒烟戒酒；改变长时间看电视、用电脑、上网等久坐的不良生活方式，增加有氧运动时间。

5. 病情监测　每半年监测体重指数、腹围、血压、肝功能、血脂和血糖，每年做包括肝脏、胆囊和脾脏在内的上腹部B超。

（五）护理评价

（1）患者听取医务人员意见，自主控制饮食，主动活动，体重下降。

（2）患者理解控制饮食的重要意义，自觉参与治疗计划。

（3）患者活动逐渐增加，掌握有氧运动的方法。

五、健康宣教

1. 疾病预防指导　让健康人群了解脂肪肝的病因，建立健康的生活方式，改变各种不良的生活习惯、行为习惯。

2. 疾病知识指导　教育病人保持良好的心理状态，注意情绪的调节和稳定，鼓励病人随时就相关问题咨询医护人员。让病人了解本疾病治疗的长期性和艰巨性，增强治疗信心，持之以恒，提高治疗的依从性。

3. **饮食指导** 指导病人建立合理的饮食结构及习惯,去掉不良的饮食习惯,戒除烟酒,实行有规律的一日三餐。无规律的饮食方式,如不吃早餐,或三餐饥饱不均,会扰乱机体的营养代谢。避免过量摄食、吃零食、夜食,以免引发体内脂肪过度蓄积。此外,进食过快不易发生饱腹感,常使能量摄入过度。适宜的饮食可改善胰岛素抵抗,促进脂质代谢和运转,对脂肪肝的防治尤为重要。

4. **运动指导** 运动应以自身耐力为基础、循序渐进、保持安全心率(中等强度体力活动时心率为100~120次/分,低强度活动时则为80~100次/分)及持之以恒的个体化运动方案,采用中低强度的有氧运动,如慢跑、游泳、快速步行等,睡前进行床上伸展、抬腿运动,可改善睡眠质量。每天运动1~2小时优于每周2~3小时剧烈运动。

六、提问

1. 脂肪性肝病的饮食原则?
2. 脂肪性肝病的运动原则?

病例五 肝硬化

一、查房目的

熟悉和掌握肝硬化的相关疾病知识,制定切实可行的护理措施,掌握肝硬化病人的健康教育,以使病人早日康复。

二、肝硬化知识回顾

(一)定义

肝硬化是一种常见的慢性肝病,可由一种或多种原因引起肝脏损害,肝脏呈进行性、弥漫性、纤维性病变。

(二)病因及概况

引起肝硬化病因很多,在我国以病毒性肝炎为主,欧美国家以慢性酒精中毒多见。

1. **病毒性肝炎** 主要为乙型、丙型和丁型肝炎病毒感染,约占60%~80%,通常经过慢性肝炎阶段演变而来,急性或亚急性肝炎如有大量肝细胞坏死和肝纤维化可以直接演变为肝硬化,乙型和丙型或丁型肝炎病毒的重叠感染可加速发展至肝硬化。甲型和戊型病毒性肝炎不发展为肝硬化。

2. **慢性酒精中毒** 在我国约占15%,近年来有上升趋势。长期大量饮酒(一般为每日摄入酒精80g达10年以上),乙醇及其代谢产物(乙醛)的毒性作用,引起酒精性肝炎,继而可发展为肝硬化。

3. **非酒精性脂肪性肝炎** 随着世界范围肥胖的流行,非酒精性脂肪性肝炎(NASH)的发病率日益升高。新近国外研究表明,约20%的非酒精性脂肪性肝炎可发展为肝硬化。

4. **胆汁淤积** 持续肝内淤胆或肝外胆管阻塞时,高浓度胆酸和胆红素可损伤肝细胞引起原发性胆汁性肝硬化或继发性胆汁性肝硬化。

5. **肝静脉回流受阻** 慢性充血性心力衰竭、缩窄性心包炎、肝静脉阻塞综合征、肝小静脉闭塞病等引起肝脏长期瘀血缺氧。

6. **遗传代谢性疾病** 先天性酶缺陷疾病,致使某些物质不能被正常代谢而沉积在肝脏,如肝豆状核变性(铜沉积)、血色病(铁沉积)、a-抗胰蛋白酶缺乏症等。

7. **工业毒物或药物** 长期接触四氯化碳、磷、砷等或服用双醋酚汀、甲基多巴、异烟肼等可引起中毒性或药物性肝炎而演变为肝硬化;长期服用甲氨蝶呤(MTX)可引起肝纤维化而发展为肝硬化。

8. 自身免疫性肝炎可演变为肝硬化

9. 血吸虫病　虫卵沉积于汇管区,引起纤维组织增生,导致窦前性门静脉高压,但由再生结节不明显,故严格来说应称之为血吸虫性肝纤维化。

10. 隐源性肝硬化　病因仍不明者约占5%~10%。

(三)相关病理知识

肝硬化因病因、炎症程度以及病情发展的不同,可呈现不同的病理类型,按结节大小,形态分为4型。

(1)小结节性肝硬化　结节大小比较均匀,一般在3~5mm,最大不超过1cm,纤维隔较细,假小叶大小一致,此型肝硬化最多见。

(2)大结节性硬化　结节较粗大,且大小不均,直径一般在1~3cm,以大结节为主,最大直径可达3~5cm,结节由多个小叶构成,纤维隔宽窄不一,一般较宽,假小叶大小不等,此型肝硬化多由大片肝坏死引起。

(3)大小结节混合性肝硬化　为上述二型的混合型,大结节和小结节比例大致相等,此型肝硬化亦甚多见。

(4)不完全分隔性肝硬化　又称再生结节不明显性肝硬化,其特点为纤维增生显著,向小叶内延伸,肝小叶并不完全被分隔;纤维组织可包绕多个肝小叶,形成较大的多小叶结节,结节内再生不明显,此型的病因在我国主要为血吸虫病。

(四)临床表现和症状

1. 代偿期　症状较轻,以乏力、食欲减轻较为突出,可伴有上腹不适、恶心、厌油腻、腹胀及腹泻等非特异性症状。症状常因劳累或伴发病出现,休息或治疗可缓解。病人多消瘦,肝脏可轻度肿大,质地中等硬度,伴轻压痛。肝功能正常或轻度异常。

2. 失代偿期　主要为肝功能减退、门静脉高压所致的症状体征。

(1)肝功能减退的临床表现。

①全身症状。营养状态较差、消瘦乏力、精神不振;严重者卧床不起,皮肤干枯、面色萎黄无光泽(肝病面容);可有不规则低热、夜盲、浮肿等。

②消化道症状。食欲减退、甚至厌食;进食后上腹饱胀不适明显、恶心、呕吐。

③出血倾向和贫血。常有鼻腔、牙龈出血、皮肤紫癜和胃肠道出血倾向,女性病人常有月经过多,与肝合成凝血因子减少、脾功能亢进等有关。营养不良、肠道吸收障碍和脾功能亢进等因素可引起不同程度的贫血。

④内分泌失调。由于肝功能减退,雌激素灭活作用减弱,使雌激素增多,雄激素和肾上腺糖皮质激素减少,雌激素与雄激素比例失调。男性病人常有性功能减退和乳房发育等;女性病人可出现月经失调、闭经及不孕等。部分病人出现蜘蛛痣,肝功能减退时,肝对醛固酮和抗利尿激素的灭活作用减弱,可引起水钠潴留而致尿量减少和水肿。

(2)门静脉高压临床表现。门静脉系统阻力增加及门静脉血流量增多,是形成门静脉高压的发生机制。三大表现是脾大、侧支循环建立开放、腹水。其中侧支循环对门静脉高压症的诊断有特征性意义。

3. 并发症

(1)上消化道出血。最常见,多突然发生大量呕血或黑便,常引起失血性休克或诱发肝性脑病,死亡率很高。

（2）感染。肝硬化患者免疫功能低下，常并发感染，如呼吸道、胃肠道、泌尿道等而出现相应症状。

（3）肝性脑病。是最严重的并发症，亦是最常见的死亡原因，主要临床表现为性格行为异常、意识障碍、昏迷。

（4）电解质和酸碱平衡紊乱。肝硬化患者常见的电解质和酸碱平衡紊乱有：①低钠血症；②低钾低氯血症；③酸碱平衡紊乱。

（5）原发性肝细胞癌。肝硬化特别是病毒性肝炎肝硬化和酒精性肝硬化发生肝细胞癌的危险性明显增高。

（6）肝肾综合征。指发生在严重肝病基础上的肾衰竭，但肾脏本身并无器质性损害，故又称功能性肾衰竭。主要见于伴有腹水的晚期肝硬化或急性肝功能衰竭患者。

（7）肝肺综合征。肝肺综合征是指发生在严重肝病基础上的低氧血症，主要与肺内血管扩张相关而过去无心肺疾病基础。

（8）门静脉血栓形成。无明显的临床症状。如发生门静脉急性完全阻塞，可出现剧烈腹痛、腹胀、血便、休克、脾脏迅速增大和腹水迅速增加。

（五）辅助检查

1. 食道钡透　食道静脉曲张出现虫蚀样或蚯蚓状充盈缺损，胃底静脉曲张出现菊花样充盈缺损。

2. CT 或 MRI

3. 超声　门静脉>13mm，脾静脉>8mm。

4. 内镜检查

5. 肝穿刺活检　假小叶确定肝硬化、腹腔镜检查、门静脉压力的测定。

6. 实验室检查

血常规失代偿期：贫血，脾亢时出现白细胞下降，血小板下降。

尿常规失代偿期：尿胆红素(+)尿胆原升高，有时可见到蛋白、管型、RBC。

肝功能检查：代偿期正常或轻度异常；失代偿期转氨酶常有轻、中度增高，清蛋白降低，球蛋白增高，清蛋白/球蛋白比率降低或倒置，凝血酶原时间延长。

（六）诊断

失代偿期肝硬化诊断不难，肝硬化的早期诊断较困难。

1. 代偿期　慢性肝炎病史及症状可供参考，如有典型蜘蛛痣，肝掌应高度怀疑，肝质地较硬或不平滑及(或)脾大>2cm，质硬，而无其他原因解释，是诊断早期肝硬化的依据，必要时肝穿病理检查或腹腔镜检查以利确诊。

2. 失代偿期　症状，体征，化验皆有较显著的表现，如腹水，食管静脉曲张，明显脾大有脾功能亢进及各项肝功能检查异常等，不难诊断，但有时需与其他疾病鉴别。

（七）治疗

无特效治疗，采用综合治疗措施。关键在于早期诊断，针对病因加强一般治疗，使病情缓解，延长代偿期；对失代偿期主要是对症治疗，改善肝功，积极治疗并发症。

1. 腹腔积液的治疗　①限制水、钠的摄入；②增加水、钠排出；③提高血浆胶体渗透压；④腹水浓缩回输；⑤腹腔—颈静脉引流。

2. 手术治疗 ①通过各种分流、断流和脾切除术等,降低门静脉压力、消除脾功能亢进;②肝移植。

三、病例介绍

(一)典型病例

患者,男,37岁,已婚,因反复纳差、乏力9年,呕血黑便20余天入院。患者9年前无明显诱因出现纳差、乏力、厌油、尿黄,外院查出大三阳,肝功异常,乙肝病毒定量升高,予保肝、抗病毒治疗。20余天前无明显诱因出现呕血一次,为暗红色,量约50ml,再次于外院住院治疗,住院期间无呕血,出现黑便3次,不成形,量共约400g,后因出现肝性脑病,转入ICU继续保肝、利尿、抗感染等治疗,为进一步诊治收入我院。病程中无腹痛、腹泻,精神、睡眠可,饮食情况差,有发热、尿黄、咳嗽、咳痰,为黄白色黏液痰,伴胸闷、腹胀、口腔溃疡,无呕血或黑便。查体 T36.6℃,P74次/分,R18次/分,BP110/66 mmHg,肝性面容,巩膜黄染,肝掌(+),未见蜘蛛痣,浅表淋巴结无肿大,双肺呼吸音粗,右肺下叶呼吸音低,未闻及干湿啰音,心律齐,未闻及病理性杂音,腹部膨隆,下腹可见长约10cm瘢痕,腹壁张力高,腹壁静脉无显露,全腹无明显压痛及反跳痛,Murphy征(-),肝区无叩痛,移动性浊音(+),肠鸣音3~4次/分,双下肢无凹陷性水肿。

(二)阳性症状体征

患者诉反复纳差、乏力,肝性面容,巩膜黄染,肝掌(+),移动性浊音(+)。胸部CT示双侧胸腔大量积液。白蛋白30.0g/L,直接胆红素10.8umol/L。腹部彩超示肝硬化、胆囊壁毛糙,脾大。

四、护理

(一)护理评估

(1)询问病人有病毒性肝炎病史。

(2)患者有输血史。

(3)患者长期大量饮酒、长期反复接触化学毒物,长期服用对肝脏有损害的药物。

(二)护理诊断

1. **体液过多** 与肝功能减退、门静脉高压引起水钠潴留有关。

2. **体温过高** 与肝功能减退、机体抵抗力降低引起感染及肺部感染有关。

3. **营养失调,低于机体需要量** 与肝功能减退、门静脉高压引起食欲减退、消化和吸收障碍有关。

4. **活动无耐力** 与肝功能减退、腹水有关。

5. **有皮肤完整性受损的危险** 与营养不良、水肿、皮肤干燥、瘙痒及长期卧床。

6. **有关潜在并发症** 上消化道出血、肝性脑病。

7. **焦虑** 与担心预后和经济负担有关。

8. **有体液不足的危险** 与使用利尿剂,大量放腹水,出血,呕吐,厌食有关。

(三)护理目标

(1)减轻病人腹胀、水肿症状,身体舒适感增加。

(2)患者未出现体温过高,舒适度增加。

(3)住院期间能合理安排饮食,维持营养平衡。

(4)病人能够遵循休息和活动计划,活动耐力增加。

(5)使病人皮肤、黏膜无破损、感染,瘙痒等不适减轻或消失。

(6)使病人意识清楚,防止出现肝性脑病;无出血现象,血压、脉搏、血红蛋白水平正常。

(7)使病人的情绪稳定,积极配合检查、治疗和护理。

(四)护理措施

1. 体液过多护理措施

(1)嘱病人卧床休息,减少病人肝脏负荷。

(2)避免腹内压突然剧增如剧烈咳嗽、打喷嚏、用力排便。

(3)限制水钠的摄入给予无盐或低盐饮食,进水量限制在1000ml/天。

(4)保持口腔清洁,指导病人避免用力刷牙。

(5)监测血电解质、生命体征,测量腹围和体重,准确记录出入量。

(6)用药护理。遵医嘱使用利尿注意维持水电解质和酸碱平衡。

(7)协助医师放腹水,记录腹水量、颜色和性质,标本及时送检。

2. 体温过高护理措施

(1)降低体温。

(2)加强病情观察。

(3)补充营养和水分。

(4)促进患者舒适。

(5)心理护理。

3. 营养失调低于机体需要量护理措施

(1)给予高热量、维生素丰富的和易消化的食物,严禁烟酒。

(2)限制钠水的摄入,每日进水量限制在1000ml左右;如有低钠血症,则限制在500ml以内。

(3)肝功能严重损害或肝性脑病先兆者,应限制或禁食蛋白质。病情好转后,逐渐恢复摄入蛋白质,以植物蛋白质为主。

(4)卧床休息,增加营养,加强支持治疗。必要时遵医嘱给以静脉补充足够的营养。

(5)多食含钾食物,如海带、木耳等,预防低血钾。

4. 活动无耐力护理措施

(1)嘱病人卧床休息,保持充足的睡眠和休息。

(2)协助病人日常基本生活。

(3)与病人一起制订活动计划,逐渐提高活动耐力。

5. 有皮肤完整性受损的危险护理措施

(1)注意全身皮肤、黏膜的保护,内衣和睡衣最好为棉制品,以薄为宜,减少皮肤摩擦。

(2)协助病人于晨起、餐后、睡前漱口,出血、禁食及昏迷者做好口腔护理,口唇干燥者涂石蜡油保护。

(3)女病人注意会阴部的清洁卫生;男病人阴囊水肿明显时,用纱布托起,防破溃。

(4)长期卧床者要按时翻身,保持床单及衣服整洁。

(5)对严重瘙痒的病人要及时修剪指甲,防搔伤皮肤。

(6)低蛋白血症者遵医嘱补充白蛋白。

6. 潜在并发症护理措施

(1)评估病人意识状态。嘱家人陪伴,做好安全防范措施。

(2)保持大便通畅,减少氨的吸收,遵医嘱使用降氨药、护肝药及肠道抗生素,慎用镇静催眠药。

(3)遵医嘱给予输液、补充白蛋白,以补充血容量,减轻腹水及水肿,遵医嘱使用止血剂。

(4)遵医嘱监测血压、脉搏、呼吸、神志,监测血红蛋白、血细胞比容等指标。

7. 焦虑护理措施

(1)加强沟通,鼓励病人诉说自身感受和内心忧虑,与病人一起讨论可能面对的问题,在精神上给予真诚的安慰和支持。

(2)介绍治疗有效的病例,提供新的医疗信息,增加治疗信心。

(3)指导家属在情感上关心和支持病人,减轻病人的心理压力。

(4)对表现出严重焦虑和抑郁的病人,应加强巡视并及时进行干预,以免发生意外。

(五)护理评价

(1)病人生命体征稳定,血氧维持在正常范围,水电解质平衡,无营养不良及脱水的现象,体温正常。

(2)病人营养状况得到改善。

(3)腹水、水肿及其引起的身体不适减轻。

(4)病人能够遵循休息和活动计划,活动耐力增加。

(5)病人疼痛缓解。

(6)无皮肤破损和感染。

(7)病人的恐惧程度得到缓解,情绪稳定,主动配合各项治疗和护理。

五、健康宣教

(1)普及预防知识,避免饮酒,病毒性肝炎患者积极治疗。

(2)帮助病人和家属了解本病有关知识。

(3)保证身心休息,预防诱发因素。

(4)遵守饮食原则,适当锻炼,预防感染。

(5)按医师处方用药,定期复查。

(6)并发症的观察及预防。

(7)家属应理解和关心病人。

六、提问

1. 腹水的治疗措施及腹腔穿刺放腹水的护理措施。

2. 治疗肝硬化腹水输入白蛋白应注意观察什么?

病例六 肝癌

一、查房目的

熟悉和掌握肝癌的相关疾病知识,制定切实可行的护理措施,以使病人早日康复。通过相互讨论与学习,进一步完善护理问题,提出预防性护理措施,防止有危险的护理问题和并发症的发生。

二、肝癌知识回顾

(一)定义

肝癌是指发生于肝脏内肝细胞或胆管细胞的恶性肿瘤,包括原发性肝癌和转移性肝癌两种。

(二)病因及概况

原发性肝癌的病因及确切分子机制尚不完全清楚,目前认为其发病是多因素、多步骤的复杂过程,与以下因素有关。

1. 毒素 发霉和烧煳的食物或者谷物中存在大量黄曲霉毒素,这是引起肝癌的一个重要因素,因此在生活中要注意粮食和食物的保管。

2. 酒精中毒　过量饮酒会引起酒精中毒,还可能引发酒精性脂肪肝、酒精性肝硬化等,这些都可能发展成肝癌。

3. 药物　一些药物中含有对人体有害的成分,长期服用会出现积累效应,有引发肝癌的可能。

4. 病毒性肝炎　病毒性肝炎尤其是乙肝是导致肝癌的一个重要原因,据调查,乙肝患者的肝癌发生率是健康人的几十倍甚至上百倍,积极的预防肝炎对于防止肝癌的发生非常关键。

5. 肝硬化　临床调查显示,肝硬化一般都会发展成肝癌,其中,坏死性后肝硬化比例最大,其次是肝炎后肝硬化,这也表明了肝炎与肝癌之间存在密切关系。

6. 化学物质　一些化学物质,如亚硝基化合物可以引起肝癌,这类化合物还可以引起其他癌症,此外,黄樟毒和农药等都可能导致肝癌的出现。

(三)相关的解剖、生理、病理知识概要

1. 解剖及生理　肝是人体最大的实质器官,其外形略呈楔形,大部分位于右上腹部的膈下和季肋深面,肝上界相当于右锁骨中线第5~6肋间,下界于右肋缘平行,正常肝于右肋缘下不能触及,肝以正中裂为界,分成左、右两半;肝的脏面和前面经左右三角韧带、冠状韧带、镰状韧带和肝圆韧带于膈肌和前腹壁固定,包含门静脉、肝动脉、胆总管、淋巴管和神经。

2. 病理生理

(1)按病理类型分类。分为结节型、块状型、弥漫型、小肝癌型四种。

(2)组织学分类。可分为肝细胞型肝癌(较常见)、胆管细胞型肝癌和混合型三类。

(四)临床表现和症状

1. 原发性肝癌

(1)症状。早期肝癌常无症状或症状无特异性,中晚期肝癌的症状则较多,常见的临床表现有肝区疼痛、腹胀、纳差、乏力、消瘦,进行性肝大或上腹部肿块等;部分患者有低热、黄疸、腹泻、上消化道出血;肝癌破裂后出现急腹症表现等。也有症状不明显或仅表现为转移灶的症状。

(2)体征。早期肝癌常无明显阳性体征或仅类似肝硬化体征。中晚期肝癌通常出现肝脏肿大、黄疸、腹水等体征。此外,合并肝硬化者常有肝掌、蜘蛛痣、男性乳腺增大、下肢水肿等。发生肝外转移时可出现各转移部位相应的体征。

(3)并发症。常见的有上消化道出血、肝癌破裂出血、肝肾衰竭等。

2. 继发性肝癌　无特异性,因原发癌部位的不同,转移至肝脏的程度也不同。临床上常见有四种不同的表现。

(1)仅有原发肿瘤的临床表现。主要见于无肝病背景的患者,肝脏转移尚属早期,未出现相应症状,而原发肿瘤已甚明显且多属中晚期。此类患者的继发性肝癌多在原发治疗的检查、随访中发现,也常会在手术探查时发现。

(2)仅有继发性肝癌的临床表现。主要见于原发肿瘤较早期或其部位隐匿,不易引起相应的临床症状与体征。患者多主诉上腹或肝区闷胀不适或隐痛,随着病情发展,患者又出现乏力、食欲差、消瘦或发热等。体检时在中上腹部可扪及肿大的肝脏,或质地坚硬有触痛的硬结节,晚期患者可出现贫血、黄疸和腹水等。此类患者的临床表现类似于原发性肝癌,但一般而言发展相对缓慢,程度也相对较轻,多在做肝脏各种检查时发现,进一步检查或在手术探查时发现原发肿瘤。部分患者乃至经多种检查无法找到原发癌灶。

(3)既有原发肿瘤,也有继发性肝癌的临床表现。主要见于原发肿瘤及肝脏转移癌均已非早期,患者除具有类似于原发性肝癌的症状、体征外,同时有原发肿瘤引起的临床表现。

(4)既无原发肿瘤,也无继发性肝癌的临床表现。主要因原发肿瘤的部位隐匿,即使已发生侵袭性生长,但仍未表现原发肿瘤的症状,而肝脏的转移灶也尚属早期。

(五)辅助检查

1. B型超声检查　目前肝癌定位检查首选方法。
2. X线检查
3. CT 平扫+增强
4. MRI
5. 核素扫描　单光子发射计算机断层仪(SPECT)。
6. 肝穿刺活检
7. 实验室检查

(1)甲胎蛋白(AFP)对诊断肝细胞癌有相对专一性(正常值< 20μg/L)广泛用于普查。

(2)血清酶学。各种血清酶检查对原发性肝癌的诊断缺乏专一性和特异性,只能作为辅助指标。

(3)肝功能及乙肝抗体系统检查诊断及治疗。

(六)诊断

1. 病理诊断

(1)肝组织学检查证实为原发性肝癌者。

(2)肝外组织的组织学检查证实为肝细胞癌。

2. 临床诊断

(1)如无其他肝癌证据,AFP对流法阳性或放免法AFP>400μg/ml持续四周以上并能排除妊娠活动性肝病生殖腺胚胎源性肿瘤及转移性肝癌者。

(2)B型超生显像可显示直径2cm以上的肿瘤,对早期定位检查有较大的价值;电子计算机X线体层摄影(CT)可显示直径1.0cm以上的肿瘤;放射性核素扫描能显示直径3~5cm以上的肿瘤;其他X线肝血管造影、核磁共振像对肝癌诊断有一定价值。

(3)影像学检查有明确肝内实质性占位病变能排除肝血管瘤和转移性肝癌并具有下列条件之一者:①AFP>20μg/ml;②典型的原发性肝癌影像学表现;③无黄疸而AKP或r-GT明显增高;④远处有明确的转移性病灶或有血性腹水或在腹水中找到癌细胞;⑤明确的乙型肝炎标志物阳性的肝硬化。

(七)治疗

1. 手术治疗　肝部分切除、肝段、肝叶切除、肝移植。
2. 非手术性治疗

(1)局部治疗。现采用较多的是B超引导下经皮穿刺肝肿瘤内注射无水酒精、微波加热、射频治疗等。

(2)肝动脉栓塞化疗(TAE)。经皮股动脉穿刺造影时注入栓塞剂或化疗药物,以阻断动脉血流的目的。

(3)放射治疗。

(4)生物和免疫治疗。

(5)中医治疗。

(6)并发症治疗。

三、病例介绍

(一)典型病例

患者,男,38岁,因体检发现右肝占位3天入院,无腹痛腹胀,无畏寒发热,皮肤巩膜无黄染,腹平软,无压痛及反跳痛,肝脾肋下未及,肠鸣音正常。予术前相关准备,行右半肝切除术,术后留置胃肠减压管、腹腔引流管、右颈内静脉留管及静脉镇痛泵,导尿管。给予一级护理,禁食,抗炎止血对症治疗,给予心电监护,窦性心率,律齐,BP100~128/60~78mmHg,P70~90次/分。诉切口疼痛,评分3分,无恶心吐及腹痛腹胀,腹部切口无渗血液。第二天给予雾化吸入Bid,输入20%人血白蛋白50ml,无反应,第三天 病情稳定,改二级护理,停心电监护,停吸氧,无胸闷气急,测氧饱和度95%,停胃肠减压管,停留置导尿管,小便自解。第四天医嘱改流质,给予饮食宣教,进米汤200ml,无腹痛腹胀,肠蠕动肛门排气恢复。第五天停腹腔引流管,停吸氧后无胸闷气急。改半流质饮食,进食馄饨后无腹痛腹胀,记24小时尿量,尿量在1250~2000ml/天。

(二)患者的阳性症状体征

体检发现右肝占位,CT示"右肝占位,考虑肝癌;左肝增大,脾脏增大";AFP>1210 mg/ml;乙肝三系统提示大三阳。

四、护理

(一)护理评估

1. 既往史　有高血压病史10年余,否认肝炎、结核病史。
2. 家族史　无。
3. 过敏史　无药物、食物过敏史。
4. 睡眠　正常7~8小时/日。

(二)护理诊断

1. 焦虑,恐惧　与担忧疾病预后和生存期限有关。
2. 疼痛　与手术有关。
3. 营养失调　低于机体需要量,与手术,摄入不足有关。
4. 有感染的危险　与低蛋白血症,营养失调有关。
5. 潜在并发症　出血,感染,肝功能不全,胆汁瘘,肠粘连肠梗阻。

(三)护理目标

(1)疼痛减轻。
(2)恐惧得到缓解。
(3)营养获得改善。
(4)维持水、电解质平衡。
(5)提高机体免疫功能,预防感染,预防或及时发现并发症。

(四)护理措施

(1)密切观察病人心、肺、肾、肝等主要脏器的功能情况,注意血压、脉搏、呼吸、体温,尿的颜色、量、比重等情况的变化。

(2)鼓励病人进食高蛋白,高热量含丰富维生素的食物,少量多次输入新鲜血,纠正水、电解质失衡,鼓励多饮水,以补充机体需要量,提高机体抵抗力。

(3)肝断面出血,按医嘱正确使用止血剂,维生素K1,术后2天若血压平稳可给予半卧位,但不宜过早起床活动,防止出血,保持腹腔引流管通畅,密切观察引流量及性状,如血性渗液逐渐增加,疑有出血时,应及时汇报医生,必要时行手术探查止血。

(4)有效缓解疼痛,协助病人采取舒适体位,观察疼痛部位、性质及程度,遵医嘱给予药物止痛。

(5)减轻恐惧心理,耐心解释病情,加强与病人的交流与沟通,及时解答患者疑问,消除顾虑。

(6)密切监测体温变化,出现高热时及时给予降温处理,遵医嘱运用抗生素,鼓励多饮开水。

(7)术后2周内应适当补充白蛋白和血浆,以提高机体的抵抗力。

(8)胆汁瘘是肝切除术后的常见并发症,应注意对该并发症的观察与护理。①观察腹腔引流液的性质,术后早期可有少量胆汁自肝断面渗出随着创面的愈合逐渐减少;②保持引流管通畅,使漏出胆汁充分引流到体外,记录引流液的量及性质;③观察有无剧烈腹痛、发热等胆汁瘘、胆汁性腹膜炎症状。

(五)护理评价

(1)病人生命体征稳定,血氧维持在正常范围,水电解质平衡。

(2)感染得到控制,体温正常。

(3)病人疼痛缓解或减轻。

(4)病人的恐惧程度缓解或减轻,情绪稳定,主动配合各项治疗和护理。

五、健康宣教

(1)指导病人自我护理,纠正不良的生活习惯。

(2)不吸烟,不喝酒,提高自我护理能力。

(3)避免有害的应激源造成的不良影响,协助其维持心身平衡。

(4)鼓励患者参与正常人的生活,参加轻松的工作,适量的学习,在工作和学习中重新确立自己的生存价值。

六、提问

1. 肝癌肝内胆管阻塞黄疸型患者大多有皮肤瘙痒症状,我们可以采取那些有效护理措施呢?
2. 原发性肝癌的并发症有哪些?

病例七 肝性脑病

一、查房的目的

通过此次查房,进一步熟悉与了解该疾病发生原因及治疗方法,及时运用于临床实践工作,达到理论指导实践的目标。

二、疾病知识回顾

(一)定义

肝性脑病又称肝性昏迷,是严重肝病引起的、以代谢紊乱为基础的中枢神经系统功能失调的综合病征,其主要临床表现是意识障碍、行为失常和昏迷。

(二)病因及概况

临床根据病程长短和肝性脑病出现的时间,分为急性肝衰竭和慢性肝性脑病两种。其中大部分为慢性肝性脑病,又称门体分流性脑病,是由各型肝硬化,包括门—体分流手术引起,以肝炎后肝硬化最多见。门—体分流性脑病主要是门静脉高压,门静脉与腔静脉之间存在侧支循环,使大量门静脉血绕过肝脏流入体循环,这是脑病发生的主要机制。小部分见于重症病毒性肝炎、重症中毒性肝炎、药物性肝病、妊娠期急性脂肪肝、严重胆道感染等引起的急性肝衰竭。

(三)发病机制

肝性脑病的发病机制迄今尚未完全阐明,在长期的基础研究和临床实践中,人们发现主要由于肝细胞功能的衰竭,蛋白质、氨基酸、糖和脂肪等物质代谢障碍,产生的有毒物质聚积体内,以及肝脏对毒性物质的解毒作用降低等因素的影响,使体内有毒物质通过血—脑脊液屏障,影响中枢神经系统功能,严重抑制脑组织的正常生理活动,而发生脑病征象。其主要发病机制有以下几种学说:

1. 氨中毒学说　氨中毒学说在肝性脑病的发病机制中仍占主导地位。主要是由于氨代谢紊乱引起氨中毒,特别是门体分流性脑病的重要发病机制。

2. 假性神经递质学说　认为是由于中枢神经系统神经纤维间兴奋的传导过程中,由于假神经递质的参与,干扰了正常神经介质,使神经兴奋性不能传递到下一个神经元,从而出现意识障碍,即氨递质紊乱。

3. γ-氨基丁酸/苯二氮卓(GABA/BZ)复合体学说　1982年以来,Schafer及Jones等学者,根据肝性脑病时血中γ-氨基丁酸(GABA)浓度升高,通过血—脑脊液屏障增加,以及神经元细胞膜表面受体的变化提出了本学说。

(四)临床表现

1. 性格改变　常是本病最早出现的症状,主要是原属外向型性格者表现为抑郁,而原属内向型性格者表现为欣快多语。

2. 行为改变　最初可能仅限于一些毫无意义的动作,如随地小便。

3. 睡眠习惯改变　常表现为睡眠倒错,一般预示肝性脑病即将来临。

4. 肝臭的出现　经肺呼出或经皮肤散发出的一种特征性气味。如烂苹果味、大蒜味、鱼腥味等。

5. 扑翼样震颤　是肝性脑病最具特征性的神经系统体征,具有早期诊断意义。

6. 视力障碍　并不常见。但近年来国内外文献报道逐渐增多,肝性脑病发生时病人可出现视力障碍、失明为主要临床表现,这种视力障碍是短暂的,功能性的,可随着肝性脑病的加深而加重,也可随着肝性脑病的恢复而复明。

7. 智能障碍　随着病情的进展,病人的智能发生改变,表现为对时间、空间概念不清,人物概念模糊,吐字不清,颠三倒四,书写困难,计算、计数能力下降,数字连接错误,也是早期鉴别肝性脑病简单、可靠的方法。

8. 意识障碍　继智能障碍后即出现比较明显的意识障碍,由嗜睡、昏睡逐渐进入昏迷状态,各种反应、反射均消失。

(五)检查

1. 肝功能异常、凝血功能异常　往往只反映肝细胞的功能状态。如酶疸分离、高胆红素、低血蛋白血症、胆碱酯酶活性降低以及血清胆固醇降低等,均不能说明肝性脑病的严重程度。血生化检查如发生水、电解质及酸碱平衡紊乱可促进并加重肝性脑病。肾功能(肌酐、尿素氮)检查如异常仅预示即将或已发生肾功能衰竭。

2. 血氨测定　约75%病人血氨浓度呈不同程度增加,在慢性型病人增高者较多,急性型病人增高者较少。但血氨升高,并不一定出现肝性脑病,所以血氨浓度升高,对诊断具有一定的参考意义,对指导治疗也有参考意义。如测定动脉血氨浓度升高比静脉血氨更有意义。

3. 血浆氨基酸测定　若支链氨基酸浓度降低,芳香族氨基酸(特别是色氨酸)浓度增高,两者比例倒置。

(六)诊断

典型的肝性脑病诊断一般并不困难,但应注意以下几点:

(1)肝性脑病前驱期症状一般不易引起人们的重视,极易漏诊,延误病情。故对严重肝病或门脉高压症或门体分流术后病人,必须提高对本病的认识,认真检查、密切观察病情变化,并行数字连接试验、签名试验、绘画或搭图形试验,及早做出诊断。

(2)肝性脑病患者常先出现神经精神症状及部分肝脑变性型患者,极易误诊为精神病,也需进行早期试验诊断。

(3)肝性脑病Ⅲ、Ⅳ期患者已陷入意识障碍,需与一些其他引起昏迷的疾病相鉴别,如脑血管意外、颅脑外伤、糖尿病酮症酸中毒、安眠药中毒、酒精中毒、尿毒症、休克、脑膜脑炎、低血糖昏迷等相鉴别。

4. 还需与肝豆状核变性、酒精性脑病、低钠综合征等相鉴别。

(七)治疗

1. 一般治疗　去除肝性脑病发作的诱因是其一般治疗的基本原则,亦是其他药物治疗的基础,包括以下措施。

(1)调整饮食结构肝硬化患者常有负氮平衡,因此应补充足够蛋白质。

(2)慎用镇静药。使用镇静药物会诱发或加重肝性脑病。

(3)纠正电解质和酸碱平衡紊乱。

(4)止血和清除肠道积血。上消化道出血是肝性脑病的重要诱因。

(5)其他如患者有缺氧应予吸氧,低血糖者可静脉注射高渗葡萄糖,如有感染应及时控制。

2. 药物治疗　由于氨中毒是肝性脑病的主要原因,因此减少氨的吸收和加强氨的排出是药物治疗的主要手段。

(1)减少肠道氨的生成和吸收。①乳果糖;②乳梨醇;③对于乳糖酶缺乏者也可试用乳糖;④口服抗生素。

(2)促进体内氨的代谢。

3. 对症治疗

(1)纠正水、电解质和酸碱平衡失调每日液体总量以不超过2500ml为宜。肝硬化腹水患者的入液量应加控制(一般约为尿量加1000ml),以免血液稀释、血钠过低而加重昏迷。及时纠正缺钾和碱中毒,缺钾者补充氯化钾;碱中毒者可用精氨酸溶液静脉滴注。

(2)保护脑细胞功能用冰帽降低颅内温度,以减少能量消耗,保护细胞功能。

(3)保护呼吸道通畅深昏迷者,应做气管切开排痰给氧。

(4)预防脑水肿静脉滴注高渗葡萄糖、甘露醇等脱水药以防治脑水肿。

三、病例介绍

(一)典型病例

患者,女,年龄52岁,4天前无明显诱因下开始出现神志欠清,精神异常,言语错乱,稍有烦躁,腹胀感,在当地医院予利尿消腹水、护胃、活血化瘀等对症治疗,腹胀较前好转,但意识障碍症状较前加重,并逐渐出现嗜睡、口齿不清、小便不能自控。查体 T36.2℃,P80 次/分,R18 次/分,BP110/75mmHg,身高 160cm;神志欠清,精神异常,自主体位,平车推入病房,不能正确回答问题。全身皮肤黏膜轻度黄染,有瘀血、瘀斑。

（二）阳性症状体征

神志欠清，精神异常，言语错乱，稍有烦躁，腹胀感，平车推入病房，不能正确回答问题。全身皮肤黏膜轻度黄染，有瘀血、瘀斑。两肺呼吸音粗，左下肺闻及湿性啰音，扑翼样震颤检查不合作。白细胞 $3.8×10^9$/L，结合胆红素 15.2μmol/L，未结合胆红素 82.2μmol/L，白蛋白 32.4g/L，球蛋白 30.0g/L，谷丙转氨酶 51.0U/L，谷草转氨酶 38.0U/L，钾 5.2mmol/L，钠 133.0mmol/l，氯 107.1mmol/L，钙 1.60mmol/L，葡萄糖 7.6mmol/L。

四、护理

（一）护理评估

1. 症状和身体评估　患者于4天前无明显诱因开始出现神志欠清，精神异常，言语错乱，稍有烦躁，腹胀感，在当地医院予利尿消腹水、护胃、活血化瘀等对症治疗，腹胀较前好转，但意识障碍症状较前加重，并逐渐出现嗜睡、口齿不清、小便不能自控，目前患者神志不清，食纳、睡眠差。

2. 既往史　患者有"乙肝肝硬化"病史五年余，有"伤寒、肝性脑病、慢性胆囊炎、胆囊结石"病史，无药物、食物过敏史。

（二）护理诊断

1. 意识障碍　与有毒物透过血脑屏障，引起大脑功能紊乱有关。
2. 营养失调　低于机体需要量，与代谢紊乱、进食少有关。
3. 知识缺乏　缺乏疾病和用药等相关知识。

（三）护理目标

(1)病人神志逐渐清楚。
(2)病人昏迷期营养均衡，食欲改善。
(3)病人能描述，寻找和消除病因及诱因。

（四）护理措施

1. 严密监测病情　观察并记录病人的生命体征。瞳孔大小，对光反射，意识及行为表现等，如有异常及时报告医生，以便及时处理。

2. 避免各种诱发因素
(1)减少药物对肝脏的损害。
(2)防止感染如有感染症状出现，应及时报告医师并遵医嘱及时准确地给予抗生素。
(3)防止大量补液，过多液体可引起低血钾，稀释性低血钠，脑水肿等，可加重肝性脑病。
(4)避免快速放尿和大量放腹水，防止水电解质紊乱和酸碱失衡。
(5)保持大便通畅，有利于清除肠内含氮物质。弱酸溶液灌肠可使肠内的 pH 值保持于 5~6，有利于血中氨溢出进入肠腔随粪便排出，忌用肥皂水灌肠，因其可使肠腔内呈碱性，有利于氨离子弥散入肠黏膜进入血循至脑组织，使肝昏迷加重。

3. 饮食护理　昏迷者应忌食蛋白质，可鼻饲或静脉补充葡萄糖供给热量，足量的葡萄糖除提供热量和减少组织蛋白分解外，又有利于促进氨与谷氨酸结合形成谷氨酰胺而降低血氨，清醒后可逐渐增加蛋白质饮食，最好给予植物性蛋白如豆制品，植物蛋白质含蛋氨酸，芳香族氨基酸，适用于肝性脑病。显著腹水者钠量应限制在 250mg/天，入水量一般为尿量加 1000ml/天，应尽量少给予脂肪类物质，脂肪可延缓胃的排空。

4. 意识混乱病人的护理
(1)躁动不安者需床挡，必要时宜用保护带，以防坠床。

（2）经常剪指甲，以防抓伤皮肤。

（3）以尊重理解的态度对待病人的某些不正常的行为，向其同室病友、家属等做好解释工作，使其了解这是疾病的表现，让他们正确对待病人。

5. 昏迷病人的护理　保证病人呼吸道通畅，必要时给予吸氧。可用冰帽降低颅内温度，使脑细胞代谢降低，以保护脑细胞功能。

6. 药物护理　遵医嘱迅速给予降氨药物，并注意观察药物的疗效及不良反应。静脉点滴精氨酸时速度不宜过快，以免出现面色潮红，呕吐等副作用。

（五）护理评价

患者意识障碍和昏迷症状逐渐得到改善，病人昏迷期营养均衡，食欲逐渐增加，病人和家属掌握了早期肝性脑病相关知识。

五、健康宣教

1. 疾病知识和指导　向家属和患者介绍导致肝性脑病的各种诱发因素及避免方法。
2. 饮食和生活指导　嘱患者养成良好的生活习惯，保持大便通畅。注意保暖，防止感冒。使患者了解减少食物中蛋白质的重要性。
3. 用药指导　指导患者遵医嘱服药，了解药物的不良反应。
4. 定期复查　指导家属学会观察病情变化，一旦有诱发因素存在，及时就诊。

六、提问

1. 肝性脑病常见的诱发因素有哪些？
2. 肝性脑病患者的治疗要点？
3. 肝性脑病患者的护理要点有哪些？

病例八　急性胰腺炎

一、查房的目的

通过此次查房，进一步熟悉与了解该疾病发生原因及治疗方法，及时运用于临床实践工作，达到理论指导实践的目标。

二、疾病知识回顾

（一）定义

急性胰腺炎，指胰腺分泌的胰酶在胰腺内被异常激活，对胰腺自身及其周围脏器产生消化作用而引起的炎症性疾病，是一种常见的外科急腹症。

（二）病因及概况

急性胰腺炎有多种致病危险因素，最常见的是胆道疾病和酗酒。在我国，急性胰腺炎的主要病因是胆道疾病，在西方国家则主要与过量饮酒有关。

1. 胆道结石　结石阻碍共同通道远端时，胆汁反流入主胰管，结合胆汁酸经反流胆汁中的细菌作用还原成游离胆汁酸，后者对胰腺有很强的损伤作用。

2. 胆道炎症　急、慢性胆囊炎和胆管炎均可伴发十二指肠乳头炎症性痉挛或狭窄，导致急性胰腺炎的发生。

3. 过量饮酒　乙醇除能直接损伤胰腺组织外，还可刺激胰液分泌、引起Oddi括约肌痉挛，导致胰管内压力增高，甚至细小胰管破裂，胰液进入胰腺组织间隙而引起一系列酶性损害及胰腺自我消化。

4. 十二指肠液反流　十二指肠内压力升高时,十二指肠液可以返流入胰管激活蛋白水解酶及磷脂酶A,导致胰腺组织自身消化。

5. 高脂血症　机制尚未完全清楚,可能是甘油三酯在胰脂酶作用下生成的游离脂肪酸对腺泡直接损伤所致。

(三)相关的解剖、生理、病理知识概要

1. 解剖　胰腺是人体内仅次于肝的第二大腺体,属腹膜后器官,斜向左上方紧贴于第1~2腰椎体前面。成人胰腺长17~20cm,宽3~5cm,厚1.5~2.5cm,重82~117g。胰腺可分为头、颈、体、尾4部分,各部无明显界限。胰头膨大,嵌入十二指肠环内。胰体位于胰颈和胰尾之间。

2. 生理　胰腺具有外分泌和内分泌的功能。

(1)外分泌功能。产生胰液,主要成分为水、碳酸氢钠和消化酶,每日分泌量为750~1500ml,为无色透明碱性液体,pH7.4~8.4。

(2)内分泌功能。由胰岛内多种细胞参与,以B细胞为主,分泌胰岛素;其次是A细胞分泌胰高糖素;G细胞分泌促胃液素;还有少数PP细胞分泌胰多肽。

3. 病理　按照病理变化分为急性水肿型胰腺炎和急性坏死性胰腺炎,两种病理变化不能截然分开,后者是前者的发展。

(1)急性水肿型胰腺炎。肉眼可见胰腺水肿、肿胀,镜下可见腺泡及间质型水肿,炎性细胞浸润,偶有轻度出血或局灶性坏死。此型胰腺炎占急性胰腺炎的绝大多数,预后良好。

(2)急性坏死性胰腺炎。腺体外观增大、肥厚,呈暗紫色。坏死灶呈散在或片状分布,全胰腺坏死很少发生。病灶大小不等,呈灰黑色,后期坏疽时为黑色。腹腔伴有血性渗液,内含大量淀粉酶。

(四)临床表现

1. 症状

(1)腹痛。突然发作,腹痛剧烈,呈持续性、刀割样疼痛。位于上腹正中偏左,严重时两侧腰背部有放射痛,以左侧为主。胆源性急性胰腺炎的腹痛始于右上腹,逐渐向左侧转移,并向左肩、左腰背部放射。疼痛多由进食油腻食物、饱餐、过量饮酒等诱发。

(2)腹胀。与腹痛同时存在,因肠管浸泡在含有大量胰液、坏死组织和毒素的血性腹水中发生麻痹或梗阻所致,一般较严重。

(3)恶心、呕吐。发生早且频繁,呕吐物为胃、十二指肠内容物,呕吐后腹痛不缓解。

(4)发热。早期可有中度发热,38℃左右;胰腺坏死伴感染时,高热为主要症状之一。合并胆道感染时常伴寒战、高热。

(5)黄疸。结石嵌顿或胰头肿大压迫胆总管可引起黄疸,程度一般较轻。

2. 体征

(1)腹膜炎体征。轻型急性胰腺炎压痛多局限于中上腹部,常无明显肌紧张。重症急性胰腺炎压痛明显,并有肌紧张和反跳痛;移动性浊音阳性;肠鸣音减弱或消失。

(2)皮下出血。腰部、肋部和下腹部皮肤出现大片青紫色瘀斑,称Grey-Turner症。

(五)检查

1. 实验室检查

(1)血、尿淀粉酶测定。是主要的诊断手段。血清淀粉酶在发病2小时后开始升高,24小时达高峰,持续4~5日;尿淀粉酶在发病24小时后开始升高,48小时达高峰,持续1~2周,下降较缓慢。

(2)血脂肪酶测定。急性胰腺炎发病后,血清脂肪酶和淀粉酶平行升高,两者联合测定可增加诊断的准确性。

(3)血钙测定。血钙降低与脂肪组织坏死后释放的脂肪酸和钙离子结合,形成钙化灶有关。

2. 影像学检查

(1)腹部B超。主要用于诊断胆源性胰腺炎,了解是否存在胆囊结石和胆道结石,对诊断急性胰腺炎继发假性囊肿有很大帮助。

(2)CT、MRI。是急性胰腺炎重要的诊断方法,能鉴别水肿型和坏死性急性胰腺炎,在鉴别胰腺坏死液化、胰腺囊肿、胰腺假性囊肿时有困难,需结合临床。

(六)诊断

(1)具有典型的临床表现,如上腹痛或恶心呕吐,伴有上腹部压痛或腹膜刺激征。

(2)血清、尿液或腹腔穿刺液有胰酶含量增加。

(3)图像检查(超声,CT)显示有胰腺炎症或手术所见或尸解病理检查证实有胰腺炎病变。

(4)能除外其他类似临床表现的病变。

(七)治疗

1. 非手术治疗 是急性胰腺炎的基础治疗,目的是减少胰液分泌,防止感染及多器官功能衰竭的发生。包括禁食、胃肠减压;补液,防止休克和解痉;抑制胰液分泌及抗胰酶疗法;营养支持治疗;预防感染;中药治疗。

2. 手术治疗

(1)适应证。①不能排除其他急腹症;②胰腺和胰周组织继发感染③经非手术治疗,病情继续恶化;④重症胰腺炎经短期(24小时)非手术治疗,多器官功能障碍仍不能得到纠正。

(2)手术方法。最常用胰腺及胰周坏死组织清除引流术,若为胆源性胰腺炎,则应同时解除胆道梗阻,畅通引流。

三、病例介绍

(一)典型病例

患者,男性,48岁,因暴饮暴食后突发上腹部持续性刀割样疼1天,疼痛向左腰背部放射,呈束带状,伴腹胀、频繁呕吐,呕吐物胃内容物。体查T38.5℃,P128次/分,R25次/分,BP85/55mmHg。血淀粉酶7230U/L,血清钙1.9mmol/L,白细胞明显增高,皮肤巩膜无黄染。腹部膨隆,上腹压痛、反跳痛(+)。诊断性腹腔穿刺抽出浑浊血性液体,移动性浊音阳性。

(二)阳性症状体征

患者痛苦面容,上腹部持续性刀割样疼1天,疼痛向左腰背部放射,呈束带状,伴腹胀、频繁呕吐,呕吐物胃内容物。血淀粉酶7230U/L,血清钙1.9mmol/L。CT示急性出血性坏死性胰腺炎。

四、护理

(一)护理评估

1. 症状和身体评估

(1)症状。暴饮暴食后突发上腹部持续性刀割样疼痛,疼痛向左腰背部放射,呈束带状,伴腹胀、频繁呕吐,呕吐物为胃内容物。

(2)身体评估。T38.5℃,P128次/分,R25次/分,BP85/55mmHg。痛苦面容,皮肤巩膜无黄染。腹部膨隆,上腹压痛、反跳痛(+)。血淀粉酶7230U/L,血清钙1.9mmol/L。

3. 健康史

(1)既往史。患者既往体健。

(2)生活习惯。患者经济条件和居住环境良好,有暴饮暴食的饮食习惯。

(3)家族史。患者家中无胰腺炎病史。

4. 心理社会状况　由于发病急骤,病人及家属缺乏应对疾病的心理准备,表现为焦虑不安、不知所措,产生恐惧心理。

(二)护理诊断

1. 焦虑　与病程长,担心疾病预后等因素有关。

2. 疼痛　与胰腺周围组织炎症刺激有关。

3. 营养失调,低于机体需要量　与恶心、呕吐、禁食使病人营养摄入减少,疾病的应急使病人处于高代谢的状态有关。

4. 体温过高　与坏死组织、毒素吸收,继发感染有关。

(三)护理目标

(1)患者焦虑症状减轻,夜间睡眠尚可。

(2)疼痛逐渐减轻,患者能够耐受疼痛,尽量不使用止痛剂。

(3)患者体重无明显减轻,体重下降不超过5kg。

(4)患者体温逐渐恢复正常。

(四)护理措施

1. 疼痛护理　禁食、持续胃肠减压以减少胰液对胰腺及周围组织的刺激;遵医嘱使用抑制胰液分泌药物,疼痛剧烈时,给予解痉、镇痛药物。协助病人膝盖弯曲,靠近胸部以缓解疼痛,按摩背部,增加舒适感。

2. 维持水、电解质及酸碱平衡　严密监测生命体征,观察神志、皮肤黏膜温度和色泽,监测电解质、酸碱平衡情况;准确记录24小时出入液量,必要时监测中心静脉压及每小时尿量。

3. 维持营养供给　禁食期间给予肠外营养支持。轻型急性胰腺炎一般一周后可开始进食无脂低蛋白流质,并逐渐过渡至低脂饮食。重症急性胰腺炎待病情稳定、淀粉酶恢复正常、肠麻痹消失后,可通过空肠造瘘管行肠内营养支持。

4. 降低体温　体温高的病人给予物理降温,如冷敷、温水或乙醇擦浴,必要时给予药物降温;遵医嘱使用敏感、能通过血胰屏障的抗生素控制感染。

5. 心理护理　由于发病突然、发展迅速、病情凶险,病人常会产生恐惧心理。此外,由于病程长,病情反复及费用问题,病人易产生悲观消极情绪。因此,应为病人提供安全舒适环境,了解其感受,予以安慰鼓励并讲解治疗和康复知识,使病人良好的心态接受治疗。

(五)护理评价

(1)患者掌握急性胰腺炎相关知识,焦虑症状减轻,夜间睡眠尚好。

(2)患者疼痛逐渐减轻,没有使用止痛剂。

(3)患者体重下降2kg。

(4)患者体温逐渐恢复正常,精神尚好。

五、健康宣教

1. 减少诱因　治疗胆道疾病、戒酒、预防感染、正确服药以预防复发。

2. 休息与活动　劳逸结合,保持良好的心情,避免疲劳和情绪激动。

3. 合理饮食　少量多餐,进低脂饮食,忌食刺激、辛辣及油腻食物。
4. 控制血糖及血脂　监测血糖及血脂,必要时使用药物控制。
5. 定期复查　出现胰腺假性囊肿、胰腺脓肿、胰瘘等并发症时,及时就医。

六、提问

1. 重症胰腺炎的病程分期?
2. 急性胰腺炎病人为什么要禁食、胃肠减压?

病例九　胆总管结石

一、查房的目的

通过护理查房,学习如何运用护理程序对该疾病患者进行护理。通过相互讨论与学习,进一步完善护理问题,提出预防性护理措施,防止有危险的护理问题和并发症的发生,为患者创造更好的康复条件,提高护理人员的理论水平。了解胆总管结石的发病因素,掌握胆总管结石病人的护理。

二、疾病知识回顾

(一)定义

胆管结石是指发生在肝内、外胆管的结石。

(二)病因

肝外胆管结石分为继发性和原发性结石。

继发性结石主要是胆囊结石排入胆总管内引起,也可因肝内胆管结石排入胆总管引起。原发性结石的成因与胆汁瘀滞、胆道感染、胆道异物、胆管解剖变异等因素有关。肝内胆管结石病因复杂,主要与胆道感染、胆道寄生虫、胆汁淤滞、胆道解剖变异、营养不良等因素有关。

(三)相关的解剖、生理、病理知识概要

1. 解剖　胆总管起自胆囊管与胆总管汇合点,止于十二指肠乳头,长 4.0~8.0cm,直径 0.6~0.8cm。根据行程和毗邻关系,胆总管分为四段:十二指肠上段、十二指肠后段、胰腺段、十二指肠壁内段。约 85%的人胆总管与主胰管汇合形成共同通路,开口于十二指肠乳头。胆总管进入十二指肠前膨大成壶腹部,亦称乏特(Vater)壶腹,是胆总管下端梗阻的另一个常见部位,壶腹癌亦发生在此处。

2. 生理　胆管的主要生理功能是输送胆汁到胆囊和十二指肠。胆道系统是低压、低流量系统,胆道的压力决定胆汁的流向及流速。空腹或餐间 Oddi 括约肌收缩,胆管内压力升高,使大部分胆汁流向胆囊并在胆囊内浓缩,直到胆囊内压与胆管内压达到平衡。进餐时,胆囊收缩,Oddi 括约肌松弛,胆汁经胆管排入十二指肠。

3. 病理　胆管结石所致的病理生理改变与结石的部位、大小及病史长短有关。结石主要导致:①肝胆管梗阻:胆管结石可引起胆道不同程度地梗阻,阻塞近段的胆管扩张、胆汁淤积、结石积聚;②胆管炎:结石导致胆汁引流不畅,容易引起胆管内感染,反复感染加重胆管的炎性狭窄;③胆源性胰腺炎:结石嵌顿于壶腹时可引起胰腺的急性或慢性炎症。

(四)疾病的临床表现

(1)肝外胆管结石,平时无症状或仅有上腹部不适,当结石阻塞胆道并继发感染时,可表现为典型的 Charcot 三联征,即腹痛、寒战与高热及黄疸。

(2)肝内胆管结石,可多年无症状或仅有上腹部和胸背部胀痛不适。绝大多数病人因寒战、高热和腹痛就诊。梗阻和感染仅发生在某肝叶、肝段胆管时,病人可无黄疸。结石位于肝管汇合处时,可出现黄疸。

(五)检查

1. 实验室检查　血常规检查白细胞计数及中性粒细胞比例明显升高,血清胆红素升高,其中直接胆红素升高明显。

2. 影像学检查　B超可发现结石并明确其大小及部位,作为首选检查。CT、MRI或MRCP等可显示梗阻部位、程度及结石大小、数量等,并能发现胆管癌。

(六)诊断

胆总管结石急性梗阻,炎症发作期,根据病史和典型表现,一般的临床诊断并不困难,但由于胆总管结石的病因,病理和治疗与整个胆道系统密不可分,因此对其诊断除了明确胆总管的结石和病理状况以外,还必须全面了解包括胆囊和肝脏在内的整个胆道系统的病理状况,是否存在胆囊和肝内胆管结石及其数量分布,有无肝胆管的狭窄,扩张和解剖变异,并发肝脓肿、肝硬化、肝组织萎缩等改变,以便选择合理的治疗方法,争取最佳效果,为此必须依靠现代影像学诊断。

(七)治疗

原则为尽量取尽结石,解除胆道梗阻,去除感染病灶,通畅引流胆汁,预防结石复发。

1. 肝外胆总管的治疗　肝外胆管结石应积极外科手术治疗。胆总管切开取石术、T管引流术为首选方法,此法可保留正常的Oddi括约肌功能。ERCP检查的同时行内镜下括约肌切开,然后向胆总管送入取石篮取石。

2. 肝内胆管结石　反复发作胆管炎的肝内胆管结石主要采用手术治疗。肝切除术,是常用的、最有效的手术方法。胆肠吻合术,是治疗肝内胆管合并胆管狭窄、恢复胆汁通畅的有效手段。肝移植术,适用于全肝胆道充满结石无法取尽,且肝功能损害威胁病人生命时。

三、病例介绍

(一)典型病例

患者,女,60周岁。因"右上腹胀痛伴皮肤巩膜黄染10余天"入院。患者10天前无明显诱因下出现右上腹部胀痛伴皮肤巩膜黄染,未见明显加剧。近一周来患者夜间皮肤上瘙痒,无恶心呕吐,无发热畏寒,遂前来我院就医。门诊MRI示肝脏多发囊肿,胆总管中下段结石伴胆总管扩张。

查体T36.4℃,P86次/分,R18次/分,BP130/82mmHg;皮肤黏膜黄染,未见皮疹。

(二)阳性症状体征

右上腹胀痛伴皮肤巩膜黄染,皮肤上瘙痒,血常规WBC4.5×10⁹/L。MRI示肝脏多发囊肿,胆总管中下段结石伴胆总管扩张。

四、护理

(一)护理评估

1. 健康史　患高血压一年余,10年前行胆囊切除术。

2. 身体状况　患者自发病以来,神清精神好,饮食正常,睡眠正常,体力正常,大小便正常。

3. 心理社会状况　患者较为担心疾病治疗方式,以及疼痛使其略显焦虑。

(二)护理诊断

1. 急性疼痛　与结石嵌顿导致胆道梗阻、感染及Oddi括约肌痉挛有关。

2. 有皮肤完整性受损的危险　与胆汁酸盐淤积于皮下,刺激感觉神经末梢导致皮肤瘙痒有关。

3. 潜在并发症　出血、胆瘘、感染等。

(三)护理目标

(1)病人自诉疼痛得到缓解或得到控制。

(2)病人皮肤黏膜无破损或感染。

(3)病人并发症得到预防或被及时发现和处理。

(四)护理措施

1. **病情观察** 若病人出现寒战、高热、腹痛、黄疸等情况,应考虑发生急性胆管炎,及时报告医生,积极处理。

2. **缓解疼痛** 观察疼痛的部位、性质、发作的时间、诱因及缓解的相关因素,对诊断明确且剧烈疼痛者,可给予消炎利胆、解痉止痛的药物。禁用吗啡,以免引起Oddi括约肌痉挛。

3. **营养支持** 给予低脂、高蛋白、高碳水化合物的普通饮食或半流质饮食。禁食、不能经口进食或进食不足者,通过肠外营养途径给予补充。

4. **保护皮肤完整性** 指导病人修剪指甲,不可用手抓挠皮肤,防止破损。保护皮肤清洁,用温水擦浴,穿棉质衣裤。

(五)护理评价

通过治疗与护理,病人疼痛得到缓解,感染得到有效控制,营养需要得到满足,皮肤黏膜无破损和感染,未发生胆瘘、出血等并发症。

五、健康宣教

1. **饮食指导** 首先要养成良好的饮食习惯,避免暴饮暴食,多吃低脂高糖食物,少吃含胆固醇多的食品和油炸食品。饮食宜少食多餐,并注意饮食卫生,另外,多吃富含维生素A的水果与蔬菜,如胡萝卜、苹果等,有利于胆固醇代谢,减少结石的形成。

2. **定期复查** 在出院1年内定期到医院复查B超或做X线检查,出现腹痛、黄疸、发热、厌油等症状时,及时就医,并根据医嘱坚持服药一定疗程。

六、提问

1. 胆总管结石可出现哪些并发症?

2. 胆总管结石的饮食要求?

(张 燕)

第四章 泌尿系统疾病

病例一 肾炎

一、查房的目的
通过护理查房，学习如何运用护理程序对该疾病患者进行护理。通过相互讨论与学习，进一步完善护理问题，提出预防性护理措施，防止并发症的发生，为患者创造良好的康复条件，提高护理人员的理论水平。了解本病发病原因，熟悉临床表现，掌握治疗及护理措施。

二、疾病知识回顾

（一）定义
肾脏的生理功能主要是排泄代谢产物及调节水、电解质和酸碱平衡，维持机体内环境稳定。肾炎是以肾组织结构发生炎性改变为基本特征，引起不同程度肾功能减退的一组肾脏疾病，可由多种病因引起。

1. **急性肾小球肾炎** 是由多种病因引起的急性肾小球疾患，其中很多是因细菌、病毒、原虫感染而诱发。

2. **慢性肾小球肾炎** 简称慢性肾炎，系指蛋白尿、血尿、高血压、水肿为基本临床表现，起病方式各有不同，病情迁延，病变缓慢进展，不同程度肾功能减退，最终发展为慢性肾衰竭的一组肾小球疾病。由于本组疾病的病理类型及病期不同，主要临床表现各不相同，疾病表现呈多样化。

3. **急性间质性肾炎** 是以急性肾小管间质炎症为基本特征的一组肾脏疾病，可由多种病因引起，临床通常表现为急性肾衰竭，肾小球、肾血管一般不受累或受累相对较轻。在急性肾衰竭的病例中，急性间质性肾炎占10%~20%。

4. **慢性间质性肾炎** 是一组以小管萎缩、间质纤维化和不同程度细胞浸润为主要表现的疾病。肾间质损害的机制可涉及免疫损伤、感染、中毒、代谢紊乱、尿流机械梗阻和遗传因素等方面。临床上以肾小管功能损害为主要表现，疾病后期则表现为慢性肾功能衰竭。

5. **乙型肝炎病毒相关性肾炎** 简称乙肝相关性肾炎，是指HBV感染人体后通过免疫反应形成免疫复合物，导致肾小球损伤的疾病。

6. **特发性急性肾小管间质性肾炎** 是一种非药物、非感染、非系统性疾病引起的病因不明的肾小管间质性疾病。肾活检病理表现为间质水肿和单个核细胞浸润，多数为可逆性急性肾功能衰竭，可复发。临床表现中可伴有葡萄膜炎多为青春期女性发病。

（二）病因及概况
目前世界上超过5亿人患有不同的肾脏疾病，每年超过百万人死于与慢性肾脏疾病相关联的心脑血管疾病。慢性肾脏病已成为继心脑血管病、肿瘤、糖尿病之后又一个威胁人类健康的重要疾病，成为全球性公共卫生问题。肾病是我国的常见和多发病，发病率约占总人群的5%，且多见于儿童和青少年。由于肾脏病变的发展和恶化，每年全国有10万以上的尿毒症患者过早地离开了人世，正在严重地威胁着全国人民的身体健康，成为重要的"隐形杀手"。

常见病因：

1. **变态反应性疾患** 包括急慢性肾小球肾炎、过敏性紫癜、系统性红斑狼疮及其他胶原性疾病引起的肾脏病变。

2. **感染** 包括细菌性感染，如肾盂肾炎、肾结核和败血症引起的肾脏病变。出血热和钩端螺旋体病引起的肾脏病变及疟原虫引起的肾病综合征，以及慢性肝炎病毒和血吸虫病引起的肾脏病变。

3. **肾血管病变** 肾动脉硬化症、肾硬化症、肾血管性高血压和较少见的肾静脉血栓形成所致的肾病综合征。

4. **代谢异常及先天性疾病** 如肾结石、糖尿病性肾病、淀粉样变、肾小管酸中毒、遗传性肾炎、多囊肾、范可尼综合征等。

5. **严重循环衰竭、药物、毒素等引起的损害** 如各种原因引起的急性肾功能衰竭，止痛药性肾病，中毒性肾病等。

6. **原因未明的肾病** 如脂质性肾病。

(三) 相关的解剖、生理知识概要

人体有左右两个肾脏，分别位于腰部脊柱的两旁。肾脏的外形如蚕豆，外缘隆起，内缘中间凹陷。每个肾脏长 9~12cm、宽 5~6cm、厚 3~4cm、重 120~150g。两个肾脏的形态、大小和重量都大致相似，左肾较右肾略大。肾脏的主要结构包括

(1) 肾小球。完成肾脏滤过功能，清除体内代谢产物和毒物；

(2) 肾小管。重新吸收肾小球滤出的有用物质(如糖、氨基酸、小分子蛋白质和盐分等)，分泌某些代谢产物和药物使之得以清除，调节机体酸碱和水的平衡；

(3) 集合管和肾盂。尿液排出管路，参与机体平衡调节。

(四) 临床表现

1. **急性肾炎综合征** 以突起的血尿、蛋白尿、少尿、高血压及肾功能减退为表现，其中血尿为必备，其他四项目具有一到二项即可确定。严重少尿、高血压、肾功能减退者可以伴发充血性心力衰竭、水肿、水钠潴留及酸碱平衡失调，以及中枢神经系统等症状，如果上述症状持续 4~8 周以上则称为快速进行性肾炎。急性肾炎综合征可完全恢复，也可症状恢复但残留下无症状性尿检查异常，还有部分转变为慢性肾功能衰竭。

2. **肾病综合征** 表现为水肿、大量蛋白尿、血浆蛋白过低及高脂血症等。

3. **无症状性尿检异常** 常表现为持续性蛋白尿或血尿。大部分病例肾小球滤过率正常，但也可有轻度或中度肾功能异常。少部分病例蛋白尿可以为大量，可呈肾病综合征表现，不少蛋白尿持续不久，但高血压出现，肾功能也渐减退，最终出现慢性肾功能衰竭。部分病例持续以少尿、蛋白尿及较多红细胞尿为主，它既可以是肾小球疾病的表现，也可能是慢性肾小管间质性肾炎引起。

(五) 辅助检查

1. **尿液检查** 常有肉眼或镜下血尿，镜下可见红细胞管型、白细胞管型、颗粒管型。尿蛋白常呈阳性，程度+~++++不等。

2. **肾功能检查** 血肌酐、血尿素氮进行性升高，内生肌酐清除率下降。

3. **免疫学检查**

4. **B 超检查**

5. **肾活组织检查**

(六)诊断

根据患者的病史、症状及体征,辅以实验室检查和特殊检查,可以做出正确诊断,除病因诊断外,尚需做出功能诊断,确定肾脏受损的程度。症状的严重程度不一定与肾功能损害程度相符,如在类脂质肾病中,水肿、蛋白尿明显而肾功能可基本正常;反之在肾硬变时,患者可无明显症状而肾功能已受严重损害。

(七)治疗

以休息及对症治疗为主。

1. 一般治疗　急性期应卧床休息,待临床症状好转后逐步增加活动量。急性期应给予低盐饮食(每日 3g 以下)。肾功能正常者不需要限制蛋白质入量,但氮质血症时应限制蛋白质摄入,并以优质动物蛋白为主。少尿者应限制液体入量。

2. 治疗感染灶

3. 对症治疗　利尿消肿、降压,预防并发症。

4. 透析治疗　当发生急性肾衰而有透析指征时,应及时给予透析治疗。

三、病例介绍

(一)典型病例

患者,女,61 岁,反复尿频、尿急 5 年余,再发 10 余天入院。患者 5 年前无明显诱因出现尿频、尿急、血尿、腰痛,经对症治疗后症状好转,五年来,上述症状反复发作。10 天前再发尿频、尿急,夜尿多,偶有腰部不适,无血尿,排尿困难,尿痛,腹痛,发热,盗汗,自服药物(具体不详)症状无缓解,今来我院求治,门诊以"慢性肾小球肾炎""泌尿系感染"收入院。既往有"高血压"、"肝内胆管结石"、"慢性肾小球肾炎"病史,曾行卵巢摘除术。查体:T36℃,P82 次/分,R20 次/分,BP110/82mmHg;神清,营养中等,步入病房,自动体位,全身皮肤黏膜无黄染及出血点,浅表淋巴结未扪及肿大,唇红,颈软,双肺呼吸音清,无啰音,HR82 次/分,律齐、无杂音,腹软,无压痛及反跳痛,肝脾肋下扪及,肾区叩击痛(+),四肢肌力正常,双下肢无水肿,结膜充血(+)。

(二)阳性症状、体征

患者自诉反复尿频、尿急、夜尿多、腰痛,肾区叩击痛(+)。

四、护理

(一)护理评估

(1)患者农村户口,对疾病知识缺乏且病史较长,心理压力较大。

(2)患者尿频、尿急,夜间睡眠差。

(二)护理诊断

1. 排尿障碍　与尿路感染所致的尿路刺激征有关。
2. 营养失调,低于机体需要量　与摄入量减少、蛋白丢失、代谢紊乱等有关。
3. 焦虑　与疾病反复发作、预后不良有关。
4. 潜在并发症　慢性肾衰竭、老年性阴道炎。

(三)护理目标

(1)患者了解肾炎相关知识,尿频症状好转,无尿急及其他不适。

(2)患者焦虑症状较前缓解。

(3)未发生并发症。

（四）护理措施

（1）休息与活动。急性发作期病人应限制活动，卧床休息，保证充分休息和睡眠，并应有适当的活动。病情减轻后可适当增加活动量，但应避免劳累。

（2）饮食护理。给予低盐低脂优质低蛋白低磷饮食，蛋白质摄入为 0.5~0.8g/(kg·d)。向病人及家属解释低蛋白饮食的重要性。宜给予优质的动物蛋白，既能保证营养，又能减少蛋白质代谢产物，起到保护肾脏的作用。高血压病人应限制钠的摄入 3~4g/d。水肿时应限制水分的摄入。

（3）病情观察。密切观察血压的变化，因高血压可加剧肾功能的恶化。监测病人尿量及肾功能变化，及时发现肾衰竭。

（4）用药护理。长期服用降压药者，应认识降压治疗对保护肾功能的作用，不可擅自改变药物剂量或停药，应严格按规定剂量，并防止体位性低血压；应用血管紧张素转换酶抑制剂，应防止高血钾，观察有无持续性干咳。应用激素或免疫抑制剂，应注意观察有无继发感染、上消化道出血、水钠潴留、血压升高、肝功能损害、骨质疏松等。

（5）嘱病人多饮水，勤排尿，以达到不断冲洗尿路的目的，减少细菌在尿路停留的时间，从而减轻尿路刺激征引起的不适。

（6）指导病人做好全身的清洁卫生，加强营养，以增强机体抵抗力。

（7）出现肾区或膀胱区疼痛时，给予局部热敷、按摩或分散病人注意力，减轻病人焦虑，缓解疼痛。

（8）心理护理。注意观察病人心理活动，避免长期精神紧张、焦虑、抑郁等，这些不良心理可造成肾血流量的减少，加速肾功能的减退。

（五）评价

（1）患者尿频症状明显好转，未诉尿急及其他不适。

（2）患者焦虑症状较前缓解。

（3）了解肾炎相关知识。

五、健康宣教

1. 疾病知识指导　本病治疗的关键在于防止或延缓肾功能进行性减退。指导病人及家属学会观察水肿、尿量及尿液性质变化、控制饮水量、自我监测血压等。注意个人卫生，预防呼吸道和泌尿道感染。定期复查，发现异常及时就诊。

2. 生活指导　饮食上应注意摄入优质低蛋白饮食，如牛奶、鸡蛋、鱼类，勿食过咸的食物，保证热量充足和富含多种维生素；注意休息，适当活动，保持良好的心态，注意劳逸结合。

3. 用药指导　指导病人按医嘱正确服药，学会观察药物疗效和不良反应，不随意停药或减量，避免复发；不使用对肾功能有害的药物，如氨基糖苷类抗生素、抗真菌药等。

六、提问

1. 如何对肾炎患者进行饮食指导？
2. 肾炎患者的观察要点是什么？

病例二　尿路感染

一、查房的目的

通过护理查房，学习如何运用护理程序对该疾病患者进行护理。通过相互讨论与学习，进一步完善护理问题，提出预防性护理措施，防止并发症的发生，为患者创造更好的康复条件，提高护理人员的理论水平。了解本病发病原因,熟悉临床表现,掌握治疗及护理措施。

二、疾病知识回顾

(一)定义

尿路感染是由细菌(极少数可由真菌、原虫、病毒)直接侵袭所引起。尿路感染分为上尿路感染和下尿路感染,上尿路感染指的是肾盂肾炎,下尿路感染包括尿道炎和膀胱炎。肾盂肾炎又分为急性肾盂肾炎和慢性肾盂肾炎。

(二)病因

尿路感染是由细菌(极少数可由真菌、原虫、病毒)直接侵袭所引起。

(三)临床表现

1. 急性肾盂肾炎　起病急骤、寒战、畏寒;发热;全身不适、头痛、乏力;食欲减退、恶心、呕吐;尿频、尿急、尿痛;腰痛、肾区不适;上输尿管点压痛;肋腰点压痛;肾区叩击痛;膀胱区压痛等。

2. 慢性肾盂肾炎　急性发作时的表现可与急性肾盂肾炎一样,但通常要轻得多,甚至无发热、全身不适、头痛等全身表现,尿频、尿急、尿痛等症状也不明显;水肿;高血压。

3. 膀胱、尿道炎　尿频、尿急、尿痛,膀胱区疼痛;尿道分泌物。

(四)辅助检查

(1)肋腰点压痛、肾区叩击痛。

(2)尿沉渣涂片染色　找到细菌。

(4)尿细菌培养　找到细菌。

(5)尿菌落计数$>10^5$/ml,有尿频等症状者,$>10^2$/ml 也有意义。

(6)1 小时尿沉渣计数白细胞>20 万个。

(7)血常规显示白细胞计数升高,中性粒细胞核左移。

(8)血沉增快。

(五)诊断

(1)中段尿(要求尿停留在膀胱中 4~6 小时以上)细菌定量培养,菌落数$\geq 10^5$/ml。

(2)清洁离心中段尿沉渣白细胞数>10/HP,有尿路感染症状。

具备以上(1)、(2)两项可以确诊。如无(2)项,则应再作尿菌计数复查,如仍$\geq 10^5$/ml,且两次的细菌相同者,可以确诊。

(3)作膀胱穿刺尿培养,细菌阳性(不论菌数多少),亦可确诊。

(4)作尿菌培养计数有困难者,可用治疗前清晨清洁中段尿(尿停留于膀胱 4~6 小时以上)正规方法的离心尿沉渣革兰氏染色找细菌。

(5)尿细菌数在 10^4~10^5/ml 者,应复查,如仍为 10^4~10^5/ml,需结合临床表现来诊断或作膀胱穿刺尿培养来确诊。

(六)治疗

(1)对症支持治疗。

(2)针对病原体进行药物治疗。

(3)维持水电解质平衡。

(4)患者应多喝水,喝水少的患者应给予输液,保证每日尿量在 2000ml 以上。

(5)部分患者可配合服用中药治疗。

三、病例介绍

(一)典型病例

患者,女,30岁,因"发现血尿5天"入院,患者5天前在家中休息时突然出现血尿伴轻微尿频、尿急、尿痛,经当地医院治疗后症状无明显缓解,随收住入院。患者神志清楚,查体合作,形体消瘦。T37.8℃,P80次/分,R20次/分,BP110/70mmHg。经抗炎止血对症支持治疗4天后痊愈出院。

(二)阳性症状、体征

血尿伴轻微尿频、尿急、尿痛,T37.8℃。

实验室检查 血+++,蛋白(-),白细胞(-),白细胞$4.5×10^9$/L,中性粒细胞51%,血红蛋白90g/L。

四、护理

(一)护理评估

患者发现血尿5天,伴轻微尿频、尿急、尿痛,经外院治疗后症状无明显缓解。患者神志清楚,查体合作,形体消瘦。

(二)护理诊断

1. 血尿 与膀胱黏膜受损有关。
2. 尿频、尿急、尿痛 与膀胱尿道炎症有关。
3. 体温过高 与细菌感染有关。
4. 焦虑 与尿频、尿急、尿痛有关。
5. 知识缺乏 与文化水平低有关。
6. 活动无耐力 与贫血有关。
7. 潜在并发症 肾功能损害。

(三)护理目标

患者血尿,尿频、尿急、尿痛症状减轻或消失;营养状况有所改善;焦虑程度减轻;无并发症发生。

(四)护理措施

(1)注意休息,以增加肾脏血流量,便血尿消退。观察尿色、尿量,遵医嘱及时留尿标本送尿常规检查。保持会阴部清洁,便后冲洗会阴。遵医嘱用药,注意药物副作用。鼓励患者多饮水,勤排尿。

(2)每天监测体温4次至正常3天后改为每天2次。指导其多饮水,多食新鲜水果。高热时及时给予物理降温。出汗时立即擦干汗液,更换汗湿衣服,保持皮肤清洁干燥。

(3)关心爱护患者,鼓励其说出内心感受。指导家属给予患者心理支持,使其保持良好情绪。

(4)用简单易懂的语言向患者讲解本病的发生、发展及治疗经过,以消除其顾虑,积极配合治疗护理。告知保持会阴清洁的重要性,以取得患者的配合。演示讲解会阴清洁的方法和注意事项。强调多饮水勤排尿的重要性。

(5)生活规律,起居有常。注意休息,活动时若出现头昏、乏力立即停止活动。逐渐增加活动量。

(五)评价

体温已逐渐恢复至正常;营养状况有所改善;焦虑程度减轻;未发生并发症。

五、健康宣教

(1)增强自我保护意识,预防感染,避免各种应激因素的发生。

(2)加强体质锻炼,提高机体抵抗力。

(3)按医嘱服药,定期检查尿液,出现症状立即就医。

（4）平时注意饮水及坚持合理饮食。

（5）育龄妇女注意避孕。

（6）定期门诊随访。

六、提问

1. 尿路感染的定义？

2. 尿路感染的临床表现？

病例三 肾病综合征

一、查房的目的

通过护理查房，学习如何运用护理程序对该疾病患者进行护理。通过相互讨论与学习，进一步完善护理问题，提出预防性护理措施，防止有危险的护理问题和并发症的发生，为患者创造更好的康复条件，提高护理人员的理论水平。了解本病发病原因，熟悉临床表现，掌握治疗及护理措施。

二、疾病知识回顾

（一）定义

肾病综合征（NS）可由多种病因引起，以肾小球基膜通透性增加，表现为大量蛋白尿、低蛋白血症、水肿、高脂血症的一组临床症候群。

（二）病因

分为原发性、继发性和遗传性三大类，原发性NS属于原发性肾小球疾病，由多种病理类型构成。常见的有系膜增生性肾小球肾炎，微小病变型肾病等。继发性NS常见的有过敏性紫癜肾炎，系统性红斑狼疮肾炎等。

（三）临床表现

NS最基本的特征是大量蛋白尿、低蛋白血症、（高度）水肿和高脂血症，即所谓的"三高一低"，及其他代谢紊乱为特征的一组临床症候群。

1. 大量蛋白尿 是NS患者最主要的临床表现，也是肾病综合征的最基本的病理生理机制。大量蛋白尿是指成人尿蛋白排出量>3.5g/d。在正常生理情况下，肾小球滤过膜具有分子屏障及电荷屏障，致使原尿中蛋白含量增多，当远超过近曲小管回吸收量时，形成大量蛋白尿。在此基础上，凡增加肾小球内压力及导致高灌注、高滤过的因素（如高血压、高蛋白饮食或大量输注血浆蛋白）均可加重尿蛋白的排出。

2. 低蛋白血症 血浆白蛋白降至30g/L。NS时大量白蛋白从尿中丢失，促进白蛋白肝脏代偿性合成和肾小管分解的增加。当肝脏白蛋白合成增加不足以克服丢失和分解时，则出现低白蛋白血症。此外，NS患者因胃肠道黏膜水肿导致饮食减退、蛋白质摄入不足、吸收不良或丢失，也是加重低白蛋白血症的原因。除血浆白蛋白减少外，血浆的某些免疫球蛋白（如IgG）和补体成分、抗凝及纤溶因子、金属结合蛋白及内分泌素结合蛋白也可减少，尤其是大量蛋白尿，肾小球病理损伤严重和非选择性蛋白尿时更为显著。

3. 水肿 NS时低白蛋白血症、血浆胶体渗透压下降，使水分从血管腔内进入组织间隙，是造成NS水肿的基本原因。近年的研究表明，约50%患者血容量正常或增加，血浆肾素水平正常或下降，提示某些原发于肾内钠、水潴留因素在NS水肿发生机制中起一定作用。

4. 高脂血症 NS合并高脂血症的原因目前尚未完全阐明。高胆固醇和（或）高甘油三酯血症，血清中LDL、VLDL和脂蛋白（α）浓度增加，常与低蛋白血症并存。高胆固醇血症主要是由于肝脏合成脂蛋白增加,但是在周围循环中分解减少也起一定作用。高甘油三酯血症则主要是由于分解代谢障碍所致,肝脏合成增加为次要因素。

(四)辅助检查

1. 尿液检查　尿蛋白定性一般为++~++++,尿中可有红细胞、管型等。24小时尿蛋白定量超过 3.5g。

2. 血液检查　血浆清蛋白低于 30g/L,血中胆固醇、甘油三酯、低及极低密度脂蛋白增高。肾衰时血尿素氮、血肌酐升高。

3. 肾活检　明确肾小球的病理类型。

4. 肾 B 超检查　双肾正常或缩小。

(五)诊断

1. 肾病综合征(NS)诊断标准

(1)尿蛋白大于 3.5g/d。

(2)血浆白蛋白低于 30g/L。

(3)水肿。

(4)高脂血症。

其中(1)(2)两项为诊断所必需。

2. NS 诊断

(1)确诊 NS。

(2)确认病因　首先排除继发性和遗传性疾病,才能确诊为原发性 NS;最好进行肾活检,做出病理诊断。

(3)判断有无并发症。

(六)治疗

1. 一般治疗　凡有严重水肿、低蛋白血症者需卧床休息。水肿消失、一般情况好转后,可起床活动。给予正常量 0.8~1.0g/(kg·d)的优质蛋白(富含必需氨基酸的动物蛋白为主)饮食。热量要保证充分,每日每千克体重不应少于 30~35kcal。尽管患者丢失大量尿蛋白,但由于高蛋白饮食增加肾小球高滤过,可加重蛋白尿并促进肾脏病变进展,故目前一般不再主张应用。水肿时应低盐(<3g/d)饮食。为减轻高脂血症,应少进富含饱和脂肪酸(动物油脂)的饮食,而多吃富含多聚不饱和脂肪酸(如植物油、鱼油)及富含可溶性纤维(如豆类)的饮食。

2. 对症治疗

(1)利尿消肿。多数病人经使用糖皮质激素和限制水、钠后可达到利尿消肿目的。经上述治疗水肿不能消退者可使用利尿剂,包括①噻嗪类利尿剂:主要作用于髓袢升支后壁段和远曲小管前段,通过抑制钠和氯的重吸收,增加钾的排泄而利尿。长期服用应防止低钾、低钠血症。②保钾利尿剂:主要作用于远曲小管后段,排钠、排氯,但潴钾,适用于低钾血症的患者。单独使用时利尿作用不显著,可与噻嗪类利尿剂合用。常用氨苯蝶啶或醛固酮拮抗剂如螺内酯。长期服用需防止高钾血症,肾功能不全患者应慎用。③袢利尿剂:主要作用于髓袢升支,对钠、氯和钾的重吸收具有强力的抑制作用。常用呋塞米(速尿)或布美他尼(丁尿胺),分次口服或静脉注射。④渗透性利尿剂:通过一过性提高血浆胶体渗透压,可使组织中水分回吸收入血。此外,它们又经过肾小球滤过,造成肾小管内液的高渗状态,减少水、钠的重吸收而利尿。常用不含钠的右旋糖酐 40(低分子右旋糖酐)或淀粉代血浆(706 代血浆)(分子量均为 2.5 万~4.5 万)静脉点滴。随后加用袢利尿剂可增强利尿效果。但对少尿(尿量<400ml/d)患者应慎用此类药物,因其易与肾小管分泌的Tamm-Horsfall蛋白和肾小球滤过的白蛋白一起形成管型,阻塞肾小管,并由于其高渗作用导致肾小管上皮细胞变性、坏死,诱发"渗透性肾病",导致急性肾衰竭。⑤提高血浆胶体渗透压:血浆或血浆白蛋白等静脉输注,均可提高血浆胶体渗透压,促进组织中水分回吸收并利尿。对NS患者利尿治疗的原则是不宜过快过猛,以免造成血容量不足、加重血液高凝倾向,诱发血栓、栓塞并发症。

(2)减少尿蛋白。持续性大量蛋白尿本身可导致肾小球高滤过、加重肾小管—间质损伤、促近肾小球硬化,是影响预后的重要因素。已证实减少尿蛋白可以有效延缓肾功能的恶化。血管紧张素转换酶抑制剂(ACEI)或血管紧张素Ⅱ受体拮抗剂(ARB),除可有效控制高血压外,均可通过降低肾小球内压和直接影响肾小球基底膜对大分子的通透性,有不依赖于降低全身血压减少尿蛋白作用。用ACEI或ARB降低尿蛋白时,所用剂量一般应比常规降压剂量大,才能获得良好疗效。

(3)主要治疗(抑制免疫与炎症反应)。

①糖皮质激素治疗。糖皮质激素(下面简称激素)用于肾脏疾病,主要是其抗炎作用。它能减轻急性炎症时的渗出,稳定溶酶体膜,减少纤维蛋白的沉着,降低毛细血管通透性而减少尿蛋白漏出;此外,尚可抑制慢性炎症中的增生反应,降低成纤维细胞活性,减轻组织修复所致的纤维化。糖皮质激素对疾病的疗效反应在很大程度上取决于其病理类型,微小病变的疗效最为迅速和肯定。使用原则和方案一般是:起始足量,常用药物为泼尼松,口服8周,必要时可延长至12周;缓慢减药,足量治疗后每2~3周减原用量的10%,当减至20mg/d左右时症状易反复,应更加缓慢减量;长期维持,最后以最小有效剂量再维持数月至半年。激素可采取全日量顿服或在维持用药期间两日量隔日一次顿服,以减轻激素的副作用。水肿严重、有肝功能损害或泼尼松疗效不佳时,可更换为泼尼松龙口服或静脉滴注。根据患者对糖皮质激素的治疗反应,可将其分为"激素敏感型"(用药8~12周内NS缓解)、"激素依赖型"(激素减药到一定程度即复发)和"激素抵抗型"(激素治疗无效)三类,其各自的进一步治疗有所区别。长期应用激素的患者可出现感染、药物性糖尿病、骨质疏松等副作用,少数病例还可能发生股骨头无菌性缺血性坏死,需加强监测,及时处理。

②细胞毒性药物。激素治疗无效或激素依赖型或反复发作型,可以细胞毒药物协助治疗。由于此类药物多有性腺毒性、肝脏损伤及大剂量可诱发肿瘤的危险,因此,在用药指征及疗程上应慎重掌握。目前此类药物中,环磷酰胺(CTX)和苯丁酸氮芥(CB1348)临床应用较多。

③免疫抑制剂。目前临床上常用的免疫抑制剂有环孢霉素A、他克莫司(FK506)、麦考酚吗乙酯和来氟米特等。既往免疫抑制剂常与糖皮质激素联合应用治疗多种不同病理类型的肾病综合征,近年来也推荐部分患者因对糖皮质激素相对禁忌或不能耐受(如未控制糖尿病、精神因素、严重的骨质疏松),及部分患者不愿接受糖皮质激素治疗方案或存在禁忌证的患者,可单独应用免疫抑制剂治疗(包括作为初始方案)某些病理类型的肾病综合征,如局灶节段性肾小球硬化、膜性肾病、微小病变型肾病等。

三、病例介绍

(一)典型病例与体征

患者,男,18岁,未婚,因眼睑及颜面浮肿1月,加重10天入院。查体:神清,精神差,双侧瞳孔等大等圆,对光反射存在;心脏无干湿啰音;心律齐,各瓣膜未闻及病理性杂音;腹平、软、肝脾下未触及,肝区肾区有叩击痛;肠鸣音正常。双下肢凹陷性浮肿,肌力正常;以"肾病综合征"收住。入院测T36.9℃,P95次/分,R20次/分,BP110/70mmHg。

(二)阳性症状体征

眼睑及颜面浮肿,肝区肾区有叩击痛,双下肢凹陷性浮肿,尿蛋白(++++)。

四、护理

(一)护理评估

患者1月前无明显诱因下出现眼睑浮肿,休息或活动后症状改善,故患者未重视。10天前患者受凉后浮肿较前加重,并伴有下肢浮肿,呈凹陷性,自服药物症状无改善。

(二)护理诊断

1. 体液过多　与低蛋白血症致血浆胶体渗透压升高有关。
2. 营养失调　与大量蛋白丢失、胃肠黏膜水肿致蛋白吸收障碍有关。
3. 焦虑　与疾病造成的形象改变,治疗的效果及环境改变有关。
4. 有感染的风险　与皮肤水肿,大量蛋白尿致机体营养不良,激素等药物应用致机体免疫力低下有关。
5. 知识缺乏　与缺乏相关知识有关。
6. 潜在并发症

(三)护理目标

患者水肿程度减轻并逐渐消退;焦虑程度减轻;营养状况有所改善;无并发症发生。

(四)护理措施

(1)向病人介绍病区环境及主治医师及责任护士,消除陌生感,向病人讲解治疗方法,消除疑虑。进行各项操作前做好解释;经常与病人交流,鼓励家人给予精神上的支持。

(2)高蛋白饮食可加重肾脏负担,对肾不利,提倡正常量的优质蛋白饮食、低盐饮食,勿食腌制品。

(3)保持皮肤清洁、干燥,避免皮肤受摩擦或擦伤;尽量减少病区的探访人次,对有上呼吸道感染者应限制探访;遇冷季节,减少外出,注意保暖。

(4)坚持医嘱用药,勿自行减量或停用激素,注意监测血药浓度,观察有无药物副作用。

(5)向病人讲解疾病的发展、病因、药物作用;嘱其卧床休息,可取半坐卧位,在床上做关节的全范围运动,防止关节僵硬及痉挛,可防止肢体血栓形成。

(五)评价

患者水肿程度有所减轻并逐渐消退;营养状况有所改善;焦虑程度减轻,未发生感染,无血栓形成、急性肾衰、心脑血管并发症发生。

五、健康宣教

1. 预防指导　认识积极预防感染的重要性,能加强营养、注意休息、保持个人卫生等。
2. 生活指导　饮食注意限盐,每日不能摄入过多的蛋白。
3. 病情监测指导　出院后坚持定期门诊随访,密切观察肾功能的变化。
4. 用药指导　坚持医嘱用药,勿自行减量或停用激素,了解药物副作用。
5. 心理指导　良好心态有利于提高机体的抵抗力,增强适应能力。保持乐观心态,对疾病治疗充满信心。

六、提问

1. 肾病综合征的并发症?
2. 肾病综合征的临床表现?

病例四　肾盂肾炎

一、查房的目的

通过护理查房,学习如何运用护理程序对该疾病患者进行护理。通过相互讨论与学习,进一步完善护理问题,提出预防性护理措施,防止并发症的发生,为患者创造更好的康复条件,提高护理人员的理论水平。了解本病发病原因,熟悉临床表现,掌握治疗及护理措施。

二、疾病知识回顾

(一)定义

肾盂肾炎为尿路感染的常见病。由致病菌感染直接引起的肾盂、肾盏和肾实质的炎症。尿路感染包括上尿路感染(肾盂肾炎)与下尿路感染(尿道炎、膀胱炎),后者可单独存在,而肾盂肾炎一般都伴有下尿路感染。肾盂肾炎好发于20~40岁女性。致病菌绝大多数为革兰氏阴性杆菌,以大肠杆菌最常见。主要感染途径是上行性感染,即致病菌由尿道上行入膀胱引起膀胱炎,继而沿尿管向上蔓延至肾脏,导致肾盂肾炎。

(二)病因及概况

致病菌绝大多数为革兰氏阴性杆菌,以大肠杆菌最常见。主要感染途径是上行性感染,即致病菌由尿道上行入膀胱引起膀胱炎,继而沿输尿管向上蔓延至肾脏,导致肾盂肾炎。正常人在尿道口内1~2cm处存在少量细菌,但一般不引起感染,因为尿道黏膜有一定的抗菌能力;尿液可稀释细菌并将其排出体外;尿中还含有一些抑菌物质。当机体抵抗力下降或尿道黏膜轻度损伤(如月经期、性生活后等)以及尿路流通不畅时,细菌乘虚而入,在肾盂部大量繁殖,而使肾脏致病。由于女性尿道短而宽,女婴尿道口易被粪便污染,故均易发病。肾盂肾炎有急性期和慢性期两个阶段。急性期主要表现为发热、尿频、尿急、尿痛以及腰背疼痛等,尿常规检查可查出白细胞(脓细胞)和细菌。慢性期症状一般较轻,可由急性期迁延而来;或急性期虽控制,但经反复发作演变而来。肾盂肾炎的治疗最重要的是选择有效的抗菌药物。一般急性肾盂肾炎多数可迅速治愈,慢性者治愈则相对较困难。

(三)临床表现

1. 急性肾盂肾炎　本病可发生于各种年龄,但以育龄妇女最多见,起病急骤,主要有下列症状。

(1)一般症状。高热、寒战,体温多在38℃~39℃,也可高达40℃。热型不一,一般呈弛张型,也可呈间歇或稽留型。伴头痛、全身酸痛,热退时大汗等。

(2)泌尿系症状。患者有腰痛,多为钝痛或酸痛,程度不一,少数有腹部绞痛,沿输尿管向膀胱方向放射,体检时在上输尿管点(腹直肌外缘与脐平线交叉点)或肋腰点(腰大肌外缘与十二肋交叉点)有压痛,肾叩痛阳性。患者常有尿频、尿急、尿痛等膀胱刺激症状。儿童患者的泌尿系症状常不明显,起病时除高热等全身症状外,常有惊厥、抽搐发作。

(3)胃肠道症状。可有食欲不振、恶心、呕吐,个别患者可有中上腹或全腹疼痛。

2. 慢性肾盂肾炎　慢性肾盂肾炎临床表现复杂,反复发作,症状较急性期轻,有时可表现为无症状性尿。半数以上患者有急性肾盂肾炎既往史,其后有乏力、低热、厌食及腰酸腰痛等症状,并伴有尿频、尿急、尿痛等下尿路刺激症状。以往将病程超过半年或1年者为慢性肾盂肾炎,近年来提出肾盂肾盏有瘢痕形成,静脉肾盂造影见到肾盂肾盏变形、积水、肾外形不光滑,或两肾大小不等才称慢性肾盂肾炎。可有肾小管功能损害,如浓缩功能减退,低渗、低比重尿,夜尿增多及肾小管性酸中毒等。至晚期,可出现肾小球功能损害,氮质血症直至尿毒症。肾性高血压很多由慢性肾盂肾炎引起,一般认为患者高肾素血症及一些缩血管多肽的释放和血管硬化、狭窄等病变有关。少数患者切除一侧病肾后,高血压得以改善。

(四)辅助检查

急性期时可有急性炎症的表现,如血白细胞数升高,中性粒细胞百分比增高,下列检查对诊断更有重要意义。

1. 尿常规检查　是最简便而可靠的检测泌尿道感染的方法。宜留清晨第一次尿液待测,凡每个高倍视野下超过5个(>5个/HP)白细胞称为脓尿。

2. 尿细胞学检查　清洁中段尿培养菌落计数>10/ml有临床意义。

3. 无创伤性感染的定位检查　①尿浓缩能力;②尿酸的测定;③尿C反应蛋白测定:病程中隔日C反应蛋白(CRP)水平有助于估计疗效,即CRP一目了然示有效,上升示无效;急性膀胱炎时CRP并不升高;但其他感染性疾病时CRP也可能升高,以及假阳性的存在影响了该试验的定位意义;④尿抗体包裹细菌分析:用免疫荧光分析证实来自肾脏的细菌包裹着抗体,可和荧光标记的抗体IgG结合,呈阳性反应;⑤直接定位法:直接法中,Stamey的输尿管导管法准确性较高,但必须通过膀胱镜检查或用Skinny针经皮穿刺肾盂取尿,故不常用,而Fairley的膀胱冲洗灭菌后尿培养法准确度大,且简便易行,临床常用。

4. X线检查　由于急性泌尿道感染本身容易产生膀胱输尿管反流,故静脉或逆行肾盂造影宜在感染消除后4~8周进行,急性肾盂肾炎以及无并发症的复发性泌尿道感染并不主张常规做肾盂造影。对慢性或久治不愈患者,视需要分别可作尿路平片、静脉肾盂造影、逆行肾盂造影、排尿时膀胱输尿管造影,以检查有无梗阻、结石、输尿管狭窄或受压、肾下垂、泌尿系先天性畸形以及膀胱输尿管反流现象等。此外,还可了解肾盂、肾盏形成及功能,以与肾结核、肾肿瘤等鉴别。肾血管造影可显示慢性肾盂肾炎的血小管有不同程度的扭曲。必要时可作肾CT扫描或核磁共振扫描,以排除其他肾脏疾患。

5. 同位素肾图检查　可了解肾功能、尿路梗阻、膀胱输尿管反流及膀胱残余尿情况。急性肾盂肾炎的肾图特点为高峰后移,分泌段出现较正常延缓0.5~1.0分钟,排泄段下降缓慢。慢性肾盂肾炎分泌段斜率降低,峰顶变钝或增宽而后移,排泄段起始时间延迟,呈抛物线状。但上述改变并无明显特异性。

6. 超声波检查　是目前应用最广泛,最简便的方法,它能筛选泌尿道发育不全、先天性畸形、多囊肾、肾动脉狭窄所致的肾脏大小不匀、结石、肿瘤及前列腺疾病等。

(五)诊断

1. 病史　急性肾盂肾炎病史可作为诊断的参考,但不能作为依据。因多数非梗阻性慢性肾盂肾炎患者,既往可无泌尿系感染病史,也无其他肾病史。常隐匿起病,氮质血症症状可为患者首发症状,诊断时应予注意。

2. 临床表现　有间断反应出现尿路刺激症状,一般较轻,不如急性肾盂肾炎明显,常伴有乏力、食欲不振、腰酸痛,可有低热或无发热。晚期可因肾功能损害而出现头晕、头痛、恶心、呕吐等尿毒症症状。亦可出现多尿、夜尿增多、低血钾、低血钠或慢性肾小管性酸中毒。部分患者病情隐匿或不典型,宜注意。

(六)治疗

目的在于缓解症状,防止复发,减少肾实质的损害。应鼓励患者多饮水,勤排尿,以降低髓质渗透压,提高机体吞噬细胞功能,冲洗膀胱内的细胞。有发热等全身感染症状应卧床休息。

1. 急性肾盂肾炎 因引起尿路感染的主要细菌是革兰阴性菌,其中以大肠杆菌为主。感染严重有败血症者宜静脉给药。根据尿培养结果选用药敏药物。新生儿、婴儿和5岁以下的幼儿急性肾盂肾炎多数伴有泌尿道畸形和功能障碍,故不易根除,但有些功能障碍如膀胱输尿管反流可随年龄增长而消失。一次性或多次尿路感染在肾组织中形成局灶性瘢痕,甚至影响肾发育,近年来主张用药前尽可能先做中段尿细菌培养,停药后第2、4、6周应复查尿培养,以期及时发现和处理。

2. 慢性肾盂肾炎 急性发作者按急性肾盂肾炎治疗,反复发作者应通过尿细菌培养并确定菌型,明确此次再发是复发或重新感染。

复发指治疗后菌株转阴性,但在停药后的6周内再发,且致病菌和先前感染的完全相同。复发的常见原因有:①尿路解剖上或功能上异常,引起尿流不畅。可通过静脉肾盂造影或逆行肾盂造影以明确之,如有明显解剖异常情况存在,需手术加以纠正。如果梗阻因素难以解除,则根据药敏选用恰当抗菌药物治疗6周。②抗菌药物选用不当或剂量和疗程不足,常易复发,可按药敏选择用药,治疗4周。③由于病变部位瘢痕形成,血流量差,病灶内抗菌药物浓度不足,可试用较大剂量杀菌类型抗菌药物治疗,疗程6周。

三、病例介绍

(一)典型病例

患者,女,41岁,自诉反复腰痛1年,加重伴发热、尿频、尿急、尿痛、肉眼血尿1天。查体T38.9℃,P108次/分,R20次/分,BP120/80mmHg。精神面貌可,急性热病容,自主体位,无畏寒,发热。发病以来,食欲睡眠可,大便正常。腰腹部:腹平软,无压痛,无肌紧张和反跳痛,肝脾未触及,双侧腰痛持续性胀痛,双肾区叩痛阳性。排尿有尿频、尿急、尿痛、尿液混浊,无尿量减少,肉眼血尿,尿道口无红肿。

(二)阳性症状、体征

腰痛1年,加重伴发热、尿频、尿急、尿痛、肉眼血尿,双肾区叩痛阳性。实验室检查Hb132g/L,WBC16.9×10^9/L,尿常规显示潜血+++,尿蛋白+,可见脓细胞和白细胞管型。

四、护理

(一)护理评估

患者无明显诱因出现腰痛,未行特殊处理,休息后完全好转,症状反复发作,呈持续性胀痛。发热T38.9℃,伴尿频、尿急、尿痛、肉眼血尿。

(二)护理诊断

1. 疼痛 与炎症、理化因素刺激有关。
2. 体温过高 与急性肾盂肾炎发作有关。
3. 排尿障碍 与炎症、理化因素刺激有关。
4. 焦虑 与膀胱刺激征引起的不适、担心预后有关。

(三)护理目标

(1)体温恢复正常。
(2)排尿恢复正常。
(3)无并发症发生。

(四)护理措施

1. 病情观察 观察尿频、尿急、尿痛的程度,体温及尿液变化。有无肾区疼痛。
2. 发热 按发热护理常规执行。

3. 尿路刺激征 多饮水,每天饮水量在 2500ml 以上。遵医嘱合理使用抗生素。指导病人注意个人卫生,保持外阴清洁干燥。留取清洁中段尿培养。

4. 疼痛的护理 卧床休息,采用屈膝位,尽量不要站立或坐位。

5. 一般护理 急性期可卧床休息。进食清淡并富有维生素的食物。多饮水,以增加尿量,冲洗尿路,减少炎症对膀胱和尿道的刺激。出现焦虑紧张等情绪,护士要了解其原因,进行心理疏导及健康教育。

(五)评价

疼痛减轻;体温降至正常;膀胱刺激征减轻;焦虑减轻;有效预防疾病发作。

五、健康宣教

(1)注意外阴及尿道口的清洁卫生。要勤换内衣,特别是在妇女月经期、妊娠期或机体抵抗力下降时,如不注意外阴的清洁卫生,细菌可以通过尿道进入膀胱,并由膀胱、输尿管逆流入肾盂,然后再侵及实质,形成泌尿系统的感染。

(2)在饮食方面需高热量、高维生素、半流质或容易消化的普通饮食。要多饮水,每日入量不得少于 3000ml,以增加尿量,有利于冲洗泌尿道,促进细菌、毒素和炎症分泌物的排出。

(3)锻炼身体,增强体质,提高机体对疾病的抵抗能力。注意休息,避免劳累和便秘。

(4)女性患者急性期治愈后,一年以内应注意避孕。

(5)女性患者禁止盆浴,以免浴水逆流入膀胱,引起感染。

六、提问

1. 急性肾盂肾炎的临床表现?
2. 肾盂肾炎的病因?

病例五 肾功能衰竭

一、查房的目的

通过护理查房,学习如何运用护理程序对该疾病患者进行护理。通过相互讨论与学习,进一步完善护理问题,提出预防性护理措施,防止并发症的发生,为患者创造更好的康复条件,提高护理人员的理论水平。了解本病发病原因,熟悉临床表现,掌握治疗及护理措施。

二、疾病知识回顾

(一)定义

肾功能衰竭是指肾脏功能部分或全部丧失的病理状态。按其发作之急缓分为急性和慢性两种。急性肾功能衰竭系因多种疾病致使两肾在短时间内丧失排泄功能,简称急性肾衰。慢性肾功能衰竭是由各种病因所致的慢性肾病发展至晚期而出现的一组临床综合征。

(二)病因及概况

根据肾功能损害的程度将慢性肾功能衰竭分为 4 期:Ⅰ期肾贮备功能下降,患者无症状。Ⅱ期肾功能不全代偿期。Ⅲ期肾功能失代偿期,患者有乏力、食欲不振和贫血。Ⅳ期尿毒症阶段,有尿毒症症状。常见病因为肾缺血及肾中毒,引起肾前性氮质血症的各种因素持续作用使肾缺血、缺氧;各种肾毒性物质如药物、细菌的内毒素、重金属毒物及生物毒等作用于肾脏均可致病。此外误型输血及药物可引起急性血管内溶血,挤压伤、烧伤及严重肌病,可因血红蛋白及肌红蛋白堵塞肾小管,而发生急性肾小管坏死和急性肾衰。急性肾衰发病机理仍不明,急性肾小管损伤学说不能圆满解释,近年来认为,血管收缩活性物质释放紊乱引起的肾内血流动力学改变以及细胞的钙内流和氧自由基在急性肾衰发病机理中均起重要作用。

(三)临床表现

1. 急性肾功能衰竭　表现为少尿型急性肾小管坏死。分3期：①少尿期：尿量减少致使发生高钾血症、水中毒（浮肿严重、血压升高、肺水肿或脑水肿）、代谢性酸中毒及急性尿毒症症状，高钾血症及水中毒为主要死因；②多尿期：肾小管上皮细胞再生修复后尿量渐增多，使血钾、血钠下降，持续多尿患者可死于脱水及电解质紊乱；③恢复期，多尿期后尿量减至正常，血Bun、肌酐(Scr)及电解质均恢复正常水平，但肾小管功能及结构恢复正常尚需3~6个月。未能恢复者转为慢性肾功能衰竭。

2. 慢性肾功能衰竭　早期表现为无力、精神欠佳，以后出现食欲差、恶心、呕吐等消化系统症状。病情进一步发展出现贫血、心悸、皮肤瘙痒、肢体感觉异常、麻木。晚期侵及心血管系统出现高血压、心包炎、心肌病、心律紊乱及心力衰竭；侵及血液系统出现严重贫血，血红蛋白可低至3g/dL，有出血倾向（鼻衄、牙龈出血、皮肤瘀斑等）；侵及呼吸系统出现间质性肺炎，X片示肺门两侧有蝴蝶状阴影，两肺底有湿性啰音，患者有胸疼和胸腔积液表现；侵及中枢神经系统表现为表情淡漠、注意力不能集中，重者有癫痫发作及昏迷，还可有下肢周围神经病变之表现。

(四)辅助检查、实验室检查

1. 血液检查　血红蛋白降低，一般<80g/L，重者<50g/L。

2. 尿液检查　镜检有不同程度的管型尿，粗大宽阔的蜡状管型对慢性肾衰竭有诊断价值，尿比重降低至1.018或在1.010左右。

3. 肾功能检查　尿素氮及肌酐上升。

4. B超或X线平片　显示双肾缩小。

(五)诊断

突发性少尿，肾功能急剧恶化（即血肌酐绝对值平均每天增加44.2μmol/L或在24~72小时内血肌酐值较基础值增加25%~100%），根据原发病因，结合临床表现和实验室检查，一般不难做出诊断。

(六)治疗

1. 急性肾功能衰竭　①针对病因治疗，如扩容纠正肾前因素，解除肾后性梗阻因素，重症急进性或其他肾小球肾炎用激素冲击可获效，过敏性间质性肾炎应立即停用药，给予抗过敏药等；②少尿期，液体入量以量出为入为原则；③纠正高钾血症及酸中毒；④尽早开展透析疗法，有脱水、清除毒素、纠正电解质紊乱及酸碱平衡失调之功能，使患者度过少尿期难关。多尿期严格监测水、电解质平衡以防死于脱水及电解质紊乱。恢复期注意加强营养、休息及避免用肾毒性药物。

2. 慢性肾功能衰竭　应用红细胞生成素皮下或静脉注入，每周3次，同时服用铁剂可迅速纠正贫血。用钙磷结合剂碳酸钙或中药肾骨胶囊以纠正低钙血症和高磷血症，同时给予维生素D3，可使甲状旁腺功能亢进骨病减轻。

三、病例介绍

(一)典型病例

患者，男，23岁，因腹痛、腹泻、呕吐2天以急性肾功能衰竭收住。查体T38.1℃，P92次/分，R17次/分，BP135/75mmHg，神清、精神欠佳，门诊尿素氮31.77mmol/L，肌酐1002μmol/L，尿酸687μmol/L。

(二)阳性症状和体征

腹痛、腹泻、呕吐,尿量减少。

实验室检查 尿素氮 31.77mmol/L,肌酐 1002μmol/L,尿酸 687μmol/L,钠 130.9mmol/L,24 小时尿量 380ml,予以抗感染、扩血管及血液透析 5 天后,尿素氮 11.77mmol/L,肌酐 289umol/L,尿酸 256μmol/L,钠 135.9mmol/L,24 小时尿量 4600ml,进入多尿期。

四、护理

(一)护理评估

尿素氮 31.77mmol/L,肌酐 1002μmol/L,尿酸 687μmol/L,钠 130.9mmol/L,24 小时尿量 380ml,予以抗感染、扩血管及血液透析 5 天后,尿素氮 11.77mmol/L,肌酐 289μmol/L,尿酸 256μmol/L,钠 135.9mmol/L,24 小时尿量 4600ml,进入多尿期。

(二)护理诊断

1. 营养失调　与少尿期、多尿期有关。
2. 活动无耐力　与肾功能受损有关。
3. 有感染的危险
4. 绝望　与病情严重及预后差有关。

(三)护理目标

(1)患者能保持足够的营养物质摄入,身体营养状况有所改善。
(2)患者自诉活动耐力增强。
(3)住院期间不发生感染。
(4)能按照诊疗计划积极配合治疗护理。

(四)护理措施

1. 尽量避免使用对肾脏有毒性的药物,如庆大霉素、小诺霉素、卡那霉素、万古霉素及消炎痛等。

2. 限制水分　若排出的尿量减少,经口进入的液体滞留在体内,造成身体浮肿、血压升高、甚至于肺水肿,此时,必须限制每天的液体摄入量,通常经口摄入的液体量大约等于全日排尿量加 500ml 为宜。

3. 优质低蛋白饮食　对慢性肾衰患者提倡优质蛋白饮食,即富含必需氨基酸的蛋白质,如牛奶、鸡蛋、瘦肉、鱼肉等。蛋白质的摄入量要据患者的肌酐清除率加以调整。通常建议蛋白质摄取量为每公斤体重 0.6g,例如体重为 50kg,则每天蛋白质摄取应控制为 30g。同时在蛋白质摄取量严格限制下,必须慎选蛋白质来源,才能充分被人体利用,建议至少每日允许量的 2/3 由高品质的蛋白质供应。

4. 低盐饮食　慢性肾衰患者 80% 同时伴有高血压,当肾功能不全时,无法将体内过多的钠离子排出,造成高血压、水肿、腹水、肺积水,增加心脏负担,日久易导致心力衰竭。钠盐摄入过多可致钠水潴留,不仅可加重水肿,而且可加重高血压。因此,一定要限制钠的摄入,根据病情可将钠盐摄入量限制在 2~3g/d,同时禁食腌制食品,食盐、酱油、味素、番茄酱、沙茶酱等含有大量的钠,加工及腌制罐头含钠量也不少,因此日常生活尽量选用天然食品,烹调上可多利用白糖、白醋、葱、姜、蒜、五香、肉桂、花椒、香菜等使食物有其他风味,增加食物可口性。

5. 补充热量　慢性肾衰患者应供给足量的碳水化合物和脂肪,保证足够的热量以减少蛋白质的分解,使低蛋白饮食的氮得到充分地利用,减少体内蛋白质的消耗。每日宜供应不少于 30kcal/

kg,可食用植物油和食糖,因米和面中亦含有劣质蛋白,因此鼓励患者可多食用甜薯、芋头、马铃薯、淮山药粉、莲藕粉等。同时也应注意供给富含维生素C、B族维生素、叶酸和铁的食物。

（五）评价

(1)患者的身体营养状况有所改善。

(2)患者的活动耐力有所增强。

(3)住院期间没有发生感染。

五、健康宣教

(1)指导病人积极治疗原发病,增加抵抗力,减少感染的发生,避免使用损伤肾脏的食物、药物。

(2)置单间,室内空气新鲜,清洁,定期进行空气消毒,以防感染。绝对卧床休息,有抽搐昏迷者应采取保护措施,防止坠床。烦躁不安者,应用镇静剂,保持呼吸道通畅。

(3)给予高糖、低脂肪、低蛋白、低盐易消化饮食。

(4)严密观察病情变化,观察有无左心衰竭、肺水肿的表现以及肾功能的改变。必要时立即通知医生,备好抢救药品。有急性肺水肿时,及时给予吸氧,湿化瓶内加入20%~30%酒精。

(5)准确记录液体出入量,特别是尿量。无尿者应限制钠盐及水的摄入,每日约600~800ml。注意口腔卫生,经常漱口,避免口腔溃烂及口腔炎,加强皮肤护理,防褥疮发生。对贫血或出血者,按医嘱输新鲜血时,滴速宜慢,应注意输血反应并及时处理。及时准确应用各种药物,并观察治疗效果,但禁用对肾脏有毒的药物。

六、提问

1. 什么是慢性肾功能衰竭?
2. 慢性肾功能衰竭的临床表现?

（张　燕）

第五章 内分泌及代谢性疾病

病例一 糖尿病

一、护理查房的目的
通过护理查房,学习如何运用护理程序对该疾病患者进行护理。通过相互讨论与学习,进一步完善护理问题,提出预防性护理措施,防止并发症的发生,为患者创造更好的康复条件,提高护理人员的理论水平。了解本病发病原因,熟悉临床表现,掌握治疗及护理措施。

二、疾病知识回顾

（一）定义

糖尿病是由于遗传和环境因素相互作用而引起的一组以慢性高血糖为特征的代谢异常综合征。特点是慢性高血糖,脂肪、蛋白质、水及电解质等代谢紊乱,胰岛素的分泌或作用存在缺陷。特征性表现是烦渴、多饮、多尿、多食易饥、体重下降及视力模糊。

（二）病因

糖尿病病因及发病机制十分复杂,目前尚未完全阐明,传统学说认为与以下因素有关：

1. 遗传因素　举世公认,糖尿病是遗传性疾病,遗传研究表明,糖尿病发病率在血统亲属中与非血统亲属中有显著差异,前者较后者高出 5 倍。

2. 精神因素　近十年来,中、外学者确认了精神因素在糖尿病发生、发展中的作用,认为伴随着精神的紧张、情绪的激动及各种应激状态,会引起升高血糖激素的大量分泌,如生长激素、去甲肾上腺素、胰升糖素及肾上腺皮质激素等。

3. 肥胖因素　目前认为肥胖是糖尿病的一个重要诱发因素,约有 60%~80% 的成年糖尿病患者在发病前均为肥胖者,肥胖的程度与糖尿病的发病率呈正比。

4. 长期摄食过多饮食　过多而不节制,营养过剩,使原已潜在有功能低下的胰岛素 β 细胞负担过重,而诱发糖尿病。

5. 感染　幼年型糖尿病与病毒感染有显著关系,感染本身不会诱发糖尿病,仅可以使隐形糖尿病得以外显。

6. 妊娠　有关专家发现妊娠次数与糖尿病的发病有关,多次妊娠易使遗传因素转弱诱发糖尿病。

7. 基因因素　目前科学认为糖尿病是由几种基因受损所造成的：1 型糖尿病是人类第六对染色体短臂上的 HLA-D 基因损伤；2 型糖尿病是胰岛素基因、胰岛素受体基因、葡萄糖溶酶基因和线粒体基因损伤。

（三）病理生理

糖尿病代谢紊乱主要是由于胰岛素生物活性绝对或相对不足引起的,1 型糖尿病的改变尤为显著。2 型糖尿病胰岛素分泌不足与胰岛素抵抗是其两个基本发病原因,而前者常继发于后者。

1. 糖代谢　葡萄糖进入细胞在胞内磷酸化减少,糖酵解减弱,磷酸戊糖通路减弱,三羧酸循环减弱,能量供给明显减少,糖原合成减少,分解增多。

2. 脂肪代谢　由于胰岛素不足,脂肪组织摄取葡萄糖及从血浆转移甘油减少,脂肪合成减少,脂蛋白脂酶活性低下,血游离脂肪酸和甘油三酯浓度升高。

3. 蛋白质代谢　肝肌肉等组织摄取氨基酸减少,蛋白质合成减弱,分解代谢加速,导致负氮平衡。血浆中的戊糖氨基酸包括丙氨酸、甘氨酸、苏氨酸和谷氨酸浓度降低。

(四)临床表现

1. 多饮、多尿、多食和消瘦　严重高血糖时出现典型的"三多一少"症状,多见1型糖尿病,发生酮症或酮症酸中毒时"三多一少"症状更为明显。

2. 疲乏无力,肥胖　多见于2型糖尿病。2型糖尿病发病前常有肥胖,若得不到及时诊断,体重会逐渐下降。

(五)实验室检查

1. 血糖　是诊断糖尿病的唯一标准。有明显"三多一少"症状者,只要一次异常血糖值即可诊断。无症状者诊断糖尿病需要两次异常血糖值。可疑者需做75g葡萄糖耐量试验。

2. 尿糖　常为阳性。血糖浓度超过肾糖阈(160~180mg/dl)时尿糖阳性。肾糖阈增高时即使血糖达到糖尿病诊断可呈阴性。因此,尿糖测定不作为诊断标准。

3. 尿酮体　酮症或酮症酸中毒时尿酮体阳性。

4. 糖基化血红蛋白　是葡萄糖与血红蛋白非酶促反应结合的产物,反应不可逆,HbA1c水平稳定,可反映取血前2个月的平均血糖水平。是判断血糖控制状态最有价值的指标。

5. 糖化血清蛋白　是血糖与血清白蛋白非酶促反应结合的产物,反映取血前1~3周的平均血糖水平。

6. 血清胰岛素和C肽水平　反映胰岛β细胞的储备功能。2型糖尿病早期或肥胖型血清胰岛素正常或增高,随着病情的发展,胰岛功能逐渐减退,胰岛素分泌能力下降。

7. 血脂　糖尿病患者常见血脂异常,在血糖控制不良时尤为明显。表现为甘油三酯、总胆固醇、低密度脂蛋白胆固醇水平升高。高密度脂蛋白胆固醇水平降低。

8. 免疫指标　胰岛细胞抗体(ICA),胰岛素自身抗体(IAA)和谷氨酸脱羧酶(GAD)抗体是Ⅰ型糖尿病体液免疫异常的三项重要指标,其中以GAD抗体阳性率高,持续时间长,对1型糖尿病的诊断价值大。在1型糖尿病的一级亲属中也有一定的阳性率,有预测1型糖尿病的意义。

9. 尿白蛋白排泄量,放免或酶联方法　可灵敏地检出尿白蛋白排出量,早期糖尿病肾病尿蛋白轻度升高。

(六)诊断

糖尿病的诊断一般不难,空腹血糖≥7.0mmol/L,和/或餐后两小时血糖≥11.1 mmol/L即可确诊。诊断糖尿病后要进行分型:

1型糖尿病　发病年龄轻,大多<30岁,起病突然,多饮多尿多食,消瘦症状明显,血糖水平高,不少患者以酮症酸中毒为首发症状,血清胰岛素和C肽水平低下,ICA、IAA或GAD抗体可呈阳性。单用口服药无效,需用胰岛素治疗。

2型糖尿病　常见于中老年人,肥胖者发病率高,常可伴有高血压、血脂异常、动脉硬化等疾病。起病隐匿,早期无任何症状,或仅有轻度乏力、口渴,血糖增高不明显者需做糖耐量试验才能确诊。血清胰岛素水平早期正常或增高,晚期低下。

(七)治疗

目前尚无根治糖尿病的方法,但通过多种治疗手段可以控制好糖尿病。主要包括5个方面:糖尿病患者的教育,自我监测血糖,饮食治疗,运动治疗和药物治疗。

1. 一般治疗

(1)教育。要教育糖尿病患者懂得糖尿病的基本知识,树立战胜疾病的信心,控制糖尿病,根据每个糖尿病患者的病情特点制定恰当的治疗方案。

(2)自我监测血糖。随着小型快捷血糖测定仪的逐步普及,病人可以根据血糖水平随时调整药物剂量。1型糖尿病进行强化治疗时每天至少监测4次血糖(餐前),血糖不稳定时要监测8次(三餐前、三餐后2小时、晚睡前和凌晨3:00)。强化治疗时空腹血糖应控制在7.2mmol/L以下,餐后2小时血糖小于10mmol/L,HbA1c小于7%。2型糖尿病患者自我监测血糖的频度可适当减少。

2. 药物治疗

(1)口服药物治疗。

①磺脲类药物。2型糖尿病患者经饮食控制、运动、降低体重等治疗后,疗效尚不满意者均可用磺脲类药物。因降糖机制主要是刺激胰岛素分泌,所以对有一定胰岛功能者疗效较好。对一些发病年龄较轻,体形不胖的糖尿病患者在早期也有一定疗效。但对肥胖者使用磺脲类药物时,要特别注意饮食控制,使体重逐渐下降,与双胍类或α-葡萄糖苷酶抑制剂降糖药联用较好。下列情况属禁忌证:一是严重肝、肾功能不全;二是合并严重感染,创伤及大手术期间,临时改用胰岛素治疗;三是糖尿病酮症、酮症酸中毒期间,临时改用胰岛素治疗;四是糖尿病孕妇,妊娠高血糖对胎儿有致畸形作用,早产、死产发生率高,故应严格控制血糖,空腹血糖控制在5.8mmol/L(105mg/dl)以下,餐后2小时血糖控制在6.7mmol/L(120mg/dl)以下,但控制血糖不宜用口服降糖药;五是对磺脲类药物过敏或出现明显不良反应。

②双胍类降糖药。降血糖的主要机制是增加外周组织对葡萄糖的利用,增加葡萄糖的无氧酵解,减少胃肠道对葡萄糖的吸收,降低体重。适应证:肥胖型2型糖尿病,单用饮食治疗效果不满意者;2型糖尿病单用磺脲类药物效果不好,可加双胍类药物;1型糖尿病用胰岛素治疗病情不稳定,用双胍类药物可减少胰岛素用量。禁忌证:严重肝、肾、心、肺疾病,消耗性疾病,营养不良,缺氧性疾病;糖尿病酮症、酮症酸中毒;伴有严重感染、手术、创伤等应激状况时暂停双胍类药物,改用胰岛素治疗;妊娠期。不良反应:一是胃肠道反应,最常见,表现为恶心、呕吐、食欲下降、腹痛、腹泻,发生率可达20%。为避免这些不良反应,应在餐中或餐后服药。二是头痛、头晕、金属味。三是乳酸酸中毒,多见于长期、大量应用降糖灵,伴有肝、肾功能减退,缺氧性疾病、急性感染、胃肠道疾病时,降糖片引起酸中毒的机会较少。

(2)胰岛素治疗。胰岛素制剂一般为皮下或静脉注射液,按作用快慢和维持作用时间长短,可分为速效、短效、中效、长效、预混胰岛素5类。

适应证:①1型糖尿病;②糖尿病伴急、慢性并发症者或处于应激状态,如感染、创伤、手术前后,妊娠合并糖尿病和消耗性疾病者;③2型糖尿病病人经饮食、运动、口服降糖药物治疗血糖控制不满意者,β细胞功能明显减退者。

3. 运动治疗　增加体力活动可改善机体对胰岛素的敏感性,降低体重,减少身体脂肪量,增强体力,提高工作能力和生活质量。运动的强度和时间长短应根据病人的总体健康状况来定,找到适合病人的运动量和病人感兴趣的项目。运动形式可多样,如散步、快步走、健美操、跳舞、打太极拳、跑步、游泳等。

4. 饮食治疗　饮食治疗是糖尿病治疗的基础,是糖尿病自然病程中任何阶段预防和控制糖尿病必不可少的措施,也是年长者、肥胖型、少症状轻型病人的主要治疗措施,对重症和 1 型糖尿病病人更应严格执行饮食计划并长期坚持。饮食治疗的目的是维持理想体重,纠正已发生的代谢紊乱,使血糖、血脂达到或接近正常水平。

三、病例介绍

(一)典型病例

患者,女,57 岁,高中学历,退休,汉族,于入院前体检发现空腹血糖增高至 10.3mmol/L,诊断为 2 型糖尿病。

(二)阳性症状及体征

空腹血糖 10.3mmol/L。

四、护理

(一)护理评估

(1)既往史、家族、遗传、过敏史　否认手术外伤史,否认家族病史,否认药物过敏史。

(2)入院后查体　T36.7℃,P69 次/分,R18 次/分,BP125/86mmHg,体重 59kg,一般查体患者发育正常,营养中等,步行入院,自动体位,神志清楚,查体合作。

(3)与患者沟通了解到患者情绪焦虑,家庭和睦,能予以有效心理支持,患者无宗教信仰。

(二)护理诊断

1. 营养失调　与胰岛素分泌或作用缺陷有关。

2. 焦虑　与缺乏疾病相关知识有关。

3. 有感染的危险　与血糖的增高、脂代谢紊乱、营养不良、微循环障碍等因素有关。

4. 潜在并发症:低血糖、糖尿病足、酮症酸中毒、高血糖高渗状态。

(三)护理目标

(1)病人保持血糖血脂正常或维持理想水平。

(2)病人了解疾病知识,焦虑缓解。

(3)未发生感染。

(4)未发生糖尿病急性并发症。

(四)护理措施

(1)对患者进行入院宣教。向患者介绍病室环境、病房制度、主管医生、责任护士及疾病相关知识。

(2)严格饮食管理,给予糖尿病饮食。

(3)患者血糖控制基本平稳的情况下可进行日常活动和工作,避免过度疲劳。如果出现任何症状加重或感觉不适,应适当休息。

(4)遵医嘱行糖尿病治疗,观察降糖药的副作用,及时处理低血糖。告知病人如出现心慌、脉速、出汗、饥饿感等低血糖反应时,立即口服能快速升高血糖的物品,如果糖(水果糖、奶糖、巧克力糖)、糖水(温开水冲白糖或葡萄糖)、口服葡萄糖片、一勺蜂蜜或果酱等。

(5)评估病情变化,注意监测生命体征、血糖、血酮、尿酮、电解质及体重等情况,预防糖尿病并发症。

(6)指导患者进行运动疗法,注意运动安全。如患者出现下列情况应禁止运动:血糖>16.7mmol/L 或空腹血糖<4.5mmol/L(应适当加餐后再运动);尿中有酮体;足部或下肢感觉异常;心悸,气促,恶

心,眩晕;身体突然发生的剧烈疼痛;视物模糊等。

(7)协助口腔及皮肤护理。注意保护足部,避免穿过紧的鞋、袜,防外伤致足部感染。

(五)评价

(1)病人血糖控制理想。

(2)病人了解疾病知识,焦虑缓解。

(3)未发生感染。

(4)未发生糖尿病急性并发症。

五、健康宣教

1. 疾病知识指导　采用多种方法让病人和家属了解糖尿病的病因、临床表现、诊断及治疗方法,提高病人对治疗的依从性。教导病人外出时随身携带识别卡,以便发生紧急情况时及时处理。

2. 病情监测指导　指导病人学习和掌握监测血糖、血压、体重指数的方法,了解糖尿病的控制目标。

3. 用药与自我护理指导

(1)指导病人口服降糖药的名称、剂量、给药时间和方法,教会其观察药物疗效和不良反应。

(2)指导病人掌握饮食、运动治疗的具体实施及调整的原则和方法。

(3)指导病人正确处理疾病所致的生活压力,树立战胜疾病的信心。

(4)指导病人及家属掌握糖尿病常见急性并发症的主要临床表现、观察方法及处理措施。

(5)指导病人掌握糖尿病足的预防和护理知识。

六、问题

1. 糖尿病的临床表现是什么?

2. 糖尿病病人的饮食应如何正确指导?

▶ 病例二　甲状腺功能亢进

一、护理查房目的

通过护理查房,学习如何运用护理程序对该疾病患者进行护理。通过相互讨论与学习,进一步完善护理问题,提出预防性护理措施,防止并发症的发生,为患者创造更好的康复条件,提高护理人员的理论水平。了解本病发病原因,熟悉临床表现,掌握治疗及护理措施。

二、疾病知识回顾

(一)定义

甲状腺功能亢进症是一种自身免疫性疾病,临床表现并不限于甲状腺,而是一种多系统的综合征,包括:高代谢症群,弥漫性甲状腺肿,眼征,皮损和甲状腺肢端病。多数患者同时有高代谢症和甲状腺肿大。

(二)病因

按引起甲亢的原因可分为:原发性、继发性和高功能腺瘤三类。

(1)原发性甲亢最常见,是指在甲状腺肿大的同时出现功能亢进症状。病人年龄多在20~40岁之间。腺体肿大为弥漫性,两侧对称,常伴有眼球突出,故又称"突眼性甲状腺肿"。

(2)继发性甲亢较少见,如继发于结节性甲状腺肿的甲亢,病人先有结节性甲状腺肿多年,以后才出现功能亢进症状。发病年龄多在40岁以上,腺体呈结节状肿大,两侧多不对称,无眼球突出,容易发生心肌损害。

(3)高功能腺瘤,少见,甲状腺内有单发的自主性高功能结节,结节周围的甲状腺组织呈萎缩改变。病人无眼球突出。

(三)病理生理

原发性甲亢的病因迄今尚未完全明了。由于病人血中的 TSH 浓度不高,有的还低于正常,甚至应用 TSH 的促激裹也未能刺激这类患者血中的 TSH 浓度升高,以后在患者血中发现了两类刺激甲状腺的自身抗体,因此确定原发性甲亢是一种自身免疫性疾病。两类抗体中,一类是能刺激甲状腺功能活动、作用与 TSH 相似但作用时间较 TSH 持久的物质,因此称为"长效甲状腺激素"。另一类为"甲状腺刺激免疫球蛋白",两类物质都属于 G 类免疫球蛋白,来源于淋巴细胞,都能抑制 TSH,而与 TSH 受体结合,从而加强甲状腺细胞功能,分泌大量 T3 和 T4。至于继发性甲亢和高功能腺瘤的病因,尚未完全清楚。

(四)临床表现

1. 神经系统 患者易激动、精神过敏、双手平举向前伸出时有细震颤、多言多动、失眠紧张、思想不集中、焦虑烦躁、多疑等,有时出现幻觉,甚而躁狂,但也有寡言、抑郁者,腱反射活跃,反射时间缩短。

2. 高代谢综合征 患者怕热多汗、皮肤、手掌、面、颈、腋下皮肤红润多汗。常有低热,发生危象时可出现高热,患者常有心动过速、心悸、胃纳明显亢进,但体重下降,疲乏无力。

3. 甲状腺肿 少数患者以甲状腺肿大为主诉。呈弥漫性对称性肿大,质软,吞咽时上下移动。少数患者的甲状腺肿大不对称或肿大明显。由于甲状腺的血流量增多,故在下叶外侧可闻及血管杂音和扪及震颤,尤以腺体上部较明显。甲状腺弥漫对称性肿大伴杂音和震颤为本病一种特殊体征,在诊断上有重要意义,但应注意与静脉音和颈动脉杂音相区别。

4. 眼症 本病中有以下两种特殊的眼征。

(1)单纯性突眼。主要因交感神经兴奋性增高以及 TH 的 β 肾上腺能样作用致眼外肌、提上睑肌张力增高所致。

(2)浸润性突眼。与眶后组织的自身免疫炎症反应有关。

5. 心血管系统 心悸、气促、稍活动即明显加剧。重症者常有心律不齐、心脏扩大、心力衰竭等严重表现。

(1)心动过速。常系窦性,一般每分钟心率 100~120 次,静息或睡眠时心率仍快,为本病特征之一,在诊断和治疗中是一个重要参数。

(2)心律不齐。以早搏为最常见,阵发性或持久性心房颤动和扑动以及房室传导阻滞等心律不齐也可发生。

(3)心音和杂音。心搏动强大,心尖区第一音亢进,常闻及收缩期杂音,与二尖瓣关闭不全时的杂音相似,心尖区偶可闻及舒张期杂音。

(4)心脏肥大、扩大和充血性心力衰竭,多见于年长的男性重病者。合并感染或应用 β-受体阻滞剂容易诱发心力衰竭。

(5)收缩期动脉血压增高,舒张压稍低或正常,脉压增大,此由于本病时甲状腺血流丰富,动脉吻合支增多,心搏出量和每分输出量增加。

6. 消化系统 食欲亢进,体重下降,二者伴随常提示本病或糖尿病的可能。过多甲状腺素可兴奋肠蠕动以致大便次数增多,有时因脂肪吸收不良而呈脂肪痢。甲状腺激素对肝脏也可有直接毒性作用,致肝肿大和 BSP 潴留、GPT 增高等。

7. **血液和造血系统** 本病周围血液中白细胞总数偏低,淋巴细胞百分比和绝对值及单核细胞增多,血小板寿命缩短,有时可出现紫癜症。由于消耗增加,营养不良和铁的利用障碍偶可引起贫血。

8. **运动系统** 主要的表现为肌肉软弱无力,少数可表现为甲亢性肌病。

9. **生殖系统** 女性患者常有月经减少,周期延长,甚至闭经,但部分患者仍能妊娠、生育。男性多阳萎,偶见乳房发育。

10. **皮肤及肢端表现** 小部分患者有典型对称性黏液性水肿,但并非甲状腺功能减退症,多见于小腿胫头部。初起时呈暗紫红色皮损。皮肤粗厚,以后呈片状或结节状叠起,最后呈树皮状,可伴继发感染和色素沉着。在少数患者中尚可见到指端软组织肿胀,呈杵状指,掌指骨骨膜下新骨形成,以及指或趾甲的邻近游离边缘部分和甲床分离现象,称为指端粗厚。

11. **内分泌系统** 甲状腺激素过多除可影响性腺功能外,肾上腺皮质功能于本病早期常较活跃,而在重症(如危象)患者中,其功能呈相对减退,甚或不全;垂体分泌 ACTH 增多,血浆皮质醇的浓度正常,但其清除率加速,说明其运转和利用增快。

(五)辅助检查

1. **基础代谢率测定** 可根据脉压和脉率计算,或用基础代谢率测定器测定。后者较可靠,但前者简便。常用计算公式为基础代谢率=(脉率+脉压)-111。测定基础代谢率要在完全安静、空腹时进行。正常值为±10%;增高至 20%~30%为轻度甲亢;30%~60%为中度;60%以上为重度。

2. **甲状腺 I^{131} 摄取率** 为诊断甲亢的传统方法,但不能反映病情严重程度与治疗中的病情变化,目前已被激素测定技术所替代。甲亢时 I^{131} 摄取率表现为总摄取量增高,摄取高峰前移。

3. **血清中 T3 和 T4 含量的测定** 血清 T3、T4 测定是诊断甲状腺疾病的常用检查项目,包括测定血清总 T3(TT3)、总 T4(TT4)和游离 T3(FT3)、游离 T4(FT4),一般采用放射免疫方法测定。在甲状腺功能亢进(甲亢)时血清 TT3、TT4 往往都增高,尤其 TT3 增高更为明显。

(六)诊断

根据高代谢综合征、甲状腺肿大的表现,结合血清 TT3、TT4 增高,FSH 减低,即可诊断为甲亢。而甲亢诊断的成立以及弥漫性甲状腺肿大则是诊断甲亢的必备条件。早期轻症、小儿及老年人表现为不典型甲亢,则有赖于甲状腺功能检查和其他必要的特殊检查方可确诊,还要排除其他原因所致的甲亢。

(七)治疗

1. **内科药物** 治疗甲亢的药物主要是硫脲类药物,包括硫氧嘧啶类和咪唑类。国内常用的有甲巯咪唑、丙硫氧嘧啶、卡比马唑和甲硫氧嘧啶。硫脲类药物的作用机制主要是抑制甲状腺过氧化酶活性,阻断酪氨酸碘化,从而抑制甲状腺激素的合成。

2. **放射治疗** 本法治疗甲亢是一种方便、安全、有效的方法,对老年人尤其合适。病人服用适量的 I^{131} 后,迅速被甲状腺摄取,I^{131} 在衰变过程中的射线,其中主要是 α 射线对细胞产生内照射,使甲状腺细胞被破坏,达到甲状腺功能减低的目的。

3. **手术治疗** 甲状腺次全切除手术也是甲亢的有效治疗方法。手术适应证为:

(1)甲状腺明显肿大(Ⅲ度以上),血管杂音明显,内科治疗后甲状腺无明显缩小。

(2)结节性甲状腺肿或毒性腺瘤。

(3)内科治疗效果不理想,多次复发。

(4)长期药物治疗有困难或难以坚持者。

三、病例介绍

（一）典型病例

患者,女,39岁,市内某单位职工,已婚。发现颈部弥漫性肿大,双眼球突出,怕热多汗,多食善饥一年余。近半年,体重明显减轻且时有心悸,胸闷,性情急躁,容易激动,门诊以甲状腺功能亢进收住入院。

（二）阳性症状及体征

颈部弥漫性肿大,双眼球突出,怕热多汗,多食善饥,体重明显减轻,时有心悸,胸闷,性情急躁,容易激动。甲状腺功能测定示:FT3 28.91pmol/L,FT4 88.23pmol/L,促甲状腺素(TSH)<0.005mIU/L。

四、护理

（一）护理评估

查体 T36.5℃,P114次/分,R22次/分,BP120/90mmHg,神清,皮肤潮湿多汗,双侧颌下扪及黄豆大淋巴结,质软,甲状腺Ⅱ度肿大。

（二）护理诊断

1. 营养失调　与代谢增高有关。
2. 活动无耐力　与蛋白质分解增快、肌无力、心功能下降有关。
3. 有组织完整性受损的危险　与突眼有关。
4. 潜在并发症　甲亢危象,感染。
5. 焦虑与恐惧　与交感神经兴奋,病程长,经济问题有关。

（三）护理目标

(1)病人能够保持正常体重。
(2)在治疗过程中,逐渐增加活动量。
(3)采取相应的措施,涂眼膏、眼药水,戴防护眼镜。
(4)避免诱发甲亢危象,精神刺激。
(5)耐心说服安慰病人,了解家庭社会情况,消除焦虑紧张情绪。

（四）护理措施

1. 营养失调　给予高热量,高蛋白,高维生素及矿物质饮食,足够的水分、水果、蔬菜,禁止摄入刺激性食物,半流食。定期测体重,评估体重变化。

2. 活动无耐力
(1)休息。病情重时卧床休息,给予生活护理,轻时可下床活动,以不疲劳为宜。
(2)病室环境。安静、整洁,通风。
(3)做好晨晚间护理,减少活动量。

3. 有受伤的危险
(1)经常以眼药水湿润眼部,涂抗生素眼膏。
(2)睡前或休息时抬高头部,减轻水肿。
(3)外出戴有色眼镜。
(4)限制钠盐摄入,清淡饮食。

4. 潜在并发症　甲亢危象。
(1)避免诱发因素,协助患者调节心理状态。
(2)病情变化,T、P、R、BP的改变,甲亢危象症状改变,严重疲乏、大汗、心悸。

(3)呼吸困难,采取半卧位,吸氧,体温高时物理降温。

(4)观察病人尿量,按医嘱进行补液,记录24小时出入量。

5. 焦虑与恐惧

(1)病室安静,限制探视人员,减少刺激,理解病人。

(2)护理操作要集中,尽量减少打扰机会。

(3)鼓励病人向护士表达内心感受,护士同时给予安慰,随时注意病人情绪变化,必要时可用镇静剂。

(4)指导病人学习应对焦虑技巧,如深呼吸,转移注意力。

(5)做多家属工作,理解病人,关心支持病人。

(五)评价

(1)饮食量适当,大便次数正常,恢复体重。

(2)有足够的休息和睡眠。

(3)无结膜炎、角膜炎发生。

(4)病情控制,无甲状腺危象发生。

(5)病情稳定,能掌握应对技巧。

(6)能掌握用药常识及时发现不良反应。

五、健康宣教

(1)指导病人保持身心愉快,维持足够的睡眠,避免过度劳累及精神刺激,工作轻松有规律。

(2)向病人解释长期服药的重要性,按时服药,定期复查:血象1次/周,甲功1次/1~2个月,同时定期检查甲状腺大小,基础代谢率,体重。注意有无咽部感染,如有发热、恶心、呕吐、腹泻、突眼等及时就诊。

六、问题

1. 甲亢病人的临床表现有哪些?
2. 说出甲亢病人的饮食指导。
3. 甲亢病人出院时如何健康教育?

病例三 甲状腺功能减退

一、护理查房的目的

了解甲状腺功能减退的病因,熟悉甲状腺功能减退的营养治疗,掌握甲状腺功能减退的临床表现及护理措施。

二、疾病知识回顾

(一)定义

甲状腺功能减退症是由于甲状腺激素合成、分泌或生物效应不足或缺少所致的以甲状腺功能减退为主要特征的疾病。

(二)病因

多种原因可引起甲状腺功能减退症(甲减症),不同原因发生的甲减与地域和环境因素(饮食中碘含量,致甲状腺肿物质、遗传及年龄等)的不同而有差别。世界许多地区的新生儿筛查发现,每4000~5000个新生儿中就有一个甲减患儿;老年甲减发生率的报道各国不一,一般为1%~14%。自身免疫损伤,最常见的是自身免疫性甲状腺炎引起TH合成和分泌减少。甲状腺破坏,包括甲状腺次全切除等。下丘脑和垂体病变,垂体外照射、垂体大腺瘤等。碘过量引起具有潜在性甲状腺疾病者发生甲减。抗甲状腺药物使用,如锂盐、硫脲类。

(三)相关的生理、病理

1. 原发性(甲状腺性)甲减　多见,约占甲减症的96%。是由甲状腺本身的病变引起,根据临床所见,有因服用抗甲状腺药物、慢性淋巴细胞性甲状腺炎、甲亢或甲状腺癌的甲状腺大部切除术后、放射性碘治疗后、先天性甲状腺缺如或克汀病、舌甲状腺、侵袭性纤维性甲状腺炎、致甲状腺肿物质引起、先天性甲状腺激素生成障碍、甲状腺的转移瘤以及慢性地方性碘缺乏引起等。

2. 继发性(垂体性)甲减　较少见,是由垂体疾病使TSH分泌减少引起的,如垂体肿瘤、席汉综合征、非肿瘤性选择性TSH缺乏、卒中、垂体手术或脑垂体部位放射治疗以后引起。

3. 第三性(下丘脑性)甲减　罕见,由于下丘脑产生促甲状腺激素释放激素(TRH)的减少,使垂体的TSH的分泌减少而引起的,如鞍上肿瘤及先天性TRH缺乏等。

4. 末梢对甲状腺激素作用抵抗,核受体缺乏、T3或T4受体的结合障碍,以及受体后缺陷等。

(四)临床表现

1. 皮肤　甲减患者皮肤的特征性表现是黏液性水肿,表现为面部、胫前、手、足的非凹陷性水肿。有些病人的水肿呈凹陷性。皮肤增厚、粗糙、干燥。由于真皮及表皮增厚、血流减少及有些病人存在贫血,皮肤苍白、发凉。皮脂腺和汗腺分泌减少,加重皮肤干燥。头发干、粗、易脆、生长缓慢或停止。头发、眉毛及四肢毛发脱落。指(趾)甲生长缓慢、增厚、易脆。

2. 心血管系统　甲状腺激素减少使心肌收缩力减弱、心率减慢、心输出量下降、休息时外周阻力增加、血容量减少。这些血流动力学变化使脉压差变小,循环时间延长,组织血供减少。由于皮肤血供减少使得皮肤发凉、苍白及畏冷。

3. 呼吸系统　声带增厚引起声嘶较常见。部分病人X线检查发现胸腔积液,但很少达到引起呼吸困难的程度。严重甲减患者,由于呼吸肌发生黏液性水肿,以及低氧血症和高碳酸血症刺激换气的作用受抑制,导致肺泡换气作用减弱和二氧化碳潴留,加重黏液性水肿的发生,是极危重的一种表现。阻塞性睡眠呼吸暂停较常见,随甲状腺功能异常的纠正,睡眠呼吸暂停现象消失。

4. 消化系统　舌常肥大。食欲通常减退,但大多数病人体重增加,体重增加是由于组织中水潴留所致。胃排空延缓,肠蠕动减弱导致恶心、呕吐、腹胀、便秘。甲减患者很少出现腹水,但可伴随胸腔积液、心包积液而发生腹水。甲减对肠吸收的影响很复杂,虽然对多种营养物质的吸收速率减慢,但由于肠蠕动减慢,吸收时间更长,总的吸收量可能正常或增加。偶见明显吸收不良。肝脏功能正常,但转氨酶水平可以升高,可能是由于清除速度减慢所致。胆囊扩大,收缩迟缓。

5. 神经系统　甲状腺激素对中枢神经系统的发育有重要作用,胎儿期缺乏甲状腺激素导致大脑皮质细胞发育不良,髓鞘形成延迟。如果甲状腺激素缺乏未能在出生后早期得到纠正,大脑的损害将不可逆转。成年人的甲状腺激素缺乏对神经系统的损害不太严重,临床上表现为疲乏无力、无雄心壮志、缺乏活力、焦虑、抑郁、思维欠活跃、反应迟钝、语速减慢、记忆力下降、动作迟缓、淡漠、嗜睡常见,腱反射迟钝。

6. 肌肉骨骼系统　肌肉痉挛、疼痛、发僵常见,气温低时更明显。肌肉收缩和舒张迟缓导致动作笨拙缓慢,腱反射迟钝。甲状腺激素对骨的正常生长和成熟有重要作用,生命早期缺乏甲状腺激素导致线形生长受阻,表现为侏儒症,且相对于躯干而言四肢不成比例的缩短,骨龄明显落后于年龄。血浆钙、磷水平一般正常,钙可能略升高。婴儿和青少年患者碱性磷酸酶常低于正常,骨密度可略增高。

7. **造血系统** 由于氧的需要量减少及红细胞生成素减少，红细胞数量减少，约25%的甲减病人贫血，常表现为正细胞正色素性贫血。由于月经过多及铁吸收障碍，也可出现小细胞低色素性贫血。白细胞总数及分类正常，血小板数量正常。

8. **泌尿系统** 肾脏血流量、肾小球滤过率、肾小管重吸收和分泌功能均有所下降，尿量减少。尿素氮、肌酐多正常，尿酸可升高，可能会出现轻度蛋白尿。肾脏对水的排出减少及亲水性物质在组织中积聚导致水潴留，使总体液量增加，低钠血症常见。

9. **生殖系统** 甲状腺激素对两性的性发育和生殖功能均有影响，青少年甲减导致青春期发育延迟，原发性甲减可导致性早熟和溢乳。伴严重甲减的成年女性可伴有性欲减退，不排卵。孕酮分泌不当，致子宫内膜持续增生，导致月经过多和月经紊乱。怀孕机会减少，易致流产。男性甲减患者出现性欲低下、阳痿和精子减少。

10. **能量代谢** 能量代谢减弱、产热减少，表现为基础代谢率降低、食欲不振、畏寒。蛋白合成和分解均减慢，分解减慢更明显。蛋白合成减慢表现为骨骼及软组织生长迟缓。口服糖耐量试验呈低平曲线，葡萄糖刺激的胰岛素分泌反应延迟，可能是由于肠道对葡萄糖吸收减慢所致。胰岛素分解减慢，对外源性胰岛素的敏感性增加，原有糖尿病者患甲减后胰岛素用量应减少。脂肪的合成和分解均减慢，分解减慢更明显。原发性甲减患者血胆固醇、磷脂、甘油三酯均升高，游离脂肪酸下降。

11. **水电解质** 甲减患者总体钠增高，而黏液性水肿危象表现有低钠血症。其原因部分是由于抗利尿激素水平升高；其次是心输出量减少和肾血管收缩引起的肾小球滤过率的降低，造成游离水排泄障碍。

(五) 实验室检查

(1) 血清 FT3、FT4 减低。

(2) 血 TSH 升高。

(3) 甲状腺摄 I^{131} 率减低。

(4) 血脂改变　血中总胆固醇、甘油三酯及低密度脂蛋白均可升高，高密度脂蛋白的含量改变不明显。

(5) 口服葡萄糖耐量试验示低平曲线。

(6) 由慢性淋巴细胞性甲状腺炎引起者，血中的抗甲状腺抗体滴度可以明显升高。

(六) 诊断

根据临床表现、实验室检查如血清 TSH 增高、FT4 减低，原发性甲减即可成立。如果血清 TSH 正常，FT4 减低考虑为垂体性或下丘脑性甲减，需做 TRH 兴奋试验来区别。早期轻型甲减多不典型，需与贫血、垂体瘤、特发性水肿、肾病综合征、肾炎及冠心病等鉴别。

(七) 治疗

1. **替代治疗** 各种类型的甲减，均需用 TH 替代，永久性甲减者需终身服用。首选左甲状腺素 (L-T4) 口服。治疗的目标是用最小剂量纠正甲减而不产生明显不良反应，使血 TSH 和 TH 水平恒定在正常范围内。

2. **对症治疗** 有贫血者补充铁剂、维生素 B_{12}、叶酸等。胃酸低者补充稀盐酸，与 TH 合用疗效好。

3. **亚临床甲减的处理** 亚临床甲减引起的血脂异常可促使动脉粥样硬化，部分亚临床甲减可发展为临床甲减。目前认为，只要病人有高胆固醇血症、血清 TSH 大于 10mU/L，就需要给予 L-T4

治疗。

4. **黏液性水肿昏迷的治疗** ①立即静脉补充TH（L-T3或L-T4），清醒后改口服维持治疗；②保温，给氧，保持呼吸道通畅，必要时行气管切开、机械通气等；③氢化可的松200~300mg/d持续静滴，待病人清醒后逐渐减量；根据需要补液，但补液量不宜过多；④控制感染，治疗原发病。

三、病例介绍

（一）典型病例

患者，女，45岁，"因急起乱语，疑人害己，失眠半个月"收住入院。入院BP74/40mmHg，神志淡漠，于升压药治疗后，未见好转，之后转入内分泌科治疗。转入时患者神志不清，嗜睡状，面色苍白，颜面浮肿，皮肤湿冷，查体体温不升，BP75/40mmHg，P50次/分，R20次/分，转入后立即给予肾上腺素、阿托品、多巴胺等药物治疗，给予氧气吸入，补液，保暖，密切监测生命体征、出入量、CVP等护理措施后，现患者病情缓解，生命体征正常。既往有甲亢病史，青霉素过敏。心电图示窦性心动过缓，心率50次/分，T波改变。心脏彩超：左室后壁呈星月状物回声区；二尖瓣重度反流；三尖瓣轻度反流。血常规：红细胞3.31×10^{12}/L，血红蛋白91.0g/L，血细胞积压28.3%。甲功：T3 0.19nmol/L、T4 23nmol/L、FT3 2.49pmol/L、FT4 3.83pmol/L、TSH 19.41μIU/L。

（二）阳性症状体征

BP74/40mmHg，神志不清，嗜睡状，面色苍白，颜面浮肿，皮肤湿冷，查体体温不升，心电图示窦性心动过缓，心率50次/分，T波改变。心脏彩超：左室后壁呈星月状物回声区；二尖瓣重度反流；三尖瓣轻度反流。血常规：红细胞3.31×10^{12}/L，血红蛋白91.0g/L，血细胞积压28.3%。甲功：T3 0.19nmol/L、T4 23nmol/L、FT3 2.49pmol/L、FT4 3.83pmol/L、TSH 19.41μIU/L。

四、护理

（一）护理评估

患者既往有甲亢病史，其余详见病例。

（二）护理诊断

1. **体液不足**　与低血容量有关。
2. **体温过低**　与机体基础代谢率降低有关。
3. **营养失调**　与代谢率降低致摄入大于需求量有关。
4. **便秘**　与代谢率减慢，活动减少有关。
5. **知识缺乏**　与缺乏相关疾病知识有关。
6. **社交障碍**　与患者人格改变有关。

（三）护理措施

1. **体液不足**　与低血容量有关

（1）绝对卧床休息，避免不必要的搬动，应取平卧位或中凹卧位，注意保暖。

（2）给氧，鼻导管给氧2~4L/分。

（3）保持静脉输液通畅，遵医嘱补充血容量，纠正水电解质紊乱，酸中毒，按病情掌握药量、滴速，保证准确及时给药。

（4）遵医嘱使用血管收缩药，密切观察。

（5）密观病情变化、生命体征、CVP、出入量、血象以及输血过程中有无输血反应等，及时报告医生并准确记录。

2. **体温过低**　与机体基础代谢率降低有关

(1)给予患者保暖,调节室温至 22℃~26℃,避免病床靠近门窗,减少受凉的机会,或给予热水袋、添加衣服等。

(2)密切观察体温变化,避免体温骤降,观察病人有无寒战、皮肤苍白等体温过低及心律不齐,心动过缓等现象。如有异常及时汇报医生并给予协助处理。

(3)监测机体代谢率。

3. 便秘 与代谢率减慢,活动减少有关

(1)饮食如上节所述。

(2)腹部按摩,以促进胃肠蠕动。

(3)必要时按医嘱给予缓泻剂或灌肠。

(4)注意观察大便次数、性质、颜色、硬度、形态。

4. 知识缺乏 与缺乏相关疾病知识有关。

(1)告知患者及家属有关病情。

(2)向其介绍相关疾病知识,即目前用药和相关药理知识。

(3)教会患者及家属监测病情的变化。

5. 社交障碍 与患者人格的改变有关。

(1)关心病人,多与病人交谈,谈病人感兴趣的话题。

(2)嘱亲友来探视病人,使其感到温暖与关怀,以增强自信心。

(3)可根据患者的病情鼓励病人参加娱乐活动,调动其参加活动的积极性。

五、健康宣教

(1)用药不慎引起者,应注意及时调整剂量。预防感染、避免皮肤破损、感染和创伤,注意个人卫生。

(2)给病人解释黏液性水肿昏迷发生的原因及表现,指导病人慎用安眠、镇静、止痛、麻醉药,避免精神和情绪紧张。

(3)解释终身服药的必要性,嘱病人按时服药,不可随意停药或变更剂量,指导病人定时到医院复查,指导病人自我监测甲状腺素服用过量的症状。

(4)指导并安排病人出院后的活动计划,鼓励病人积极执行。鼓励家属多关心病人,给予支持,以减轻病人的压力。

六、提问

1. 甲状腺功能减退的定义?
2. 甲状腺功能减退的临床表现有哪些?

病例四 痛风

一、护理查房目的

通过护理查房,学习如何运用护理程序对该疾病患者进行护理。通过相互讨论与学习,进一步完善护理问题,提出预防性护理措施,防止并发症的发生,为患者创造更好的康复条件,提高护理人员的理论水平。

二、疾病知识回顾

(一)定义

痛风是一种由于嘌呤生物合成代谢增加,尿酸产生过多或因尿酸排泄不良而致血中尿酸升高,

尿酸盐结晶沉积在关节滑膜、滑囊、软骨及其他组织中引起的反复发作性炎性疾病。

（二）病因

它是由于单钠尿酸盐结晶(MSU)或尿酸在细胞外液形成超饱和状态,使其晶体在组织中沉积而造成的一组异源性疾病。本病以关节液和痛风石中可找到有双折光性的单水尿酸钠结晶为其特点。其临床特征为:高尿酸血症及尿酸盐结晶、沉积所致的特征性急性关节炎、痛风石、间质性肾炎,严重者见关节畸形及功能障碍,常伴尿酸性尿路结石。病因分为原发性和继发性两大类。

（三）相关的生理、病理

正常人每天大约有 1/3 的尿酸在肠道细菌降解处理,2/3 以原型经肾排泄。体液中的尿酸98%以钠盐形式存在，在 37℃,pH 值 7.4 的生理条件下血尿酸的饱和浓度为 416.5μmol/L(7.0mg/dl)。成人尿酸池的大小约 1200mg,每天机体产生 700mg 左右尿酸。为维持尿酸平衡,每天经肾脏排泄的尿酸为 500mg,经肠道排泄的为 200mg,当此平衡被打破时,出现高尿酸血症。实际上,体内尿酸浓度升高时,肠道尿酸分解是增加的。血浆尿酸盐的浓度决定于以下两方面:一是嘌呤的吸收和生成,二是尿酸的分解和排泄。尿酸盐在体液中的溶解度明显地受 pH 值和温度影响。在正常生理状况下,尿酸盐的溶解度是 380.8~404.6μmol/L(6.4~6.8mg/dl),另约有 23.8μmol/L(0.4mg/dl)尿酸盐是与蛋白结合,主要是 α1 与 α2 球蛋白。因此,正常体温血浆尿酸盐溶解的最大极限约 416.5μmol/L(7.0mg/dl),并以此作为理化指标来判断高尿酸血症。

（四）临床表现

1. 关节疼痛　急性发作是急性痛风的典型症状。疾病发作多在轻微损伤、饮食过量或相关疾病以后,特别好发于肢体远端关节,典型的症状发于足趾(足痛风),也可因尿酸盐结石引起肾绞痛。慢性痛风以破坏性关节变化为特征。

2. 皮肤症状　约 1/2 的病例,有尿酸盐沉积于皮下,这些结节被称为痛风结节或痛风石。痛风石常呈白色或珍珠色结节(痛风珍珠),发生于游离弧形的皮肤边缘(如耳郭)。痛风石另外的特征性症状是指(趾)关节白色或黄色的结节。皮肤尿酸盐沉积。圆形结石可通过变薄的皮肤看到,它们可能破溃。关节附近的痛风结节有成群发生或融合的趋势。痛风石在急性发作后产生,无痛。如果皮肤破溃,可释放出白色石灰样物质,镜检示束状针样物质的致癌混合物,鉴定为尿酸钠。

（五）检查方法

实验室检查:

1. 尿液检查　正常人经过 5 天的限制嘌呤饮食后,24 小时尿的尿酸排泄量一般不超过 3.57mmol(600mg)。由于急性发作期尿酸盐与炎症的利尿作用,使患者尿酸排泄增多,因而此项检查对痛风的诊断意义不大。但 24 小时尿尿酸排泄增多有助于痛风性肾病与慢性肾小球肾炎所致肾功能衰竭之间的鉴别。有尿酸性结石形成时,尿中可出现红细胞和尿酸盐结晶。尿酸盐结晶阻塞尿路引起急性肾功能衰竭时,24 小时尿尿酸/肌酐常>1.0。

2. 血液检查

(1)血尿酸测定。血尿酸水平升高是痛风患者的重要临床生化特点。通常采用尿酸酶法进行测定,男性正常值上限为 416μmol/L(7mg/dl)左右,绝经期前的女性较男性约低 59.4μmol/L(1mg/dl)。值得注意的是,影响血尿酸水平的因素较多,患者的血尿酸水平与其临床表现的严重程度并不一定完全平行,甚至有少数处于关节炎急性发作期的患者其血尿酸浓度可以是正常的。

(2)酶活性测定。有条件者,可测定患者红细胞中的 PRPP 合成酶、PRPPAT、HPRT 及黄嘌呤氧化酶的活性,将有助于酶缺陷部位的确定。

(3)其他。关节炎发作期间可有外周血白细胞增多,血沉加快。尿酸性肾病影响肾小球滤过功能时,可出现血尿素氮和肌酐升高。

其他辅助检查:

1. 滑囊液检查 通过关节腔穿刺术抽取滑囊液,在偏振光显微镜下可发现白细胞中有双折光的针形尿酸钠结晶。关节炎急性发作期的检出率一般在95%以上。用普通光学显微镜检查,其阳性率仅为偏振光显微镜的一半。此外,滑囊液的白细胞计数一般在$(1～7)\times10^9$/L,主要为分叶核粒细胞。无论接受治疗与否,绝大多数间歇期的患者进行关节滑囊液检查,仍可见有尿酸钠晶体。

2. 痛风石活检 对表皮下的痛风结节可行组织活检,通过偏振光显微镜可发现其中有大量的尿酸盐结晶。亦可通过紫尿酸氨(murexide)试验、尿酸酶分解及紫外线分光光度计测定等方法分析活检组织中的化学成分。

3. X线检查 早期急性关节炎仅表现为软组织的肿胀,关节显影正常。随着病情的进展,与痛风石邻近的骨质可出现不规则或分叶状的缺损,边缘呈翘状突起;关节软骨缘破坏,关节面不规则。进入慢性关节炎期后可见关节间隙变窄,软骨下骨质有不规则或半圆形的穿凿样缺损,边缘锐利,缺损边缘骨质可有增生反应。此外,利用双能X线骨密度测量仪可早期发现受累关节的骨密度改变,并可作为痛风性关节炎诊断与病情观察的评价指标。单纯的尿酸性结石可透过X射线,其诊断有赖于静脉肾盂造影。混有钙盐者,行腹部平片检查时可被发现。

4. CT与MRI检查 沉积在关节内的痛风石,根据其灰化程度的不同在CT扫描中表现为灰度不等的斑点状影像。痛风石在MRI检查的T1和T2影像中均呈低到中等密度的块状阴影,静脉注射钆可增强痛风石阴影的密度。两项检查联合进行可对多数关节内痛风石做出准确诊断。

(六)诊断

中老年男性,有家族史及代谢综合征表现,在有诱因的基础上,夜间突然出现典型关节炎发作,或尿酸性结石肾绞痛发作,要考虑痛风。以下检查可确诊:①血尿酸增高;②关节腔穿刺抽取滑囊液或痛风石活检证实为尿酸盐结晶;③受累关节X线检查、关节腔镜检查;④诊断有困难者可用秋水仙碱诊断性治疗,如迅速显效则具有特征性诊断价值。该病需与风湿性关节炎、类风湿关节炎、化脓性关节炎、创伤性关节炎等相鉴别;有尿路结石者需与其他成分的结石鉴别。

(七)治疗

1. 用药治疗

切除影响功能活动的痛风结节并系统治疗。急性痛风发作:卧床休息,秋水仙碱治疗,直至疼痛缓解。止痛剂如吲哚美辛100μg/d,2～3天。慢性痛风:低嘌呤饮食,长期应用丙磺舒(羧苯磺胺)1～2g/d,以增加肾脏尿酸排泄。减肥,降低体重。

2. 食疗方案

(1)白菜250g植物油20g炒食。宜经常服。适用于痛风缓解期。

(2)茄子250g洗净后蒸熟,切成条,稍加酱油、麻油、盐、大蒜泥、味精拌匀后食,隔日服,适用于痛风发作者。

(3)土豆250g,植物油30g先煸,继加酱油30g,盐少量至烧熟后食,适用于痛风发作者。

(4)萝卜250g洗净切块,植物油50g同煸,继加柏子仁30g,水500ml,同煮至熟,加盐少量,食萝卜及汤。

三、病例介绍

(一)典型病例

患者,男,56岁,因右髋部摔伤后2天,疼痛、活动受限入院。

(二)阳性症状体征

入院查体,体温36.5℃,脉搏72次/分,呼吸20次/分,血压110/82mmHg。患者神清、精神差,食欲减退,睡眠欠佳。双肺呼吸音清,未闻及干湿啰音,心律齐,腹平软,肝脏肋下无压痛及反跳痛,双上肢及左下肢活动正常,右下肢缩短1cm,外旋畸形,右髋压痛,足趾血运感觉正常。

四、护理

(一)护理评估

患者曾有脑萎缩、痛风既往史,入院后行相关检查。

(二)护理诊断

1. 疼痛 与尿酸盐结晶,沉积在关节引起炎症反应有关。
2. 知识缺乏 缺乏与痛风有关的饮食知识。
3. 躯体移动障碍 与关节受累、关节畸形、关节疼痛有关。
4. 焦虑 与疼痛反复发作、病情迁延不愈有关。
5. 自理缺陷 与疼痛有关。

(三)护理目标

患者疼痛较前缓解。对疾病的相关知识及预防措施了解。活动能力增加。焦虑症状减轻,日常生活能自理。

(四)护理措施

(1)注意休息,避免劳累,痛风发作时绝对卧床休息,抬高患肢,避免受累关节负重,手腕/肘关节受累时可予以夹板固定、冰敷、25%硫酸镁湿敷,做好皮肤护理,疼痛缓解72小时后恢复运动。协助病人减轻疼痛。为病人创造适宜环境。合理应用非药物性止痛措施。根据病情使用物理治疗方法缓解疼痛。遵医嘱用药。

(2)介绍痛风的发病机制、治疗过程及其预防措施。加强自我保健。指导病人了解营养丰富的饮食结构,必要时限盐。强调随访观察的重要性。为病人提供相关疾病知识的书籍。

(3)允许病人有足够的时间进行锻炼。根据需要提供适当的辅助工具。将经常用的东西及呼叫器放在病人容易拿到的地方。鼓励病人在行走时穿非常合适的鞋,并注意防滑,必要时协助病人行走。加强保护措施,加床档并降低床的高度,下床活动初期要有人陪伴,防止受伤。指导病人在炎症的急性期避免过度活动。在坐、立、行或卧位时保持正确的体位或姿势。

(4)认识到病人的焦虑,承认病人的感受,对病人表示理解。耐心向病人解释病情,消除病人紧张和顾虑情绪,使能积极配合治疗,得到充分休息。经常巡回病房,了解病人的需要,帮助病人解决问题。通过连续性护理,与病人建立良好的护患关系。说话语速要慢,语调要平静,尽量解答病人提出的问题。

(5)鼓励病人自理,只在必要时给予帮助,但要提供必要的辅助工具。根据需要提供相应的专业性治疗措施。根据病人进行沐浴或盆浴,给病人提供行走活动知识的指导。指导病人加强自我护理能力。

(五)评价

(1)患者右髋部摔伤已痊愈,关节疼痛较前缓解。

(2)病人对疾病的相关知识及预防措施已了解。

(3)病人活动能力增加。

(4)病人焦虑状态减轻,日常生活能自理。

五、健康宣教

1. 饮食　对痛风患者尤为重要。在注意平衡膳食的总原则下,行低脂、低盐、低糖、低嘌呤的饮食。不宜使用发酵类面食,避免进食高嘌呤饮食,如动物内脏、鱼虾等,避免刺激性食物,指导进食碱性食物,多饮水。

2. 运动　鼓励患者多做有氧运动,步行每日1~2次,每次30分钟以上,以微出汗为度,防止剧烈运动,剧烈运动可使代谢产物乳酸增加,同时痛风患者可因大量出汗,机体血中水分减少,导致血流减少影响尿酸排泄,引起尿酸血症。如因运动使出汗多时,应鼓励患者适量补液,多饮弱碱性饮料。

3. 生活起居　痛风患者尤应注意饮食调节,起居有常,不可过劳,情绪稳定防止受寒过劳,注意双足的保温,易发部位不要裸露,不可风吹、湿冷等。穿宽松适度的鞋。

六、提问

1. 痛风患者饮食应注意哪些?
2. 痛风的定义?

(张　燕)

第六章 血液系统疾病

病例一 缺铁性贫血

一、查房目的

通过护理查房，学习如何运用护理程序对该疾病患者进行护理。通过相互讨论与学习，进一步完善护理问题，提出预防性护理措施，防止并发症的发生，为患者创造更好的康复条件，提高护理人员的理论水平。了解缺铁性贫血的病因及实验室检查，熟悉骨髓穿刺的方法，掌握缺铁性贫血的临床表现及护理措施。

二、疾病知识回顾

（一）定义

缺铁性贫血是体内铁的储存不能满足正常红细胞生成需要而发生的贫血。是由于铁摄入量不足、吸收量减少、需要量增加、铁利用障碍或丢失过多所致。形态学表现为小细胞低色素性贫血。

（二）病因

1. **铁供不应求** 人体对铁的需求量比一般情况下的多，比如生长期的儿童，哺乳期的小孩和妊娠期、哺乳期的妇女都是需铁量很大的人群，特殊时期对铁质的需求大，但是供铁量不足，就很容易导致缺铁性贫血出现。

2. **铁流失过多** 游离铁可随胃肠道上皮细胞衰老和不断脱落而丧失。在胃大部切除、萎缩性胃炎以及脂肪泻时，上皮细胞更新率加快，所以游离铁丧失也增多。缺铁引起血红素合成减少，从而导致缺铁性贫血。

3. **铁消耗过多** 由于体内一半以上的铁存在于红细胞内，因此反复、多量失血可显著消耗体内铁贮量。肠胃出血，月经量多，妊娠期失血过多，都会造成铁消耗过多，从而引发缺铁性贫血。

（三）临床表现

一般有疲乏，烦躁，心悸，气短，头晕，头疼。儿童表现为生长发育迟缓，注意力不集中。部分患者有厌食、胃灼热、胀气、恶心及便秘等胃肠道症状。少数严重患者可出现吞咽困难、口角炎和舌炎。

除贫血外貌外，有皮肤干燥皱缩，毛发干枯易脱落，指甲薄平，不光滑，易碎裂，甚至呈匙状甲（见于长期严重患者）。

（四）实验室检查

1. **血象** 典型血象呈小细胞低色素性贫血。红细胞与血红蛋白的减少不成比例，血红蛋白减少较红细胞减少更为明显。平均红细胞血红蛋白浓度小于32%，红细胞体积低于80fl，平均红细胞血红蛋白量小于27pg。血片中可见红细胞体积小、中央淡染区扩大。白细胞和血小板计数正常或减低。网织红细胞计数正常或轻度增高。

2. **骨髓象** 增生活跃或明显活跃；以红系增生为主，尤以中、晚幼红细胞为主，其体积小、核染色致密、胞质少，偏蓝色、边缘不整齐，血红蛋白形成不良，呈"核老质幼"现象。粒系、巨粒系无明显异常。

3. 铁代谢的生化检查　血清铁蛋白(SF)低于12μg/L,是早期诊断贮存铁缺乏的一个常用指标;转铁蛋白饱和度(TS)降低,小于15%;血清铁(ST)低于8.95μmol/L;总铁结合力(TIBC)升高,大于64.44μmol/L。骨髓涂片用亚铁氰化钾染色(普鲁士蓝反应)后,在骨髓小粒中无深蓝色的含铁血黄素颗粒;幼红细胞内铁小粒减少或消失,铁粒幼红细胞少于15%。骨髓铁染色反映单核-吞噬细胞系统中的贮存铁,因此可作为诊断缺铁的金标准。

4. 红细胞内卟啉代谢　游离原卟啉(FEP)大于0.9μmol/L(全血),锌原卟啉(ZPP)大于0.96μmol/L(全血),FEP/Hb大于4.5μg/L。

5. 其他检查　主要是缺铁性贫血的原因或原发病诊断的相关检查。

(五)诊断

注意饮食习惯,是否有偏食或异食癖。是否有消化系统疾病(萎缩性胃炎、胃溃疡或十二指肠溃疡等)、钩虫病;女性是否有月经过多;是否做过胃肠手术等。男性及绝经妇女应考虑是否为胃肠道肿瘤的首发症状。同时,根据临床症状、检查可加以确诊。

(六)治疗

(1)口服药如硫酸亚铁与饭同时服用,如胃肠道症状明显,可根据情况逐渐减少剂量,胃肠道症状会明显减轻。或口服富马酸铁等。

(2)注射铁剂,可给予注射铁治疗患者为:①口服铁不能耐受;②失血过快,用口服铁不能补偿;③溃疡性结肠炎或局限性结肠炎患者经口服铁治疗无效;④不能从胃肠道吸收铁剂者,如胃肠道手术患者。

三、病例介绍

(一)典型病例

患者,女,25岁,1年前无明显诱因头晕、乏力,家人发现面色不如从前红润,但能照常上班,近1个月来加重伴活动后心慌,曾到医院检查说血红蛋白低(具体不详),给予硫酸亚铁口服,因胃难受仅用过1天,病后进食正常,不挑食,二便正常,无便血、黑便、尿色异常、鼻衄和齿龈出血。睡眠好,体重无明显变化。既往体健,无胃病史,无药物过敏史。近2年月经量多,半年来更明显。查体:T 36℃,P 104次/分,R 18次/分,Bp 120/70mmHg,一般状态好,贫血貌,皮肤黏膜无出血点,浅表淋巴结不大,巩膜不黄,口唇苍白,舌乳头正常,心肺无异常,肝脾不大。化验:Hb 60g/L,RBC 3.0×10^{12}/L,MCV 70fl,MCH 25pg,MCHC 30%,WBC 6.5×10^9/L,分类:中性分叶70%,淋巴27%,单核3%,plt 260×10^9/L,网织红细胞1.5%,尿蛋白(-),镜检(-),大便潜血(-),血清铁50g/dl。

(二)阳性症状体征

面色苍白、头晕、乏力、心慌,月经量多。化验:Hb 60g/L,RBC 3.0×10^{12}/L,MCV 70fl,MCH 25pg,MCHC 30%,WBC 6.5×10^9/L,分类:中性分叶70%,淋巴27%,单核3%,plt 260×10^9/L,网织红细胞1.5%,尿蛋白(-),镜检(-),大便潜血(-),血清铁50g/dl。

四、护理

(一)护理评估

(1)患者面色苍白、头晕、乏力、心慌。无便血、黑便、尿色异常、鼻衄和齿龈出血。

(2)近2年月经量多,半年来更明显。

(二)护理诊断

1. 活动无耐力　与缺铁性贫血、月经过多有关。

2. 营养失调　与饮食结构有关。

3. 有感染的危险　与抵抗力降低有关。

(三)护理目标

(1)患者头晕、乏力症状缓解,牙龈无出血。

(2)缺铁性贫血症状改善。

(四)护理措施

1. 饮食护理　①应进食高蛋白、高维生素、高铁质食品,含铁多食品如肝、瘦肉、豆类、紫菜、木耳、海带等,动物食品的铁较植物铁更易吸收;②长期不吃肉食的偏食习惯,可以引起缺铁性贫血,必须让患者认识并给予纠正;③食用含维生素C的食品,有利于铁吸收;④餐后即刻饮浓茶会影响铁的吸收,因为茶叶中含鞣酸与铁结合形成不易吸收的物质,饮茶在餐后2小时较适宜。

2. 安全护理　打起床档以免坠床;外出有人陪伴。

3. 预防感冒

(五)评价

患者自觉症状较前减轻,缺铁性贫血较前改善。

五、健康宣教

1. 对易患人群的预防教育　对婴幼儿强调改进喂养方法,应及时添加辅食,如蛋黄、青菜、瘦肉和肝等含铁丰富的食品。妊娠期、哺乳期妇女除食用含铁多的食物外,还可每日服少量硫酸亚铁。世界卫生组织提出在孕妇和婴幼儿食品中加入少量铁剂,在瑞典首先实行,效果极佳,目前认为可以推广应用。

2. 对患者的指导　向本病患者说明贫血的病因及积极根治病因的重要意义,以提高自我保健意识。

3. 预后　取决于原发病根治情况,若能根治,则贫血可彻底治愈。

六、提问

1. 缺铁性贫血的护理措施是?

2. 缺铁性贫血的临床表现有哪些?

病例二　再生障碍性贫血

一、查房目的

通过护理查房,学习如何运用护理程序对该疾病患者进行护理。通过相互讨论与学习,进一步完善护理问题,提出预防性护理措施,防止并发症的发生,为患者创造更好的康复条件,提高护理人员的理论水平。了解再生障碍性贫血的病因,熟悉其临床表现,掌握其护理措施。

二、疾病知识回顾

(一)定义

再生障碍性贫血简称再障,是一组由多种病因所致的骨髓功能障碍,以全血细胞减少为主要表现的综合征。确切病因尚未明确,已知再障发病与化学药物、放射线、病毒感染及遗传因素有关。各年龄组均可发病,但以青壮年多见;男性发病率略高于女性。根据起病和病程急缓分为急性和慢性再障。

(二)病因

1. 药物　是最常见的发病因素。

2. 化学毒物　苯及其衍化物和再障关系已为许多实验研究所肯定,苯进入人体易固定于富含脂肪的组织,慢性苯中毒时苯主要固定于骨髓,苯的骨髓毒性作用是其代谢产物所致,后者可作用于造血祖细胞,抑制其 DNA 和 RNA 的合成,并能损害染色体。

3. 电离辐射　X 线、γ 线或中子可穿过或进入细胞直接损害造血干细胞和骨髓微环境。长期超允许量放射线照射(如放射源事故)可致再障。

(三)临床表现

1. 急性型再障　起病急,进展迅速,常以出血和感染发热为首起及主要表现。病初贫血常不明显,但随着病程发展,呈进行性进展。几乎均有出血倾向,60%以上有内脏出血,主要表现消化道出血、血尿、眼底出血(常伴有视力障碍)和颅内出血。皮肤、黏膜出血广泛而严重,且不易控制。病程中几乎均有发热,系感染所致,常在口咽部和肛门周围发生坏死性溃疡,从而导致败血症。肺炎也很常见。感染和出血互为因果,使病情日益恶化,如仅采用一般性治疗多数在一年内死亡。

2. 慢性型再障　起病缓慢,以贫血为首起和主要表现;出血多限于皮肤黏膜,且不严重;可并发感染,但常以呼吸道为主,容易控制。若治疗得当,坚持不懈,不少患者可获得长期缓解以至痊愈,但也有部分患者迁延多年不愈,甚至病程长达数十年,少数到后期出现急性再障,称为慢性再障急变型。

(四)辅助检查、实验室检查

1. 血象　呈全血细胞减少,属正常细胞型,亦可呈轻度大红细胞。红细胞轻度大小不一,但无明显畸形及多染现象,一般无幼红细胞出现。网织红细胞显著减少。

2. 骨髓象　急性型呈多部位增生减低或重度减低,造血细胞明显减少,尤其是巨核细胞和幼红细胞;非造血细胞增多,尤为淋巴细胞增多。慢性型不同部位穿刺所得骨髓象很不一致,可从增生不良到增生象,但至少要有一个部位增生不良;如增生良好,晚幼红细胞(炭核)比例常增多,其核不规则分叶状,呈现脱核障碍,但巨核细胞明显减少。骨髓涂片肉眼观察油滴增多,骨髓小粒镜检非造血细胞和脂肪细胞增多,一般在 60% 以上。

(五)诊断

根据病人有进行性贫血、出血和感染,无肝、脾和淋巴结肿大;全血细胞减少,网织红细胞比例或绝对值减少,淋巴细胞比例相对增高;骨髓至少一部位增生减低或极度低下,三系细胞减少,淋巴细胞及非造血细胞增多;骨髓活检显示造血组织均匀性减少;排除其他引起全血细胞减少的疾病,可做出初步的临床诊断与分型。并通过询问病史,详细了解病人有无特殊药物服用史、放射性或化学物品接触史等,以进一步明确相关原因。

(六)治疗

包括病因治疗、支持疗法和促进骨髓造血功能恢复的各种措施。慢性型一般以雄激素为主,辅以其他综合治疗,经过长期不懈的努力,才能取得满意疗效,不少病例血红蛋白恢复正常,但血小板长期处于较低水平,临床无出血表现,可恢复轻工作。急性型预后差,上述治疗常无效,诊断一旦确立宜及早选用骨髓移植或抗淋巴细胞球蛋白等治疗。

三、病例介绍

(一)典型病例

患者,男,35 岁,头晕、乏力伴出血倾向半年,加重 1 周。半年前无诱因开始头晕、乏力,间断下肢皮肤出现出血点,刷牙出血,服过 20 多剂中药不见好转,1 周来加重。病后无鼻出血,二便正常,进食好,无挑食和偏食,无酱油色尿,睡眠可,体重无变化。既往体健,无放射线和毒物接触史,无药敏史。查体:T36℃,P100 次/分,R20 次/分,BP120/70mmHg,贫血貌,双下肢散在出血点,浅表淋巴结未触及,巩膜不黄,舌乳头正常,胸骨无压痛,心肺无异常,肝脾未触及,下肢不肿。化验:Hb 45g/L,RBC 1.5×10^{12}/L,网织红细胞 0.1%,WBC 3.0×10^9/L,分类:中性分叶 30%,淋巴 65%,单核 5%,plt 35×10^9/L,中性粒细胞碱性磷酸酶(NAP)阳性率 80%,血清铁蛋白 210μg/L,血清铁 170μg/dl,总铁结合力 280μg/dl,尿常规(-),尿 Rous 试验阴性。

（二）阳性症状体征

贫血貌,头晕、乏力,间断下肢皮肤出血点,刷牙出血。化验:Hb 45g/L,RBC 1.5×10^{12}/L,网织红细胞 0.1%,WBC 3.0×10^9/L,分类:中性分叶 30%,淋巴 65%,单核 5%,plt 35×10^9/L,中性粒细胞碱性磷酸酶(NAP)阳性率 80%,血清铁蛋白 210μg/L,血清铁 170μg/dl,总铁结合力 280μg/dl,尿常规(-),尿 Rous 试验阴性。

四、护理

（一）护理评估

(1)头晕、乏力伴出血倾向半年,加重1周。

(2)贫血貌,双下肢散在出血点,浅表淋巴结未触及,巩膜不黄,舌乳头正常,胸骨无压痛。

(3)患者及家属对疾病的认知程度差,家庭经济状况和社会支持系统欠佳。

（二）护理诊断

1. 活动无耐力　与全血细胞减少有关。

2. 组织完整性受损　与血小板减少有关。

3. 焦虑　与再障治疗尚未见效有关。

4. 自我形象紊乱　与丙酸睾酮引起副作用有关。

（三）护理措施

(1)保持病室清洁,空气新鲜,定期消毒。保持患者口腔、皮肤清洁卫生,尽可能减少感染因素。

(2)急性型再障以休息为主,病情危重时绝对卧床休息,慢性型无严重贫血时可适当活动,但要防止碰、撞、跌跤等。

(3)给予高蛋白、高维生素、富有营养、易消化食物。

(4)急性型再障疗效差,患者易产生悲观消极情绪;慢性型再障病程长,患者失去耐心和信心,应做好相应的心理护理。

(5)准确采集血标本,协助做好骨髓穿刺检查,以了解病情变化。

（四）评价

(1)病人活动力增强。

(2)感染的危险因素消除,严重感染无发生。

(3)皮肤黏膜出血明显减少。

五、健康宣教

(1)对长期接触有害骨髓造血物质的工作者,加强卫生宣教,提高对工作环境危害的认识,增强自我保健意识,自觉遵守规章制度及劳动防护。定期检查血象,有异常者按规定给予妥善安排。

(2)患者不可随便用药,滥用药物常是引起再障的重要原因,如氯霉素、磺胺药、保泰松、阿司匹林、安乃近等,需要时要在医生指导下使用。

(3)患者出院后要坚持治疗,预防出血、感染,定期门诊复查。

六、提问

1. 再生障碍性贫血的定义?

2. 再生障碍性贫血的护理要点？

病例三 特发性血小板减少性紫癜

一、查房的目的

通过护理查房，学习如何运用护理程序对该疾病患者进行护理。通过相互讨论与学习，进一步完善护理问题，提出预防性护理措施，防止并发症的发生，为患者创造更好的康复条件，提高护理人员的理论水平。了解血小板减少性紫癜的病因及发病机理，熟悉血小板减少性紫癜的诊断要点，掌握血小板减少性紫癜的护理措施。

二、疾病知识回顾

（一）定义

特发性血小板减少性紫癜（ITP）是一种原因不明的获得性出血性疾病，以血小板减少、骨髓巨核细胞正常或增多，以及缺乏任何原因为特征。ITP 在育龄期女性发病率高于男性，其他年龄阶段男女比例无差别。ITP 根据持续时间可分为新诊断、持续性（持续时间在 3~12 个月）及慢性（持续时间大于或等于 12 个月）。成人典型病例一般隐匿起病，病前无明显的病毒感染或其他疾病史，病程多为慢性过程。儿童 ITP 一般为自限性，约 80% 的患儿在 6 个月内自发缓解。

（二）病因及概况

目前认为 ITP 是一种器官特异性自身免疫性出血性疾病，由于人体产生抗血小板自身抗体导致单核巨噬系统破坏血小板过多造成血小板减少，其发病原因尚不完全清楚，发病机制也未完全阐明。儿童 ITP 的发病可能与病毒感染密切相关，其中包括疱疹病毒、EB 病毒、巨细胞病毒、细小病毒 B19、麻疹病毒、流行性腮腺炎病毒、风疹病毒及肝炎病毒等。通常在感染后 2~21 天发病。育龄期女性慢性 ITP 发病高于男性，妊娠期容易复发，提示雌激素可能参与 ITP 的发病。

（三）临床表现

一般起病隐匿，表现为散在的皮肤出血点及其他较轻的出血症状，如鼻衄、牙龈出血等。紫癜及瘀斑可出现在任何部位的皮肤或黏膜，但常见于下肢及上肢远端。ITP 患者的出血表现在一定程度上与血小板计数有关，血小板数在 $20×10^9$~$50×10^9$/L，轻度外伤即可引起出血，少数为自发性出血，如瘀斑、瘀点等，血小板数小于 $20×10^9$/L，有严重出血的危险，血小板数小于 $10×10^9$/L，可能出现颅内出血。查体通常无脾大，少数患者可有轻度脾大，可能由于病毒感染所致。

儿童急性 ITP 在发病前 1~3 周可有呼吸道感染史，少数发生在预防接种后。起病急，少数表现为暴发性起病，可有轻度发热、畏寒，突然发生广泛而严重的皮肤黏膜紫癜，甚至大片瘀斑。皮肤瘀点多为全身性，以下肢为多，分布均匀。黏膜出血多见于鼻腔、齿龈，口腔可有血疱。胃肠道及泌尿道出血并不多见，不到 1% 的患儿发生颅内出血而危及生命。如患者头痛、呕吐，则要警惕颅内出血的可能。大多数患者可自行缓解，少数迁延不愈转为慢性。

（四）辅助检查、实验室检查

1. 血常规　血常规示只有血小板减少而其他各系血细胞均在正常范围，部分患者由于失血导致缺铁，可伴有贫血。单纯 ITP 网织红细胞计数基本正常。

2. 外周血涂片　需排除由于 EDTA 依赖性血小板凝聚而导致的假性血小板减少。出现破碎红细胞应除外血栓性血小板减少性紫癜和溶血尿毒综合征。出现的巨血小板或微小血小板需考虑遗传性血小板减少症。

3. 骨髓涂片　骨髓增生活跃，巨核细胞明显增多，有时正常，较为突出的改变是巨核细胞的核浆成熟不平衡,胞质中颗粒较少,产血小板巨核细胞明显减少或缺乏。

4. 艾滋病毒(HIV)和丙型肝炎病毒(HCV)检测　对考虑 ITP 的成人患者均应进行 HIV 和 HCV 检查,HIV 及 HCV 感染引起的血小板减少在临床上有时很难与原发性 ITP 患者相鉴别。

5. 免疫球蛋白定量　多测定血清 IgG、IgA、IgM 水平。低水平的免疫球蛋白常提示变异型免疫缺陷病或选择性 IgA 缺陷症。

(五)诊断

根据:①反复出现或首次出现程度不等的皮肤、黏膜甚至内脏出血症状;②多次检查血小板计数减少;③脾无肿大;④骨髓巨核细胞增多或正常,有成熟障碍;⑤泼尼松或脾切除治疗有效;⑥排除其他继发性血小板减少症。

(六)治疗

1. 一般疗法　血小板明显减少($<20\times10^9$/L)、出血严重者应卧床休息,防止创伤。避免应用降低血小板数量、抑制血小板功能及任何引起或加重出血的药物,有效控制高血压等。

2. 糖皮质激素　为首选药物,近期有效率约为 80%。其作用是降低毛细血管通透性;减少血小板自身抗体生成及减轻抗原抗体反应;抑制血小板与抗体结合并阻止单核—吞噬细胞破坏血小板;刺激骨髓造血及血小板向外周释放。常用泼尼松 $1mg/(kg\cdot d)$ 口服,待血小板接近正常,可逐渐减量,并以小剂量(5~10mg/d)维持 3~6 个月。也可一开始即采用小剂量疗法:泼尼松 $0.25mg/(kg\cdot d)$ 口服,其缓解率与常规剂量相当,而不良反应明显减轻。国外学者多认为,若病人血小板计数 $>30\times10^9$/L,且无明显出血倾向,可不予以治疗,只予以观察与随访,需接受损伤性检查、治疗或手术者除外。

3. 脾切除　可减少血小板抗体产生及减轻血小板的破坏。实践证明,脾切除有效率约为 70%~90%,长期完全缓解率可达 45%~60%,无效者对糖皮质激素的用量亦可减少。术后并发症主要有栓塞、出血和感染等,因此 ITP 病人脾切除宜慎重选择。术前还需常规腹部 CT 或 MRI 检查有无副脾存在;接种多价肺炎球菌疫苗则是预防术后感染的有效措施之一。近年来,有学者以脾动脉栓塞替代脾切除,但效果有待进一步研究。

4. 免疫抑制剂　一般不做首选。用于以上治疗无效或疗效差者,可与糖皮质激素合用提高疗效及减少激素的用量。主要药物有:长春新碱、环磷酰胺、硫唑嘌呤、环孢素、吗替麦考酚酯(MMF,骁悉)、利妥昔单抗(rituximab)、氨肽素等。其中最常用的是长春新碱,此药除具有免疫抑制作用外,还可能有促进血小板生成和释放的作用。具体方法:每周 1 次,每次 1mg,静注,4~6 周为一个疗程。有报道缓慢静滴效果更佳。环孢素、MMF、利妥昔单抗主要用于难治性 ITP 病人。

5. 其他　达那唑也可用于难治性 ITP,与糖皮质激素有协同作用,作用机制与免疫调节及抗雌激素有关。促血小板生成素(thrombopoientin,TOP)实验性应用于难治性 ITP 也取得满意效果,其主要机制是促进血小板生成和抑制血小板破坏。还可应用血管性止血药,如卡巴克络等。中药也有一定疗效。幽门螺杆菌监测阳性者应予以根治。

6. 急重症的处理　急重症主要包括:①血小板计数 $<20\times10^9$/L 者;②出血严重而广泛者;③疑有或已发生颅内出血者;④近期将实施手术或分娩者。处理方法有:

(1)血小板输注。紧急补充血小板,以暂时控制或预防严重出血。成人用量为每次 10~20U,可根据病情重复使用。值得注意的是,反复多次血小板输注易产生同种抗体,引起血小板破坏加速,故该项治疗不作为常规项目,仅用于严重出血或脾切除术的病人。

(2)大剂量甲泼尼龙。可有效抑制单核—吞噬细胞系统的吞噬效应,减少血小板破坏。甲泼尼龙1g/d,静注,3~5次为1个疗程。

(3)免疫球蛋白。可竞争性抑制血小板与相关抗体的结合,减少单核-吞噬细胞系统对血小板的吞噬与破坏,是目前ITP紧急救治最有效的方法之一。剂量为400mg/(kg·d),静滴,5天为1个疗程。也可先静注免疫球蛋白1000mg/kg,后即输注血小板,次日再用相同剂量1次。为减少不良反应,如头痛、局部静脉炎等,除注意保护血管外,一般应同时应用糖皮质激素等。

(4)血浆置换。可有效清除血浆中的抗血小板抗体。方法:每天置换3L,连续3~5天。目前认为,ITP治疗的目的是病人血小板计数提高到安全水平,防止严重出血,降低病死率,而不是追求血小板计数达到正常。因此,对ITP病人应避免过度治疗。

三、病例介绍

(一)典型病例

患者,男,20岁,无明显诱因出现周身皮肤有散在出血点和瘀斑4天,血常规检查:WBC 15×10^9/L,PLT 12×10^9/L,Hb99g/L,以"特发性血小板减少性紫癜"收治入院。

(二)阳性症状体征

周身皮肤有散在出血点和瘀斑,血常规检查:WBC 15×10^9/L,PLT 12×10^9/L,Hb99g/L。

四、护理

(一)护理评估

周身皮肤有散在出血点和瘀斑,血常规检查:WBC 15×10^9/L,PLT 12×10^9/L,Hb99g/L。

(二)护理诊断

1. 出血　与血小板减少有关。

2. 有感染的危险　与糖皮质激素及免疫抑制剂治疗有关。

3. 恐惧　与血小板过低,随时有出血的危险有关。

4. 潜在并发症　颅内出血。

(三)护理目标

无新皮肤出血点和瘀斑;未发生感染及颅内出血,患者恐惧情绪消失。

(四)护理措施

1. 出血情况的检测　应注意观察病人出血的发生、发展或消退情况;特别是出血部位、范围和出血量。注意病人自觉症状、情绪反应、生命体征、神志及血小板计数的变化等,及时发现新发出血或内脏出血,一旦发现血小板计数< 10×10^9/L、严重而广泛出血、疑有或已发生颅内出血者,要及时通知医生,配合救治。

2. 预防和避免加重出血　避免使用可能引起血小板减少或抑制其功能的药物,加强生活护理,卧床休息,防止外伤。

3. 用药护理　正确执行医嘱,注意药物不良反应的观察和预防。长期使用糖皮质激素会引起身体外形的变化、胃肠道反应或出血、诱发感染、骨质疏松等。应向病人做必要的解释和指导,如餐后服药、注意粪便颜色、预防各种感染、检测骨密度或遵医嘱预防性用药等。静注免疫抑制剂、大剂量免疫球蛋白时,要注意保护局部血管,密切观察,一旦发生静脉炎要及时处理。

(五)评价

无新出现皮肤出血点和瘀斑;未发生感染及颅内出血,患者恐惧情绪消失。

五、健康宣教

1. 疾病知识指导　使病人及家属了解疾病的成因、主要表现及治疗方法,以主动配合治疗与护理。指导病人避免人为损伤而诱发或加重出血,不应服用可能引起血小板减少或抑制其功能的药物,特别是非甾体类抗炎药,如阿司匹林等。保持充足的睡眠、情绪稳定和大便通畅,有效控制高血压等均是避免颅内出血的有效措施,必要时可予以药物治疗,如镇静剂、安眠药或缓泻剂等。

2. 用药指导　服用糖皮质激素者,应告知必须按医嘱、按时、按剂量、按疗程用药,不可自行减量或停药,以免加重病情。为减轻药物的不良反应,应饭后服药,必要时可加用胃黏膜保护剂或制酸剂;注意预防各种感染。定期复查血象,以了解血小板数目的变化,指导疗效的判断和治疗方案的调整。

3. 病情监测指导　皮肤黏膜出血的情况,如瘀点、瘀斑、牙龈出血、鼻出血等;有无内脏出血的表现,如月经量明显增多、呕血或便血、咯血、血尿、头痛、视力改变等。一旦发现皮肤黏膜出血加重或内脏出血的表现,应及时就医。

六、提问

1. 血小板减少性紫癜的诊断要点?
2. 血小板减少性紫癜的护理措施?

病例四　急性白血病

一、查房的目的

通过护理查房,学习如何运用护理程序对该疾病患者进行护理。通过相互讨论与学习,进一步完善护理问题,提出预防性护理措施,防止并发症的发生,为患者创造更好的康复条件,提高护理人员的理论水平。

二、疾病知识回顾

(一)定义

急性白血病为骨髓中异常原始细胞(白血病细胞)大量急剧增生并浸润各种器官、组织,正常造血受抑制,导致贫血、感染、发热、出血和肝、脾、淋巴结肿大等表现。

(二)病因及概况

1. 病毒　人类白血病的病因研究已有数十年历史,但至今只有成人T细胞白血病肯定是由病毒引起的。其他类白血病尚无法证实其病毒因素,并不具有传染性。

2. 电离辐射　电离辐射有致白血病作用,其作用与放射剂量大小和照射部位有关,一次大剂量或多次小剂量照射均有致白血病作用。

3. 化学物质　苯致白血病作用比较肯定。苯致急性白血病以急粒和红白血病为主。

4. 遗传因素　某些白血病发病与遗传因素有关。

急性白血病分为急性淋巴细胞白血病和急性非淋巴细胞白血病。急性淋巴细胞白血病分型:L1型,原始和淋巴细胞,以小细胞为主(直径≤12μm),胞浆较少;L2型,原始和幼淋巴细胞,以大细胞为主(直径>12μm);L3型,原始和幼淋巴细胞,以大细胞为主,大小较一致,细胞内有明显空泡,泡浆嗜碱性。急性髓系白血病(急非淋):M0,急性髓细胞白血病微分化型;M1,急性粒细胞白血病未分化型;M2,急性粒细胞白血病部分分化型;M3,急性早幼粒细胞白血病;M4,急性粒—单核细胞白血病;M5,急性单核细胞白血病;M6,红白血病;M7,急性巨核细胞白血病。

(三)临床表现

1. 贫血　常为首发症状,呈进行性的发展。半数病人就诊时已有中度的贫血。
2. 发热　发热为常见症状,最常见的致病菌为革兰阴性杆菌(如铜绿单胞菌、肺炎杆菌、金黄色葡萄球菌、大肠杆菌等),疾病后期常伴有真菌感染。感染主要原因是由于成熟粒细胞缺乏,其次是人体免疫力降低。病人免疫功能缺陷后也可引起病毒感染,如单纯疱疹、带状疱疹等。

3. 出血　大量白血病细胞在血管中淤滞及浸润、血小板减少,以及感染是出血的主要原因。

4. 常伴有器官和组织浸润的表现　①淋巴结和肝脾肿大;②骨骼和关节:胸骨下段局部压痛,四肢关节痛或骨痛,在儿童中常见;③眼、口腔和皮肤,粒细胞白血病浸润骨膜形成粒细胞肉瘤(绿色瘤),常出现于眼眶部位引起眼球突出、复视和失明;④中枢神经系统白血病,常发生在急淋缓解期,有头晕、呕吐、抽搐、昏迷症状;⑤睾丸无痛性的肿大,多为一侧;⑥还可浸润其他各器官,如心、肺、消化道、泌尿系统均可受累,但不一定有临床表现。

(四)实验室检查

1. 外周血象　白细胞计数多数在$(10\sim50)\times10^9$/L,少数$<5\times10^9$/L或$>100\times10^9$/L,白细胞过高或过低者预后较差。血涂片分类检查可见数量不等的原始和(或)幼稚细胞,但白细胞不增多型病人的外周血很难找到原始细胞。病人常有不同程度的正常细胞性贫血,可见红细胞大小不等,可找到幼红细胞。约50%的病人血小板$<60\times10^9$/L,晚期血小板往往极度减少。

2. 骨髓象　骨髓穿刺检查是急性白血病的必查项目和确诊的主要依据,对临床分型、指导治疗和疗效判断、预后估计等意义重大。多数病人的骨髓象呈增生明显活跃或极度活跃,形成所谓的"裂孔"显像。若原始细胞占全部骨髓有核细胞的30%以上,则可做出急性白血病的诊断。此外,正常的巨核细胞和幼红细胞减少。少数病人的骨髓增生低下。奥尔(Auer)小体仅见于急非淋,有独立诊断的意义。

3. 细胞化学　主要用于鉴别急性淋巴细胞、急性粒细胞及急性单核细胞白血病。常用的方法有过氧化物酶染色、糖原染色、非特异性酯酶及中性粒细胞碱性磷酸酶测定等。

4. 免疫学检查　通过针对白血病细胞所表达的特异性抗原的检测,借以分析细胞所属系列、分化程度和功能状态,以区分急淋与急非淋及其各自的亚型。

5. 染色体和基因检查　急性白血病常伴有特异的染色体和基因异常改变,并与疾病的发生发展、诊断、治疗与预后关系密切。如90%的急性早幼粒细胞白血病有t(15;17)(q22;q21),即15号染色体上的PML(早幼粒白血病基因)与17号染色体上的RARα(维甲酸受体基因)形成PML/RARα融合基因,这正是M3发病及使用全反式维甲酸治疗有效的分子学基础。某些急性白血病有N-ras癌基因点突变、活化,以及抑癌基因p53、Rb失活。

6. 其他　血清尿酸浓度增高,主要与大量细胞破坏有关,尤其在化疗期间,甚至可形成尿酸结晶而影响肾功能。病人并发DIC时可出现凝血异常。M4和M5血清和尿溶菌酶活性增高,而其他类型的白血病不增高。CNSL病人脑脊液压力升高,脑脊液检查可见白细胞计数增加,蛋白质增多,而糖定量减少,涂片可找到白血病细胞。

(五)诊断

根据病人有持续性发热或反复感染、进行性贫血、出血、骨骼关节疼痛、肝、脾和淋巴结肿大等症状;外周血象中血细胞计数增加并出现原始或幼稚细胞;骨髓象中骨髓增生活跃,原始细胞占全部骨髓有核细胞的30%以上,一般可做出诊断。但还需进一步作形态学、细胞化学、免疫学、染色体及基因检查等,以确定急性白血病的类型。

(六)治疗

1. 对症支持治疗

(1)高白细胞血症的紧急处理。高白细胞血症$(>100\times10^9$/L)不仅会增加病人的早期死亡率,而且也会增加髓外白血病的发病率和复发率。当循环血液中白细胞极度增高($>200\times10^9$/L)时还可发生白细胞淤滞症,表现为呼吸窘迫、低氧血症、头晕、言语不清、反应迟钝、中枢神经出血及阴茎异常勃起等。一旦出现可使用血细胞分离机,清除过高的白细胞,同时给以化疗药物和水化,并预防高尿酸血症、酸中毒、电解质平衡紊乱和凝血异常等并发症。

(2)防止感染。是保证急性白血病病人争取有效化疗或进行骨髓移植、降低死亡率的关键措施之一。病人如出现发热,应及时查明感染部位及查找病原菌,及时使用有效的抗生素。

(3)改善贫血。严重贫血者给予吸氧,输浓缩红细胞,维持 Hb>80g/L。但白细胞瘀滞症时不宜立即输红细胞,以免进一步增加血液黏稠度。

(4)防止出血。血小板低者可输浓缩血小板悬液,保持血小板$>20\times10^9$/L。并发 DIC 时,则给予相应处理。

(5)防止尿酸性肾病。由于白血病细胞大量破坏,使血清及尿液中的尿酸水平明显升高,尿酸结晶的析出可积聚于肾小管,导致病人出现少尿甚至急性肾衰竭。因此,应嘱病人多饮水或给予静脉补液,以保证足够尿量;碱化尿液和口服别嘌醇,以促进尿酸排泄和抑制尿酸结晶于肾内的生成与沉积。

(6)纠正水、电解质及酸碱平衡失调。化疗前及化疗期间均应检测水、电解质和酸碱平衡,及时发现异常并加以纠正,以保证机体内环境的相对稳定和药物疗效的正常发挥。

2. 化学药物治疗 化疗是目前白血病治疗最主要的方法,也是造血干细胞移植的基础。

(1)化疗的阶段性划分。急性白血病的化疗过程分为两个阶段,即诱导缓解和缓解后治疗。①诱导缓解,是白血病治疗的起始阶段。主要是通过联合化疗,迅速大量地杀灭白血病细胞,恢复机体正常造血,使病人尽可能在短时间内获得完全缓解(CR)。CR 即病人的症状和体征消失;外周血象的白细胞分类中无幼稚细胞;骨髓象中相关系列的原始细胞与幼稚细胞之和<5%。病人能否获得 CR,是急性白血病治疗成败的关键。②缓解后治疗,是 CR 后治疗的延续阶段。由于急性白血病病人达到完全缓解后,体内尚有白血病细胞,且在髓外某些部位仍可有白血病细胞的浸润,是疾病复发的根源。缓解后治疗主要是通过进一步的巩固与强化治疗,彻底消灭残存的白血病细胞,防止病情复发,对延长 CR 期和无病存活率争取治疗起决定性作用。

(2)化疗药物及治疗方案。选择作用于细胞周期不同阶段的药物,制定联合化疗方案,可提高疗效及延缓抗药性的发生。

3. 中枢神经系统白血病的防治 由于化疗药物难于通过血脑屏障,隐藏在中枢神经系统内的白血病细胞是白血病复发的根源,尤其是急淋病人。因此,对中枢神经系统白血病的病人,需进行药物鞘内注射治疗或脑-脊髓放疗。常选用的化疗药物为氨甲蝶呤、阿糖胞苷等,同时也可应用一定量激素以减轻药物刺激引起的蛛网膜炎。急淋病人,若诊断时脑脊液正常,也需预防性鞘内药物注射。

4. 造血干细胞移植 是重建正常造血和免疫功能的一种治疗手段。

5. 细胞因子治疗 具有促进造血细胞增殖的作用。粒细胞集落刺激因子(G-CSF)和粒细胞-吞噬细胞集落刺激因子(G-CSF)与化疗同时应用或化疗后应用,可以减轻化疗所致粒细胞缺乏,缩短粒细胞恢复时间,提高病人对化疗的耐受性。

6. 老年急性白血病的治疗 60 岁以上的急性白血病病人常由骨髓增生异常综合征转化而来或继发于某些理化因素,合并症多,耐药、并发重要脏器功能不全、不良核型者较多见,应强调个体化治疗。多数病人化疗需减量用药,以降低治疗相关死亡率,少数体质好又有较好支持条件的病人,可采用中老年病人的化疗方案进行治疗。

三、病例介绍

(一)典型病例

患者孙某,男,30 岁,因乏力 2 月,确诊急性淋巴细胞白血病十余天入院。

(二)阳性症状体征

乏力,贫血貌,血常规示 WBC1.4×10⁹/L,Hb69g/L,PLT11×10⁹/L;骨髓检查示骨髓增生明显减少。

四、护理

(一)护理评估

查体 T36℃,P78 次/分,R20 次/分,BP120/70mmHg。神志清楚,贫血貌,乏力。血常规示WBC1.4×10⁹/L,Hb69g/L,PLT11×10⁹/L;骨髓检查示骨髓增生明显减少。

(二)护理诊断

1. 出血　与血小板减少、白血病细胞浸润等有关。
2. 有感染的危险　与正常粒细胞减少、化疗有关。
3. 潜在并发症　化疗药物的不良反应。
4. 悲伤　与急性白血病治疗效果差、死亡率高有关。
5. 活动无耐力　与大量、长期化疗,白血病引起代谢增高及贫血有关。

(三)护理目标

(1)病人能积极配合,采取正确、有效的预防措施,减少或避免出血。

(2)能说出预防感染的重要性,积极配合,减少和避免感染的发生。

(3)能说出化疗可出现的不良反应,并能积极应对。

(4)能正确对待疾病,悲观情绪减轻或消除。

(5)能认识到化疗期间合理的休息与活动的重要性,体力逐渐恢复,生活自理。

(四)护理措施

(1)严密观察病情变化,特别是观察出血发生的部位、发展和消退情况,及时发现新的出血、重症出血及其先兆。

(2)加强生活护理、饮食护理,增加卧床休息时间。

(3)采取保护性隔离措施,尽量减少探视以避免交叉感染。加强口腔、皮肤、肛门及外阴的清洁卫生。若病人出现感染征象,应协助医生做血液、咽部、尿液、粪便或伤口分泌物的培养,并遵医嘱应用抗生素。

(4)潜在并发症的护理

(1)静脉炎及组织坏死的防护。

①静脉炎及组织坏死。一些化疗药物对组织刺激性大,多次注射常会引起静脉周围组织炎症,如注射的血管出现条索状红斑、触之温度较高、有硬结或压痛,炎症消退后,注射的血管因内膜增生而狭窄,严重的可有血管闭锁。发疱性化疗药物渗漏后可引起局部组织坏死。

②化疗时应注意。A.合理使用静脉,首选中心静脉置管,如外周穿刺中心静脉置管、植入式静脉输液;如果应用外周浅表静脉,尽量选择粗直的静脉;B.静脉注射时先用生理盐水冲管,确定注射针头在静脉内方可注入药物,推注速度要慢,边推边抽回血,确保药物在血管内,药物输注完毕再用生理盐水 10~20ml 冲洗后拔针,以减轻药物对局部血管的刺激;C 联合化疗时,先输注对血管刺激性小的药物,再输注刺激性发疱性药物。

③发疱性化疗药物外渗的紧急处理。A.停止：立即停止药物注入；B.回抽：不要拔针，尽量回抽渗入皮下的药液；C.评估：评估并记录外渗的穿刺部位、面积、外渗药液的量、皮肤的颜色、温度、疼痛的性质；D.解毒：局部滴入生理盐水以稀释药液或用解毒剂（常用解毒剂有：硫代硫酸钠用于氮芥、丝裂霉素、放线菌素 D 等，8.4%碳酸氢钠用于多柔比星、长春新碱等）；E.封闭：利多卡因局部封闭，由疼痛或肿胀区域多点注射，封闭范围要大于渗漏区，环形封闭，48 小时内间断局部封闭注射 2~3 次；F.涂抹：可用 50%硫酸镁、中药"六合丹"、多磺酸黏多糖乳膏（喜疗妥）或赛肤润液体敷料等直接涂在患处并用棉签以旋转方式向周围涂抹，范围大于肿胀部位，每 2 小时涂 1 次；G.冷敷：局部 24 小时冰袋间断冷敷；H.抬高：药液外渗 48 小时内，应抬高受累部位，以促进局部外渗药物的吸收。

④静脉炎的处理。发生静脉炎的局部血管禁止静脉注射，患处勿受压，尽量避免患侧卧位。使用多磺酸黏多糖乳膏（喜疗妥）等药物外敷，鼓励病人多做肢体活动，以促进血液循环。

（2）骨髓抑制的防护。骨髓抑制是多种化疗药物共有的不良反应，对于急性白血病的治疗具有双重效应：首先是有助于彻底杀灭白血病细胞，但严重的骨髓抑制又可增加病人重症贫血、感染和出血的风险而危及生命。多数化疗药物骨髓抑制作用最强的时间为化疗后第 7~14 天，恢复时间多为之后的 5~10 天，但存在个体差异。化疗期间要遵医嘱定期检查血象，初期为每周 2 次，出现骨髓抑制者根据病情需要随时进行；每次疗程结束后要复查骨髓象，了解化疗效果和骨髓抑制程度。应避免应用其他抑制骨髓的药物。一旦出现骨髓抑制，需加强贫血、感染和出血的预防、观察和护理，协助医生正确用药。

（3）消化道反应的防护。恶心、呕吐、纳差等消化道反应出现的时间及反应程度除与化疗药物的种类有关外，常有较大的个体差异。病人一般第 1 次用药时反应较强烈，以后逐渐减轻；症状多出现在用药后 1~3 小时，持续数小时到 24 小时不等，体弱者症状出现较早且较重。故化疗期间应注意：

①良好的休息与进餐环境。为病人提供一个安静、舒适、通风良好的休息与进餐环境，避免不良刺激。

②选择合适的进餐时间。建议病人选择胃肠道症状最轻的时间进食，避免在治疗前后 2 小时内进食；当出现恶心、呕吐时应暂缓或停止进食，及时清除呕吐物，保持口腔清洁。必要时，遵医嘱在治疗前 1~2 小时给予止吐药物，并根据药物作用的半衰期，每 6~8 小时重复给药 1 次，维持 24 小时的有效血药浓度，以达减轻恶心、呕吐反应的最好效果。

③饮食指导。给予高热量、富含蛋白质与维生素、适量纤维素、清淡、易消化饮食，以半流质为主，少量多餐。避免进食高糖、高脂、产气过多和辛辣的食物，并尽可能满足病人的饮食习惯对食物的要求，以增加食欲。进食后可依据病情适当活动，休息时取坐位和半卧位，避免饭后立即平卧。

④其他。如减慢化疗药物的滴速。若胃肠道症状较严重，无法正常进食，应尽早遵医嘱给予静脉补充营养。

（4）口腔溃疡的护理。目的是减少溃疡面感染的概率，促进溃疡愈合。对已发生口腔溃疡者，应加强口腔护理，每天 2 次，并教会病人漱口液的含漱及局部溃疡用药的方法。

①漱口液的选择与含漱方法。一般情况下可选用生理盐水、复方硼砂含漱液（朵贝液）等交替漱口；若疑为厌氧菌感染可选用 1%~3%过氧化氢溶液；真菌感染可选用 1%~4%的碳酸氢钠溶液、制霉菌素溶液（制霉菌素片剂 250 万单位研磨至细粉加入无菌蒸馏水 250ml）或 1:2000 的氯已定溶液。每次含漱时间为 15~20 分钟，至少每天 3 次，溃疡疼痛严重者可在漱口液内加入 2%利多卡

因止痛。

②促进溃疡面愈合的用药。碘甘油10ml加蒙脱石散(思密达)1包与地塞米松5mg,调配成糊状；此外尚可选用溃疡黏膜、外用重组人表皮生长因子衍生物(金因肽)、锡类散、新霉素、金霉素甘油等；真菌感染者可选用制霉菌素甘油。用药方法：三餐后及睡前用漱口液含漱后,将药涂于溃疡处。为保证药物疗效的正常发挥,涂药后2~3小时方可进食或饮水。此外,四氢叶酸钙(口服与含漱)对大剂量甲氨蝶呤化疗引起的口腔溃疡效果显著。

(5)心脏毒性的预防与护理。柔红霉素、多柔比星、高三尖杉酯碱类药物可引起心肌及心脏传导损害,用药前后应监测病人心率、心律及血压；用药时缓慢静滴,<40滴/分；注意观察病人面色和心率,以病人无心悸为宜。一旦出现毒性反应,应立即报告医生并配合处理。

(6)肝功能损害的预防与护理。巯嘌呤、甲氨蝶呤、门冬酰胺酶对肝功能有损害作用,用药期间应观察病人有无黄疸,并定期检测肝功能。

(7)鞘内注射化疗药物的护理。协助病人采取头低抱膝侧卧位,协助医生做好穿刺点定位和局部消毒与麻醉；推注药物的速度宜慢；拔针后局部予消毒方纱覆盖、固定,嘱病人去枕平卧4~6小时,注意观察有无头痛、呕吐、发热等化脓性脑膜炎及其他神经系统的损害症状。

(9)脱发的护理。

①化疗前心理护理。向病人说明化疗的必要性及化疗可能导致脱发现象,但绝大多数病人在化疗结束后,头发会再生,使病人有充分的心理准备,坦然面对。

②出现脱发后的心理护理。A.评估病人对化疗所致落发、秃发的感受和认知,并鼓励其表达内心的感受如失落、挫折、愤怒；B.指导病人使用假发或戴帽子,以降低病人身体意象障碍；C.协助病人重视自身的能力和优点,并给予正向回馈；D.鼓励亲友共同支持病人；E.介绍有类似经验的病人共同分享经验；F.鼓励病人参与正常的社交活动。

(10)其他不良反应的预防与护理。长春新碱可引起末梢神经炎、手足麻木感,停药后可逐渐消失。门冬酰胺酶可引起过敏反应,用药前应皮试。急性早幼粒细胞白血病应用维A酸治疗可引起维A酸综合征等,治疗期间要密切观察病情,以及时发现、有效处理。

5. 心理护理

(1)评估病人的心理反应。白血病病人的心理反应过程与其他类型的恶性肿瘤病人大致相同,常经历震惊否认期、震怒期、磋商期、抑郁期和接受期。病人的心理反应程度随年龄、文化背景等不同而有较大差异。未确诊的病人主要表现为由怀疑而引起的焦虑；一旦确诊白血病,多数病人会产生强烈的恐惧、忧伤、悲观失望等负性情绪,甚至企图轻生。随着治疗的进展,病情好转,尤其是急性白血病缓解时,病人恐惧感会逐渐消失,此时可较坦然地正视自己的疾病。当白血病复发时,病人的恐惧感会再度出现,表现为神情紧张、抑郁、易激惹,常感孤独、绝望等。护士应了解白血病病人不同时期的心理反应,并进行针对性的护理。

(2)心理支持。①护士应耐心倾听病人诉说,了解其苦恼,鼓励病人表达内心的悲伤情感；②向病人说明长期情绪低落、焦虑、抑郁等可造成内环境的失衡,并引起食欲下降、失眠、免疫功能低下,反过来加重病情,从而帮助病人认识不良的心理状态对身体的康复不利；③向病人介绍已缓解的典型病例,或请一些治时间较长的病人进行现身说法；④组织病友之间进行养病经验的交流。

(3)建立良好的生活方式。帮助病人建立良好的生活方式,化疗间歇期坚持每天适当活动、散步、打太极拳,饮食起居规律,保证充足的休息、睡眠和营养,根据体力做些有益的事情,使病人感受到生命的价值,提高生存的信心。

(4)社会支持。当病人确诊后,家属首先要能承受住这一打击,努力控制自己的情绪,同时关心、帮助病人,使病人感受到家人的爱与支持;护士尽力帮助病人寻求社会资源,建立社会支持网,增强战胜病魔的信心。

(五)评价

(1)病人能描述引起或加重出血的危险因素,积极采取预防措施,减少或避免了出血。

(2)能说出预防感染的重要性,积极配合治疗与护理,未发生感染。

(3)能列举化疗的不良反应,积极采取应对措施,主动配合治疗。

(4)悲观情绪减轻并渐消除。

(5)能说出活动耐力下降的原因,合理安排休息和饮食。

五、健康指导

1. **疾病预防指导** 避免接触对造血系统有损害的理化因素如电离辐射,亚硝胺类物质,染发剂、油漆等含苯物质,保泰松及其衍生物、氯霉素等药物。如应用某些细胞毒药物如氮芥、环磷酰胺、丙卡巴肼、依托泊苷等,应定期查血象及骨髓象。

2. **疾病知识指导** 指导病人饮食宜富含高蛋白、高热量、高维生素,清淡、易消化少渣饮食,避免辛辣刺激,防止口腔黏膜损伤。多饮水,多食蔬菜、水果,以保持大便通畅。保证充足的休息和睡眠,适当加强健身活动,如散步、打太极拳、练剑等,以提高机体的抵抗力。避免损伤皮肤,沐浴时水温以37℃~40℃为宜,以防水温过高促进血管扩张,加重皮肤出血。

3. **用药指导** 向病人说明急性白血病缓解后仍应坚持定期巩固强化治疗,以延长疾病的缓解期和生存期。

4. **预防感染和出血指导** 注意保暖,避免受凉;讲究个人卫生,少去人群拥挤的地方;经常检查口腔、咽部有无感染,学会自测体温。勿用牙签剔牙,牙刷用软毛刷;勿用手挖鼻孔,天气干燥可涂红霉素眼膏或用薄荷油滴鼻;避免创伤。定期门诊复查血象,发现出血、发热及骨、关节疼痛应及时就医。

5. **心理指导** 向病人及其家属说明白血病是造血系统肿瘤性疾病,虽然难治,但目前治疗进展快、效果好,应树立信心。家属应为病人创造一个安全、安静、舒适和愉悦宽松的环境,使病人保持良好的情绪状态,有利于疾病的康复。化疗间歇期,病人可做力所能及的家务,以增强自信心。

六、提问

1. 什么是急性淋巴细胞白血病?有何临床表现?
2. 急性淋巴细胞白血病的健康宣教?

病例五 慢性粒细胞白血病

一、查房的目的

通过护理查房,学习如何运用护理程序对该疾病患者进行护理。通过相互讨论与学习,进一步完善护理问题,提出预防性护理措施,防止并发症的发生,为患者创造更好的康复条件,提高护理人员的理论水平。了解慢性粒细胞白血病的病因病理,熟悉本病的诊断及治疗,掌握护理措施。

二、疾病知识回顾

(一)定义

慢性粒细胞白血病,简称慢粒,为慢性白血病中最常见一种类型。慢粒起病缓慢,早期多无明显症状,往往在体格检查或其他疾病就诊时偶然发现脾肿大或白细胞异常而获得确诊。在我国,慢性白血病中以慢粒最为常见,患者年龄在 30~40 岁者居多,20 岁以下罕见。慢粒在临床上可分为慢性期、加速期及急变期。病人出现急性白血病的临床及血液等表现,称之为慢粒急变。多数患者生存期为 3~4 年。慢粒发生急变后预后极差。

(二)临床表现

慢性粒细胞白血病自然病程可分为慢性期、加速期及急性变期。

1. 慢性期　起病缓慢,早期常无自觉症状。随着病情的发展,可出现乏力、消瘦、低热、多汗或盗汗等代谢亢进的表现。脾大常为最突出体征,随病情进展脾脏可达脐水平甚可伸入盆腔。若发生脾梗死时。压痛明显。多数病例可有胸骨中下段压痛。慢性期可持续 1~4 年。

2. 加速期及急性变期　起病后 1~4 年,约 70%慢粒患者可进入加速期。加速期主要表现为不明原因的发热。骨关节痛。贫血、出血加重,脾脏迅速肿大。加速期从几个月至 1~2 年即进入急性变期,急性变期表现与急性白血病相似。

(三)辅助检查、实验室检查

1. 血象　白细胞计数明显增高,疾病早期白细胞计数多在 $50×10^9/L$ 以下,晚期可达 $100×10^9/L$ 以上。各阶段中性粒细胞均增多,以中幼、晚幼、杆状核粒细胞为主,原始粒及早幼粒<10%。早期血小板计数正常或增多;晚期血小板可明显下降,并可出现贫血。低倍镜下显示细胞计数,可以看到白细胞计数显著增加。高倍镜下显示处于各个阶段的成熟期状态的细胞。

2. 骨髓象　骨髓呈现粒细胞系列增生明显至极度活跃,中幼粒、晚幼粒、杆状核粒细胞明显增多,慢性期原始粒细胞<10%,急性变期可明显增高达 30%~50%或更高。

3. 染色体检查及其他　90%以上慢粒患者血细胞中出现 Ph 染色体。少数患者 Ph 染色体呈阴性,此类患者预后较差。血及尿中尿酸浓度增高,与化疗后大量白细胞破坏有关。

(四)诊断

贫血、脾大及 Ph 染色体阳性对诊断有帮助,确诊主要依靠血象及骨髓象。

(五)治疗

1. 化学治疗　化疗药物有白消安、羟基脲、二溴甘露醇、氮芥类药物,其中首选白消安,其次为羟基脲。

2. α-干扰素(IFN-α)　该药与羟基脲或小剂量阿糖胞苷联合应用,可提高疗效。

3. 异基因造血干细胞移植　是目前普遍认可的根治性治疗方法。宜在慢性期待血象和体征控制后尽早进行。

4. 其他

三、病例介绍

(一)典型病例

患者,王某,男,24 岁,以"发现白血病 7 月,左侧手臂留置针处红肿、破溃 8 天"为主诉入院。入院查体:T38.5℃,P81 次/分,R18 次/分,BP130/70mmHg,2 周前患者无诱因出现发热,伴呕吐,口腔出现血泡,眼球结膜渗血,之后出现鼻出血不止,在当地医院就诊。住院期间给予输液、输血等对症支持治疗。8 天前患者左侧前臂输液留置针处出现发炎、化脓、肘关节活动受限,为进一步诊治遂来我院。门诊以"慢性粒细胞白血病"收住我科。急查血常规显示 $WBC 10.5×10^9/L$,$RBC 1.68×10^{12}/L$,Hb 55.0g/L,$PLT 10×10^9/L$。

(二)阳性症状体征

T38.5℃,呕吐,口腔出现血泡,眼球结膜渗血,鼻出血,左侧前臂输液留置针处出现发炎、化脓、肘关节活动受限,急查血常规显示 WBC10.5×10⁹/L,RBC1.68×10¹²/L,Hb 55.0g/L,PLT 10×10⁹/L。

四、护理

(一)护理评估

患者无诱因出现发热,伴呕吐,口腔出现血泡,眼球结膜渗血,之后出现鼻出血不止,贫血貌,眼球结膜出血,左前臂留置针处红肿、化脓、破溃,腹软,左侧下肢浮肿。

(二)护理诊断

1. 有感染的危险　与正常粒细胞减少、化疗有关。
2. 有损伤的危险　与血小板减少有关。
3. 体温过高　与感染和肿瘤细胞代谢亢进有关。
4. 贫血　与出血有关。
5. 有皮肤完整性受损的危险　与长期卧床有关。
6. 潜在并发症　尿酸性肾病。

(三)护理目标

患者体温恢复正常,贫血症状改善,无感染发生。

(四)护理措施

1. 预防感染　保持病室空气清新,物品整洁,避免到人群聚集的地方。
2. 病情观察　注意观察左前臂留置针局部的发展或者消退情况并及时发现新的出血先兆,保持病床整洁,皮肤清洁,静脉穿刺时避免用力拍打,注射部位和穿刺点应交替使用。
3. 一般护理　提供高热量、高蛋白、高维生素、易消化的饮食,少量多餐,加强营养摄入;应用化疗药物时应合理选择静脉,避免药物外渗,如有药物外渗则及时给予局部封闭针皮下注射,观察尿量变化,定期白细胞计数、肾功检查,化疗前后给予保胃止吐药物以及利尿剂,促进尿酸的稀释与排泄;给予病人积极的心理安慰,耐心倾听诉说,帮助病人认识不良的心理状态对身体的康复百害无一益,增强战胜疾病信心。

(五)评价

患者了解疾病相关知识;体温恢复正常;贫血症状改善;无感染发生;未发生并发症。

五、健康宣教

1. 居住环境　定时开窗通风,使用空气过滤器,不去公共场所,保持环境清洁卫生。
2. 预防感染　餐前餐后睡前漱口,预防口腔感染;勤更换衣物,穿棉质衣裤,避免损伤皮肤;预防呼吸道感染,不去人群聚集的地方,根据气候变化增减衣物。
3. 饮食指导　营养支持,高蛋白、高热量、富含维生素的清淡饮食,多饮水。
4. 用药指导　配合治疗,准确、及时、安全用药。

六、提问

1. 什么是慢性粒细胞白血病?
2. 慢性粒细胞白血病的护理措施?

病例六　多发性骨髓瘤

一、查房的目的

掌握与多发性骨髓瘤相关的知识,掌握运用护理程序,为患者提供整体护理的工作方法,评价护理措施的落实情况,为患者提供优质服务,提升满意度。

二、疾病知识回顾

(一)疾病的定义

多发性骨髓瘤是一种恶性浆细胞病,其肿瘤细胞起源于骨髓中的浆细胞,而浆细胞是 B 淋巴细胞发育到最终功能阶段的细胞。因此多发性骨髓瘤可以归到 B 淋巴细胞淋巴瘤的范围。目前 WHO 将其归为 B 细胞淋巴瘤的一种,称为浆细胞骨髓瘤/浆细胞瘤。其特征为骨髓浆细胞异常增生伴有单克隆免疫球蛋白或轻链(M 蛋白)过度生成,极少数患者可以是不产生 M 蛋白的未分泌型 MM。多发性骨髓瘤常伴有多发性溶骨性损害、高钙血症、贫血、肾脏损害。由于正常免疫球蛋白的生成受抑,因此容易出现各种细菌性感染。发病率估计为 2~3/10 万,男女比例为 3:2。

(二)病因及发病机制

迄今尚不明确。可能与病毒感染(人类 8 型疱疹病毒)、电离辐射、接触工业或农业毒物、慢性抗原刺激及遗传因素有关。

(三)临床表现

多发性骨髓瘤起病徐缓,早期无明显症状,容易被误诊。MM 的临床表现多样,主要有贫血、骨痛、肾功能不全、感染、出血、神经症状、高钙血症、淀粉样变等。

1. 骨痛、骨骼变形和病理骨折　骨髓瘤细胞分泌破骨细胞活性因子而激活破骨细胞,使骨质溶解、破坏,骨骼疼痛是最常见的症状,多为腰骶、胸骨、肋骨疼痛。由于瘤细胞对骨质破坏,引起病理性骨折,可多处骨折同时存在。

2. 贫血和出血　贫血较常见,为首发症状,早期贫血轻,后期贫血严重。晚期可出现血小板减少,引起出血症状。皮肤黏膜出血较多见,严重者可见内脏及颅内出血。

3. 肝、脾、淋巴结和肾脏病变　肝、脾肿大,颈部淋巴结肿大,骨髓瘤肾,器官肿大或者异常肿物需要考虑髓外浆细胞瘤或者淀粉样变。

4. 神经系统症状　神经系统髓外浆细胞瘤可出现肢体瘫痪、嗜睡、昏迷、复视、失明、视力减退。

5. 多发性骨髓瘤多见细菌感染,亦可见真菌、病毒感染,最常见为细菌性肺炎、泌尿系感染、败血症,病毒性带状疱疹也容易发生,尤其是治疗后免疫力低下的患者。

6. 肾功能损害　50%~70%病人尿检有蛋白、红细胞、白细胞、管型、出现慢性肾功能衰竭、高磷酸血症、高钙血症、高尿酸血症,可形成尿酸结石。

7. 高黏滞综合征　可发生头晕、眼花、视力障碍,并可突发晕厥、意识障碍。

8. 淀粉样变　常发生于舌、皮肤、心脏、胃肠道等部位。

(四)辅助检查、实验室检查

1. 外周血象　正常细胞性贫血,可伴有少数幼粒、幼红细胞。晚期有全血细胞减少,血中出现大量骨髓瘤细胞。

2. 骨髓象　主要为浆细胞系异常增生(至少占有核细胞数的 15%),并伴有质的改变。骨髓瘤细胞大小形态不一,成堆出现。鉴于浆细胞瘤灶呈散在分布,最好自骨压痛处或多部位穿刺,以提高阳性率。

3. 血液生化检查　单克隆免疫球蛋白血症检查,血钙、磷测定,IL-6 和 C 反应蛋白的检查等。

4. X 线检查　可有三种 X 线表现:①早期为骨质疏松;②典型病变为圆形,边缘清楚如凿孔样的多个大小不等的溶骨性损害;③病理性骨折。

5. 99m 锝—亚甲基二磷酸盐(99mTc-MDP)γ 骨显像　可较 X 线提前 3~6 个月发现骨病变。

（五）诊断

(1)骨髓浆细胞>15%且有形态异常,为主要诊断依据。

(2)血清中出现大量 M 蛋白,IgG>35g/L;IgA>20g/L;IgD>2.0g/L;IgE>2.0g/L;IgM>15g/L 或尿中本周蛋白>1g/24 小时。

(3)无其他原因的溶骨病变或广泛性骨质疏松。

（六）治疗

1. 一般治疗

(1)血红蛋白低于 60g/L,输注红细胞。

(2)高钙血症。等渗盐水水化,强的松;降钙素,双磷酸盐药物,原发病治疗。

(3)高尿酸血症。水化,别嘌呤醇口服。

(4)高黏滞血症。原发病治疗,必要时临时性血浆交换。

(5)肾功能衰竭。原发病治疗,必要时血液透析。

(6)感染。联合应用抗生素治疗,对反复感染的病人,定期预防性丙种球蛋白注射有效。

2. 化疗

(1)合适做自体移植的患者。采用不含有马法兰的联合治疗方案,常用药物包括:万珂、地塞米松、沙利度胺、来那度胺等。

(2)不合适做自体移植的患者。采用含有马法兰的联合治疗方案,常用药物包括:万珂、地塞米松、沙利度胺、来那度胺、马法兰等。

3. 造血干细胞移植　所有有条件的患者均推荐进行自体造血干细胞移植,部分年轻高危的患者可以酌情考虑异体造血干细胞移植。

4. 放疗　用于局限性骨髓瘤、局部骨痛及有脊髓压迫症状者。

三、病例介绍

（一）典型病例

患者,女,65 岁,半年前无明显诱因出现面色苍白、全身乏力、头晕,伴恶心、呕吐,于当地医院查血常规示:WBC 5.11×10^9/L,Hb 92g/L,MCV 105fl,PLT 156×10^9/L,考虑"后循环缺血",给予对症治疗 4 天后出院。上述症状进行性加重,9 天前患者出现头晕、恶心、骨痛,于当地医院查血球蛋白91.3g/L,白蛋白 26g/L,胆红素正常,肌酐 130.8umol/L,头颅 CT 未见异常,以"多发性骨髓瘤"收住。

（二）阳性症状体征

面色苍白、全身乏力,恶心、呕吐,骨痛,Hb 92g/L,血球蛋白 91.3g/L,白蛋白 26g/L。

四、护理

（一）护理评估

患者年龄较大,无明显诱因出现本病。既往无家族史。半年前出现面色苍白、乏力半年,头晕、恶心。患者及家属均心理压力较大,担心疾病预后。

（二）护理诊断

1. 疼痛　与瘤细胞的侵蚀有关。

2. 躯体移动障碍　与骨质破坏有关。

3. 焦虑　与担心疾病预后有关。

4. 知识缺乏　缺乏疾病相关知识。

(三) 护理目标

患者疼痛减轻；贫血症状缓解；无感染发生。

(四) 护理措施

1. **休息** 一般病人可适当活动，过度限制活动会导致病人继发感染和骨质疏松，但绝不可剧烈活动，应避免负载过重，防止跌、碰伤，视具体情况使用腰围、夹板，但要防止由此引起血液循环不良。如病人因久病消耗，机体免疫功能降低，易发生合并症时，应卧床休息，减少活动。有骨质破坏时，应绝对卧床休息，以防止引起病理性骨折。

2. **防止病理性骨折** 应给病人睡硬板床，忌用弹性床。保持病人有舒适的卧位，避免受伤，特别是坠床受伤。

3. **饮食护理** 给予高热量、高蛋白、富含维生素、易消化的饮食。饮食宜清淡，选用能抑制骨髓过度增生的食品，如海带、紫菜、裙带菜、海蛤、杏仁，戒烟酒。

4. 对肢体活动不便的老年卧床病人，应定时协助翻身，动作要轻柔，以免造成骨折。受压处皮肤应给予温热毛巾按摩或理疗，保持床铺干燥平整，防止褥疮发生。

5. **口腔护理** 肾功能损害的病人，因代谢物积累过多，部分废物经呼吸道排出而产生口臭，影响病人食欲，应做好口腔护理，可用益口含漱，预防细菌和真菌感染。

6. **疼痛** 随着病情进展，骨痛症状难以缓解，骨痛程度轻重不一，主要发生于富含红骨髓的骨骼，如肋骨、胸骨等。神经根可因受压而出现神经痛。要关心体贴病人，尽量减轻病人痛苦。尤其对病人因身体活动时引起的疼痛，应密切观察，细心护理。按医嘱给予适量的镇静止痛药，必要时可给予杜冷丁、吗啡等镇痛药。也可进行局部放射治疗，以减轻症状。神经性疼痛的病人可给予相应的局部封闭或理疗。

7. **预防感染** 本病以呼吸道感染和肺炎为多见，其次是泌尿道感染，故应保持病室清洁空气，温湿度适宜，避免受凉和防止交叉感染，协助病人经常更换体位，及时排痰；鼓励水化利尿。

8. **化疗护理** 化疗期间病人应多饮水，每日入液量不少于3000ml，并碱化尿液，准确记录液量，维持水电解质平衡。

9. **心理护理** 疏导病人说出自己的忧虑，加倍地给予关爱和照顾，尽力缓和病人的精神压力，帮助病人正视现实，摆脱恐惧，情绪平稳。

五、健康宣教

1. **休息与活动** 病人易出现病理性骨折，故应注意卧床休息，避免负重等劳动或运动。卧床期间协助病人洗漱、进食、大小便及个人卫生等。

2 **饮食指导** 见护理措施。

3. **用药指导** 遵医嘱用药，有肾损害者避免应用损害肾功能的药物，病情缓解后仍需坚持定期复查与治疗。

4. **自我监测与随访的指导** 若活动或扭伤后出现剧烈疼痛，可能为病理性骨折，应立即就诊。注意预防各种感染，一旦出现发热等症状，应立即就诊。

六、提问

1. 什么是多发性骨髓瘤？
2. 多发性骨髓瘤的临床表现有哪些？

(马英萍)

第七章 风湿性疾病

病例一 类风湿关节炎

一、查房的目的

掌握与类风湿性疾病相关的知识，掌握运用护理程序，为患者提供整体护理的工作方法，评价护理措施的落实情况，为患者提供优质服务，提升满意度。

二、疾病知识回顾

(一)定义

类风湿关节炎(RA)是一种病因未明的慢性、以炎性滑膜炎为主的系统性疾病。其特征是手、足小关节的多关节、对称性、侵袭性关节炎症，经常伴有关节外器官受累及血清类风湿因子阳性，可导致关节畸形及功能丧失。

(二)病因

RA的发病可能与遗传、感染、性激素等有关。RA关节炎的病理主要有滑膜衬里细胞增生、间质大量炎性细胞浸润，以及微血管的新生、血管翳的形成及软骨和骨组织的破坏等。

(三)临床表现

关节表现：

1. 疼痛 是类风湿关节炎最突出的症状。多关节、全身性、慢性、对称性关节疼痛，以夜间、晨起及关节起动时明显，稍微活动后缓解。

2. 肿胀 关节周围均匀性肿大，少数可发红。

3. 晨僵 晨起或停止活动一定时间后，病变关节出现僵硬，活动不灵、受限，从而影响翻身、扣衣扣、握拳等活动。晨僵的时间与病变程度相平行，病情缓解后，僵硬的时间缩短，甚至消失，僵硬时间可作为观察病情活动及轻重的一个指标。

4. 活动障碍和关节畸形 关节活动障碍影响了整体的活动功能，如握力下降、梳头困难、行走困难。关节变形是本病的晚期表现。

关节外表现：

1. 类风湿结节 多发生在骨突出。

2. 类风湿性血管炎

3. 其他 胸膜炎、心包炎、淋巴结肿大、贫血等。

4. 合并干燥综合征

(四)辅助检查、实验室检查

实验室检查：

1. 血细胞沉降率 大多数患者血细胞沉降率增快，尤其是在急性期。

2. 血红蛋白含量 略低于正常，晚期可出现轻度贫血，血红蛋白含量大多在8~10g。

3. 抗链球菌溶血素O(ASO)、类风湿因子(RF) 典型的类风湿患者可以出现抗链球菌溶血素

O试验阳性,类风湿因子多为阳性。

4. 免疫球蛋白检查(IgM,IgG)　大约70%的类风湿患者可以出现IgM异常,IgG多为阳性。

5. 关节液检查　在受损关节中抽出的关节液多混浊,但无细菌,关节液的黏滞度较正常为低。镜检下显示关节液内无结晶物。

其他辅助检查:

1. X线检查　于X线平片上可以发现以下改变:软组织肿胀显示关节囊阴影增大。关节间隙变窄由于软骨受累及缺损所致。关节周围骨质疏松显示关节周围骨质中的骨小梁减少、萎缩及变细。

2. 其他影像学检查　CT及MRI成像技术可酌情选用,尤其是对早期病例。

(五)诊断

1. 晨僵　关节及其周围的僵硬感,在获得最大改善前至少持续1小时(病程≥6周)。

2. 至少3个以上关节部位的关节炎　医生观察到至少3个以上关节区(有14个关节区可能累及:双侧近端指间关节、掌指关节及腕、肘、膝、踝及跖趾关节)同时有软组织肿胀或积液(不是单纯骨性肥大)(病程≥6周)。

3. 手部关节的关节炎　腕、掌指或近端指间关节至少1处关节肿胀(病程≥6周)。

4. 对称性关节炎　身体双侧相同关节区同时受累(近端指间关节、掌指关节及跖趾关节受累时,不一定完全对称)(病程≥6周)。

5. 类风湿结节　医生观察到在关节伸侧、关节周围或骨突出部位的皮下结节。

6. 类风湿因子(RF)阳性　所用方法检测血清类风湿因子在正常人群中的阳性率小于5%。

7. 放射学改变　邻近部位有明确的骨质疏松。

患者符合以上7项中4项或4项以上者可诊断为类风湿关节炎。

(六)治疗

控制炎症;缓解症状;保护关节功能;降低关节畸形率。

三、病例介绍

(一)典型病例

患者童某,男性,58岁,3年前无明显诱因反复出现对称性关节疼痛伴晨僵,关节肿胀及畏寒发热,有肢体活动障碍,无关节畸形,确诊为类风湿性关节炎,曾给予雷公藤、甲氨蝶呤等药物治疗。本次因"反复关节疼痛3年,加重伴乏力1周"入院。查体T 37℃,P 84次/分,R 20次/分,BP 100/80 mmHg,神志清楚,精神差,痛苦面容,双膝、双肩、双踝、双腕关节压痛、肿胀明显,有肢体功能障碍,无关节畸形及类风湿结节。

(二)阳性症状体征

反复出现对称性关节疼痛伴晨僵,关节肿胀,肢体活动障碍。精神差,痛苦面容,双膝、双肩、双踝、双腕关节压痛、肿胀明显。

四、护理

(一)护理评估

(1)既往史、家族、遗传、过敏史。否认手术外伤史,否认家族病史,否认药物过敏史。

(2)入院后查体。T37℃,P84次/分,R20次/分,BP100/80 mmHg。神志清楚,精神差,痛苦面容,双膝,双肩,双踝,双腕关节压痛,肿胀明显,有肢体功能障碍,无关节畸形及类风湿结节,余无异常。

(3)与患者沟通了解到患者情绪焦虑,家庭和睦,能予以有效心理支持,患者无宗教信仰。

(二)护理诊断

1. 慢性疼痛　与长期关节炎性反应有关。
2. 知识缺乏　缺乏疾病的治疗和自我护理知识。
3. 躯体移动障碍　与关节疼痛、僵硬、功能障碍有关。
4. 体温过高　与免疫反应有关。
5. 有皮肤完整性受损的危险　与四肢水肿,关节肿胀有关。
6. 焦虑　与病程长,担心预后不好,影响生活质量有关。
7. 潜在并发症　心包炎、心肌炎、胸膜炎、胸腔积液、肺间质纤维化、脑血管意外、周围神经炎、巩膜炎、结膜炎、干燥综合征。

(三)护理目标

(1)减轻疼痛,使病员了解疾病治疗的相关知识,掌握自我护理知识。
(2)改善病员的躯体移动障碍,提高病员的生活自理能力。
(3)防止皮肤破损引起感染。

(四)护理措施

(1)告知患者卧床休息,急性期限制受累关节活动,保护关节;给予心理护理,减轻病人心理压力,缓解紧张情绪;注意保暖,避免寒冷、潮湿加重关节疼痛,指导患者起床时用温水洗脸、手,晚上用热水泡脚。

(2)对患者进行疾病知识教育,使病人对疾病的发生、发展、预后及治疗的意义和过程有一定的了解,能主动避免各种诱因;正确指导病人用药方法和注意事项,提高病人药物治疗的依从性;教会病人自觉进行肢体活动及关节功能锻炼的方法,防止肢体废用综合征,教育病人适当锻炼,增强体质,坚持服药。

(3)置床档,防坠床,穿防滑鞋防跌伤;增强病人及家属的安全意识;护理人员加强巡视病房,必要时协助病员活动,保证病人安全;当疼痛与活动有关时,使用辅助工具;制定活动计划避免在关节僵硬时安排治疗、实验或检查;鼓励病人在急性期后加强关节的锻炼,缓解关节僵硬,避免长时间不活动。

(4)多饮水,必要时给予物理或药物降温;做好皮肤护理和口腔护理;指导病员进食高热量、高蛋白、营养丰富、清淡饮食;密切观察生命体征。

(5)指导病员穿宽松、柔软、棉质内衣,勤剪指甲、勤翻身、勤换衣,加强基础护理;卧床休息时适当抬高双下肢,避免拖拉肢体,保持床单元的干燥、整洁;指导病员增加蛋白摄入量,适当控制饮水量。

(6)讲解疾病的发生,发展及预后;鼓励病员表达自我感受;加强与病员及家属的沟通;嘱病员保持情绪稳定。

(五)评价

(1)患者体温恢复正常。
(2)患者皮肤未出现破损,皮肤完整。
(3)患者已知晓疾病的相关知识。

五、健康宣教

(1)指导患者出院后注意休息,增加营养,增强体质。
(2)出院后继续坚持肢体功能锻炼。
(3)坚持按时服药,巩固治疗。

(4)注意保持皮肤清洁。

(5)定时监测生命体征,定时复查。

六、提问

1. 类风湿性关节炎的诊断依据?
2. 类风湿性关节炎的临床表现是什么?

病例二 系统性红斑狼疮

一、查房的目的

掌握与系统性红斑狼疮相关的知识,掌握运用护理程序,为患者提供整体护理的工作方法,评价护理措施的落实情况,为患者提供优质服务,提升满意度。

二、疾病知识回顾

（一）定义

系统性红斑狼疮(SLE)是一种多发于青年女性的累及多脏器的自身免疫性炎症性结缔组织病,早期、轻型和不典型的病例日见增多。有些重症患者(除患者有弥漫性增生性肾小球肾炎者外),有时亦可自行缓解。有些患者呈"一过性"发作,经过数月的短暂病程后疾病可完全消失。

（二）疾病的病因

本病病因至今尚未肯定,大量研究显示,遗传、内分泌、感染、免疫异常和一些环境因素与本病的发病有关。在遗传因素、环境因素、雌激素水平等各种因素相互作用,导致T淋巴细胞减少、T抑制细胞功能降低、B细胞过度增生,产生大量的自身抗体,并与体内相应的自身抗原结合形成相应的免疫复合物,沉积在皮肤、关节、小血管、肾小球等部位,在补体的参与下,引起急慢性炎症及组织坏死(如狼疮肾炎),或抗体直接与组织细胞抗原作用,引起细胞破坏(如红细胞、淋巴细胞及血小板壁的特异性抗原与相应的自身抗体结合,分别引起溶血性贫血、淋巴细胞减少症和血小板减少症),从而导致机体的多系统损害。

（三）疾病的临床表现

1. 一般症状　本病累及男女之比为1:7~9,发病年龄以20~40岁最多,幼儿或老人也可发病。疲乏无力、发热和体重下降。

2. 皮肤和黏膜　表现多种多样,大体可分为特异性和非特异性两类。①特异性皮损有蝶形红斑、亚急性皮肤红斑狼疮、盘状红斑和新生儿狼疮;②非特异性皮损有光过敏、脱发、口腔溃疡、皮肤血管炎、雷诺现象、荨麻疹样皮疹,少见的还有狼疮脂膜炎或深部狼疮及大疱性红斑狼疮。

3. 骨骼肌　表现有关节痛、关节炎、关节畸形(10%的患者X线检查有破坏)及肌痛、肌无力。

4. 心脏　可有心包炎(4%的患者有心包压塞征象),心肌炎主要表现为充血性心力衰竭,心瓣膜病变。冠状动脉炎少见,主要表现为胸痛、心电图异常和心肌酶升高。

5. 呼吸系统　胸膜炎、胸腔积液(20%~30%),皱缩肺综合征主要表现为憋气感和膈肌功能障碍;肺间质病变见于10%~20%的患者,其中1%~4%表现为急性狼疮肺炎,肺栓塞(5%~10%通常抗心磷脂抗体阳性),肺出血和肺动脉高压(1%)均可发生。

6. 肾　临床表现为肾炎或肾病综合征。肾炎时尿内出现红细胞、白细胞、管型和蛋白尿。肾功能测定早期正常,逐渐进展,后期可出现尿毒症。肾病综合征表现有全身水肿,伴程度不等的腹腔、胸腔和心包积液,大量蛋白尿,血清白蛋白降低,白球蛋白比例倒置和高脂血症。

7. 神经系统　可有抽搐、精神异常、器质性脑综合征包括器质性遗忘/认知功能不良,痴呆和意识改变，其他可有无菌性脑膜炎、脑血管意外、横贯性脊髓炎和狼疮样硬化，以及外周神经病变。

8. 血液系统　受累可有贫血、白细胞计数减少、血小板减少、淋巴结肿大和脾大。

9. 消化系统　受累可有纳差、恶心、呕吐、腹泻、腹水、肝大、肝功异常及胰腺炎。

10. 其他　可以合并甲状腺功能亢进或低下、干燥综合征等疾病。

(四) 辅助检查、实验室检查

1. 一般检查　病人常有贫血，白细胞和血小板减少，或表现为全血细胞减少，血沉异常增快。在SLE活动时，存在能破坏红细胞的自身抗体，造成红细胞和血红蛋白量下降。网织红细胞可以升高>5%，临床上病人可出现轻度黄疸。肾损害者有程度不等的尿检查异常，如蛋白尿、血尿。血浆蛋白测定可见球蛋白增高，特别在有肾变性肾炎时，白/球蛋白比例倒置，血胆固醇增高，严重肾损害者血中尿素氮和肌酐升高。作24小时尿蛋白的定量检查，若超过0.5g/d以上，则说明存在蛋白尿，反映了SLE累及肾脏。若尿液中反复出现红细胞、白细胞，在排除尿路感染，尿路结石以后，也应该考虑存在狼疮性肾炎的可能。

2. 免疫学检查　血中存在多种自身抗体是其特点，抗核抗体在病情活动时几乎100%阳性。阴性时更换检查方法可能出现阳性，抗核抗体阴性时不能完全排除本病，需结合临床和其他实验室检查资料综合分析。抗双链DNA(ds-DNA)抗体对诊断的特异性较高，但阳性率较低，为40%~75%，与疾病活动和肾脏损害密切相关，抗体效价随病情缓解而下降，抗Sm抗体约在30%SLE中呈阳性表现，因其特异性高，又称为本病的特异性抗体。对于不典型、轻型或早期病例，按SLE标准不足确诊者，若抗Sm抗体阳性，结合其他表现可确诊。狼疮细胞为患者血中白细胞破坏后释放出核物质，与抗核抗体结合后在补体参与下，形成大块包涵体，为中性粒细胞吞噬而形成的细胞。其阳性率为60%左右。活动性病例血清补体C4、C3有明显下降，当合并狼疮肾炎的尤甚。血中循环免疫复合物可升高。除上述自身抗体外，SLE患者血中还可检测到多种其他自身抗体。

3. 免疫病理学检查　肾穿刺之活体组织切片免疫荧光研究提示，免疫球蛋白主要是IgG、IgM伴补体沉积于SLE肾炎的肾中。沉积有三种类型即系膜、内皮下、上皮下。沉积沿肾小球基膜呈颗粒状。系膜型沉积在毛细血管袢之间呈不规则状、均匀链状或颗粒状。20%~50%狼疮肾炎者在肾小管基膜和间质中有免疫复合体，并伴显著间质纤维化和单核细胞浸润。临床表现和尿液异常及肾活检异常之间不完全一致。皮肤狼疮带试验即应用免疫荧光法在患者皮肤的真皮和表皮结合部位，见到免疫球蛋白和IgG、IgM和补体沉积，呈粒状、球状或线状排列成黄绿色荧光带。正常皮肤暴露部，阳性率为50%~70%，皮肤病损部可达90%以上，在非暴露部位出现阳性狼疮带试验者多系病情严重，或伴有肾炎、低补体血症者。

4. 补体和蛋白质测定　补体C3和CH50(总补体)测定　在SLE活动，狼疮性肾炎，溶血性贫血等急性症状出现时，C3和CH50的含量往往降低。这是由于大量补体成分参与了自身免疫反应，而机体一时还来不及制造补充，其中C3的灵敏性高于CH50。补体对疾病的诊断和病情活动的判断都有很大帮助，SLE患者经过治疗后血清中原来含量降低的补体逐步恢复正常，这说明该治疗是有效的。反之，如补体含量持续下降，则说明病情活动加重，需密切观察。

免疫球蛋白测定　主要测定血清中免疫球蛋白IgG、IgA和IgM。由于SLE免疫功能异常亢进产生大量自身抗体，使血清中免疫球蛋白增高，特别是IgG增高较为多见。

5. 其他检查　约20%~50%SLE患者类风湿因子阳性。15%患者梅毒血清反应呈假阳性。病情活动期C反应蛋白增加。31%患者血清中可测出冷球蛋白，冷球蛋白多是混合性，代表血中的免疫复合物，含IgG和补体C1、C3及IgM、IgA。

(五)诊断

美国风湿病学会1997年推荐的系统性红斑狼疮诊断标准：

1. 颊部红斑　扁平或高起，在两颧突出部位固定红斑。
2. 盘状红斑　片状高出皮肤的红斑，黏附有角质脱屑和毛囊栓；陈旧性病变可发生萎缩性瘢痕。
3. 光过敏　对日光有明显的反应，引起皮疹，从病史中得知或医生观察到。
4. 口腔溃疡　经医生观察到的口腔或鼻咽部溃疡，一般为无痛性。
5. 关节炎　非侵蚀性关节炎，累及2个或更多的外周关节，有压痛、肿胀或积液。
6. 浆膜炎　胸膜炎或心包炎。
7. 肾脏病变　尿蛋白>0.5g/24小时或+++，或管型(红细胞、血红蛋白、颗粒管型或混合管型)。
8. 神经病变　癫痫发作或精神病，除外药物或已知的代谢紊乱。
9. 血液学疾病　溶血性贫血或白细胞减少，或淋巴细胞减少，或血小板减少。
10. 免疫学异常　抗dsDNA抗体阳性，或抗Sm抗体阳性。或抗磷脂抗体阳性(包括抗心磷脂抗体，或狼疮抗凝物，或至少持续6个月的梅毒血清试验假阳性三者中具备一项阳性)。
11. 抗核抗体　在任何时间和未用药物诱发"药物性狼疮"的情况下，抗核抗体异常。

该诊断标准的11项中，符合4项或4项以上者，在除外感染、肿瘤和其他结缔组织病后，可诊断系统性红斑狼疮，同时具备第7条肾脏病变即可诊断为狼疮性肾炎。

(六)治疗

1. 一般治疗　适用于所有SLE患者。包括心理及精神支持、避免日晒或紫外线照射、预防和治疗感染或其他合并症及依据病情选用适当的锻炼方式。

2. 药物治疗

(1)非固醇类抗炎药(NSAIDS)。适用于有低热、关节症状、皮疹和心包及胸膜炎的患者，有血液系病变者慎用。

(2)抗疟药。氯喹或羟基氯喹，对皮疹、低热、关节炎、轻度胸膜和心包炎、轻度贫血和血白细胞计数减少及合并干燥综合征者有效，有眼炎者慎用。长期应用对减少激素剂量，维持病情缓解有帮助。主要不良反应为心脏传导障碍和视网膜色素沉着，应定期行心电图和眼科检查。

(3)糖皮质激素。据病情选用不同的剂量和剂型。激素的不良反应有类库欣征、糖尿病、高血压、抵抗力低下并发的各种感染、应激性溃疡、无菌性骨坏死、骨质疏松及儿童生长发育停滞等。

(4)免疫抑制剂。①环磷酰胺(CTX)对肾炎、肺出血、中枢神经系统血管炎和自身免疫性溶血性贫血有效；不良反应有消化道不适、骨髓抑制、肝脏损害、出血性膀胱炎、脱发、闭经和生育能力降低等；②硫唑嘌呤口服，对自身免疫性肝炎、肾炎、皮肤病变和关节炎有帮助。不良反应有消化道不适、骨髓抑制、肝脏损害及过敏反应等；③甲氨蝶呤(MTX)对关节炎、浆膜炎和发热有效，肾损害者需减量，偶有增强光过敏的不良反应；④环孢素A(CSA)口服，目前主要用于对其他药物治疗无效的SLE患者；⑤长春新碱对血小板减少有效。

三、病例介绍

(一)典型病例

患者钟某，女，55岁，入院诊断系统性红斑狼疮。患者因"反复双下肢水肿4年，乏力纳差1年，加重1月"收住。

(二)阳性症状体征

双侧颊部有蝶形红斑,双上肢散在皮肤淤紫,双下肢水肿,关节疼痛,乏力纳差。

四、护理

(一)护理评估

(1)既往史、家族、遗传、过敏史 否认手术外伤史,否认家族病史,否认药物过敏史。

(2)入院后查体,患者神志清,双侧颊部有隐隐的蝶形红斑,双上肢散在皮肤淤紫,双下肢水肿,关节疼痛。生命体征示 T 37.2℃,P 110次/分,R 22次/分,BP 118/70mmHg。

(3)与患者沟通了解到患者情绪焦虑,家庭和睦,能予以有效心理支持,无宗教信仰。

(二)护理诊断

1. **皮肤完整性受损** 与疾病所致的血管炎性反应等因素有关。

2. **疼痛** 与自身免疫反应有关。

3. **潜在并发症** 慢性肾衰竭。

4. **焦虑** 与疾病反复发作、迁延不愈等因素有关。

(三)护理目标

(1)患者皮肤受损减轻或修复。

(2)主诉疼痛程度减轻或消失。

(3)学会避免加重肾损害的自我护理方法。

(4)患者能接受患病的事实,情绪稳定,配合治疗。

(四)护理措施

1. **密切观察病情** 护士应注意生命体征、意识、瞳孔的变化,注意观察受累关节及疼痛的性质和程度。定时测量生命体征、体重,观察水肿的程度、尿量、尿色、尿液检查结果,监测血清电解质、血肌酐、血尿素氮的改变。

2. **活动与休息** 急性发作期卧床休息时注意肢体保持功能位。缓解期可适当活动,注意劳逸结合。

3. **皮肤黏膜护理** 病房挂厚窗帘,避免紫外线直射;避免皮肤暴露于阳光之下和寒冷的刺激,外出穿长袖长裤,戴保护性眼镜、太阳帽或打伞。忌用刺激性物质,如碱性肥皂、化妆品及其他化学物质。皮肤发生感染时,积极抗感染,降温处理。

4. **用药护理** 遵医嘱用药,注意用药时间,观察副作用。勿随意减药、停药。激素类药物勿擅自停药或减药以免造成疾病"反跳"。

5. **饮食护理** 饮食以高蛋白、富含维生素、营养丰富、易消化的食物为宜,避免刺激性食物。忌食含有补骨脂素的食物,如:芹菜、香菜、无花果等。若肾功能不全者,应给予低盐、优质低蛋白饮食,限制水钠摄入;严重心肾衰竭还应限制水盐。

6. **防止感染** SLE患者抵抗力差,易发生感染。应减少探视。护士在护理过程中应严格无菌操作,注意观察感染迹象,监测生命体征及白细胞变化,若体温达到38℃以上,局部皮肤黏膜红肿、出现咳嗽、咳痰、胸痛等征象应报告医生,并协助处理。保持皮肤干燥,注意口腔、皮肤、会阴等易感部位的卫生。

8. **心理护理** 了解病人家庭、生活背景及病人的心理需要,耐心解答病人的各种问题等。

(五)评价

(1)患者能自觉避免各种加重皮肤损害的因素。

(2)疼痛程度减轻。
(3)学会避免加重肾损害的自我护理方法。
(4)患者能接受患病的事实,情绪稳定,配合治疗。

五、健康宣教

(1)向病人及家属介绍有关本病的基本知识,本病并非"不治之症",正确对待病症,保持良好的情绪状态,保持心情舒畅,树立战胜疾病的信心。注意个人清洁卫生,注意保暖。

(2)告诉病人有关药物治疗方面的知识,糖皮质激素长期应用的副作用,应按医嘱服药,不可自行减量及停药。

(3)避免日晒和寒冷的刺激,减少感染的机会,避免过度疲劳,预防接种及服用诱发本病的各种药物。

(4)学会测尿量、体重。定期检查肾功能,凝血功能,血尿常规、生化、免疫指标等,不适随诊。

六、提问

1. 系统性红斑狼疮的临床表现?
2. 系统性红斑狼疮患者的护理措施?

病例三 成人斯蒂尔病

一、查房的目的

掌握与斯蒂尔病相关的知识,掌握运用护理程序,为患者提供整体护理的工作方法,评价护理措施的落实情况,为患者提供优质服务,提升满意度。

二、疾病知识回顾

(一)定义

斯蒂尔病本是指系统型起病的幼年型关节炎,但相似的疾病也可发生于成年人,称为成人斯蒂尔病(AOSD)。曾用名"变应性亚败血症"。

(二)病因

本病的病因尚不清楚,一般认为与感染、遗传和免疫异常有关。

1. 感染 患者发病前常有上呼吸道感染病史,在部分患者血清中发现抗肠耶耳森菌抗体、抗风疹病毒抗体及抗腮腺炎病毒抗体,还有部分患者血清存在葡萄球菌 A 免疫复合物,故有人认为成人斯蒂尔病的发病与感染有一定关系。

2. 遗传 成人斯蒂尔病与人类白细胞抗原中Ⅰ类抗原和Ⅱ类抗原有关,提示本病与遗传有关,但上述 HLA 阳性位点与临床表现、诊断及治疗药物的作用均未发现明显的相关性。

3. 免疫异常 成人斯蒂尔病患者可存在细胞和体液免疫异常。

(三)临床表现

本病临床表现复杂多样,常有多系统受累。表现为发热、皮疹、关节痛,其次为咽痛、淋巴结肿大、肝、脾大及浆膜炎等。

1. 发热 发热为本病的重要表现之一。几乎见于所有的患者。通常是突然高热,一天 1 个高峰,偶尔一天 2 个高峰。以高热为主,体温多超过 39℃,一般在午后或傍晚时达到高峰。热型以弛张热多见,其他有不规则热和稽留热等。约半数患者发热前出现畏寒,但寒战少见。热程可持续数天至数年,反复发作。发热时皮疹、咽痛、肌肉和关节疼痛症状加重,热退后皮疹可隐退,上述症状可减轻。多数患者虽然长期发热,但一般情况良好无明显中毒症状。

2. 皮疹 皮疹是本病的另一主要表现,85%以上的患者在病程中出现一过性皮疹,其表现为弥漫性充血性红色斑丘疹,有时有轻度瘙痒感。一般分布于颈部、躯干和四肢伸侧,皮疹形态多变,有的患者还可呈荨麻疹、结节性红斑或出血点。皮疹出现时间无规律性,多随傍晚发热时出现,并随清晨热退后而消失,即昼隐夜现之特点。呈一过性,皮疹消退后不留痕迹,但少数可遗留大片色素沉着。

3. 关节和肌肉症状 关节痛和关节炎为本病的主要临床表现之一,多为关节及关节周围软组织疼痛、肿胀和压痛。部分患者在发热多天或数月后才出现关节表现。大多数患者不遗留关节畸形。少数多关节和近端指间关节受累者亦可发生慢性关节损害。

4. 咽痛 50%的患者常在疾病的早期出现,有时存在于整个病程中。发热时咽痛出现或加重,热退后缓解。咽部检查可见咽部充血,咽后壁淋巴滤泡增生,扁桃体肿大。

5. 淋巴结肿大 本病早期往往有全身浅表淋巴结肿大,尤以腋下及腹股沟处显著,呈对称性分布,质软有轻压痛,无粘连及大小不一。部分患者出现肺门及肠系膜淋巴结肿大,可造成腹部非固定性疼痛;肠系膜淋巴结坏死,可造成剧烈腹痛。体温正常后肿大的淋巴结缩小或消失。

6. 肝脾肿大 约半数患者肝脏肿大一般为轻、中度肿大,质软。约 3/4 的患者有肝功能异常,丙氨酸氨基转移酶升高,部分患者有黄疸。症状缓解后,肝脏可恢复正常。少数患者出现酶胆分离现象。

7. 心脏损害 本病心包病变多见,其次为心肌炎,心内膜炎少见。临床表现为心悸、胸闷、心律失常和充血性心力衰竭等。心包炎一般起病隐匿,仔细听诊可闻及心包摩擦音,超声心动图可见积液,罕见心包填塞。部分患者出现心包缩窄。心肌病变一般不影响心脏功能。

8. 肺和胸膜病变 可出现咳嗽咳痰、胸闷和呼吸困难等症状,肺部损害表现为浸润性炎症、肺不张、肺出血、间质性肺炎及淀粉样变,或出现成人呼吸窘迫综合征。胸膜病变为纤维素性胸膜炎、胸腔积液和胸膜肥厚等。痰培养及胸腔积液培养阴性。部分患者由于长期应用激素及免疫抑制剂,可出现肺部细菌感染或结核感染等。

9. 腹痛 约 1/4 的患者出现腹痛或全腹不适、恶心、呕吐和腹泻等。腹痛往往由肠系膜淋巴结炎、机械性肠梗阻或腹膜炎所致,少数患者因剧烈腹痛被误为外科急腹症而行剖腹探查术。

10. 神经系统病变 本病神经系统病变少见,可累及中枢和周围神经系统,出现脑膜刺激征及脑病,包括头痛呕吐、癫痫、颅内高压等。脑脊液检查多数正常,偶有蛋白含量轻度升高,脑脊液培养阴性。

(四)辅助检查、实验室检查

本病突出表现是患者外周血白细胞总数增高,呈类白血病反应。白细胞升高以中性粒细胞增高为主,中性粒细胞核左移而嗜酸性细胞不消失。血沉明显增快,C-反应蛋白轻或中度升高。血清铁蛋白在疾病活动期明显升高。骨髓象常为感染性特点,粒系统增生活跃,核左移,胞质内有中毒颗粒及空泡变性。骨髓细菌培养阴性。

(五)诊断

主要标准是白细胞升高、发热、皮疹和关节炎;次要标准是咽痛、淋巴结肿大、肝酶异常、炎症指标升高,排除感染、血液系统肿瘤后可诊断。

(六)治疗

1. 非甾类抗炎药 急性发热炎症期可首先使用非甾类抗炎药,一般需用较大剂量,病情缓解后应继续使用 1~3 个月,再逐渐减量。有胃肠疾病的病人应优先选用选择性 COX-2 抑制剂。

2. 肾上腺糖皮质激素　对单用非甾类抗炎药不起效、症状控制不好，或减量复发者，或有系统性损害、病情较重者应使用糖皮质激素。常用泼尼松。待症状控制、病情稳定1个月以后可逐渐减量，以最小有效量维持。对重症者可用甲基泼尼松龙冲击治疗。

3. 改善病情抗风湿药物　用激素后仍不能控制发热或激素减量即复发者；或关节炎表现明显者应尽早加用改变病情抗风湿药。病情较轻者的慢性系统性病变，如发热、乏力、皮疹、浆膜炎等可用羟氯喹。关节病变明显者首选甲氨蝶呤。还可根据病情在甲氨蝶呤基础上联合使用其他改变病情抗风湿药。如病人对甲氨蝶呤不能耐受可换用来氟米特，在使用来氟米特基础上也可与其他抗风湿药联合。对较顽固病例可考虑使用环磷酰胺、硫唑嘌呤及环孢素A。当转入慢性期以关节炎为主要表现时，可参照类风湿关节炎治疗与抗风湿药联合用药。在多种药物治疗难以缓解时也可甲氨蝶呤+环磷酰胺。

4. 其他药物　抗肿瘤坏死因子国外已有应用。静脉注射丙种球蛋白尚有争议。

三、病例介绍

（一）典型病例

患者王某，男性，29岁，因关节疼痛复发及间断性发热入院。患者3年前无明显诱因出现关节疼痛、发热、咽痛，曾多次住院治疗。3天前上述症状再发，关节疼痛、发热，伴全身乏力、头晕不适。体查：T38.8℃，P100次/分，R25次/分，BP110/70mmHg。

（二）阳性症状体征

关节疼痛、发热、咽痛，全身乏力、头晕不适。查血沉63mm/小时，血白细胞$15.7×10^9$/L，中性粒细胞81.1%。T38.8℃，P100次/分，R25次/分，BP110/70mmHg。

四、护理

（一）护理评估

患者关节疼痛、发热、咽痛，全身乏力、头晕不适。

（二）护理诊断

1. 发热　与上呼吸道感染有关。
2. 疼痛　与关节受损有关。
3. 活动受限　与关节疼痛有关。
4. 焦虑　与担心疾病预后有关。

（三）护理目标

(1)患者体温恢复正常。

(2)患者了解疾病相关知识后其焦虑症状减轻。

(3)患者疼痛症状较前缓解。

（四）护理措施

(1)保持病区空气流通，经常通风换气，室温保持在18℃~20℃，湿度在60%，室内床铺进行湿扫，防止尘土飞扬，室内每日用消毒剂擦拭地面、门窗、床旁桌、床架等设施，拖把、抹布固定专用，防止交叉感染。加强营养支持，给予高热量、高蛋白、高维生素、富有营养易消化吸收的饮食。安慰病人，使用分散注意力的各种方式来缓解其疼痛。巡视病人，及时满足其生活需要。

(2)心理护理。与病人多交流，向其介绍关于疾病的各种知识。此病为慢性病，可迁延多年，慢性发作与缓解交替出现，目前大部分结局良好，仅有少部分遗留关节畸形，在治疗护理下可控制病情发展，使其趋于稳定。通过交流消除焦虑情绪，使其积极配合治疗，树立战胜疾病的信心。

(3)发热患者监测体温,遵医嘱给予退热处理。在给予物理降温、温水擦浴或使用药物降温者,应观察用药后的体温变化,注意有无大汗、虚脱发生。宜大量饮水,以利散热、利尿,并给予易消化的流质、半流质饮食。出汗多需要输液者,应做好有关护理。持续高热并伴有全身中毒症状者,应给予口腔护理,预防口腔感染。应协助患者清洁皮肤,保持皮肤清洁干燥。

(4)评估疼痛的部位、性质、强度、诱因、加重及缓解的因素。减少引起疼痛的原因。分散患者注意力。促进患者舒适。物理或药物止痛。对患者进行健康教育,教会患者自我放松法。做好皮肤护理。嘱病人切勿抓挠皮疹处,穿柔软棉制衣服,勤更换。

(五)护理评价

(1)患者基础体温恢复正常。

(2)患者已了解该疾病的相关知识,焦虑症状减轻。

(3)患者疼痛症状较前缓解,恢复其正常生活状况。

五、健康宣教

(1)保持心情舒畅及乐观情绪,对慢性疾病的治疗树立信心,积极配合,坚持各种治疗,避免情绪波动及各种精神刺激。

(2)保持规律的生活方式,病人要充分休息和有充足的睡眠时间;同时注意劳逸结合,休息时维持正常关节功能位置,以防发生关节的变形;热水浴、热敷可减轻关节疼痛。活动要以患者能承受为限度。坚持日常生活尽可能自理,经常进行关节功能锻炼,以保持关节原有的活动度及恢复体力,防止肌肉萎缩。

(3)应注意非甾体抗炎药及激素类、免疫抑制剂类药物的副作用。

(4)须强调指出的是成人斯蒂尔病是一种排除性疾病,至今仍无特定的统一诊断标准,即使在确诊后,仍要在治疗、随访过程中随时调整药物,以改善预后。向病人讲解规律服药的重要性,遵医嘱服药,不要擅自减量、停药、加药。提高其依从性。要注意观察药物的副作用,定期监测血常规、肝肾功。

(5)预防感冒及各种感染。

(6)饮食上应补充高蛋白、高维生素及营养丰富的食物。

(7)须强调指出的是成人斯蒂尔病是一种排除性疾病,至今仍无特定的统一诊断标准,即使在确诊后,仍要在治疗、随访过程中随时调整治疗方案,并经常注意排除感染、肿瘤和其他疾病,从而修订诊断,改变治疗方案。向病人讲解出院后定期门诊复查,随时了解病情变化情况。

六、提问

1. 何谓成人斯蒂尔病?
2. 如何对成人斯蒂尔病患者进行健康指导?

病例四 皮肌炎

一、查房的目的

掌握运用护理程序,为患者提供整体护理的工作方法,评价护理措施的落实情况,为患者提供优质服务,提升满意度。

二、疾病知识回顾

(一)定义

皮肌炎是一种主要累及横纹肌,以淋巴细胞浸润为主的非化脓性炎症病变,可伴有或不伴有多种皮肤损害。临床上以对称性肢带肌、颈肌及咽肌无力为特征,常累及多种脏器,亦可伴发肿瘤和其他结缔组织病。

(二)病因及概况

本病的确切病因尚不清楚,一般认为与遗传和病毒感染有关。多发性肌炎和皮肌炎的发病有明显种族差异。非裔美国人发病率最高,黑人与白人的发病比例为(3~4):1。本病在同卵孪生子和一级亲属中出现,提示它有遗传倾向性。

(三)临床表现

1. 肌肉表现　本病肌肉受累通常是双侧对称性的,以肩胛带、骨盆带肌受累最常见,其次为颈肌和咽喉肌,呼吸肌受累少见,眼轮匝肌和面肌受累罕见。约半数患者伴肌痛及(或)肌肉压痛。肌无力最初影响肩胛带和骨盆带肌,远端肌无力少见,约半数患者颈肌,特别是颈屈肌受累,表现为平卧时抬头困难,坐位时无力仰头;咽喉或上段食管横纹肌受累可出现吞咽困难、声音嘶哑、发音困难,摄入流质食物时经鼻孔流出,引起呛咳。消化道平滑肌受累很少见,下食管括约肌无力可导致胃酸反流、食道炎,慢性者可引起食道狭窄。当肩胛带受累时,可出现抬臂困难,不能梳头和穿衣;呼吸肌无力可造成胸闷、呼吸困难,严重者需用呼吸机辅助呼吸;当患者有骨盆带肌无力时,可表现为上下台阶困难,蹲下后不能自行站立或从座椅上站起困难,步态蹒跚,行走困难。

2. 肺部表现　活动时呼吸困难是一个非特异但较严重的症状。多发性肌炎和皮肌炎累及呼吸肌可导致呼吸肌无力。这种患者排痰困难,易患肺部感染。最严重的并发症是急进型肺泡炎,表现为发热、气短、剧咳,快速进展的呼吸困难,严重者可导致成人呼吸窘迫综合征。更常见的是慢性进展性肺间质纤维化,表现为进行性呼吸困难,因起病隐袭,其症状易被肌肉受累的症状所掩盖;还有许多患者无肺部受累的症状,只有在放射线检查和/或肺功能检查时才发现有肺间质纤维化。听诊可闻双肺底捻发音。X线检查,早期呈毛玻璃状,晚期呈网状或蜂窝状阴影。肺功能检查示限制性通气障碍,弥散功能降低。疾病晚期可出现肺动脉高压,严重者导致右心肥大、右心衰竭。少数患者可有胸膜炎和胸腔积液。

3. 心脏表现　心脏受累常见,一般都较轻微,很少有临床症状。最常见的是心律紊乱,如心悸、心律不齐。晚期出现充血性心力衰竭,系由心肌炎或心肌纤维化所致。偶见心肌炎。肌酸激酶(CK)的心肌同工酶(MB)可能升高,但与心肌受累不一定有关,大部分由受损肌肉的再生肌原纤维所产生。

4. 肾脏病变　肾脏病变很少见,蛋白尿、肾病综合征偶有报道。

5. 皮肤表现　55%的患者皮疹出现在肌炎之前,25%与肌炎同时出现,15%出现在肌炎之后。皮疹的类型和范围因人而异,同一患者在不同病期皮疹也可能不同。在一些患者中皮疹和肌无力可能相平行,而在另一些患者中皮疹和肌无力可能不相关。皮肌炎有各种各样皮肤表现。其中有诊断特异性的是Gottron斑丘疹或Gottron征。常见于掌指关节、指间关节、肘、膝等关节伸面及肩、胯等易受摩擦的部位。特征性皮疹包括:①眼睑特别是上睑暗紫红色皮疹,可为一侧或两侧,常伴眶周水肿和近睑缘处毛细血管扩张。水肿严重时,双睑遮眼,无法视物。这种紫红色皮疹还可出现在前额、颧部、鼻梁、鼻唇沟及颈前、胸上部("V"形分布)和颈后、上背、肩及上臂外侧(披肩样分布)。②"技工手"样变:指垫皮肤角化、增厚、皲裂。手掌、足底、躯干和四肢也可有角化过度伴毛囊角化;手指的掌面和侧面出现污秽、暗黑色的横条纹。因与手工劳动者的手部改变类似,故名"技工手"。其他皮肤黏膜改变:头皮处可出现红色萎缩性斑块,上覆鳞屑,常误诊为银屑病或脂溢性皮炎;甲周毛细血管扩张,或出现瘀点。光过敏、瘙痒、脂膜炎、皮肤粘蛋白沉积、白斑、多灶性脂肪萎缩和雷诺现象也有报道。有的患者皮肤活检呈典型的皮肌炎改变,有Gottron征及另一种皮肌炎的皮肤表现,但无皮肌炎的酶学改变和临床症状,这种情况被称为无肌炎的皮肌炎。有人估计它占所有皮肌炎的10%,随时间推移,其中一部分患者可获部分或全部缓解,一部分出现肌肉受累和肌无力的表现,还有一部分患者出现肿瘤。

(四)辅助检查、实验室检查

1. 常规化验　可见白细胞数正常或降低,2/3可有血沉增快。血IgG、IgA、IgM、免疫复合物以及a2和Y球蛋白可增高。补体C3,C4可减少。

2. 尿肌酸测定　在肌酶谱尚未增高之前,尿肌酸排量即可增加,但这种改变在各种肌肉病变中均可出现,对本病无特异性。

3. 肌红蛋白的测定　肌红蛋白只存在于心肌和横纹肌中。大部分肌炎患者均有血清肌红蛋白升高,且其波动与病情平行,有时其改变出现在CK改变之前,但特异性较差。

4. 自身抗体检查　大部分患者的血清中可检出自身抗体,这些抗体可分为:①只在炎性肌病中出现的肌炎特异性自身抗体;②常出现在炎性肌病中但对肌炎无特异性的自身抗体;③在肌炎和其他疾病重叠的综合征中出现的自身抗体。如伴发SLE者可检出抗rRNP及抗Sm抗体,伴发系统性硬化症者可检出抗Scl-70抗体,伴发干燥综合征者可检出抗SSA和抗SSB抗体。此外还可检出抗肌红蛋白抗体、类风湿因子、抗肌球蛋白抗体、抗肌钙蛋白、原肌球蛋白抗体等非特异性抗体。

5. 肌酶谱检查　在疾病过程中,血清中肌肉来源的酶可增高,其敏感性由高到低依次为肌酸激酶(CK)、醛缩酶(ALD)、天冬氨酸转氨酶(AST)、丙氨酸转氨酶(ALT)、乳酸脱氢酶(LDH)等。碳酸酐酶U1是唯一存在于骨骼肌中的同工酶,在多发性肌炎及其他骨骼肌病变中均增高,对肌肉病变的诊断较有价值。

6. 肌电图检查　肌电图检查是以针电极插入到骨骼肌,在细胞外记录、放大、并通过示波器显示肌纤维的电活动。典型的改变包括三联征:①插入电位活动增强、纤颤电位和正锐波;②自发奇异高频放电;③低波幅、短时限,多相运动单位电位。

(五)诊断

典型对称性近端肌肉无力、疼痛和触痛,伴特征性皮肤损害如以眶周为中心的紫红色水肿性斑,Gottron征和甲根皱襞僵直扩张性毛细血管性红斑,一般诊断不难,再结合血清肌浆酶和CPK、LDH、AST、ALT和醛缩酶的增高,必要时结合肌电图的改变和病变肌肉的活组织检查。

(六)治疗

该病属慢性疾病,病程较长。治疗效果取决于疾病的类型、治疗方案、患者和家属的积极配合。

1. 糖皮质激素　临床经验证明,糖皮质激素治疗特发性炎性肌病疗效可靠,因而被视为治疗多发性肌炎和皮肌炎的首选药。轻者可早晨一次口服,重者最好分3次口服,一旦病情得到控制,再改为一次口服。一般疗程不少于2年,最后可停药。如3年不复发,则以后复发可能性不大,如5年不复发,则基本可谓治愈。

2. 免疫抑制剂　其中常用的为甲氨蝶呤和硫唑嘌呤。对于严重病例现在主张早期应用免疫抑制剂与糖皮质激素联合治疗。

(1)甲氨蝶呤。成人,一周一次,根据患者情况增量。待病情稳定后甲氨蝶呤剂量可酌减,用小剂量甲氨蝶呤维持用药数月至1年,过早停药,可引起复发。甲氨蝶呤与糖皮质激素的联合用药可使肌力、肌酶得到明显改善,还可减少激素的用量,从而减轻其副作用,因而一般提倡早期应用。

(2)硫唑嘌呤。与糖皮质激素联合用药疗效明显优于单用激素,且可减少激素的剂量。但该药起效慢,一般都在3个月后。主要不良反应有骨髓抑制,胃肠道反应和肝酶升高等。

(3)其他。环磷酰胺、来氟米特、小剂量环孢素A、抗疟药,免疫球蛋白静脉治疗等均可在难治性皮肌炎中发挥一定作用。

三、病例介绍

(一)典型病例

患者,女,44岁,3年前无明显诱因出现眼周、前额皮疹,呈现紫红色,不高出皮肤,压之褪色。未经诊断和治疗。2年前颜面部皮疹逐渐扩大至耳前,继而出现四肢近端肌肉无力,伴有肌肉酸痛,诊断为皮肌炎。曾在当地医院治疗,疗效不佳,收住入院。

(二)阳性症状体征

患者肌肉酸痛,四肢肌无力进行性加重,不能自行梳头、蹲下起立;颜面部皮疹,伴有颜面部肿胀。查体:眶周、前额、耳前紫红色皮疹,成片状,不高出皮肤,无压痛。浅表淋巴结无肿大。

四、护理

(一)护理评估

(1)患者无明显诱因出现眼周、前额皮疹,呈现紫红色,不高出皮肤,压之褪色,后颜面部皮疹逐渐扩大至耳前,继而出现四肢近端肌肉无力,伴有肌肉酸痛。2周来明显四肢肌无力进行性加重,至不能自行梳头、蹲下起立;颜面部皮疹亦有加重,伴有颜面部肿胀。

(2)患者无家族史,既往体健。

(二)护理诊断

1. 焦虑　对本病的病程及治疗方案不了解,对住院环境不熟悉。
2. 自理缺陷　与病变侵犯横纹肌有关。
3. 自我形象紊乱　与病变侵犯颜面部有关。

(三)护理目标

(1)患者焦虑减轻,日常生活得到满足。

(2)情绪稳定,能主动配合治疗。

(四)护理措施

1. 心理护理　理解病人,耐心倾听病人的诉说,并给予疏导。耐心讲解病情及治疗方案,让病人安心配合治疗。向病人婉言说明焦虑对身心健康的影响,鼓励病人放下思想包袱,勇敢地面对现实。对病人的合作与进步给予肯定和鼓励,增强其治愈信心。创造安静、舒适的住院环境。

2. 急性期的护理　嘱病人卧床休息。将病人经常使用的物品放在易于取放的地方,以减少体力消耗。将呼叫器放在病人手边,听到呼叫即予帮助。卧床期间落实好生活护理:协助病人在床上进餐、洗漱、解大小便等。病情允许者鼓励其适当活动,如梳头、下蹲运动,用手握健身球等,但应避免过劳。治疗期间观察病人有无缺钾表现:腹胀、肌无力等。应用大剂量激素者,遵医嘱补钾。

3. 一般护理　视病情取半坐位;协助病人行生活护理。密切观察病人呼吸频率,发现异常及时报告医师。急性呼吸困难发作时,护士守候在床旁并遵医嘱给予氧气吸入。必要时备抢救仪器及用物于床旁,如呼吸机、抢救用药等。备气管切开包于床旁。

(五)评价

(1)患者经治疗肌力恢复明显,能够自行梳头及辅助下蹲下起立。

(2)颜面皮疹减轻,面部肿胀减轻。

(3)情绪稳定,能主动配合治疗。

五、健康宣教

(1)皮肌炎患者不吃或少吃芹菜、黄花菜、香菇等增强光敏感或促进免疫功能的食物。

(2)皮肌炎的护理还应注意卧床休息,加强营养,给予高维生素高蛋白低盐饮食。应避阳光、避寒冷。

(3)预防皮肌炎的并发症的发生要按时翻身,拍背,鼓励咳嗽。

(4)育龄皮肌炎妇女在病情不稳定时应避免妊娠和人流,生育应在医师指导下。

六、提问

1. 皮肌炎的诊断要点有哪些?
2. 皮肌炎患者常见的护理诊断有哪些?

病例五　系统性硬化症

一、查房的目的

掌握与系统性硬化症相关的知识,掌握运用护理程序,为患者提供整体护理的工作方法,评价护理措施的落实情况,为患者提供优质服务,提升满意度。

二、疾病知识回顾

(一)定义

系统性硬化症是一种自身免疫性弥漫性结缔组织疾病,也称为硬皮病。突出的特征是皮肤发硬,以手、足皮肤硬化最常见,严重时出现全身皮肤僵硬。除了皮肤以外,系统性硬化症还会引起内脏疾病,最常见的是吞咽困难、食管反流、肺间质纤维化、心包积液以及肾功能不全等临床表现。肺间质纤维化、肾功能衰竭是本病重要的致死原因。

(二)病因

尚不清楚,归纳起来涉及以下几个方面。

1. **遗传因素**　部分患者有明显家族史。

2. **感染因素**　不少患者发病前常有急性感染,包括咽峡炎、扁桃体炎、肺炎、猩红热、麻疹、鼻窦炎等。

3. **结缔组织代谢异常**　患者显示广泛的结缔组织病变。对患者的成纤维细胞培养显示胶原合成的活性明显增高。

4. **血管异常**　患者多有雷诺现象,不仅限于肢端,也发生于内脏血管。

(三)临床表现

1. **局限性硬皮病**　部分(约1/3患者)局限性硬皮病可以转化为系统性硬皮病,故需要定期复查。

(1)硬斑病。多发生在腰、背部,其次为四肢及面颈部,表现为圆形、椭圆形或不规则形的水肿性斑片,初呈淡红或紫红,经数周或数月逐渐扩大硬化,颜色变为淡黄色或象牙色,局部无汗、毛发脱落,数年后转化为白色或淡褐色萎缩性瘢痕。

(2)带状硬皮病。好发于儿童和青年,女性多于男性,病变沿肋间和一侧肢体呈带状分布,可为单条或数条,病变演变过程同硬斑病。

(3)点滴状硬斑病。多发于颈、胸、肩背等处,为绿豆至五分硬币大小,呈集簇性线状排列,其演变过程似硬斑病。

2. **肢端硬皮病与弥漫性硬皮病**　肢端硬皮病有雷诺现象,皮损从远端向近端发展,躯干、内脏累及少,病程进展慢,预后好;弥漫性硬皮病病变由躯干向远端扩展,雷诺现象少,内脏受累多。病情重,病变进展快,预后差。

(1)雷诺现象。为多数患者的首发症状,表现为指(趾)端遇冷或情绪波动时出现发白→青紫→变红三相改变,经保暖后可缓解;

(2)皮肤。病变过程可分为水肿,硬化和萎缩三期。

3. 内脏损害　由于硬皮病是因血管和结缔组织硬化、小血管增生、管腔堵塞引起的自身免疫病,因此它可造成全身性的损害,除皮肤、关节损害外,内脏损害主要见以下几方面:

(1)胃肠道损害。主要为胸骨后烧灼痛、反酸及吞咽食物后的哽噎感等。胃肠道的这些非特异性表现常常不会引起患者的重视,尤其是在疾病早期。当发展至晚期,患者可出现全胃肠道功能减低的表现如腹胀、间歇性腹泻、便秘等。

(2)肺损害。主要表现为胸膜炎、胸腔积液、肺动脉高压、肺间质纤维化及限制性肺病等。患者常见咳嗽、气短、运动后呼吸困难等症状。在疾病早期,这些表现并不明显,胸部 X 线和肺功能检查有助于诊断及了解病情。

(3)心脏损害。心脏损害较为常见,可以出现心包、心肌或心脏传导系统的病变。肺部损害造成的肺动脉高压也可加重心脏的病变,在疾病晚期可出现心力衰竭。常见临床表现有心包积液、心肌受损、心律失常等。其中心包积液较常见,但往往没有明显症状,病情发展较为缓慢,超声心动图可明确诊断。

(4)肾脏损害。肾脏损害较为普通,是硬皮病的主要死亡原因之一,提示预后不佳,故应引起早期重视。肾损害逐渐发展可引起肾功能不全。部分病人可出现急性肾衰竭、少尿或无尿(临床上称硬皮病肾危象),或急骤进展的恶性高血压,可有头痛、视物模糊、恶心、呕吐等表现。

(5)其他的脏器损害。系统性硬化症还可引起其他系统损害,如神经系统的周围神经病、三叉神经痛;肝脏并发的胆汁性肝硬化、钙化;部分患者可伴有甲状腺功能低下等。

总之,系统性硬化症是一种累及全身多系统的自身免疫病,临床上可出现多系统损害,因此,对出现的相应症状应引起早期重视。

(四)辅助检查、实验室检查

(1)表现为贫血,血尿,蛋白尿,管型尿,血沉增高,血清白蛋白降低,球蛋白增高。

(2)免疫检查。ANA 阳性率>90%,主要为斑点型和核仁型,约 20%抗 RNP 抗体阳性,50%~90%CREST 患者抗着丝点抗体(ACA)阳性,(标记性抗体),20%~40%系统硬化病患者血清 SCL-70 抗体阳性,(标记性抗体),30%病例 RF 阳性,周围血 T 细胞总数正常或稍低,其中 T 辅助细胞增多,T 抑制细胞减少。

(五)诊断

根据典型皮肤改变即可诊断。

1. 主要标准　掌指关节近端的硬皮变化,可累及整个肢体、面部、全身及躯干。

2. 次要标准

(1)手指硬皮病上述皮肤改变仅限于手指。

(2)手指尖有凹陷性瘢痕和指垫消失。

(3)双肺基底纤维化。

患者有 1 项主要标准或 2 项次要标准便可诊断为系统性硬化症。

(六)治疗

1. 一般治疗 去除感染病灶,加强营养,注意保暖和避免剧烈精神刺激。

2. 血管活性剂 主要用于扩张血管,降低血黏度,改善微循环。

(1)丹参注射液加入低分子右旋糖酐内静脉滴注,对皮肤硬化、张口和吞咽困难、色素沉着、关节僵硬和疼痛以及雷诺现象等有一定效果,但有出血倾向或肾功能不良者不宜采用。

(2)胍乙啶对雷诺现象有效(有效率约50%)。

(3)甲基多巴能抑制雷诺现象。

3. 结缔组织形成抑制剂

(1)青霉胺。能干扰胶原分子间连锁的复合物,抑制新胶的生物合成,对皮肤增厚和营养性改变疗效显著,对微循环和肺功能亦有改善,并能减少器官受累的发生率和提高存活率。在服药过程中,本药对肾可有刺激,并能抑制骨髓,可出现白细胞和血小板减少。若同时伴服左旋合酰胺,其疗效较单服青霉胺为佳。

(2)秋水仙碱。能阻止原胶原转化为胶原,抑制胶原的积贮。对皮肤硬化、雷诺现象及食管改变均有一定疗效。用药期间如有腹泻可减量或给予半乳糖甙酶。

(3)积雪甙。为中药积雪草中提取的一种有效成分,实验证明能抑制成纤维细胞的活性,软化结缔组织。对外周老化硬皮、消除组织水肿、缓解关节疼痛、愈合溃疡等均有相当效果(有效率约80%)。

4. 抗炎剂糖皮质激素 对系统性硬皮病早期的炎症、水肿、关节等症状有效。如有蛋白尿、高血压或氮质血症存在应避免应用。

5. 免疫抑制剂 如硫唑嘌呤、苯丁酸氮芥、环磷酰胺等均可选用,对关节、皮肤和肾脏病变有一定疗效。与糖皮质激素合并应用,常可提高疗效和减少皮质激素用量。

6. 物理疗法 包括音频电疗、按摩和热浴等,其中音频电疗对本病有较好疗效,局限型者可使之完全恢复,系统型亦有软化肌肤、改善组织营养、愈合溃疡之效。

7. 其他 如封闭疗法、维生素E、复合磷酸酯酶片以及丙酸睾素等均可酌情配合选用。

三、病例介绍

(一)典型病例

患者,女,44岁,主因反复皮肤发硬、发红、青紫5年,加重伴视物模糊1个月。于5年前开始出现皮肤发硬,以颜面部、双手皮肤明显,并且四肢末端皮肤发冷、发红、青紫,以双侧手指、双侧脚趾明显,四肢关节疼痛,当时未重视,后因为着凉后病情复发,为求进一步治疗来院就诊。门诊以"系统性硬化症"收入院。

(二)阳性症状体征

皮肤发硬,以颜面部、双手皮肤明显,并且四肢末端皮肤发冷、发红、青紫,以双侧手指、双侧脚趾明显,四肢关节疼痛。

四、护理

(一)护理评估

(1)既往史、家族、遗传、过敏史 否认手术外伤史,否认家族病史,否认药物过敏史。

(2)与患者沟通了解到患者情绪焦虑,家庭和睦,能予以有效心理支持,患者无宗教信仰。

(二)护理诊断

1. 疼痛 与肌肉和关节的炎性反应和关节强直有关。

2. 有皮肤完整性受损的危险　与雷诺现象、钙盐沉积、皮肤感染有关。

3. 周围组织灌注改变　与雷诺现象、血管痉挛有关。

4. 焦虑　与疾病本身的长期性反复性并担心预后有关。

（三）护理目标

（1）疼痛程度减轻或消失。

（2）保持皮肤完整性。

（3）能接受患病的事实，情绪稳定，主动配合治疗。

（四）护理措施

（1）协助病人取舒适体位，急性期减少关节活动，尽量保持关节功能位置，必要时用夹板固定。

（2）适当地进行理疗或热敷，进行温水浴。指导病人掌握放松术。保持室内温度维持在22℃以上。忌咖啡，以免导致血管收缩。避免直接接触刺激性强的化学物品，必要时戴手套。

（3）按时服药，必要时遵医嘱给予止痛剂。合理使用扩血管剂，并观察药物疗效及副作用。严格掌握口服药的时间及剂量，并在医生的指导下严格坚持服药。

（4）积极做好基础护理及患者的生活护理保持床单位平整，干燥，舒适，易受压处使用海绵垫或气垫床，定时翻身，做好患者皮肤护理。各种穿刺应避免在感染部位进行。

（5）保持情绪稳定，避免紧张和激动。让病人充分认识到疾病治疗方法，对疾病有正确的认识，树立战胜疾病的信心，乐于接受治疗及护理。保持心情乐观，积极向上，分散注意力。

（五）评价

（1）疼痛程度减轻或消失。

（2）能自觉避免各种引起皮肤损害的因素，保持皮肤完整性。

（3）能接受患病的事实，情绪稳定，主动配合治疗。

五、健康宣教

（1）合理饮食，积极预防便秘。

（2）鼓励病人合理运动，不要独自外出，防跌倒摔伤。

（3）根据病情选用药物，按时服药。

六、提问

1. 系统性硬化症的定义？

2. 系统性硬化症的护理要点？

（马英萍）

第八章 神经系统疾病

病例一 脑梗死

一、查房目的

掌握与脑梗死相关的知识,掌握运用护理程序,为患者提供整体护理的工作方法,评价护理措施的落实情况,为患者提供优质服务,提升满意度。

二、疾病知识回顾

(一)定义

脑梗死(缺血性脑卒中)是指由于脑部血液供应障碍、缺血、缺氧引起的局限性脑组织的缺血性坏死或脑软化。

(二)病因及分类

1. 心源性 占60%~75%,常见病因为慢性心房颤动,栓子主要来源是风湿性心瓣膜病、心内膜炎赘生物及附壁血栓脱落等,以及心肌梗死、心房黏液瘤、心脏手术、心脏导管、二尖瓣脱垂和钙化,先天性房室间隔缺损(静脉反常栓子)等。

2. 非心源性 如动脉粥样硬化斑块脱落、肺静脉血栓或凝块、骨折或手术时脂肪栓和气栓、血管内治疗时血凝块或血栓脱落等,颈动脉纤维肌肉发育不良(女性多见),肺感染、败血症、肾病综合征的高凝状态等可引起脑梗死。

(三)临床表现

脑栓塞可发生于任何年龄,以青壮年多见,多在活动中急骤发病,无前驱症状,局灶性神经体征在数秒至数分钟达到高峰,多表现完全性卒中,意识清楚或轻度意识模糊,颈内动脉或大脑中动脉主干栓塞导致大面积脑梗死,可发生严重脑水肿,颅内压增高,甚至脑疝和昏迷,常见痫性发作;椎-基底动脉系统栓塞常发生昏迷,个别病例局灶性体征稳定或一度好转后又出现加重,提示栓塞再发或继发出血。约4/5的脑栓塞发生于前循环,特别是大脑中动脉,出现偏瘫、偏身感觉障碍、失语或局灶性癫痫发作等,偏瘫以面部和上肢较重,椎基底动脉系统受累约占1/5,表现眩晕、复视、交叉瘫或四肢瘫、共济失调、饮水呛咳、吞咽困难及构音障碍等,栓子进入一侧或两侧大脑后动脉导致同向性偏盲或皮质盲,基底动脉主干栓塞导致突然昏迷,四肢瘫或基底动脉尖综合征,大多数患者伴有风心病,冠心病和严重心律失常等,或心脏手术、长骨骨折、血管内介入治疗等栓子来源,以及肺栓塞(气急、发绀、胸痛、咯血和胸膜摩擦音等)、肾栓塞(腰痛、血尿等)、肠系膜栓塞(腹痛、便血等)、皮肤栓塞(出血点或瘀斑)等体征。

(四)辅助检查

1. CT和MRI检查 可显示缺血性梗死或出血性梗死改变,合并出血性梗死高度支持脑栓塞,许多患者继发出血性梗死临床症状并加重,发病3~5日内复查CT可早期发现继发梗死后出血,及时调整治疗方案,MRA可发现颈动脉狭窄程度或闭塞。

2. 腰穿 脑压增高提示大面积脑梗死,出血性梗死脑脊液可呈现血性或镜下红细胞;感染性脑栓塞脑脊液细胞数增高(早期粒细胞为主,晚期淋巴细胞为主);脂肪栓塞脑脊液可见脂肪球。

3. 心电图　应作常规检查,确定心肌梗死、风心病、心律失常等证据,脑栓塞可作为心肌梗死的首发症状并不少见,颈动脉超声检查可评价管腔狭窄程度和粥样硬化斑块,对证实颈动脉源性栓塞有提示意义。

(五)诊断

根据病因、病史、临床表现和影像学检查确诊。

(六)治疗　本病的治疗,基本上同脑血栓形成,应积极治疗高血压,尤为病史中已有过腔隙性梗死者需要防止复发。

1. 急性期　以尽早改善脑缺血区的血液循环、促进神经功能恢复为原则。

(1)缓解脑水肿。梗死区较大严重患者,可使用脱水剂或利尿剂。

(2)改善微循环。可用低分子右旋糖酐,能降低血黏度和改善微循环。

(3)稀释血液。①等容量血液稀释疗法,通过静脉放血,同时予以置换等量液体;②高容量血液稀释疗法,静脉注射不含血液的液体以达到扩容目的。

(4)溶栓。①链激酶;②尿激酶。

(5)抗凝。用以防止血栓扩延和新的血栓发生。常用药物为:①肝素;②双香豆素。

(6)扩张血管。一般认为血管扩张剂效果不肯定,对有颅内压增高的严重患者,有时可加重病情,故早期多不主张使用。

(7)其他。本病还可使用高压氧疗法,体外反搏疗法和光量子血液疗法等。

2. 恢复期　继续加强瘫痪肢体功能锻炼和言语功能训练,除药物外,可配合使用理疗、体疗和针灸等。

三、病例介绍

(一)典型病例

患者男性,张某,60岁。因吐词不清,右侧肢体运动障碍,反应迟钝3小时入院。3小时前在家休息时无明显诱因出现吐词不清,右侧肢体运动障碍,站立不稳,反应迟钝。无呕吐,不伴发热,畏寒,咳嗽,腹痛,腹泻等。门诊以'脑血管意外'收入我科。平车送入病房,T36.5℃,P74次/分,R20次/分,BP150/100mmHg。神志模糊,双侧瞳孔等大等圆约0.3cm,对光反应灵敏。全身皮肤无黄染,头颈部无畸形,口唇无发绀,颈软,胸廓无畸形。双肺呼吸音粗,未闻及干湿啰音。律齐。头颅CT示脑梗死。

(二)阳性症状体征

患者吐词不清,右侧肢体运动障碍,反应迟钝,神志模糊,双侧瞳孔等大等圆约0.3cm,对光反应灵敏。全身皮肤无黄染,头颈部无畸形,口唇无发绀,颈软,胸廓无畸形。双肺呼吸音粗,未闻及干湿啰音。律齐。头颅CT示脑梗死。

四、护理

(一)护理评估

(1)患者吐词不清。

(2)患者右侧肢体运动障碍,站立不稳,反应迟钝。

(二)护理诊断

1. 自理缺陷　与肢体无力有关。

2. 躯体移动障碍　与肢体活动障碍有关。

3. 有皮肤受损的危险　与长期卧床有关。
4. 感知改变　与感知觉障碍有关。
5. 潜在并发症　消化道出血。
6. 知识缺乏　与对病情及治疗不了解有关。

（三）护理目标

（1）做好基础护理,有效减少和预防并发症的发生。

（2）做好家属解释工作,帮助病人及家属树立战胜疾病的信心。

（3）病人焦虑减轻,情绪稳定。

（4）加强恢复期的肢体功能锻炼。

（四）护理措施

（1）密切观察病情变化,注意观察生命体征、神志、瞳孔、肢体活动情况,有无咳嗽、腹痛、肢体疼痛等新的栓塞表现。

（2）保持呼吸道通畅,呕吐时头偏向一侧,及时清理呼吸道。

（3）患者宜采取平卧位,以便较多血液供给脑部,禁用冰袋等冷敷头部,以免血管收缩、血流减少而加重病情。急性期绝对卧床休息,如有烦躁不安或抽搐者应遵医嘱给予镇静剂,并适当约束。

（4）了解各种药物的作用、不良反应及注意事项。甘露醇用量过大、持续时间,长易出现肾损害、水电解质紊乱,应注意尿常规及肾功能检查。用溶栓、抗凝药物时严格注意药物剂量,检测出凝血时间,观察有无出血倾向,执行各项操作时动作宜轻柔,拔针时注射部位须按压5分钟以上。同时观察应用溶栓药后肢体功能障碍等症状恢复情况。

（5）瘫痪患者保持功能体位,病情稳定后即行被动运动及主动运动。有抽搐时应注意观察发作的部位、次数和时间,防自伤或坠床。及早帮助失语患者行语言功能训练。

（6）关心、尊重患者,指导患者正确面对疾病,克服急躁和悲观情绪,增强患者自我照顾的能力与信心。

（7）协助卧床患者完成日常生活(如穿衣、洗漱、沐浴、大小便等),保持皮肤清洁干燥,及时更换衣服、床单、定时翻身,以免压疮发生。协助并指导家属做好患者功能锻炼。

（五）评价

（1）病人焦虑减轻,情绪稳定。

（2）患者及家属掌握肢体功能锻炼的方法。

（3）无并发症发生。

五、健康宣教

1. 疾病预防指导　对有发病危险因素或病史者,指导进食高蛋白、高维生素、低盐、低脂、低热量清淡饮食,多食新鲜蔬菜、水果、谷类、鱼类和豆类,保持能量供需平衡,戒烟、限酒;应遵医嘱用药,控制血压、血糖、血脂和抗血小板聚集;告知改变不良生活方式,坚持每天进行30分钟以上的慢跑、散步等运动,合理休息和娱乐;对有TIA发作史的病人,指导在改变体位时应缓慢,避免突然转动颈部;洗澡时间不宜过长,水温不宜过高;外出时有人陪伴,气候变化时注意保暖,防止感冒。

2. 疾病知识指导　告知病人和家属疾病发生的基本病因和主要危险因素,早期症状和及时就诊的指针;指导病人遵医嘱正确服用降压、降糖和降脂药物,定期复查。

3. 康复指导　告知病人和家属康复治疗的知识和功能锻炼的方法,帮助分析和消除不利于疾病康复的因素,落实康复计划,并与康复治疗师保持联系,以便根据康复情况及时调整康复训练方案。如吞咽障碍的康复手段包括:唇、舌、颜面肌和颈部屈肌的主要运动和肌力训练;先进食糊状或胶冻状食物,少量多餐,逐步过渡到普通食物;进食时取坐位,颈部稍前屈(易引起咽反射);软腭冰刺激;咽下食物练习呼气或咳嗽(预防误吸);构音器官的运动练习(有助于改善吞咽功能)。

4. 鼓励生活自理 鼓励病人从事力所能及的家务劳动,日常生活不过度依赖他人;告知病人和家属功能恢复需经历的过程,使病人和家属克服急于求成的心理,做到坚持锻炼,循序渐进。嘱家属在物质和精神上对病人提供帮助和支持,使病人体会到来自多方面的温暖,树立战胜疾病的信心。同时,避免病人产生依赖心理,增强自我照顾能力。

六、提问
1. 脑梗死患者的临床表现是什么?
2. 脑梗死患者的护理重点是什么?

病例二 脑出血

一、查房目的
掌握与脑出血相关的知识,掌握运用护理程序,为患者提供整体护理的工作方法,评价护理措施的落实情况,为患者提供优质服务,提升满意度。

二、疾病知识回顾

(一)定义
脑出血是指脑实质内血管破裂出血,最常见原因是高血压,发病多较突然,病情进展迅速,病人常出现意识障碍,偏瘫,呕吐和大小便失禁等,并可由头痛和血压升高引起。

(二)病因及概况
脑出血的发病年龄多在40到60岁,男性多于女性。凡是能致血压升高的因素,均可成为脑出血的直接原因,如剧烈活动,情绪激动,用力排便等。脑出血往往还可以引起继发性脑室出血,脑疝,高热等严重后果,如果出现以上情况,死亡率极高,所以,临床工作中治疗脑出血的目的,首先是抢救病人生命,其次是降低病残率。

(三)临床表现
1. **全脑症状** 多由脑出血,水肿和颅内压升高所致。表现为头痛,呕吐,嗜睡,昏迷等。
2. **局灶症状** 血破入脑实质后所致的定位症状,如中枢性偏瘫,面瘫,失语及偏身感觉障碍等。

(四)辅助检查
CT 检查较 MRI 精确,脑出血发病后立即出现高密度影,CT 可显示出血量和出血位置。

(五)诊断
一般可根据临床表现做出判断,发病年龄均在中年以上,既往有高血压病史,寒冷季节发病较多,常突然发病,出现剧烈头痛,呕吐,偏瘫和意识障碍,即考虑患者为脑出血。

(六)治疗
1. **内科治疗** 包括卧床休息,保持呼吸道通畅,降低颅内压,维持营养和水电解质平衡,积极防治并发症。
2. **手术治疗** 对大脑半球出血量达到 30ml 或小脑出血量 10ml 以上,均应考虑手术治疗行开颅血块清除术。

三、病例介绍

(一)典型病例

患者,女,49岁,以左侧基底节区脑出血收住入院。患者高血压病史5年,主诉突发四肢乏力伴语言功能障碍两小时入院,查体T36.5℃,P72次/分,R19次/分,BP153/96mmHg,平车推入,呈嗜睡状,查体双侧瞳孔等大等圆约3.0mm,对光反应灵敏,右上肢肌力0级,右下肢肌力0到1级,CT提示基地节区脑出血,血量约8ml。

(二)阳性症状体征

患者高血压病史5年,突发四肢乏力伴语言功能障碍两小时入院,查体T36.5℃,P72次/分,R19次/分,BP153/96mmHg,呈嗜睡状,查体双侧瞳孔等大等圆约3.0mm,对光反应灵敏,右上肢肌力0级,右下肢肌力0到1级,CT提示基底节区脑出血,血量约8ml。

四、护理

(一)护理评估

患者四肢乏力,运动障碍;语言功能障碍;高血压5年。

(二)护理诊断

1. 有受伤的危险　与脑出血导致脑功能损害、意识障碍有关。
2. 潜在并发症　脑疝。
3. 潜在并发症　上消化道出血。

(三)护理目标

(1)患者不发生因意识障碍导致的误吸、窒息、感染和压疮等并发症。

(2)配合治疗,预防脑疝发生,发生脑疝时能及时识别。

(3)预防上消化道出血,发生出血时能及时发现。

(四)护理措施

(1)急性期绝对卧床休息,减少不必要的搬动,抬高床头15°~30°,以促进脑部血液回流,减轻脑水肿。头偏向一侧,防止呕吐物反流引起误吸。头部置冰袋或冰帽,以减少脑细胞耗氧量。

(2)发病24~48小时避免搬动,保持环境安静,严格限制探视,避免各种刺激,保持情绪稳定。注意保暖,防止感冒咳嗽及用力排便,以免加重出血。

(3)给予吸氧,保持呼吸道通畅,有活动假牙者取出,舌后坠时用牙钳牵出,随时吸出口腔分泌物及痰液,必要时可行气管切开术。观察痰液的颜色、量及性质,防止坠积性肺炎的发生。

(4)严密观察患者神志、瞳孔及生命体征的变化,尤其注意呼吸频率、节律及形式,注意心率、心律的变化,并详细记录。

(5)保持水电解质及酸碱平衡,准确记录出入量,输液量及速度,严格遵医嘱用药。注意观察药物不良反应。

(6)加强大小便的护理,便秘者可用缓泻剂,尿潴留者应及时导尿,留置导尿者妥善固定尿管,并给予膀胱冲洗每日1~2次,防止泌尿系感染。

(7)注意安全防范,防止坠床。躁动者应给予保护性约束。患肢禁用热水袋,以免烫伤。保持床铺干燥、平整,每2小时翻身一次,使用气垫床,以预防压疮发生。

(8)脑疝的观察。如发现烦躁不安,频繁呕吐,意识障碍进行性加重,两侧瞳孔不等大,血压进行性升高,脉搏加快,呼吸不规则等脑疝前驱症状时,应及时通知医生进行抢救。

(9)上消化道出血的观察。应严密观察血压的变化。急性期还应注意观察患者有无呕血、便血。

每次鼻饲前要抽吸胃液,若胃液或大便呈咖啡色或黑色,应及时送检,协助医生处理。

(10)恢复期协助语言训练和肢体功能锻炼。长期卧床者应预防下肢静脉血栓的形成,抬高下肢20°~30°,指导患者主动屈伸下肢做趾屈和背屈运动。减少在患侧及下肢输血、输液。

(11)做好心理疏导,鼓励患者增强生活的勇气及信心,消除不良心理反应,积极配合治疗。

(五)护理评价

1. 患者未发生因意识障碍导致的误吸、窒息、感染和压疮等并发症。
2. 患者未发生脑疝及上消化道出血。

五、健康宣教

1. **疾病预防指导** 指导高血压病人避免使血压骤然升高的各种因素,如保持情绪稳定和心态平和,避免过分喜悦、愤怒、焦虑、恐惧、悲伤等不良心理和惊吓等刺激;建立健康的生活方式,保证充足睡眠,适当运动,避免体力或脑力过度劳累和突然用力;低盐、低脂、高蛋白、高维生素饮食;戒烟酒;养成定时排便的习惯,保持大便通畅。

2. **用药指导与病情监测** 告知病人和家属疾病的基本病因、主要危险因素和防治原则,如遵医嘱正确服用降压药物,维持血压稳定。教会病人及家属测量血压的方法和对疾病早期表现的识别,发现血压异常波动或无诱因的剧烈头痛、头晕、晕厥、肢体麻木、乏力或语言交流困难等症状,应及时就医。

3. **康复指导** 教会病人和家属自我护理的方法和康复训练技巧,如向健侧和患侧翻身训练、桥式运动等肢体功能训练及语言和感觉功能训练的方法;使病人和家属认识到坚持主动或被动康复训练的意义。

六、提问

1. 脑出血常用的护理诊断有哪些?
2. 脑出血患者的健康指导内容有哪些?

病例三 癫痫

一、查房的目的

掌握与癫痫相关的知识,掌握运用护理程序,为患者提供整体护理的工作方法,评价护理措施的落实情况,为患者提供优质服务,提升满意度。

二、疾病知识回顾

(一)定义

癫痫是大脑神经元突发性异常放电,导致短暂的大脑功能障碍的一种慢性疾病。而癫痫发作是指脑神经元异常和过度超同步化放电所造成的临床表现。

(二)病因及分类

1. **特发性癫痫** 也称原发性癫痫,多数病人在儿童和青春期首次发作,致病原因不明,可能与生理或环境改变及遗传因素有关。
2. **症状性癫痫** 由脑部器质性病变和代谢疾病所引起,占癫痫的大多数,各年龄组均可发病。
3. **隐源性癫痫** 临床表现为症状性癫痫,原因不明。

(三)临床表现及分类

部分发作

1. **单纯性** 无意识障碍,可分为运动,感觉,自主神经,精神症状性发作。

2. 复杂性　有意识障碍,可为起始的症状,也可由单纯部分性发作发展而来,并可伴有自动症等。

3. 部分性发作继发泛化　由部分性发作起始发展为全面性发作。

全身性发作　强直-阵挛,强直,阵挛,肌阵挛发作,失神,失张力发作。

(四)辅助检查　包括脑电图,动态脑电监护。

(五)诊断

完善和详尽的病史和发作时目击者的描述,临床表现有发作性、短暂性和间歇性特点,发作时伴有舌咬伤、跌倒和尿失禁等,脑电图检查有异常发现即可诊断。通过神经系统检查、生化检查、脑血管造影、CT 和 MRI 等,可进一步明确病因。

(六)治疗

目前仍以药物治疗为主。药物治疗应达到:控制发作或最大限度地减少发作次数;没有或只有轻微的不良反应;尽可能不影响病人的生活质量。

1. 病因治疗　有明确病因者首先进行病因治疗,如手术切除颅内肿瘤、药物治疗、寄生虫感染、纠正低血糖、低血钙等。

2. 发作时治疗　立即让病人就地平卧;保持呼吸道通畅,吸氧;防止外伤及其他并发症;应用地西泮及苯妥英钠预防再次发作。

3. 发作间歇期治疗　服用抗癫痫药物。

(1)药物治疗原则。①确定是否用药:半年内发作2次以上者,一经诊断即应用药;②尽可能单一用药:从单一药物开始,一种药物增加到最大剂量且已达到有效血药浓度而仍不能控制发作者再加第二种药物;③小剂量开始:剂量由小到大,逐渐增加至最低有效量;④正确选择药物:根据癫痫发作的类型、药物不良反应的大小等选择药物;⑤长期规律服药:控制发作后必须坚持长期服用药物,不可随意减量或停药。

(2)常用抗癫痫药物。常用抗癫痫药物包括卡马西平、苯妥英钠、丙戊酸、氯硝西泮、苯巴比妥、扑痫酮、拉莫三嗪、奥卡西平、左乙拉西坦、加巴喷丁等。强直性发作、部分性发作和部分性发作继发全面性发作首选卡马西平;全面强直-阵挛发作、典型失神、肌阵挛发作、阵挛性发作首选丙戊酸。

4. 癫痫持续状态的治疗　治疗目标为保持稳定的生命体征和进行心肺功能支持;终止持续状态的癫痫发作;减少发作对脑部的损害;寻找并尽可能去除病因和诱因;处理并发症,迅速控制发作是治疗的关键,否则可危及生命。

(1)控制发作。①首选地西泮10~20mg,以不超过2mg/分的速度静注,复发者可在30分钟内重复应用,或予地西泮100~200mg溶于5%葡萄糖盐水500ml,于12小时内缓慢静滴。

(2)其他治疗。①对症处理:保持呼吸道通畅,吸氧,必要时行气管切开,对病人进行心电、血压、呼吸、脑电的监测,定时进行血液生化、动脉血气分析等项目的检查;查找诱发癫痫持续状态的原因并进行治疗;②防治并发症:脑水肿者快速静脉滴注甘露醇;预防性应用抗生素控制感染;物理降温;纠正酸碱平衡失调和低血糖、低血钠、低血钙等代谢紊乱;加强营养支持治疗。

三、病例介绍

(一)典型病例

患者,男,16岁。间断抽搐2月余。于2月前无明显诱因出现抽搐,多于睡眠后发作,双下肢屈曲,双上肢外展,每次持续1~2秒,未予特殊诊治。近10天抽搐发作次数较前频繁,为进一步诊治收住院。发病以来患者精神食欲尚可,大小便正常,睡眠可。无明显智力及运动倒退现象。体格检查,T36.5℃,P120次/分,R30次/分,BP90/67mmHg。神志清楚,精神好,全身皮肤未见皮疹。脑电图示异常脑电图,醒睡各期可见全导高至极高波幅不规则慢波夹杂多量棘波、尖波、多棘波。

(二)阳性症状体征

患者于2月前无明显诱因出现抽搐,多于睡眠后发作,双下肢屈曲,双上肢外展,每次持续1~2秒,未予特殊诊治,近10天抽搐发作次数较前频繁。脑电图示异常脑电图,醒睡各期可见全导高至极高波幅不规则慢波夹杂多量棘波、尖波、多棘波。

四、护理

(一)护理评估

患者抽搐频繁发作,且无明显诱因。

(二)护理诊断

1. 有受伤的危险　与发作时意识突然丧失、抽搐发作有关。

2. 有窒息的危险

3. 有孤独的危险　与癫痫反复发作而不能正常生活有关。

4. 对疾病知识的缺乏

(三)护理目标

(1)病人未发生抽搐。

(2)能叙述癫痫发作的相关知识。

(3)感知功能得到相关改善。

(4)情绪稳定,能配合治疗和护理。

(5)病情变化及时发现和处理。

(四)护理措施

(1)一旦出现癫痫发作,不必惊慌,应立即将患者平卧、头偏向一侧,迅速松开衣领和裤带,将毛巾塞于上下牙齿之间,以免咬伤舌头,不可强行按压抽搐的身体,以免骨折及脱臼。如出现癫痫持续状态,应及时送医院治疗,尽快终止癫痫发作。

(2)发作已被控制,症状缓解,无精神异常者可适当活动与工作。但不宜从事高空、水上、炉旁,驾驶或高压电机房等危险性工作,不宜参加剧烈运动和重体力劳动。尽量避免诱发因素,如闪光、音乐、惊吓等;减少声光刺激,可使用窗帘、滤声器等;不去辐射或嘈杂场所,保持环境安静。

(3)发作较频繁者,应限制在室内活动,必要时卧床休息并加护栏,防止跌伤。如有发作先兆,应尽快找一安全地点平卧,并于上下齿间咬上纱布或手帕。平时随身携带疾病治疗卡,以利发作时及时得到抢救和治疗。

(4)坚持服药2~5年不间断,为防止遗忘,可于固定地方放置药物,并于每日固定时间服用。

(5)加强生活护理。生活应有规律,可适当从事一些轻体力劳动,但避免过度劳累、紧张等。饮食应给予富于营养和易消化的食物,多食清淡、含维生素高的蔬菜和水果,勿暴饮暴食。

(6)家庭护理及心理护理。家庭成员应经常给予关心、帮助、爱护,针对思想顾虑及时给予疏导,使其有一个良好的生活环境、愉快的心情、良好的情绪。

(7)癫痫持续状态护理。保持呼吸道通畅,吸氧,必要时行气管切开,对病人进行心电、血压、呼吸、脑电的监测,定时进行血液生化、动脉血气分析等项目的检查;查找诱发癫痫持续状态的原因并进行治疗。防治脑水肿发生;物理降温;加强营养支持治疗。

(五)护理评价

(1)病人病情得到缓解。
(2)感知功能得到改善。
(3)能积极配合治疗和护理,遵从指导。
(4)无并发症发生。

五、健康宣教

1. **疾病知识指导** 向病人和家属介绍疾病及其治疗的相关知识和自我护理方法。病人应充分休息,环境安静适宜,养成良好的生活习惯,注意劳逸结合。给予清淡饮食,少量多餐,避免辛辣刺激性食物,戒烟酒。告知病人避免劳累、睡眠不足、饥饿、饮酒、便秘、情绪激动、妊娠与分娩、强烈的声光刺激、惊吓、心算、阅读、书写、下棋、外耳道刺激、长时间看电视、洗浴等诱发因素。

2. **用药指导与病情监测** 告知病人遵医嘱坚持长期、规律用药,切忌突然停药、减药、漏服药及自行换药,尤其应防止在服药发作控制后不久自行停药。如药物减量后病情有反复或加重的迹象,应尽快就诊。告知病人坚持定期复查,首次服药后5~7天查抗癫痫药物的血药浓度,每3个月至半年复查1次;每月检查血常规和每季检查肝、肾功能,以动态观察抗癫痫药物的血药浓度和药物不良反应。当病人癫痫发作频繁或症状控制不理想,或出现发热、皮疹时应及时就诊。

3. **安全与婚育** 告知病人外出时随身携带写有姓名、年龄、所患疾病、住址、家人联系方式的信息卡。在病情未得到良好控制时,室外活动或外出就诊时应有家属陪伴,佩戴安全帽。病人不应从事攀高、游泳、驾驶等在发作时有可能危及自身和他人生命的工作。特发性癫痫且有家族史的女性病人,婚后不宜生育,双方均有癫痫,或一方有癫痫,有家族史者不宜结婚。

六、提问

1. 何谓癫痫持续状态?
2. 癫痫发作时如何保证患者安全?

病例四 帕金森病

一、查房的目的

掌握与帕金森病相关的知识,掌握运用护理程序,为患者提供整体护理的工作方法,评价护理措施的落实情况,为患者提供优质服务,提升满意度。

二、疾病知识回顾

(一)定义

帕金森病 又称震颤麻痹,是中老年人常见的神经系统疾病。以静止性震颤,运动迟缓,肌强直和姿势步态异常等为主要临床特征,男性稍多于女性。

(二)病因

1. **遗传** 约10%的病人有家族史,呈不完全外显的常染色体显性或隐性遗传。
2. **环境因素** 长期接触杀虫剂,除草剂或一些工业化学品等可能是发病的危险因素。
3. **年龄老化** 主要发生于老年人,40岁以前少见,提示老龄与发病有关。

(三)临床表现

1. **静止性震颤** 为首发症状,多由一侧上肢远端开始,手指呈节律性伸展和拇指对掌运动,如同"搓丸样"动作。

2. **肌强直** 表现为屈肌与伸肌张力同时增高,关节被动运动时始终保持阻力增高,称为"铅管样强直"。

3. 运动迟缓　病人随意动作减少,主动运动减慢,如面部表情呆滞,双眼凝视等。

4. 姿势步态异常　常见碎步,往前冲,愈走愈快,不能立刻停步。

(四)诊断

中年以后发病,进行性加重的静止性震颤、肌强直、运动迟缓和体位不稳等典型症状和体征,结合对多巴胺治疗敏感即可诊断。但必须与帕金森综合征鉴别。由于本病逐渐进展,若不及时诊治,可因严重肌强直和继发性关节僵硬等使病人长期卧床而并发肺炎、压疮等危及生命,故应早期诊断、及时治疗。

(五)治疗

1. 药物治疗　在疾病早期,药物可以很好地改善症状必须长期服用,一旦停止治疗,病情则会复发。

2. 增强DA功能　左旋多巴,卡比多巴,溴隐亭,金刚烷胺等。

3. 外科治疗　主要有神经核团细胞毁损手术与电刺激手术两种。

三、病例介绍

(一)典型病例

患者,男,65岁,主因"左侧肢体抖动、僵硬5年,累及右侧3年",门诊以帕金森病收入院。5年前无明显诱因出现左上肢远端不自主抖动,以安静状态下明显,紧张、激动时加重,平静放松后减轻,睡眠后消失;伴左侧肢体活动不灵活、僵硬。症状逐渐加重,波及左下肢。3年前右侧肢体亦出现上述症状。走路慢,小碎步,起床、迈步转身费力,呈弯腰驼背姿势,两侧症状不对称,逐年加重。无站立头晕、吞咽困难、饮水呛咳、大小便失禁、平衡障碍。口服药物可减轻上述症状,药效逐渐减退,药量逐渐增加,药物峰期可出现肢体不自主扭动表现,现口服美多巴250mg,每日3次,一天之中上述症状波动明显。查体:体温36.5℃,呼吸18次/分,脉搏76次/分。神清,面具脸,流涎较多、颜面躯干皮脂分泌增多。血压120/80mmHg;双眼各向活动无障碍;四肢肌力V级,肌肉无明显萎缩,肱二头肌、膝腱反射无明显亢进,双侧Hoffmann征、Babinski征阴性;指鼻准;双侧肢体静止性震颤,四肢肌张力高,呈齿轮样强直,左侧重于右侧。屈曲体态,慌张步态。

(二)阳性症状体征

患者走路慢,小碎步,起床迈步转身费力,呈弯腰驼背姿势,两侧症状不对称,逐年加重。无站立头晕、吞咽困难、饮水呛咳、大小便失禁、平衡障碍。口服美多巴可减轻上述症状,药效逐渐减退,药量逐渐增加,药物峰期可出现肢体不自主扭动表现。神清,面具脸,流涎较多、颜面躯干皮脂分泌增多,双侧肢体静止性震颤,四肢肌张力高,呈齿轮样强直,左侧重于右侧。屈曲体态,慌张步态。

四、护理

(一)护理评估

(1)左上肢远端不自主抖动且活动不灵活、僵硬。

(2)走路慢,小碎步,起床迈步转身费力。

(3)面具脸,流涎较多、颜面躯干皮脂分泌增多。

(二)护理诊断

1. 躯体移动障碍　与器质病变,椎体外系功能障碍有关。

2. 自我形象紊乱　与震颤,流涎,面肌强直等身体形象改变有关。

3. 自理缺陷　与语言和肢体功能障碍有关。

4. 营养失调　低于机体需要量,与吞咽困难有关。

(三)护理目标

(1)病人不适得到减轻。

(2)感知功能得到改善。

(3)情绪稳定,能配合治疗和护理。

(4)病情变化及时发现和处理。

(四)护理措施

(1)病室环境应保持整洁安静、舒适、光线充足、空气新鲜。

(2)注意休息,轻者可下地活动,重者应绝对卧床。

(3)饮食给予高热量、富含维生素、低脂、适量优质蛋白质的易消化饮食,少量多餐,多食新鲜蔬菜、水果。保持大便通畅。

(4)患者在进食、饮水时尽量保持坐位或半坐卧位,集中注意力,避免食物反流,及时吸出口腔反流物。如手颤严重可协助患者进食。吞咽困难者,在进食或饮水时有呛咳的危险,不要勉强进食,可改为鼻饲。

(5)密切观察病情变化,注意安全,防止伤害事故的发生。

(6)加强肢体功能锻炼,做肢体被动运动,鼓励主动运动。

(7)让患者了解常用药物种类、用法、服药注意事项、疗效和不良反应的观察与处理。

(8)护士应细心观察患者的心理反应,鼓励患者表达并注意倾听他们的心理感受,及时给予正确的信息和引导。

(9)生活有规律,坚持适当的运动和体育锻炼,保持心态平衡。

(五)护理评价

(1)患者病情得到缓解。

(2)患者感知功能得到改善。

(3)患者能积极配合相关治疗和护理,遵从医护人员的指导。

五、健康宣教

帕金森病为慢性进行性加重的疾病,后期常死于压疮、感染、外伤等并发症,应帮助病人及家属掌握疾病相关知识和自我护理方法,帮助分析和消除不利于个人及家庭应对的各种因素,制定切实可行的护理计划并督促落实。

1. 皮肤护理指导　病人因震颤和不自主运动,出汗多,易造成皮肤刺激和不舒适感,皮肤抵抗力降低,导致皮肤破损和继发皮肤感染,应勤洗勤换,保持皮肤卫生;中晚期病人因运动障碍,卧床时间增多,应勤翻身勤擦洗,防止局部皮肤受压和改善全身血液循环,预防压疮。

2. 活动与休息指导　鼓励病人维持和培养兴趣爱好,坚持适当的运动和体育锻炼,做力所能及的家务劳动等,可以延缓身体功能障碍的发生和发展,从而延长生命,提高生活质量。病人应树立信心,坚持主动运动,如散步、打太极拳等,保持关节活动的最大范围;加强日常生活动作训练,进食、洗漱、穿脱衣服等应尽量自理;卧床病人协助被动活动关节和按摩肢体,预防关节僵硬和肢体挛缩。

3. 安全指导　指导病人避免登高和操作高速运转的机器,不要单独使用煤气、热水器及锐利器械,防止受伤等意外;避免让病人进食带骨刺的食物和使用易碎的器皿;体位性低血压病人睡眠时应抬高床头,可穿弹力袜,避免快速坐起或下床活动,防止跌倒;外出时需人陪伴,尤其是精神智能障碍者其衣服口袋内要放置写有病人姓名、住址和联系电话的"安全卡片",或佩戴手腕识别牌,以防走失。

4. 照顾者指导　①本病为一种无法根治的疾病,病程长达数年或数十年,家庭成员身心疲惫,经济负担加重,容易产生无助感;医护人员应关心照顾患者及家属,倾听他们的感受,理解他们的处境,尽力帮他们解决困难、走出困境,以便给病人更好的家庭支持;②照顾者应关心体贴病人,协助进食、服药和日常生活的照顾;③督促病人遵医嘱正确服药,防止错服、漏服;④细心观察,积极预防并发症和及时识别病情变化;⑤当病人出现发热、外伤、骨折、吞咽困难或运动障碍、精神智能障碍加重时应及时就诊。

六、提问

1. 帕金森病的定义?
2. 帕金森病安全指导的内容有哪些?

病例五　三叉神经痛

一、查房的目的

掌握三叉神经痛相关的知识,掌握运用护理程序,为患者提供整体护理的工作方法,评价护理措施的落实情况,为患者提供优质服务,提升满意度。

二、疾病知识回顾

(一)定义

三叉神经痛是在面部三叉神经分布区内短暂的、反复发作的阵发性剧痛。

(二)病因及概况

三叉神经为混合性神经,含有躯体感觉和特殊内脏运动两种纤维。特殊内脏运动纤维始于三叉神经运动核,组成三叉神经运动根,经卵圆孔出颅,分布于咀嚼肌,它支配咀嚼运动,躯体感觉纤维的胞体位于三叉神经节(半月神经节)内。该节位于颞骨岩部尖端的三叉神经节压迹处,为两层硬脑膜所包裹;由假单极神经元组成,其中枢突聚集成粗大的三叉神经感觉根,由脑桥与脑桥臂交界处入脑,止于三叉神经脑桥核和三叉神经脊束核;其周围突组成三叉神经三条大的分支,称为眼神经、上颌神经和下颌神经,分别支配眼裂以上、眼裂和口裂之间、口裂以下的感觉和咀嚼肌收缩。三叉神经损害后可出现面部感觉和咀嚼运动的障碍。

(三)病理

神经节细胞消失,神经纤维脱髓鞘/髓鞘增厚,轴变细以及微血管压迫。

(四)临床表现

本病发病率1.8‰,多发生于中老年人,70%~80%病例发生于40岁以上,女性多于男性,为男性的2~3倍。大多为单侧,以三叉神经第2、3支发生率最高。三叉神经痛的发作常无预兆,疼痛历时数秒至数分钟。突发突止,间歇期正常。重者发作时在床上翻滚,并有自杀念头。每次发作时间由几秒钟到几分钟不等。在夜间发作减轻或停止。一般神经系统检查无阳性体征。疼痛呈电击样、刀割样、撕裂样或灼烧样剧痛。病人面、颌、舌部受机械性刺激,如说话、进食、洗脸、刷牙、剃须甚至微风拂面可诱发疼痛发作。严重时可伴同侧面部肌肉反射性抽搐,面部潮红,眼结膜充血,流泪或流涎。

(五)诊断

(1)疼痛部位为三叉神经或其某分支的分布区。

(2)多为突然发作的阵发性剧痛,不发作时绝大部分患者完全不痛,仅极少数患者仍有轻度疼痛。大多数患者有"扳机点",即触发点,刺激这些点可引起疼痛发作,但发作刚过去,再刺激"扳机点"则不引起发作。

(六)治疗

1. 药物治疗　因三叉神经痛类似于癫痫样电发放,故临床上用抗癫痫药物来治疗三叉神经痛。常用的药物为卡马西平及苯妥英钠。

(1)卡马西平。开始每次100mg,可逐渐加量至每次200mg。一般每日600mg,可止痛或疼痛明显减轻。如效果不佳可逐渐增至最大剂量400mg,每日2~4次,疼痛消失1~2周可逐渐减量、停药。主要不良反应为服药期间出现头痛、头晕、发困等,偶有过敏性皮疹。较严重的有复视、骨髓抑制、肝肾损害、血尿素氮偏高、抑郁症等。发生此类严重反应者极少,且为时甚短,往往和剂量有关,一旦停药便可恢复。在用药期间应检查血象(包括血小板和网织细胞)及肝、肾功能。

(2)苯妥英钠。一般每次100mg,3次/天,如效果不好可增量至每次200mg。不良反应为头晕、走路不稳、困乏,年轻者久服可致牙龈增生。一般疼痛消失一周后逐渐减量至停用。复发时再用仍有效,无效者改用卡马西平治疗。

2. 射频治疗　Kirschner半月神经节电凝法,其破坏程度不易控制,可产生角膜溃疡、咀嚼肌麻痹、眼球运动神经损伤、蛛网膜下腔出血、颞叶内血肿、颈内动脉损伤等严重合并症,甚至致昏迷、死亡。1974年,Sweet及Wepsic改用射频加热凝固的方法成功被推广。方法是CT导向,射频电极针插入,通电加热60℃~75℃,1分钟破坏传导痛觉的无髓鞘纤维Aδ及C纤维,保留传导触觉耐受更高温度的较粗Aα、Aβ有髓鞘纤维。疗效90%。适合于保守治疗失败者,特别是老年人或手术治疗后的复发者。复发率一般为21%~28%。

3. 手术治疗　一般保守治疗无效的严重患者,只要全身情况允许均可考虑手术治疗,将疼痛支的周围神经切断仅能保持数月疗效,因为周围神经的再生力强,神经切断数月后又可再生而疼痛复发。手术时将其远侧断端用血管钳夹住,扯出一段神经,即所谓神经撕脱术,可以延长疗效,但一般也不超过2年。目前临床上主要把神经撕脱术用于三叉神经第1支的眶上神经,可避免影响角膜反射。近年来治疗三叉神经痛的主要手术方法为乙状窦后进路三叉神经后根血管减压术及三叉神经感觉根部分的断切术。一次手术治愈率达85%~95%。

三、病例介绍

(一)典型病例

患者,男,38岁,门诊以"三叉神经痛"收住入院。主诉2年前,被当地医院诊断为左侧三叉神经痛,针灸治疗3月余无效,服用过中草药、卡马西平、丹珍头痛胶囊等均效果不显。得此病之前,若休息不好,会出现头痛症状,得此病后症状反而减轻。服用卡马西平,服用后疼痛略微好转,触及扳机点则疼痛难忍,可达10分钟之久,眼角以下麻木,眼角血管跳动,不触及扳机点不会疼痛。疼痛点主要在眼角,偶尔严重时,手轻抚头发就会有电击感觉,情绪激动时可直接引起疼痛。洗脸引起疼痛时,深吸气后放松,疼痛即可缓解。轻触扳机点,电击状疼痛时间短,一闪而过,扳机点主要是鼻梁。无相关疾病家族史。

(二)阳性症状体征

患者眼角以下麻木,眼角血管跳动,不触及扳机点不会疼痛。疼痛点主要在眼角,偶尔严重时,手轻抚头发就会有电击感觉,情绪激动时可直接引起疼痛。洗脸引起疼痛时,深吸气后放松,疼痛即可缓解。轻触扳机点,电击状疼痛时间短,一闪而过,扳机点主要是鼻梁。无相关疾病家族史。

四、护理

(一)护理评估

患者体壮,精神可,食欲佳,面色红润,恶寒,口渴喜热饮,心烦、急躁易怒,二便正常,舌体肥大,边有齿痕,苔白略厚。洗脸、刷牙、大笑、情绪激动时会引发疼痛,扳机点为上牙齿、鼻梁部,疼痛呈电击样,持续1、2秒。眼角下侧麻木,手指轻按眼角能感觉到血管跳动。

(二)护理诊断

1. 疼痛
2. 知识缺乏
3. 焦虑 与缺乏疾病相关知识有关。

(三)护理目标

(1)疼痛症状得到缓解。

(2)了解疾病相关知识。

(3)焦虑症状减轻。

(四)护理措施

(1)保持室内光线柔和,环境安静、安全。饮食宜清淡,保证营养,避免粗糙、干硬、辛辣食物,严重者予以流质饮食。

(2)疼痛的护理。观察患者疼痛的部位、性质,帮助患者了解疼痛的原因与诱因;指导放松、按摩疼痛部位等技巧,减轻疼痛;生活有规律,保证充分的休息。鼓励患者参加一些娱乐活动以减轻疼痛和消除紧张情绪;尽可能减少刺激因素如洗脸、刷牙、刮胡子、咀嚼等。

(3)用药护理。按时服药,将药物副作用向患者说明,使之配合。用卡马西平可致眩晕、嗜睡、恶心、步态不稳,多在数日后消失;偶有皮疹、白细胞减少,需停药。

(4)心理护理。由于咀嚼、哈欠、讲话等可诱发疼痛,以致患者不敢做这些动作,且出现焦虑、抑郁情绪,护理人员应及时予以疏导和支持。

(五)护理评价

(1)患者疼痛症状较前缓减,能简单讲述本病相关知识。

(2)患者通过对疾病相关知识的了解已改善焦虑症状,心情较好。

五、健康指导

帮助患者及家属掌握本病有关的治疗和训练方法。应进软食,禁食较硬的食物,洗脸、刷牙时动作轻柔,以免诱发疼痛。遵医嘱合理用药。

六、提问

1. 三叉神经痛如何治疗?
2. 三叉神经痛的临床表现?

病例六 面神经炎

一、查房的目的

掌握与面神经炎相关的知识,掌握运用护理程序,为患者提供整体护理的工作方法,评价护理措施的落实情况,为患者提供优质服务,提升满意度。

二、疾病知识回顾

(一)定义

面神经炎俗称"面瘫",多因面部受风寒(如迎风睡眠,电风扇对着一侧面部吹风过久),病毒感染(如带状疱疹,中耳炎等)和自主神经不稳致神经营养血管收缩缺血而毛细血管扩张,组织水肿压迫所致,也有脑外伤或面部术后引起。有中枢性面瘫和周围性面瘫之分,以周围性居多。

(二)病因及概况

本病常因面部受凉、血管痉挛、缺血、缺氧、血肿、面神经麻痹等诱发。

(三)临床表现

通常起病较急,数小时或1~3天内达到高峰,病初表现为麻痹侧耳后或下颌角后的疼痛。主要症状为一侧面部表情肌瘫痪,额纹消失,不能皱眉蹙额,眼裂不能闭合或闭合不全,病侧鼻唇沟变浅,口角下垂,露齿时口歪向健侧,鼓气或吹口哨时漏气,饮水漏水,严重时可伴有同侧舌前2/3味觉消失、听觉过敏、迎风流泪等。

(四)辅助检查,实验室检查

(1)血常规、血电解质。一般无特异性改变,起病时血象可稍偏高。

(2)血糖、免疫项目、脑脊液检查,如异常则有鉴别诊断意义。

(3)其他辅助检查。脑电图、眼底检查,颅底摄片,CT及MRI等检查。

(五)诊断

根据急性起病,临床表现为周围性面瘫,无其他神经系统体征,诊断为面神经炎。

(六)治疗

早期以改善局部血液循环,消除面神经的炎症和水肿为主,后期以促进神经机能恢复为其主要治疗原则。

1. 用药治疗　急性期口服强的松(20~30mg)或地塞米松(1.5~3.0mg/d),连续7~10天。

2. 改善微循环,减轻水肿　低分子右旋糖酐250~500ml,静滴,连续7~10天,亦可加用脱水利尿剂。

3. 神经营养代谢药物的应用　维生素B_1 50~100mg,维生素B_{12} 100μg,胞二磷胆碱250mg等。

4. 手术疗法　病后2年仍未恢复者可行面神经—副神经、面神经—舌下神经或面神经—膈神经吻合术,但疗效尚难肯定,宜在严重病例试用。严重面瘫病人可行整容手术。

三、病例介绍

(一)典型病例

患者,女,40岁,自诉晨起后左侧口角歪斜、眼睑闭合困难10天。10天前因口角歪斜,眼睑闭合困难,在医院诊为面神经炎。5天后无明显诱因出现眩晕,天旋地转,躺在床上不敢睁眼。无头痛、发热、耳鸣耳痛等症状。该患者既往体健,发育良好,无重要脏器急慢性疾病。生命体征平稳,神清,扶入病室。左侧面部口角歪斜,眼睑闭合无力,额纹变浅。无神经定位体征。患侧皮肤未见皮疹。辅助检查,头部CT未见异常。

(二)阳性症状体征

患者无明显诱因出现眩晕,天旋地转,躺在床上不敢睁眼。无头痛、发热、耳鸣耳痛等症。生命体征平稳,神清,扶入病室。左侧面部口角歪斜,眼睑闭合无力,额纹变浅。无神经定位体征。患侧皮肤未见皮疹。辅助检查,头部CT未见异常。

四、护理

(一)护理评估

患者口角歪斜,眼睑闭合困难,眩晕,天旋地转,躺在床上不敢睁眼。无头痛、发热、耳鸣耳痛等症状。

(二)护理诊断

1. 眩晕　与神经受损有关。
2. 自我形象紊乱
3. 知识缺乏
4. 焦虑　与缺乏疾病相关知识有关。

(三)护理目标

(1)眩晕症状得到缓解。

(2)了解疾病相关知识。

(3)焦虑症状减轻。

(四)护理措施

1. 心理护理　患者多为突然起病,难免会产生紧张、焦虑、恐惧的情绪,有的担心面容改变而羞于见人及治疗效果不好而留下后遗症,这时要根据患者不同的心理特征,耐心做好解释和安慰疏导工作,缓解其紧张情绪,针对患者的心理状态应采取安慰疏导,精神转移法,如听音乐,交谈等分散其注意力以减轻其焦虑情绪。面瘫后影响美观,给正常生活带来不便,要告诉患者容貌在治疗后可以恢复。鼓励患者谈感受,倾听他们的想法,给予安慰,使患者正确对待疾病,积极与医护配合,增强战胜疾病的信心。

2. 护眼　由于眼睑闭合不全或不能闭合,瞬目动作及角膜反射消失,角膜长期外露,易导致眼内感染,损害角膜,因此眼睛的保护非常重要,减少用眼,外出时戴墨镜保护,同时滴一些有润滑、消炎、营养作用的眼药水,睡觉时可戴眼罩或盖纱布块保护。

3. 局部护理　热敷祛风,以生姜末局部敷于面瘫侧,每日1/2小时;温湿毛巾热敷面部,每日2~3次,并于早晚自行按摩患侧,按摩时力度要适宜、部位准确;只要患侧面肌能运动就可自行对镜子做皱额、闭眼、吹口哨、示齿等动作,每个动作做2个八拍或4个八拍,每天2~3次,对于防止麻痹肌肉的萎缩及促进康复非常重要。此外,面瘫患者应注意不能用冷水洗脸,避免直接吹风,注意天气变化,及时添加衣物,防止感冒。

4. 安全护理　急性发作期应绝对卧床休息,切勿单独勉强起床活动,以免发生跌倒意外。应随时打起床档,以免坠床。上厕所应有家属陪伴。做好安全护理,保障病人的安全,提高医疗、护理质量。

(五)评价

患者能接受自我形象改变,积极配合治疗。头晕症状缓解。

五、健康宣教

(1)保证足够的睡眠,注意保暖,局部避免受寒吹风,必要时可戴口罩、眼罩防护。

(2)因眼睑闭合不全,灰尘容易侵入,每日点眼药水2~3次,以防感染。

(3)忌生冷、油腻、辛辣等刺激性食物,戒烟酒,多食新鲜蔬菜水果,增加维生素的摄入。

(4)尽早进行康复治疗,以防面瘫侧肌肉萎缩。

六、提问

1. 面神经炎的临床表现?
2. 面神经炎的护理要点有哪些?

病例七 重症肌无力

一、查房的目的

掌握重症肌无力相关的知识,掌握运用护理程序,为患者提供整体护理的工作方法,评价护理措施的落实情况,为患者提供优质服务,提升满意度。

二、疾病知识回顾

(一)定义

重症肌无力(MG)是一种由神经-肌肉接头处传递功能障碍所引起的自身免疫性疾病,临床主要表现为部分或全身骨骼肌无力和易疲劳,活动后症状加重,经休息后症状减轻。患病率为(77~150)/100万,年发病率为(4~11)/100万。女性患病率大于男性,约3:2,各年龄段均有发病,儿童1~5岁居多。

(二)病因及概况

重症肌无力的发病原因分两大类,一类是先天遗传性,极少见,与自身免疫无关;第二类是自身免疫性疾病,最常见。发病原因尚不明确,普遍认为与感染、药物、环境因素有关。同时重症肌无力患者中有65%~80%有胸腺增生,10%~20%伴发胸腺瘤。

(三)相关的解剖、生理、病理知识概要

大量研究发现重症肌无力患者神经肌肉接头处突触膜上乙酰胆碱受体(AchR)数目减少,受体部位存在抗AchR抗体且突触膜上有IgG和C3复合物沉积。

(四)临床表现

重症肌无力患者发病初期往往感到眼或肢体酸胀不适,或视物模糊,容易疲劳,天气炎热或月经来潮时疲乏加重。随着病情发展,骨骼肌明显疲乏无力,显著特点是肌无力于下午或傍晚劳累后加重,晨起或休息后减轻,此种现象称之为"晨轻暮重"。

1. 重症肌无力患者全身骨骼肌均可受累,可有如下症状

(1)眼皮下垂、视力模糊、复视、斜视、眼球转动不灵活。

(2)表情淡漠、苦笑面容、讲话大舌头、构音困难,常伴鼻音。

(3)咀嚼无力、饮水呛咳、吞咽困难。

(4)颈软、抬头困难,转颈、耸肩无力。

(5)抬臂、梳头、上楼梯、下蹲、上车困难。

2. 临床分型

(1)改良的Osseman分型法。①Ⅰ型眼肌型;②ⅡA型轻度全身型,四肢肌群常伴眼肌受累,无假性球麻痹的表现,即无咀嚼和吞咽困难构音不清;③ⅡB型四肢肌群常伴眼肌受累,有假性球麻痹的表现,多在半年内出现呼吸困难;④Ⅲ型(重度激进型)发病迅速,多由数周或数月发展到呼吸困难;⑤Ⅳ型(迟发重症型)多在2年左右由Ⅰ型、ⅡA型、ⅡB型演变;⑥Ⅴ型肌萎缩型,少见。

(2)肌无力危象。是指重症肌无力患者在病程中由于某种原因突然发生的病情急剧恶化,呼吸困难,危及生命的危重现象。根据不同的原因,MG危象通常分3种类型:①肌无力危象大多是由于疾病本身的发展所致,也可因感染、过度疲劳、精神刺激、月经、分娩、手术、外伤而诱发;临床

表现为患者的肌无力症状突然加重,出现吞咽和咳痰无力,呼吸困难,常伴烦躁不安,大汗淋漓等症状;②胆碱能危象,见于长期服用较大剂量的"溴吡斯的明"的患者,或一时服用过多,发生危象之前常先表现出恶心、呕吐、腹痛、腹泻、多汗、流泪、皮肤湿冷、口腔分泌物增多、肌束震颤以及情绪激动、焦虑等精神症状。③反拗危象,是"溴吡斯的明"的剂量未变,但突然对该药失效而出现了严重的呼吸困难,也可因感染、电解质紊乱或其他不明原因所致。

以上 3 种危象中肌无力危象最常见,其次为反拗危象,真正的胆碱能危象甚为罕见。

(五)辅助检查、实验室检查

1. 新斯的明试验　成年人一般用新斯的明 1~1.5mg 肌注,若注射后 10~15 分钟症状改善,30~60 分钟达到高峰,持续 2~3 小时,即为新斯的明试验阳性。

2. 胸腺 CT 和 MRI　可以发现胸腺增生或胸腺瘤,必要时应行强化扫描进一步明确。

3. 重复电刺激　重复神经电刺激为常用的具有确诊价值的检查方法。利用电极刺激运动神经,记录肌肉的反应电位振幅,若患者肌肉电位逐渐衰退,提示神经肌肉接头处病变的可能。

4. 单纤维肌电图　单纤维肌电图是较重复神经电刺激更为敏感的神经肌肉接头传导异常的检测手段。可以在重复神经电刺激和临床症状均正常时根据"颤抖"的增加而发现神经肌肉传导的异常,在所有肌无力检查中,灵敏度最高。

5. 乙酰胆碱受体抗体滴度的检测　乙酰胆碱受体抗体滴度的检测对重症肌无力的诊断具有特征性意义。80%~90%的全身型和 60%的眼肌型重症肌无力可以检测到血清乙酰胆碱受体抗体。抗体滴度的高低与临床症状的严重程度并不完全一致。

(六)诊断

1. 疲劳试验　在临床上又称 Jolly 试验,通过进行这种方式的诊断检查,能够发现受累部位的肌肉在反复活动后,出现肌无力的现象,并逐渐加重。

2. 脑部电脑断层扫描　通过这种诊断方法进行检查后,能够观察到胸腺部位的肿瘤,并且能够清楚地观察肿瘤的性状等,其患者年龄大多为 40 岁以上。

3. 神经重复频率刺激检查　这种诊断分为两种检查方式,低频检查是在 2~3Hz 以及 5Hz 的范围内,而高频检查则在 10Hz 以上。通过对尺神经、面神经以及腋神经的刺激,出现的电波幅度下降 10%以上的时候,则可判定为阳性。而停止服用新斯的明后,会出现假阳性。

4. 血、尿以及脑脊液常规检查　患者在进行这些检查的时候,没有出现异常情况。

5. 乙酰胆碱受体抗体滴度检测　重症肌无力的患者伴随全身性症状的时候,进行这种诊断检查能够发现大约有 85%~90%的患者呈阳性,而假阳性状况很难出现。

(七)治疗

1. 药物治疗

(1)胆碱酯酶抑制剂。是对症治疗的药物,治标不治本,不能单药长期应用,用药方法应从小剂量渐增。常用的有甲基硫酸新斯的明、溴吡斯的明。

(2)免疫抑制。常用的免疫抑制剂为①肾上腺皮质类固醇激素:强的松、甲基强的松龙等;②硫唑嘌呤;③环孢素 A;④环磷酸胺;⑤他克莫司。

(3)血浆置换。通过将患者血液中乙酰胆碱受体抗体去除的方式,暂时缓解重症肌无力患者的症状,如不辅助其他治疗方式,疗效不超过 2 个月。

(4)静脉注射免疫球蛋白。人类免疫球蛋白中含有多种抗体,可以中和自身抗体、调节免疫功能。其效果与血浆置换相当。

(5)中医药治疗。重症肌无力的中医治疗越来越受到重视。重症肌无力属"痿症"范畴。根据中医理论,在治疗上加用中医中药,可以减少免疫抑制剂带来的副作用,在重症肌无力的治疗上起着保驾护航的作用,而且有重建自身免疫功能之功效。

2.胸腺切除手术 患者90%以上有胸腺异常,胸腺切除是重症肌无力有效治疗手段之一。适用于在16~60岁发病的全身型、无手术禁忌证的重症肌无力患者,大多数患者在胸腺切除术后可获显著改善。合并胸腺瘤的患者占10%~15%,是胸腺切除术的绝对适应证。

三、病例介绍

(一)典型病例

患者,女,38岁,波动性双上睑下垂,视物成双,全身无力4年。查体:神志清楚,精神良好,言语清楚,步入病房,自主体位,查体合作。口角无歪斜,伸舌居中,未见舌肌萎缩,咽反射及软腭抬举正常。平视时双上睑下垂,左眼裂4mm,右眼裂3mm,上睑遮盖瞳孔上缘:左侧4/5,右侧几乎完全遮盖。双侧瞳孔等大等圆直径约2.5mm,对光反射灵敏。眼球活动良好,能持续眨眼32次,肌腱反射减弱,双侧病理征未引出。肌电图示双侧面神经低频重复衰减试验阳性。常规生化、血AchR-Ab、甲状腺激素,自身抗体、胸腺CT检查有待进一步诊断。

(二)阳性症状体征

患者神志清楚,精神良好,言语清楚,平视时双上睑下垂,左眼裂4mm,右眼裂3mm,上睑遮盖瞳孔上缘:左侧4/5,右侧几乎完全遮盖。双侧瞳孔等大等圆直径约2.5mm,对光反射灵敏。眼球活动良好,能持续眨眼32次,肌腱反射减弱,双侧病理征未引出。肌电图示双侧面神经低频重复衰减试验阳性。常规生化、血AchR-Ab、甲状腺激素,自身抗体、胸腺CT检查有待进一步诊断。

四、护理

(一)护理评估

(1)患者神志清楚,精神良好,言语清楚,步入病房,自主体位,查体合作。

(2)患者眼球活动良好,各方向未引出复视,肌腱反射减弱。

(二)护理诊断

1. 重症肌无力危象
2. 营养失调 与咀嚼肌、吞咽及易于疲劳有关。
3. 恐惧 与呼吸肌无力、呼吸肌麻痹、濒死感、害怕气管切开有关。
4. 生活自理缺陷 与运动障碍、语言障碍有关。

(三)护理目标

患者肌无力危象症状消失。帮助病人改善营养状况,维持正常生命体征所需。告知患者疾病相关知识,使其心理得到一定程度的改变。生活可以自理。

(四)护理措施

(1)保持呼吸道通畅,鼓励病人咳嗽和深呼吸,抬高床头,及时吸痰,清除口鼻分泌物,必要时用祛痰药。重症者必要时进行气管切开和人工辅助呼吸。

(2)病情监测,注意呼吸节律和频率改变。

(3)指导病人进食高蛋白、高维生素、高热量、富含钾、钙的软食或半流食,避免干燥和粗糙食物。进餐时尽量取坐位,服药后15~30分钟进餐,餐前充分休息。给病人创造安静的进餐环境,不要催促病人,鼓励病人少食慢咽。进餐过程中,如感疲劳可休息片刻再进食。

(4)疾病相关知识宣教,让病人了解疾病发生、发展的相关原因,避免造成恐惧。指导家属加强关怀,增加家庭支持系统的效果。建立良好的护患关系,保持病室舒适、安静、整洁。

（5）指导病人充分休息,避免疲劳。活动宜选择清晨、休息后,并以省力、自我不感到疲劳为原则调节活动量。协助做好洗漱、进食、穿衣、个人卫生等生活护理。保持口腔清洁。防止外伤。进行有效沟通,倾听病人心声。

（五）评价
病人呼吸基本恢复正常。能够合理地安排、进行饮食,情绪基本稳定,能够积极配合治疗。生活基本能够自理,体现生命的价值。

五、健康宣教
（1）告知患者保持良好的生活习惯,避免过度疲劳、情绪激动、感冒、寒冷、感染等诱因。
（2）嘱患者严格按医嘱用药,防止复发。
（3）女性患者首次发作后,2年内避免妊娠。
（4）指导患者肢体功能康复训练。
（5）嘱咐患者定期复查。告知患者如出现感染症状、活动障碍、视力障碍加重或病情恶化时,及时就医。

六、提问
1. 重症肌无力患者饮食方面需要注意什么?
2. 重症肌无力患者的护理措施?

病例八 周期性瘫痪

一、查房的目的
掌握与周期性瘫痪相关的知识,掌握运用护理程序,为患者提供整体护理的工作方法,评价护理措施的落实情况,为患者提供优质服务,提升满意度。

二、疾病知识回顾

（一）定义
周期性瘫痪也称为周期性麻痹,是指反复发作性的骨骼肌弛缓性瘫痪为主要表现的一组肌病。发作时大多伴有血清钾的异常改变,根据血清钾含量的变化分为低钾型、正钾型和高钾型三种。临床上以低钾型周期性瘫痪占绝大多数,正钾型和高钾型周期性瘫痪少见。

（二）病因及概况
按病因可分为原发性和继发性两类。原发性系指发病机制尚不明了和具有遗传性者;继发性则是继发于其他疾病引起的血钾改变而致病者,见于甲状腺功能亢进、原发性醛固酮增多症、17-α-羟化酶缺乏和钡剂中毒等。

（三）相关的解剖、生理、病理知识概要
偏瘫又叫半身不遂,是指一侧上下肢、面肌和舌肌下部的运动障碍,它是急性脑血管病的一个常见症状。轻度偏瘫病人虽然尚能活动,但走起路来往往上肢屈曲,下肢伸直,瘫痪的下肢走一步划半个圈,这种特殊的走路姿势叫作偏瘫步态。严重者常卧床不起,丧失生活能力。按照偏瘫的程度,可分为轻瘫、不完全性瘫痪和全瘫。轻瘫表现为肌力减弱,4~5级,一般不影响日常生活。不完全性瘫较轻瘫重,范围较大,肌力2~4级。全瘫肌力0~1级,瘫痪肢体完全不能活动。

（四）临床表现
1. 低血钾型周期性瘫痪　任何年龄均可发病,以青壮年(20~40岁)发病居多,男多于女,随年

龄增长而发病次数减少。饱餐（尤其是碳水化合物进食过多）、酗酒、剧烈运动、过劳、寒冷或情绪紧张等均可诱发。多在夜间或清晨醒来时发病，表现为四肢弛缓性瘫痪，程度可轻可重，肌无力常由双下肢开始，后延及双上肢，两侧对称，近端较重；肌张力减低，腱反射减弱或消失。患者神志清楚，构音正常，头面部肌肉很少受累，二便功能正常，但严重病例可累及膈肌、呼吸肌、心肌等，甚至可造成死亡。发作一般持续 6~24 小时，或 1~2 天，个别病例可持续一周。最晚瘫痪的肌肉往往先恢复。发作间期一切正常；发作频率不等，可数周或数月 1 次，个别病例发作频繁，甚至每天均有发作，也有数年 1 次或终生仅发作 1 次者。40 岁以后发病逐渐减少，直至停发。

2. 高血钾型周期性瘫痪　较少见，有遗传史，童年起病，常因寒冷或服钾盐诱发，白天发病。发作期钾离子自肌肉进入血浆，因而血钾升高，可达 5~7mmol/L。也以下肢近端较重，持续时间较短，不足一小时，一日多次或一年一次。部分患者发作时可有强直体征，累及颜面和手部，因而面部"强直"，眼半合，手肌僵硬，手指屈曲和外展。进食、一般活动、静注钙剂、胰岛素或肾上腺素均可终止发作。事先给予能增加钾排泄的醋氮酰胺及双氢克尿塞等利尿剂可预防发作。

3. 正常血钾型周期性瘫痪　很少见，发作前常有极度嗜盐，烦渴等表现。其症状表现类似低血钾周期性瘫痪，但持续时间大都在 10 天以上；又类似高血钾型周期性瘫痪，给予钾盐可诱发。但与二者不同之处为发作期间血钾浓度正常，给予氯化钠可使肌无力减轻，若减少食盐量可诱致临床发作。

（五）辅助检查、实验室检查

（1）发病时血清钾降低，低血钾型周期性瘫痪；发病时血清钾升高，可达 5~7mmol/L，高血钾型周期性瘫痪；或血钾正常，正常血钾型周期性瘫痪。

（2）低血钾型周期性瘫痪发作时，心电图上常有低血钾改变如 QT 间期延长、S-T 段下降、T 波降低、U 波明显且常与 T 波融合，其低钾的表现常比血清钾降低为早。高血钾型周期性瘫痪发作时，心电图改变，初始 T 波增高，QT 间期延长，以后逐渐出现 R 波降低，S 波增深，ST 段下降，P-R 间期及 QRS 时间延长。

（六）诊断

根据患者间歇性肌无力发作的特点，结合发作时腱反射、血清钾浓度及心电图改变，可诊断。

（七）治疗

1. 低钾型周期性瘫痪　发作时成人一次口服或鼻饲氯化钾。对有呼吸肌麻痹者，应及时给予人工呼吸，吸痰、给氧。心律失常者可应用 10%氯化钾、胰岛素加 5%葡萄糖液静脉滴入。但禁用洋地黄类药物。发作间歇期的治疗：发作较频繁者，可长期口服氯化钾。如并有甲状腺功能亢进或肾上腺皮质肿物者，应进行相应的药物或外科手术治疗。尚须警惕个别患者仍有心律不齐，治疗困难，且可因室性心动过速猝死。平时应避免过劳、过饱和受寒等诱因。

2. 高钾型周期性瘫痪　发作时可选用：①10%葡萄糖酸钙静注，因钙离子可直接对抗高血钾对心脏的毒性作用；②胰岛素加入葡萄糖溶液内静滴；③4%碳酸氢钠溶液静滴；④醋氮酰胺或双氢克尿塞。间歇期应控制钾盐的摄入，主要是易被忽视的钾来源，如钾盐青霉素及一周以上的库存血等。平时经常摄食高盐、高碳水化合物饮食。

3. 正钾型周期性瘫痪　发作期可用生理盐水或 5%葡萄糖盐水静脉滴注，并尽量服用食盐，服用排钾潴钠类药物如醋氮酰胺或激素。但排钾过多又可从本型转化为低钾型周期性瘫痪，应引起重视。平时应服用高盐高糖饮食，发作频繁者可适当服用排钾潴钠类药物，以预防或减少其发作。

三、病例介绍

(一)典型病例

患者,女,50岁,因"右侧肢体乏力,颤抖伴小便失禁1天"入院。自诉1天前无明显诱因出现右侧肢体乏力,颤抖伴小便失禁。主要表现为右侧上下肢体乏力,右上肢不自主颤抖,吞咽困难,小便失禁,头昏不适,无神志不清,无头痛呕吐,偶有咳痰流涕,随来我院诊治。头颅CT示双侧基底节区多发性脑梗死改变。胸部CT示肺气肿伴双肺感染征象,右肺中叶不张。查体神清神萎,面色少华,步态不稳,扶入病房,颈软,口角左歪,伸舌右偏,咽部略充血,桶状胸,双肺呼吸音稍粗,可闻及散在少许湿啰音。测 T36.3℃,P62次/分,R18次/分,BP144/64mmHg;神经系统检查示右侧上肢肌力Ⅲ级,右下肢肌力Ⅲ级,肌张力不高,病理征(—),既往糖尿病史10年余。

(二)阳性症状体征

患者右侧上下肢体乏力,右上肢不自主颤抖,吞咽困难,小便失禁,头昏不适,头颅CT示双侧基底节多发性脑梗死改变。胸部CT示肺气肿伴双肺感染征象,右肺中叶不张。查体神清神萎,面色少华,步态不稳,扶入病房,颈软,口角左歪,伸舌右偏,咽部略充血,桶状胸,双肺呼吸音稍粗,可闻及散在少许湿啰音。

四、护理

(一)护理评估

患者属城镇居民,家中经济条件较好,子女孝顺,家属渴望治愈患者的愿望非常强烈,患者对所患疾病的预后非常担忧,对护理工作要求高。但患者年龄大,病情重。

(二)护理诊断

1. 躯体移动障碍　与脑血栓损伤神经引起偏瘫、肢体无力、颤抖有关。
2. 排尿异常　与小便失禁有关。
3. 营养失调　与摄入困难有关。
4. 皮肤受损的危险　与长期卧床有关。
5. 低效性呼吸形态　与肺通气/肺换气功能障碍有关。
6. 坠床的危险　与肢体乏力颤抖有关。
7. 知识缺乏　与对疾病不了解有关。

(三)护理目标

(1)患者躯体活动能力增强。
(2)排尿得到改善。
(3)营养状态良好。
(4)无皮肤受损、压疮、坠床及窒息出现。
(5)对疾病有一定了解。

(四)护理措施

(1)病室要清洁,安静,光线柔和,空气新鲜。病人精神愉快可促进新陈代谢,增强食欲及器官功能。

(2)供给足够的水分,饮食宜清淡易消化,低脂、高蛋白、高维生素饮食,对胃肠功能低下者注意少食多餐,提高每餐质量,必要时鼻饲饮食,做好口腔清洁护理。

(3)做好会阴部的护理,每次便后用温水清洗干净,擦干并扑上爽身粉。

(4)皮肤护理。患者运动、感觉障碍,局部血液循环差,应保持床铺平整干燥,每1~2小时翻身,拍背，按摩受压部位，可用红花酒按摩。

(5)保持呼吸道通畅。该病人意识清楚，翻身拍背同时鼓励咳痰，可配合雾化吸入，预防肺炎发生。

(6)注意保暖，防止受凉。注意防止烫伤发生。

(7)注意观察病人瘫痪肢体力量是否逐渐变小或完全不能活动，精神状态如何，如发现病人嗜睡、精神萎靡，要立即通知医生。

(五)评价

患者及家属对疾病有一定的认识，能讲述该疾病的预后及康复锻炼知识。心态平和、乐观、积极配合治疗。住院期间皮肤完好无损，无压疮、坠床发生。无低血糖发生，血糖控制良好。

五、健康宣教

(1)平时少食多餐，低胆固醇，低盐饮食，适量碳水化合物、丰富维生素饮食，避免过饱、受寒、酗酒、过劳等。多吃黑木耳、豆腐、豆干、西红柿、芹菜等。吞咽困难是由于吞咽的肌肉瘫痪引起，注意不能勉强病人进食水或药物，对轻型病人让其进食黏稠食物，避免过稀过干的食物，这样易被吞下，口服药物如无禁忌，可研碎后伴在食物里。

(2)应注意预防瘫痪导致的坠床、窒息、肺部或尿路感染，以及心动过速、心律紊乱。如为继发因素所致的瘫痪，应积极治疗原发病。

(3)休息活动指导 急性期卧床休息，应取平卧位，注意保持瘫痪肢体功能位，主动运动患肢。

(4)用药后注意观察病人的血糖，严格胰岛素注射要求。定期检查肾功能，注意用药是否有过敏反应。

六、提问

1. 周期性瘫痪的临床表现？
2. 周期性瘫痪的护理要点？

(韩 雪)

第三部分 外科疾病

第一章 普通外科疾病

病例一 甲状腺癌

一、查房的目的

通过护理查房,学习如何运用护理程序对该疾病患者进行护理。通过相互讨论与学习,进一步完善护理问题,提出预防性护理措施,防止有危险的护理问题和并发症的发生,为患者创造更好的康复条件,提高护理人员的理论水平。

二、疾病知识回顾

(一)定义

甲状腺癌是头颈部常见的恶性肿瘤,女性发病率高于男性,症状为颈前正中肿块,随吞咽活动,部分病人还有声音嘶哑吞咽困难和呼吸困难。

(二)病因及发病机制

1. **碘与甲状腺癌** 碘是人体必需的微量元素,碘缺乏导致甲状腺激素合成减少,促甲状腺激素(TSH)水平增高,刺激甲状腺滤泡增生肥大,发生甲状腺肿大。

2. **放射线与甲状腺癌** X线促使动物发生甲状腺癌,细胞核变形,甲状腺素的合成减少,导致癌变。

3. **促甲状腺激素慢性刺激与甲状腺癌** 甲状腺滤泡高度分化,有聚碘和合成甲状腺球蛋白的功能,促甲状腺激素(TSH)还通过环磷酸腺苷(cAMP)介导的信号传导途径调节甲状腺滤泡细胞的生长,可能发生甲状腺癌。

4. **雌激素与甲状腺癌** 雌激素分泌增加与青年人甲状腺癌的发生有关。

5. **其他甲状腺疾病与甲状腺癌** ①结节性甲状腺肿;②甲状腺增生;③甲状腺腺瘤;④慢性淋巴性甲状腺炎。

(三)相关病理知识

甲状腺癌病理上可分为滤泡状腺瘤和乳头状囊性腺瘤两种。前者较常见,切面呈淡黄色或深红色,具有完整的包膜;后者较前者少见,特点为乳头状突起形成。患者多为女性,年龄常在40岁以下,一般均为甲状腺体内的单发结节,多发者少见。瘤体呈圆形或椭圆形,局限于一侧腺体内,质地较周围甲状腺组织稍硬,表面光滑,边界清楚,无压痛,随吞咽上下活动,生长缓慢,大部分患者无症状。乳头状囊腺瘤有时可因囊壁血管破裂而发生囊内出血,此时,肿瘤体积可在短期内迅速增大,局部有胀痛感。

(四)临床表现

1. 症状　肿块增长明显,伴有侵犯周围组织,产生声音嘶哑、呼吸吞咽困难。
2. 体征　甲状腺内发现肿块,质地硬而固定,表面不平,肿块在吞咽时上下活动性小。

(五)辅助检查

1. 放射性 I^{131} 或 99mTc　为冷结性,边缘一般较模糊。
2. B超检查　可发现甲状腺肿块,伴囊内出血时提示囊性变。
3. 细针穿刺细胞学检查　治疗的正确率高达80%以上。

(六)诊断

根据临床表现、转移灶症状及辅助检查即可诊断。

(七)治疗

1. I^{131} 治疗　由于分化型甲状腺癌细胞有摄碘功能,因此,病灶可以聚集 I^{131},通过辐射生物效应发挥作用。
2. 促甲状腺激素治疗　甲状腺癌做次全切除术或全切术者应终身服用甲状腺素片,以预防甲状腺功能减退及抑制TSH,乳头状癌和滤泡状癌均有TSH受体,TSH通过其受体能影响甲状腺癌的生长。
3. 手术治疗　首选手术治疗,手术范围和疗效与肿瘤的病理类型有关。

三、病例介绍

(一)典型病例

王某,女,48岁,已婚,汉族。患者入院前2月检查发现左颈部无痛性肿块,大小约 3.0×2.0cm,随吞咽上下活动,肿块无压痛,无吞咽困难等不适,无发热、多汗;无多食、易饥,无体重下降,无声嘶、饮水呛咳等症状。来院门诊就诊,颈部B超提示左侧甲状腺实性团块伴钙化,性质待定。为行手术治疗,门诊收住入院。

(二)患者的阳性症状、体征

查体:T36.2℃,P88次/分,R20次/分,BP120/70mmHg。患者颈软,器官居中,颈静脉无怒张,颈动脉搏动无异常。左侧颈部略饱满,偏狭部可触一肿块,位置较高,距胸骨上凹约7cm。肿块大小约3.0×2.0cm,质地硬,边界不清,表面高低不平,活动差,可触及同侧颈部转移的肿大淋巴结。

入院后完成术前准备如下:①颈部胸部X线拍片,观察气管有无移位、受压、有无肺转移;②查心电图、B超,了解心、肝、肾等重要器官情况,判断有无手术禁忌证;③术前穿刺病理为左侧甲状腺乳头状腺癌;④术晨特殊准备:备负压吸引装置,沙袋和气管切开盘。患者在全麻下行左侧甲状腺及狭部全切+右侧甲状腺次全切除术。术后患者局部伤口无渗血,引流管通畅。无呼吸困难、窒息及喉返神经、喉上神经损伤等并发症。患者术后恢复良好,伤口愈合好。

四、护理

(一)护理评估

1. 症状和身体评估

(1)患者左侧颈部略饱满,偏狭部可触一肿块,位置较高,距胸骨上凹约7cm,肿块大小约3.0cm×2.0cm,患者无声音嘶哑,吞咽困难。

(2)身体评估。T36.2℃,P88次/分,R20次/分,BP120/70mmHg。左侧胸廓塌陷,左肺下部闻及固定而持久的湿罗音。

(3)辅助检查。甲状腺同位素扫描,提示冷结节。

2. 心理社会状况 由于发病急骤，病人及家属缺乏应对疾病的心理准备，表现为焦虑不安、不知所措，产生恐惧心理。

(二)护理诊断

1. 活动无耐力 与蛋白质分解增加，肌无力有关。

2. 营养失调，低于机体需要量 与代谢率增高导致代谢大于摄入有关。

3. 自我形象紊乱 与甲状腺肿大有关。

(三)护理目标

(1)保证患者营养充足。

(2)使患者了解并掌握疾病相关知识，树立知识战胜疾病的信心。

(3)预防呼吸困难、窒息等并发症的发生。

(四)护理措施

1. 一般护理

(1)饮食。提供高热量、高蛋白、富含维生素饮食，少食多餐。

(2)避免各种刺激。保持病室安静，避免强光和噪声等刺激，注意休息。

2. 疾病观察 密切观察生命体征，伤口有无渗血，有无声音异常及饮水呛咳，有无呼吸困难、窒息。

3. 症状护理 保持皮肤清洁舒适。

4. 药物护理 遵医嘱用药，并注意观察药物的疗效和副作用，警惕粒细胞减少，定期复查血象，在用药第一个月，每周查一次白细胞，一月后每两周查一次白细胞，需长期用药，嘱病人不要自行变更药物剂量或停药。

(五)评价

(1)活动正常。

(2)无营养失调。

(3)无并发症发生。

五、健康教育

(1)宣教甲状腺癌的疾病知识，用药知识，饮食要求，合理安排休息与活动，避免各种应激事件，保持情绪稳定。患者及其家属还应掌握甲亢危象及其诱因和表现，以便尽早采取措施。

(2)功能锻炼。颈部淋巴清扫术后，患者斜方肌受到不同程度的损伤。因此，切口愈合后应开始肩关节和颈部的功能锻炼，保持患肢高于健侧，以纠正肩下垂，功能锻炼至少保持至出院后3个月。学会自我保健，定时用自己的示指、中指、环指的指尖平摸颈部，若发现有凹凸不平，肿块等，应立即就诊。

六、提问

1. 甲状腺腺癌的主要护理措施是什么？

2. 患者出院时应该如何进行出院指导？

病例二 脾破裂

一、查房的目的

通过护理查房，学习如何运用护理程序对该疾病患者进行护理。通过相互讨论与学习，进一步完善护理问题，提出预防性护理措施，防止有危险的护理问题和并发症的发生，为患者创造更好的康复条件,提高护理人员的理论水平。

二、疾病知识回顾

(一)定义

脾脏是最易受损的实质性脏器,腹部钝挫伤脾破裂占腹内脏器伤的第一位。有疟疾、黑热病、日本血吸虫病、伤寒的脾肿大病人更易受伤。大多数为被膜和实质同时破裂,少数受伤时被膜未破仅有实质破裂,以后脾被膜破裂内出血称延迟性破裂。

(二)分类

1. 中央破裂　为脾实质的内部破裂,可在脾髓内形成血肿,致脾脏在短期内明显增大。

2. 包膜下破裂　为被膜下的脾实质破裂出血,由于被膜仍保持完整,故血液积聚在包膜下形成血肿,而暂时可以不发生内出血的现象。

3. 真性破裂　最常见,系脾脏被膜与实质同时破裂,发生腹腔内大出血。

(三)相关病理知识

脾脏是腹腔内的实质性脏器。具有储蓄、造血、滤血等生理功能。脾脏是腹腔内脏器中最容易受伤的器官,脾损伤占各种腹部损伤的40%~50%,在腹部闭合性损伤中居首位。外伤暴力很容易使其破裂引起内出血。

(四)临床表现

1. 症状　腹痛以左上腹为主,逐渐延及下腹,持续性疼痛,部分患者伴左肩部疼痛。腹膜刺激征,压痛以左上腹为主,有轻度肌紧张和明显反跳痛。

2. 体征　如口渴、心慌、心悸、耳鸣、四肢无力、呼吸急促、血压下降、神志不清等,严重者可于短期内因出血过多、循环衰竭而死亡。

(五)辅助检查

(1)实验室检查。红细胞计数、血红蛋白呈进行性下降趋势,而白细胞计数可稍增高。

(2)腹部B超示。腹腔积液、脾破裂。诊断性左下腹腹腔穿刺抽出不凝固血液。

(3)CT检查。发现脾包膜下血肿和脾实质损伤的准确性很高。

(4)其他影像学检查。选择性腹腔动脉造影、放射性核素检查。

(六)诊断

1. B超检查　可发现腹腔内积液,脾脏增大,尤其对被膜下脾破裂能及时做出诊断,是首选的检查方法。

2. 诊断性腹腔穿刺术　疑有脾破裂时,可在左下腹做穿刺,如抽出不凝血,结合病史可诊断。

3. 选择性腹腔动脉造影　能显示脾脏受损动脉和实质的部位以确诊为脾破裂。

(七)治疗

1. 非手术治疗　脾破裂Ⅰ级或Ⅱ级,腹腔内少量积血。

2. 手术治疗　①生物胶粘合止血术;②单纯缝扎止血术;③脾部分切除术;④脾缝补加脾动脉结扎术;⑤全脾切除术。

三、病例介绍

(一)典型病例

患者,男性,52岁,外伤后伴腹痛2小时。患者车祸致上腹部胀痛伴心慌、乏力,急诊入院。来院后即行血常规、B超检查,腹腔穿刺抽出新鲜血性液体,确诊为脾破裂。

(二)患者的阳性症状、体征

查体:T35℃,P134次/分,R26次/分,BP79/50mmHg。

实验室检查:血红蛋白6.3g/L,红细胞计数$1.94×10^{12}$/L。B超提示脾脏包膜不完整,腹腔明显积液。

胸部X线示:双肺纹理增粗,未见明显胸腔积液。

腹部B超示:腹腔积液、脾破裂。

入院诊断:失血性休克、脾破裂。

入院后完善术前准备,急诊全麻下行脾切除术、腹腔冲洗引流术。麻醉满意,手术顺利。左上腹部经腹直肌探查切口,留置脾窝引流管、胃管及导尿管。

四、护理

(一)护理评估

1. 症状和身体评估

(1)症状。腹部膨隆,压痛、反跳痛明显,腹肌紧张。

(2)身体评估。T35℃,P134次/分,R26次/分,BP79/50mmHg。

(3)实验室检查。血红蛋白6.3g/L,红细胞计数$1.94×10^{12}$/L。B超提示脾脏包膜不完整,腹腔明显积液。

(4)胸部X线示。双肺纹理增粗,未见明显胸腔积液。

2. 健康史　既往体健,否认肝炎、结核病史,否认高血压病、糖尿病病史,无吸烟、酗酒史。

3. 心理社会状况　由于发病急骤,病人及家属缺乏应对疾病的心理准备,表现为焦虑不安、不知所措,产生恐惧心理。

(二)护理诊断

1. 体液不足　与腹腔内出血及禁食有关。

2. 恐惧　与意外损伤的打击和担心预后有关。

3. 疼痛　与手术创伤及腹部组织损伤有关。

4. 潜在并发症　出血、感染、血栓形成。

(三)护理目标

(1)体液平衡,生命体征正常。

(2)病人了解相关疾病知识,积极配合治疗。

(3)腹痛缓解。

(4)预防并发症的发生。

(四)护理措施

1. 术前护理

(1)休息与活动。绝对卧床休息。

(2)饮食。禁食水,留置胃管及尿管。

(3)建立静脉通道、补液、备血、吸氧,严密观察病情变化。

2. 术后护理

(1)术后应去枕平卧6小时,头偏向一侧,防止呕吐物吸入气管引起窒息。严密监测生命体征,给予心电监护、吸氧,观察患者的意识、面色。

(2)保持胃管、导尿管和腹腔引流管通畅,妥善固定,防止脱落,注意引流物的量及性状的变化,若引流管引流出大量的新鲜血性液体,提示活动性出血,及时报告医生。

3. 用药护理　遵医嘱应用抗生素,NS250ml+头孢曲松 2g ivgtt qd,连续使用 3 天。

4. 心理护理　患者遭受意外、创伤、失血的侵袭之后,往往处于紧张状态,常有恐惧、急躁、绝望,同时担心手术能否成功,加重心理负担。因此,对清醒患者要有耐心做好心理安慰,让患者知道手术的目的、意义及手术效果,消除紧张、恐惧心理,还要尽快通知家属并取得同意以及配合。

(五)评价

(1)体液充足,未发生酸碱失衡及电解质紊乱。

(2)掌握相关疾病知识,积极配合治疗。

(3)无并发症发生。

五、健康指导

(1)患者住院治疗 2 周后出院,出院时复查 CT 和 B 超,嘱患者 1 个月后复查 B 超。

(2)嘱患者若出现头晕、腹胀、腹痛等不适,应立即停止活动并平卧,及时到医院就诊。

(3)注意休息,1~3 个月不能参加重体力劳动,避免外伤及剧烈活动。

(4)保持排便通畅,避免增加腹压,预防感冒,避免剧烈咳嗽。

六、提问

1. 脾破裂分为几类?

2. 脾破裂术后观察的要点?

病例三　胃癌

一、查房的目的

通过护理查房,学习如何运用护理程序对该疾病患者进行护理。通过相互讨论与学习,进一步完善护理问题,提出预防性护理措施,防止有危险的护理问题和并发症的发生,为患者创造更好的康复条件,提高护理人员的理论水平。

二、疾病知识回顾

(一)定义

胃癌起源于胃壁最表层的黏膜上皮细胞,可发生于胃的各个部位(胃窦幽门区最多、胃底贲门区次之、胃体部略少),癌细胞可侵犯胃壁的不同深度和广度而引起病变。

(二)病因及发病机制

1. 地域环境与饮食因素　我国西北与东部沿海地区胃癌发病率明显高于南方地区,经常食用熏烤、盐腌食品的人群,胃远端癌发病率高,与食品中亚硝酸盐、毒素等致癌物质或潜在致癌物含量高有关,吸烟者的胃癌发病危险较不吸烟者高 50%。

2. 幽门螺杆菌感染　幽门螺杆菌能促使硝酸盐转化为亚硝酸盐及亚硝酸胺而致癌,是引发胃癌的主要原因之一。

3. 癌前病变　胃息肉、慢性萎缩性胃炎及胃部分切除后的残胃,这些病变都有可能伴有不同程度的慢性炎症过程,时间长了有可能转变为癌。

4. 遗传和基因　与胃癌患者有血缘关系的亲属,胃癌发病率高于正常人的 4 倍。

(三)分类

胃癌好发于胃窦部,胃癌的大体类型分为早期胃癌和进展期胃癌。早期胃癌分隆起型、浅表型和凹陷型。进展期胃癌分为结节型、溃疡局限型、溃疡浸润型和弥漫浸润型。组织学的分类法,分为腺癌(占绝大多数)、腺鳞癌、鳞状细胞癌、未分化癌和未分化类癌。淋巴转移是胃癌的主要转移途径,发生较早,晚期最常见的是肝转移,其他如肺、脑、肾、骨等。

(四)临床表现

1. 症状　上腹不适,进食后饱胀,食欲下降,乏力,消瘦。

2. 体征　体重减轻,腹部持续疼痛常提示肿瘤扩展并超出胃壁。

(五)辅助检查

1. X线钡餐检查　是目前诊断胃癌的首选方法。可清楚地显示胃轮廓、蠕动情况、黏膜形态、排空时间,有无充盈缺损,检查准确率近86%。

2. 胃镜检查　可直接观察胃黏膜病变部位和范围,并做活检确定诊断,是诊断胃癌最直接、准确、有效的诊断方法。

3. B超　主要观察胃的邻近脏器受浸润及淋巴结转移情况。

(六)诊断

依据临床表现及辅助检查即可诊断。

(七)治疗

1. 手术治疗　①根治性切除术;②扩大性根治术;③姑息性切除术;④短路手术。

2. 化疗　早期胃癌根治术后原则上不必行辅助化疗,病理类型恶性度高、癌灶面积大及进展期胃癌根治术后、姑息手术后需要化疗。

三、病例介绍

(一)典型病例

患者,男性,74岁,因反酸、嗳气伴呕吐1月余入院。患者自诉1月前无明显诱因出现反酸、嗳气,进油腻、酸性食物后明显加重伴有呕吐,呕吐物为胃内容物,呕吐后反酸、嗳气症状缓解。病程中患者有明显咳嗽、咳痰,无明显胸闷、气促,无呕血,无腹痛、腹胀,无畏寒、发热及黄疸。起病以来,精神、睡眠可,食欲欠佳,大小便通畅,体重减轻约5kg。既往有急性肝炎病史,无结核、伤寒等传染病史,无高血压病、心脏病、糖尿病等慢性疾病;有饮酒史、吸烟史、无家族史。

(二)患者的阳性症状、体征

查体:T36.5℃,P95次/分,R20次/分,BP130/75mmHg。腹软,剑突下轻压痛,未触及肿块,肝、肾、胆囊未触及,Murphy(墨菲征)阴性。肝、脾、肾区无叩痛,肝浊音界位于右锁骨中线第5肋间,移动性浊音阴性,肠鸣音正常。

实验室检查:白细胞3.4×10^{12}/L,血红蛋白86g/L,总蛋白55.8g/L,白蛋白30.2g/L,钾3.38mmol/L,钠143.1mml/L,钙1.8mmol/L。

腹部CT示:胃窦区胃壁似增厚,性质待定。

入院诊断:胃癌。

入院后给予禁食、胃肠减压;吸氧、监测生命体征,观察并记录胃液性状、颜色及量;补液、抗感染、护肝、护胃、止痛、静脉营养等对症、支持治疗;雾化吸入、拍背咳痰,预防肺部感染。

四、护理

(一)护理评估

1. 症状和身体评估

(1)症状。上腹不适,进食后饱胀,食欲下降,乏力,消瘦。

(2)身体评估。查体:T36.5℃,P95次/分,R20次/分,BP130/75mmHg。腹软,剑突下轻压痛,未触及肿块,肝、肾、胆囊未触及,Murphy(墨菲征)阴性。肝、脾、肾区无叩痛,肝浊音界位于右锁骨中线第5肋间,移动性浊音阴性。肠鸣音正常。

(3)实验室检查。白细胞 $3.4×10^{12}/L$,血红蛋白 86g/L,总蛋白 55.8g/L,白蛋白 30.2g/L,钾 3.38mmol/L,钠 143.1mmol/L,钙 1.8mmol/L。

(4)腹部CT示。胃窦区胃壁似增厚,性质待定。

2. 健康史　有急性肝炎病史,无结核、伤寒等病史,无高血压病、心脏病、糖尿病等慢性疾病、有饮酒史、吸烟史、无家族史。

3. 心理社会状况　病人及家属缺乏应对疾病的心理准备,表现为焦虑不安、不知所措,产生恐惧心理。

(二)护理诊断

1. 体液不足　与原因不明的呕吐有关。

2. 活动无耐力　与短期内体重明显减轻,食欲不振有关。

(三)护理目标

(1)保证体液充足,无酸碱平衡失调及电解质紊乱发生。

(2)改善患者的营养状况。

(四)术后护理措施

1. 一般护理

(1)休息与活动。术后取平卧位,血压平稳后取低半卧位,可减轻腹部切口张力,减轻疼痛,有利于循环和呼吸。

(2)饮食。术后禁食、胃肠减压,遵医嘱给予肠内营养或肠外营养支持。

2. 疾病观察　术后给予患者心电监护、氧气吸入。密切观察患者的生命体征、观察切口有无渗血,渗液;准确记录引流液的颜色、性质及量。正常胃液无色半透明或微混的液体,胃癌术后24小时内可引流出少量血液或咖啡样液体 100~300ml,若术后短期内从胃管引流出大量鲜血,甚至呕血和黑粪,尤其是在24小时后仍继续出血者,无论血压是否下降,皆可定为术后出血,需及时与医师联系并处理。

3. 术后常见并发症　倾倒综合征是胃空肠吻合术后较常见的并发症,又分为早期倾倒综合征和晚期倾倒综合征。早期倾倒综合征一般发生在餐后30分钟内,患者出现心悸、心动过速、乏力、出冷汗、昏厥、面色苍白等症状,同时可伴有上腹部饱胀不适、恶心、呕吐、腹部绞痛、腹泻等消化系统症状,一般持续在 60~90 分钟可自行缓解。晚期倾倒综合征又称低血糖综合征,表现为餐后 2~4 小时,患者出现心慌、乏力、出冷汗、眩晕、手颤、嗜睡,甚至虚脱。出现症状时进食少量糖类饮食即可缓解症状。

4. 用药护理　避免服用对胃黏膜有损害的药物,如:阿司匹林、吲哚美辛、皮质类固醇等。

5. 心理护理　指导患者保持乐观的情绪,学会自我调节,将生活安排的丰富多彩,避免工作劳累,不熬夜,劳逸结合。如果精神上高度紧张、情感上过于脆弱、情绪易于波动等都会引起寝食不安、机体抵抗力下降,导致病情恶化。

(五)评价

(1)无营养失调。

(2)无术后出血等并发症发生。

五、健康宣教

（1）向患者宣教疾病治愈需靠术后长期的配合，胃癌根治治疗手术后期并发症多，可能发生于术后数月至数年，甚至还可能发生残胃的原位癌，所以术后定期复查及与配合医师尤为重要。

（2）宣教戒烟、戒酒的重要性。烟草烟雾中含有自由基，可通过破坏遗传基因、损伤细胞膜、降低免疫功能而促使组织癌变。酒精会破坏胃黏膜屏障，饮烈酒者胃癌发病率可为不饮酒者的9倍。

（3）饮食宣教。胃大部分切除术后1年内胃容量受限，宜少食多餐，进食营养丰富的饮食，以后逐步至均衡饮食。

（4）生活指导。讲明加强营养对机体康复的作用，使病人能主动摄取必需的营养素，以增加机体抗病能力。鼓励病人参加体育锻炼，建立良好的习惯。劳逸结合，消除紧张心理，防止病情进一步恶化。

六、提问

1. 胃癌有哪些治疗方法？
2. 胃癌的术后护理措施？

病例四　胆囊结石

一、查房的目的

通过护理查房，学习如何运用护理程序对该疾病患者进行护理。通过相互讨论与学习，进一步完善护理问题，提出预防性护理措施，防止有危险的护理问题和并发症的发生，为患者创造更好的康复条件，提高护理人员的理论水平。

二、疾病知识回顾

（一）疾病的定义

胆结石病是指原发于胆囊内的结石所引起的各种胆囊病理变化。有"无症状"和"有症状"两种，后者即可引起胆绞痛和胆囊内或胆囊外严重并发症。

（二）病因及发病机制

（1）胆汁的成分和理化性状发生改变。

（2）胆汁中可能存在一种促成核因子，分泌大量多黏液糖蛋白，促使结石形成。

（3）胆囊功能减退，胆囊内胆汁减少。

（三）病理分类

（1）胆固醇结石，多因胆汁中胆固醇增高，胆盐减少所致。

（2）胆色素结石又称感染性结石，多见于胆管内，如大肠埃希菌感染。

（3）混合性结石，可发生在胆囊和胆管中，大多有胆色素、胆固醇和钙盐等混合而成。

（四）临床表现

1. **症状**　起病常在饱餐、进食油腻食物后，会在夜间发作，主要表现为右上腹阵发性绞痛，疼痛常放射至右肩或右背部，伴恶心呕吐厌食等。病情严重者还会有畏寒和发热，部分病人可有轻度黄疸。当结石阻塞胆管并继发感染时，出现典型的胆管炎症状，急腹痛、寒战高热和黄疸，即夏柯氏三联征。

2. **体征**　右上腹有压痛、反跳痛和肌紧张，墨菲氏征阳性（当深压胆囊区，嘱病人深吸气时，可有触痛反应），触诊时胆囊肿大；如有大网膜粘连包裹，周围有炎性团块包绕胆囊时，则右上腹肿块界限不清，活动度受限；如胆囊壁发生坏死穿孔、则出现弥漫性腹膜炎的体征。

（1）腹痛。位于剑突下或右上腹部，呈阵发性、刀割样绞痛，或持续性疼痛伴阵发性加剧。疼痛向右后肩背部放射,伴有恶心、呕吐。主要系结石嵌顿于胆总管下端,或壶腹部,刺激胆管平滑肌,引起 Oddis 括约肌痉挛所致。

(2)寒战、高热。剧烈腹痛后,出现寒战、高热。体温可高达 39℃~40℃,呈弛张热。系梗阻性胆管继发感染后,脓性胆汁和细菌逆流随肝静脉扩散所致。

(3)黄疸。结石堵塞胆管后,胆红素逆流入血,病人出现黄疸,由于黄疸的程度与梗阻的程度、是否继发感染及阻塞、是否有关等,故临床上黄疸多呈间歇性和波动性变化。

(五)辅助检查

1. B超检查 示胆囊增大,囊壁增厚,大部分病人可见到胆囊结石影像。

2. 实验室检查 合并感染时,白细胞计数及中性粒细胞比例明显升高;肝细胞损害时,血清转氨酶和碱性磷酸酶增高,血清胆红素、尿胆红素升高,尿胆原降低或消失,粪胆原减少。

3. 其他检查 必要时可行 PTC、ERCP 检查,了解结石的部位,数量、大小和胆管梗阻的部位等。

(六)诊断

胆囊结石的诊断依赖于症状、体征和辅助检查,根据胆囊局部的病理改变不同,胆囊结石在临床常表现为以下 4 种类型:①无症状胆囊结石;②结石性慢性胆囊炎;③结石性单纯胆绞痛发作;④结石性急性胆囊炎。结合临床症状可诊断。

(七)治疗

胆囊结石的治疗原则是手术切除病变的胆囊。因为胆石可刺激黏膜导致炎性病变,如嵌顿在颈部或胆囊后可引起继发感染,慢性炎症刺激还可导致胆囊癌。

三、病例介绍

(一)典型病例

患者,女性,72 岁,因反复上腹饱胀痛,1 年余。患者自诉于 1 年前无明显诱因出现上腹饱胀痛,呈阵发性加剧,可放射至右肩部,无发热、黄疸,无明显心悸、气促,无胸腰部痛。在当地医院诊断为"胆囊结石、胆囊炎"予以抗感染、解痉、止痛等治疗后好转。一年来常出现上腹部饱胀,进食油腻食物后明显加重,自服消炎利胆片或抗生素(具体不详)后缓解。经由家属陪其入住普外科。起病以来,精神、食欲可,大小便正常。否认乙型肝炎、结核、伤寒等传染病史,无手术外伤史,无药物过敏史,无高血压病、心脏病、糖尿病等慢性疾病,无饮酒、吸烟史。

(二)患者的阳性症状、体征

1. 护理查体 体温:36.5℃,脉搏 82 次/分,呼吸 18 次/分,血压 101/68mmHg。神志清,查体合作,腹软,剑突下轻压痛,无反跳痛,Muprhy 征阳性。未触及肿块,肝、肾、胆囊未触及,肝、脾、肾区无叩痛,肝浊音界位于右锁骨中线第五肋间,移动性浊音阴性,肠鸣音正常。

2. 入院诊断 胆囊结石、胆囊炎。

3. 手术情况 完善术前准备,在全麻下行腹腔镜下胆囊切除术(LC)。术后腹部三个微小切口,0.5~1cm,右上腹留置腹腔引流管 1 根。体温 36.6℃,脉搏 78 次/分,呼吸 16 次/分,血压 112/63mmHg,血氧饱和度 99%。术后恢复良好,术后第二日诉肩背部酸痛,无明显腹痛等其他不适,排气解便,自主进食。

4. 辅助检查 腹部彩超示胆囊多发结石、胆囊肿大、胆囊炎;实验室检查:白细胞 $12.4×10^9$/L,中性粒细胞 $8.3×10^9$/L,中性粒细胞百分比 67.0%。

四、护理

(一)护理评估

体温36.5℃,脉搏82次/分,呼吸18次/分,血压101/68mmHg。神志清,查体合作,腹软,剑突下轻压痛,无反跳痛,Muprhy阳性。未触及肿块,肝、肾、胆囊未触及,肝、脾、肾区无叩痛,肝浊音界位于右锁骨中线第五肋间,移动性浊音阴性,肠鸣音正常。

(二)护理诊断

1. 有胆道损伤、胆瘘的危险　与结石嵌顿,胆汁淤积有关。
2. 疼痛　与结石嵌顿于胆道,损伤胆道黏膜有关。
3. 知识缺乏　缺乏疾病相关知识。
4. 焦虑恐惧　与病情发展急骤,疼痛难忍有关。

(三)护理目标

(1)遵医嘱给予止痛剂,缓解患者疼痛。

(2)给予患者心理安慰,避免焦虑。

(3)向患者介绍疾病相关知识,使其了解该病的病因及发展过程。

(4)遵医嘱给予抗生素治疗,防治发生感染。

(四)护理措施

1. 术前护理

(1)心理护理。应主动关心并安慰患者,做好心理疏导,使患者能积极配合医护人员治疗。

(2)严密观察病情变化。包括生命体征、一般情况及腹部体征,尤其注意腹痛情况的观察,包括腹部的部位、性质、程度、放射痛的部位及伴随症状等。

(3)遵循"四禁四抗"原则。即对急腹症患者禁食水、禁用热敷、禁灌肠及导泻、禁用止痛药;抗感染、抗休克、抗水、电解质紊乱和酸碱失衡、抗腹胀,在未明确诊断前应遵循此原则。

(4)补液。输液是治疗急腹症的重要措施,尤其对伴有严重并发症者,需要果断迅速建立静脉通道,酌情补液。

2. 术后护理

(1)严密监测生命体征。患者术后回病房需即刻测量血压、脉搏、呼吸血氧,密切观察至麻醉药作用基本消失、病情稳定,发现异常情况随时汇报医生。

(2)观察术后出血。严密观察伤口及引流管有无出血现象,伤口敷料有无持续、多量渗血,观察引流液的色、量、性状等,及时报告责任医生。

(3)体位。术后清醒患者给予屈膝半卧位,缓解患者伤口疼痛。

(4)指导术后饮食及早期活动。了解肠蠕动恢复情况,因受到致病物的刺激及手术和麻醉的影响,急腹症患者术后大多有程度不同的腹胀,术后未通气患者应禁食禁饮,持续静脉补液,防脱水。患者肠蠕动恢复较慢,一般24~72小时肠蠕动可恢复,防止肠粘连发生。通气后患者给予流质或半流质清淡易消化饮食,后期患者病情平稳后可给予三高(高蛋白、高热量、高维生素)饮食。此类患者需早期下床活动,逐渐增加活动量。

(5)继续输液、营养支持。腹部手术后一般均需禁食,以静脉维持营养,并通过静脉给予各种药物治疗,必要时给予静脉高营养等适当的营养支持,观察并记录24小时出入量,维持水、电解质平衡。

(6)引流管的护理。妥善固定,注意保持引流通畅;准确记录引流液的量、颜色、性质;置管处应保持清洁,注意无菌操作。

(7)预防感染。术后遵医嘱使用抗生素头孢哌酮、替硝唑等消炎治疗。

(8)镇静止痛。患者术后携带止疼泵,止痛效果好,患者未诉疼痛等不适。

(五)评价

(1)疼痛缓解。

(2)了解疾病相关知识,避免焦虑恐惧,主动配合治疗。

(3)无并发症发生。

五、健康宣教

1. **饮食指导**　恢复期给予患者三高(高蛋白、高维生素、高热量)清淡易消化饮食。

2. **运动指导**　恢复期嘱患者早期进行简单的运动锻炼,如散步、爬楼梯等,后期可进行短跑等简单的运动锻炼。

3. **用药指导**　早期患者仍需服用抗生素等抗感染药物,定期去医院门诊进行伤口换药,以防伤口感染。

4. **心理指导**　做好患者心理疏导,消除其焦虑情绪。

六、提问

1. 胆囊结石此类急腹症的诊断要点?

2. 胆囊结石患者术后注意事项?

(韩　雪)

病例五　乳腺癌

一、查房的目的

通过护理查房,学习如何运用护理程序对该疾病患者进行护理。通过相互讨论与学习,进一步完善护理问题,提出预防性护理措施,防止有危险的护理问题和并发症的发生,为患者创造更好的康复条件,提高护理人员的理论水平。

二、疾病知识回顾

(一)定义

乳腺癌是发生在乳腺上皮组织的恶性肿瘤,是女性最常见的恶性肿瘤之一。近年来乳腺癌的发病率呈上升趋势,占各种恶性肿瘤的7%~10%,已逐渐成为我国女性发病率最高的恶性肿瘤。

(二)病因及发病机制

(1)乳腺癌的病因尚未明确,但报告指出雌酮及雌二醇对乳腺癌的发病有直接关系。绝经期前后的妇女发病率上升。

(2)乳腺癌易感因素。①乳腺癌家族史:一级亲属中有乳腺癌病史者,发病危险性是普通人群的2~3倍;②内分泌因素:月经初潮早于12岁、绝经期迟于50岁、40岁以上未孕或初次足月产迟于35岁与乳腺癌发病均有关;③部分乳房良性疾病:乳腺小叶有上皮高度增生者;④营养过剩,肥胖、高脂饮食;⑤环境因素和生活方式。

(三)相关病理知识

1. 病理类型

(1)非浸润性癌。包括导管内癌、小叶原位癌、乳头湿疹样乳腺癌。此类型属早期,预后较好。

(2)早期浸润性癌。包括早期浸润性导管癌、早期浸润性小叶癌。此类型仍属早期,预后较好。

(3)浸润性特殊癌。包括乳头状癌、髓样癌、小管癌、腺样囊性癌、黏液腺癌、大汗腺样癌、鳞状细胞癌、乳头湿疹样癌,此型分化程度较高,预后较好。

(4)浸润性非特殊癌。包括浸润性小叶癌、浸润性导管癌、硬癌、髓样癌、单纯癌、腺癌。此类为最常见类型,一般分化低,预后较上述类型差。

(5)其他罕见癌。包括分泌型癌、纤维腺瘤癌、乳头状瘤癌。

2. 转移途径

(1)局部扩展。癌细胞沿导管或筋膜间隙蔓延,继而侵及Cooper韧带和皮肤。

(2)淋巴转移。可循乳房淋巴液的4条输出途径扩散。位于乳头、乳晕区及乳房外侧者,约80%发生腋窝淋巴结转移;位于乳房内侧者,约70%发生胸骨旁淋巴结转移。

(3)血运转移。乳腺癌细胞可经淋巴途径进入静脉或直接侵入血循环而发生远处转移。

(四)临床表现

1. 症状　早期表现为患侧乳房出现无痛性、单发小肿块,质硬,表面不光滑,与周围组织分界不清,且不易被推动;随肿块增大,乳房局部隆起;若癌肿侵及Cooper韧带,可使其缩短而致癌肿表面皮肤凹陷,呈"酒窝征";肿块继续增大,若皮下淋巴管被癌细胞阻塞而引起淋巴回流障碍,可出现真皮水肿,皮肤呈"橘皮样"改变。

2. 体征　乳腺癌发展至晚期全身呈恶病质表现:消瘦、乏力、贫血、发热等。

(五)诊断

乳房肿块、乳房外形改变,细胞学、影像学检查,红外线扫描及活组织病理检查,即可诊断。

(六)治疗

以手术治疗为主,辅以化疗、放疗、内分泌治疗、生物治疗等综合治疗措施。

三、病例介绍

(一)典型病例

患者,女性,41岁,因发现左乳肿块1周后步行入院。患者于1周前发现左乳有一肿块,鸡蛋大小,局部无红肿、疼痛、乳头凹陷,无乳头溢液、发热、咳嗽,无骨关节疼痛。患者自发病以来一般状况良好,饮食正常,体重无明显变化,睡眠正常,大、小便正常,既往无高血压病、心脏病、糖尿病等慢性疾病,无饮酒史、吸烟史及家族史。

(二)患者的阳性症状、体征

查体:T36.3℃,P82次/分,R16次/分,BP110/74mmHg;发育正常,营养良好,神志清楚。双乳发育良好,基本对称,双侧乳房皮肤无红肿,双侧乳头无溢液,于左侧乳房2点可触及一大小约5cm×5cm肿物,质硬,边界不清,活动度差,局部有皮肤凹陷,乳头有牵拉,右侧乳房、双侧腋下及双侧锁骨上未触及肿物。

入院诊断:左乳肿块待查?

手术情况:完善术前准备,在全麻下行左侧乳腺癌根治术。麻醉满意,手术顺利。术后伤口给予胸带加压包扎,引流管固定妥善。术后T36.3℃,P82次/分,R16次/分,BP120/70mmHg,血氧98%。

四、护理

(一)护理评估

1. 症状和身体评估

(1)症状。左乳肿块1周,鸡蛋大小,局部无红肿,无疼痛,无乳头溢液,无发热,无咳嗽,无骨关节疼痛。

(2)身体评估。查体:T36.3℃,P82次/分,R16次/分,BP110/74mmHg;发育正常,营养良好,神志清楚。双乳发育良好,基本对称,双侧乳房皮肤无红肿,双侧乳头无溢液,于左侧乳房2点可触及一大小约5cm×5cm肿物,质硬,边界不清,活动度差,局部有皮肤凹陷,乳头有牵拉,右侧乳房、双侧腋下、双侧锁骨上未触及肿物。

(3)胸部X线片。示双下肺感染可能;左侧肺底积液。左乳下象限皮肤局限性增厚并左乳头内陷原因待查;双侧乳腺小叶增生;右腋下淋巴结肿大。

2. 心理社会状况 病人及家属缺乏应对疾病的心理准备,表现为焦虑不安、不知所措,产生恐惧心理。

(二)护理诊断

1. 恐惧/焦虑 与对乳腺癌的恐惧、乳房切除后担心预后不好有关。
2. 有组织完整性受损的危险 与患侧上肢淋巴引流不畅、头静脉被结扎、腋静脉栓塞或感染有关。
3. 有感染的危险 与留置引流管有关。
4. 自我形象紊乱 与乳房切除、瘢痕形成、乳房再造或义乳致双侧不对称等有关。

2. 患者了解疾病相关知识,能正确面对疾病
3. 无并发症发生

五、健康指导

1. 饮食护理 加强营养,以增加机体抗病能力,协助患者制定合理食谱,如进食蔬菜水果、鲜鸡肉、鸭肉、鱼肉和鸡蛋等营养丰富的食物。
2. 疾病知识指导 帮助病人正确认识和对待疾病,了解疾病发生、发展与治疗、护理过程。与病人及家属共同制定长期防治的计划。
3. 保健知识宣传 学会自我监测病情,手术区皮肤禁用刺激性肥皂擦洗。指导患肢进行规律性康复锻炼,患侧上肢半年内避免搬运、提取重物,以及肌肉注射和静脉输液等,以免引起患侧上肢肿胀。
4. 生活指导 提供患者改善自我形象的办法,佩戴无重量的义乳或行乳房再造术,但有肿瘤转移和乳腺炎者,严禁假体植入。
5. 指导患者每月自查乳房,以便早期发现复发征象。术后5年内避免妊娠,以免促使乳腺癌复发。
6. 定期门诊复诊 术后第一年每3个月复查1次,第二年每半年复查1次,第三年及以后每年复查一次。

六、提问

1. 乳腺癌的临床表现及转移途径?
2. 如何指导患者进行术后功能锻炼?

病例六 肝癌

一、查房的目的

通过护理查房,学习如何运用护理程序对该疾病患者进行护理。通过相互讨论与学习,进一步完善护理问题,提出预防性护理措施,防止有危险的护理问题和并发症的发生,为患者创造更好的康复条件,提高护理人员的理论水平。

二、疾病知识回顾

(一)定义

肝癌是指肝细胞或肝内胆管细胞发生的癌肿,是我国常见的恶性肿瘤之一。其死亡率在消化

系统恶性肿瘤中居第三位,仅次于胃癌和食管癌,我国肝癌的死亡率占全球死亡率的40%。

(二)病因及发病机制

1. 病毒性肝炎　原发性肝癌病人中约有三分之一有慢性肝炎病史,流行病学调查显示肝癌高发区的人群HBsAg阳性率高于低发区,而肝癌病人的HBsAg及其他乙型病毒性肝炎标志物的阳性率达90%,提示乙型肝炎病毒与肝癌的发病有关。近年来发现丙型病毒性肝炎亦与肝癌的发病有关。

2. 肝硬化　原发性肝癌合并肝硬化者占50%~90%,病理检查发现肝癌合并肝硬化多为乙型病毒性肝炎后大结节性肝硬化,肝细胞恶化在肝细胞再生过程中发生,丙型病毒性肝炎发展成肝硬化的比例并不低于乙型病毒性肝炎。欧美国家,肝癌常发生在酒精性肝硬化的基础上。一般认为,血吸虫性肝硬化、胆汁性或瘀血性肝硬化与原发性肝癌无关。

3. 黄曲霉毒素　黄曲霉毒素代谢产物黄曲霉毒素B1,有很强的致癌作用,流行病学调查发现粮油、食品受黄曲霉毒素B1污染严重的地区,肝癌发病率也相应增高,黄曲霉毒素可能是某些地区肝癌发病率高的原因。

4. 饮用水污染　饮池塘水的居民比饮井水的居民肝癌发病率、死亡率高。

5. 其他因素　某些化学物质如亚硝胺类、偶氮芥类、有机氯农药等均可疑的致癌物,硒缺乏、遗传因素、嗜酒也是肝癌的重要危险因素,华支睾吸虫感染可引起胆管细胞癌。

(三)分类

肝癌按病理改变可分为:巨块型、结节型、弥漫型、小癌型四种类型;按细胞来源可分为肝细胞癌、肝内胆管细胞癌和混合型癌三种。

原发性肝癌可经血行转移、淋巴转移、种植转移使癌细胞扩散。其中,肝内血行转移最早、最常见,肝外血行转移最常转移到肺,其次为骨、脑。

(四)临床表现

原发性肝癌隐匿,早期无典型症状和体征,常有以下临床表现:

1. 肝区疼痛　半数以上病人有肝区疼痛,多呈持续性胀痛或钝痛。如病变侵犯横膈,疼痛可牵涉右肩;如肿瘤生长缓慢,可以完全无痛或仅有轻微钝痛。

2. 肝大　呈进行性肿大,质地较硬,表面凹凸不平,有大小不等的结节和巨块,边缘钝而不整齐,有不同程度的压痛。

3. 肝硬化征象　肝癌伴有门静脉高压时可有脾大,脾功能亢进,腹水,侧支循环的建立和开放等表现。

4. 黄疸　晚期可出现,因肝细胞损害癌肿压迫或浸润肝门附近的胆管,或癌组织和血块脱落引起胆道梗阻所致。

5. 恶性肿瘤的全身表现　病人可出现食欲减退、腹胀、乏力、进行性消瘦、发热等。由于癌肿本身代谢异常,可引起低血糖、红细胞增多症、高血钙、高血脂等伴癌综合征。

6. 转移灶表现　肝癌可向肺、骨、胸腔等处转移。肺或胸腔转移,以咯血、气短为主要症状。骨转移局部有压痛或神经受压症状,脑转移则有头痛、呕吐等表现和神经定位性体征。

(1)症状。右上腹肝区疼痛、全身及消化系统症状、肝大、其他症状。

(2)体征。除了以上症状及表现外,肝大为中晚期肝癌的主要临床体征。

(五)辅助检查

1. 肿瘤标志物的检测

(1)甲胎蛋白(AFP)是早期诊断肝癌的最特异性的肿瘤标记物,对肝癌的普查、诊断、判断疗效、预防复发等有重要意义。

(2) γ-谷氨酰转肽酶同工酶 II。在原发性肝癌或转移性肝癌的阳性率可达 90%，特异性达 97.1%，小肝癌的阳性率 78.6%。

(3) 其他。异常血酶原、酸性同工铁蛋白等在原发性肝癌时活力增加。

2. 超声检查　对早期定位诊断有较大价值，结合 AFP 有利于早期诊断，可显示直径为 2cm 以上的肿瘤。

3. 电子计算机 X 线体层显像（CT）　是目前诊断小肝癌和微小肝癌的最佳方法，阳性率在 90% 以上，可显示直径 2cm 以上的肿瘤，结合肝动脉造影，对 1cm 以下的肿瘤检出率可达 80% 以上。

4. X 线肝血管造影　能显示直径 1cm 以上的癌结节，阳性率为 87%，结合 AFP 检查常用于诊断小肝癌。

5. 放射性核素肝显像　有助于肝癌与肝脓肿、囊肿、血管瘤等良性占位性病变的鉴别。

6. 磁共振显像（MRI）　MRI 检查无电力辐射，无须造影剂，可以三维成像，因此，在肝癌的诊断上优于 CT。

7. 肝穿刺活检　在超声或 CT 引导下可穿刺癌结节、吸取癌组织检查可获病理诊断。

8. 剖腹探查　疑为肝癌的病人，经上述检查仍不能明确诊断的，如病人情况许可，应进行剖腹探查，以争取早期诊断和手术治疗。

(六) 诊断

1. 病理诊断　肝内或肝外病理学检查证实为原发性肝癌。

2. 临床诊断

(1) AFP>400μg/L，能排除活动性肝病、妊娠、生殖系胚胎源性肿瘤及转移性肝癌，并能触及坚硬及有肿块的肝癌或影像学检查具有肝癌特征性占位性病变。

(2) AFP≤400μg/L，有两种影像学检查具有肝癌特征性占位性病变或有两种肝癌标志物（AFP 异质物、异常凝血酶原、γ-谷酰胺转肽酶同工酶 II）阳性及一种影像学检查具有肝癌特征性占位性。

(七) 治疗

肝癌的治疗应以手术治疗为主的综合治疗的原则进行，并根据病情的不同掌握个性化原则。早期施行手术切除仍是最有效的治疗方法。对无法手术的中、晚期肝癌，可根据病情采用中医中药治疗、全身化疗、冷冻治疗、肝动脉栓塞化疗等。

三、病例介绍

(一) 典型病例

患者，男性，60 岁，因发现右肝肿块 10 年，上腹疼痛 4 天入院。患者自诉 10 年前在当地医院行常规体检时，B 超发现右肝肿块，大小为 2cm×2cm，为肝血管瘤。无畏寒、发热、恶心、呕吐、腹痛、腹胀等症状。之后患者多次复查 B 超示肝肿块变化不明显。4 天前患者无明显诱因突发上腹痛，与进食无关。疼痛持续 10 分钟左右自行缓解，无明显放射痛。疼痛时大汗淋漓，不伴发热、恶心、畏寒、心悸、心慌、头晕等症状。为求进一步整治，来我院就诊。门诊以"右肝肿块"收住我科。自发病以来，患者精神、食欲、睡眠可，大小便正常，体重明显减轻，患者自诉咳嗽、咳痰，痰为淡黄色黏液，既往体质一般。自诉有"乙型肝炎"病史 20 余年，否认结核、伤寒等传染病史，无外伤、手术及输血史，无高血压病，心脏病糖尿病等慢性疾病，无饮酒史、吸烟史及家族史。

体格检查：T：36.5℃，P98 次/分，R20 次/分，BP136/91mmHg。发育正常，神清合作，自主体位。皮肤黏膜、巩膜无黄染、无蜘蛛痣，未见肝掌，无出血点、瘀斑、皮疹，全身浅表淋巴结无肿大。双肺呼吸音清,稍低,可闻及少量散在湿罗音。腹平未见胃肠型及蠕动波,无腹壁静脉曲张,腹肌软、肝脾肋下未扪及,腹部为扪及肿块、墨菲征阳性。肝、脾、肾区无叩痛,移动性浊音阴性。

入院诊断:肝癌。

手术情况:住院后完善术前检查后,在全麻下行右肝肿块切除术,右上腹"L"形切口约18cm,留置腹腔引流管、胃管、尿管。术后体温36.2℃,脉搏90次/分,呼吸18次/分,血压124/82mmHg,血氧98%,术后诊断:右肝占位—原发性肝细胞癌。

辅助检查:腹部CT示肝右叶前上段占位性病变,肝癌可能,肝包膜下少量积液,胸部X线片结果示右膈局限性隆起;腹部彩超示右肝实质性结节,考虑为肝癌。术后病检为右肝高分化肝细胞癌,实验室检查:红细胞计数$4.21×10^{12}$/L,血红蛋白137g/L,白蛋白41.1g/L,总胆红素11.2μmol/L,直接胆红素4.3μmol/L,谷丙转氨酶25.1U/L,凝血酶原时间13.63秒,活化部分凝酶32.60秒,凝血酶时间为19.81秒,纤维蛋白原(FIB)3.06g/L,乙型肝炎表面抗原(+),乙型肝炎表面抗体(+)。

(二)护理诊断

1. 预感性悲哀　与担心疾病预后和生存期限有关。
2. 疼痛　与肿瘤迅速生长导致肝包膜张力增加或放疗、化疗后的不适有关。
3. 营养失调　低于机体需要量。与食欲减退、出血及肿瘤导致的代谢异常和消耗有关。
4. 潜在并发症　肝性脑病、上消化道出血等。

(三)护理目标

(1)遵医嘱给予止痛剂,缓解患者疼痛状况。

(2)给予患者心理安慰,向患者介绍疾病相关知识,安抚其焦虑状态。

(3)加强患者营养支持,必要时静脉高营养补液。

(4)严密观察病情变化,阻断诱发因素,防止并发症的发生。

(四)护理措施

1. 术前护理

(1)心理护理。应主动关心并安慰患者,做好心理疏导,使患者能积极配合医护人员。

(2)术前常规护理。加强营养调理,保护肝功能;合理休息,避免腹内压增高因素。

2. 术后护理

(1)一般护理。术后24小时内卧床休息,避免剧烈咳嗽。为防止术后出血,一般不鼓励病人早期活动。接受半肝以上切除者,间断给氧3~4天。饮食以富含蛋白、热量、维生素和膳食纤维为原则,必要时提倡肠内、外营养支持或补充白蛋白等。

(2)做好腹腔双腔引流管的护理,应警惕腹腔内出血。

(3)保持体液平衡。对肝功能不良伴腹水者,积极保肝治疗,严格控制水和钠盐的摄入量,准确记录24小时出入水量。

(4)肝动脉插管化疗病人的护理。①向病人解释肝动脉插管化疗的目的及注意事项;②做好导管的护理:妥善固定和维护导管,应给予双固定,注意保持引流通畅;严格遵守无菌原则,防止细菌逆行性感染;准确记录引流液的量、颜色、性质;为防止导管堵塞,注药后用肝素稀释液冲洗导管。

(5)拔管后,加压压迫穿刺点15分钟且卧床24小时,防止局部形成血肿。

(6)并发症的预防和护理。

①上消化道出血。患者饮食以少粗纤维的软食为主,忌浓茶、咖啡、辛辣刺激性食物,以免诱发出血;加强肝功能的监测,及时纠正或控制出凝血功能的异常。一旦发生上消化道大出血,在补充

血容量同时使用双气囊三腔管压迫止血、经内镜或手术止血。

②肝性脑病。加强生命体征和意识状态的观察，若出现性格行为改变，如欣快感、表情淡漠或扑翼样震颤等前驱症状时，及时通知医师。

(五)评价

(1)了解疾病相关知识，避免焦虑情绪，能主动配合治疗。

(2)疼痛缓解。

(3)无并发症发生。

五、健康宣教

(1)在病情和体力允许的情况下可适量活动，但切忌过量、过度运动。

(2)多食营养丰富的均衡饮食。伴有腹水、水肿者，应严格控制入水量，限制食盐摄入量。

(3)定期随访并接受化疗或放疗。

(4)做好患者心理疏导，消除其顾虑心态。

六、提问

1. 肝癌患者的定性诊断是？

2. 肝癌患者术后护理注意事项？

病例七 下肢深静脉血栓形成

一、查房的目的

通过护理查房，学习如何运用护理程序对该疾病患者进行护理。通过相互讨论与学习，进一步完善护理问题，提出预防性护理措施，防止有危险的护理问题和并发症的发生，为患者创造更好的康复条件，提高护理人员的理论水平。

二、疾病知识回顾

(一)定义

下肢静脉血栓形成(DVT)是指血液在静脉系统内不正常地凝结，阻塞管腔，导致静脉血液回流障碍。

(二)病因及发病机制

1. 静脉血流滞缓　为主要发病因素，如长期卧床患者致肌肉处于松弛状态、失去肌肉泵的挤压作用，致使静脉内血流缓慢，诱发血栓形成。

2. 静脉壁损伤　静脉注射各种刺激性溶液和高渗溶液导致静脉炎和静脉血栓形成；静脉局部挫伤、撕裂伤或骨折碎片创伤均可导致静脉血栓形成。

3. 血液高凝状态　各种大型手术是引起血液高凝状态的最常见原因。

(三)相关病理知识及分型

1. 静脉血流滞缓为主要发病因素，如长期卧床患者以致肌肉处于松弛状态、失去肌肉泵的挤压作用，致使静脉内血流缓慢，诱发血栓形成。约 2/3 人在解剖左侧髂总静脉时右侧髂总动脉压迫，伴有后面的腰骶椎向前推压，造成远端静脉回流受阻，因此左侧多见。

2. 病理分型

(1)周围型。也称小腿肌肉静脉丛血栓形成，血栓形成后，因血栓局限，多数症状较轻。经治疗多数可消融或机化，也可自溶。表现为小腿疼痛和轻度肿胀、活动受限。主要体征为足背屈时牵拉腓肠肌引起疼痛及腓肠肌压痛。

(2)中央型。也称髂股静脉血栓形成。表现为臀部以下肿胀,下肢、腹股沟及患侧腹壁浅静脉怒张,皮肤温度升高,深静脉走向压痛。

(3)混合型。即全下肢深静脉及肌肉静脉丛均有血栓形成。可疑由周围型扩展而来,开始症状较轻未引起注意,之后肿胀平面逐渐上升,直至全下肢水肿。

(四)临床表现

1. 症状　小腿疼痛和轻度肿胀,活动受限;臀部以下肿胀,下肢、腹股沟及患侧腹壁浅静脉怒张。
2. 体征　单侧肢体水肿、皮肤发红、皮肤温热、压痛、栓塞静脉绳索样硬化,足背屈时小腿疼痛。

(五)辅助检查

1. 下肢血管彩超示左下肢深静脉及其远深静脉内血栓。
2. 实验室检查

(六)诊断

结合临床症状及辅助检查即可诊断。

(七)治疗

1. 对症治疗　物理治疗如热敷,非类固醇抗炎药(NSAID)。
2. 急性期药物治疗　抗凝疗法,常用药物有重组组织纤溶酶原活剂,低分子肝素钠、华法林。
3. 溶栓治疗常用尿激酶
4. 静脉功能不全症治疗　水肿消退后,病人应穿弹力袜,以防止行走后出现水肿。

三、病例介绍

(一)典型病例

患者,男性,56岁,因左下肢肿胀2天入院。患者自诉2天前突然出现左下肢肿胀明显,站立时加重,平卧后缓解,并进行性加重。无胸闷、气促,无呼吸困难。无发热、畏寒,无恶心、呕吐。自发病以来,患者一般情况好,饮食量减少,体重无明显变化,睡眠正常,大小便正常。既往史"高血压病"1年,口服药物治疗(具体不详)。否认肝炎、结核及伤寒等病史,否认"心脏病"及"糖尿病"等慢性病,否认外伤、手术史、输血史,否认药物过敏史,无饮酒史、吸烟史、家族史。

(二)患者的阳性症状、体征

查体:T36.5℃,P92次/分,R16次/分,BP146/89mmHg。发育正常,营养中等,神志清楚,查体合作。左下肢肿胀,皮肤泛红,皮肤温度升高,呈凹陷性水肿,左侧腘窝、髂窝压痛,左侧胫后动脉、足背动脉可扪及。左下肢肌力正常,腱反射(+),病理征未引出。

实验室检查:白蛋白33.7g/L,总胆红素8.8μmol/L,谷丙转氨酶6.0U/L,血小板$130×10^9$/L;血浆凝血酶原时间(PT)21.24秒,活化部分凝血酶时间测定(APTT)34.2秒,纤维蛋白原(FIB)4.59g/L,估计标准化比值(INR)。

入院诊断:左下肢深静脉血栓。

入院后给予吸氧、绝对卧床,抬高患肢;每日测量肢体周径变化;采用溶栓、抗凝、祛聚、活血、消肿等对症支持治疗;禁烟,进低脂、含丰富维生素的食物,以保持大便通畅;鼓励患者做力所能及的活动,如屈伸下肢关节的活动;监测、控制血压。

四、护理

(一)护理评估

1. 症状　和身体评估

(1)症状。小腿疼痛和轻度肿胀,活动受限;臀部以下肿胀,下肢、腹股沟及患侧腹壁浅静脉怒张。

(2)身体评估。查体T36.5℃,P92次/分,R16次/分,BP146/89mmHg。发育正常,营养中等,神志清楚,查体合作。

(3)实验室检查。白蛋白33.7g/L,总胆红素8.8μmol/L,谷丙转氨酶6.0U/L,血小板$130×10^9$/L;血浆凝血酶原时间(PT)21.24秒,活化部分凝血酶时间测定(APTT)34.2秒,纤维蛋白原(FIB)4.59g/L,估计标准化比值(INR)。

(4)下肢血管彩超示左下肢髂外静脉及其原深静脉内血栓。

2. 健康史　患者"高血压病"1年,从事理发工作20年余。

3. 心理社会状况　由于疼痛及身体暂时制动缺乏应对疾病的心理准备,表现为焦虑不安、不知所措,产生恐惧心理。

(二)护理诊断

1. 疼痛　与深静脉回流受阻有关。

2. 恐惧/焦虑　与突然身体制动及担心预后不良有关。

3. 知识缺乏　缺乏对疾病相关知识的了解。

(三)护理目标

(1)使患者的疼痛得到控制。

(2)加强疾病相关知识的宣教,帮助患者树立战胜疾病的信心。

(四)护理措施

1. 患肢观察与护理

(1)嘱患者卧床休息,抬高患肢,有利于下肢静脉回流,减轻水肿。

(2)严禁推拿按摩患肢,避免碰撞患肢,翻身时动作幅度不宜过大,防止血栓脱落。

(3)观察水肿程度,患肢疼痛性质、范围、程度。剧烈疼痛者,遵医嘱采取口服镇痛药、肌注哌替啶等。

(4)遵医嘱定时定位测量患肢周径,观察患肢动脉搏动、皮肤色泽和温度。

(5)密切观察肺部情况,观察患者有无胸痛、咳嗽等症状。

(6)给予低脂饮食、戒烟、限制饱和脂肪酸的摄入,以免增加血液黏度,加重病情。

(7)保持大便通畅,避免用力大便,以免造成腹压突然增加致血栓脱落。

(8)患肢给予溶栓药物,使药物直接达到血栓部位,增加局部的药物浓度。其他药物不从患肢输入。

2. 预防深静脉血栓形成

(1)避免肢体受压或创伤。

(2)坐时抬高患肢促进静脉回流。

(3)禁止按摩或搔抓患处。

(4)逐渐增加活动量,感觉肢体疼痛时应立即停止活动。

(5)避免久站或坐位时交叉双腿。

(6)每日离床活动至少3次。

(7)白天避免长期卧床或不活动。

(8)长途汽车或飞机旅行时,中途活动肢体。

(9)注意观察血栓发生时的症状和体征,包括呼吸急促、胸痛、呼吸困难、背痛、肢体的红肿痛。

3. 用药护理　遵医嘱应用抗生素、溶栓剂,掌握药物的疗效、计量、用法和副作用。

4. **心理护理** 由于疾病迁延不愈，病人极易产生悲观、焦虑心理，护理人员应以亲切的态度多于病人交谈，讲明下肢深静脉血栓不可推拿按摩，帮助病人树立战胜疾病的信心，解除焦虑不安心理。

（五）评价

（1）疼痛缓解。

（2）了解疾病相关知识，焦虑、恐惧情绪得到缓解，能积极配合治疗。

五、健康指导

1. **饮食护理** 加强营养以增加机体抗病能力。进食高蛋白，高维生素饮食，多饮水，少食高脂食物以降低血液黏稠度。

2. **疾病知识指导** 帮助病人正确认识和对待疾病，了解疾病发生、发展与治疗、护理过程。与病人及家属共同制定长期防治的计划。

3. **服药指导** 告知患者持续应用抗凝药对预防血栓形成的重要意义，但过量服用可增加皮下出血、脑出血等危险，嘱患者严格按医嘱剂量按时服药，定期复查凝血酶原时间。

4. **生活指导** 鼓励病人参加体育锻炼，建立良好的习惯，劳逸结合，消除紧张心理，防止病情进一步恶化，保持足部清洁，穿医用压力袜或使用弹力绷带，保证患者得到充足的休息，观察患肢皮温、色泽、足背动脉搏动情况，发现异常，及时就诊，不宜冷、热敷。

5. **定期复查** 出院后1个月内道医院复查血管彩超、凝血酶原时间。

六、提问

1. 深静脉血栓形成的主要影响因素？
2. 如何预防深静脉血栓形成？

病例八 急性阑尾炎

一、查房的目的

通过护理查房，学习如何运用护理程序对该疾病患者进行护理。通过相互讨论与学习，进一步完善护理问题，提出预防性护理措施，防止有危险的护理问题和并发症的发生，为患者创造更好的康复条件，提高护理人员的理论水平。

二、疾病知识回顾

（一）定义

阑尾炎是指阑尾管腔发生阻塞后，阑尾内压力升高，细菌通过损害的黏膜引起感染。是最常见的急腹症之一，也是外科常见病，居各种急腹症的首位。

（二）病因及发病机制

阑尾管腔阻塞是急性阑尾炎最常见的病因，引起阻塞的原因有阑尾壁内淋巴小结增生、粪石、异物、炎性狭窄、寄生虫、胃肠道功能紊乱，阑尾的解剖特点。

（三）相关病理知识

急性阑尾炎分为急性单纯性阑尾炎、急性化脓性阑尾炎、坏疽性及穿孔性阑尾炎、阑尾周围脓肿4种病理类型。不同病理类型的阑尾炎可随机体防御功能强弱、治疗是否及时而有不同的转归。而阑尾发病早期，阑尾管腔剧烈收缩，企图排除腔内粪石等异物，表现为单纯性内脏疼痛，部位在脐周，可伴有恶心、呕吐；炎症发生后，感觉阈降低，兴奋性增加，在传导途径中影响了脊髓根中的体神经，遂发生牵涉痛，疼痛的部位转移到右下腹；最后，炎症的发展波及邻近的腹膜壁层，又出现壁层腹膜痛，疼痛的程度更剧烈，且伴有局部压痛、反跳痛和腹壁肌紧张。

(四)临床表现

急性阑尾炎的典型症状是转移性右下腹痛,恶心、呕吐、便秘、腹泻也比较常见。全身反应有发烧,部分患者自觉全身乏力、四肢无力或头痛头晕。

1. 症状 急性阑尾炎腹痛的程度和特点因人而异,主要与阑尾炎的病理类型关系密切,单纯性阑尾炎多呈钝痛或隐痛;化脓性阑尾炎多为胀痛,穿孔性阑尾炎常为阵发性剧痛或隐痛,此外,还伴有胃肠道症状和全身症状:胃肠道症状中恶心、呕吐最为常见,全身反应为患者自觉全身疲乏、四肢无力或头疼、头晕。并伴有发热,极少数出现寒战高热,体温可达 40℃。

2. 体征 压痛、反跳痛、腹肌紧张、腰大肌试验阳性、闭孔肌试验阳性。早期肠鸣音正常或稍活跃,随着炎症的加重及腹膜炎的发生,肠鸣音减弱,待腹膜炎的范围扩大时出现全腹膜麻痹,腹胀、肠鸣音消失等症状。早期右下腹皮肤可能有过敏现象,在穿孔或坏疽后,皮肤过敏现象消失。阑尾位置较低在盆腔内时,直肠指检可发现直肠前壁右上方有触动,触痛程度常与炎症的程度成正比,如阑尾已经穿孔,触痛范围有时可扩大至左侧。若急性阑尾炎症状持续 48 小时或更长,则有助于右下腹扪及肿块。

(五)辅助检查

急性阑尾炎时结肠充气试验阳性,腰大肌试验阳性;提示阑尾炎位置较深,闭孔内肌试验阳性,说明阑尾靠近闭孔内肌;盆腔阑尾炎症时,直肠指诊在右前壁有压痛。

实验室检查 血常规检查白细胞计数、中性粒细胞比例增高;当盲肠后位阑尾炎累及输尿管时,尿液检查可出现少量红细胞和白细胞。

影像学检查 B 超,CT 检查有助于阑尾周围脓肿的诊断。

(六)诊断

(1)急性发病,转移性右下腹痛或初起即为右下腹痛。恶心呕吐等胃肠道症状。

(2)右下腹固定压痛、反跳痛、肌紧张。

(3)出现直肠右前方触痛或结肠充气试验阳性,腰大肌试验阳性,提示阑尾位置较深。闭孔内肌试验阳性,说明阑尾靠近闭孔内肌;盆腔阑尾炎症时。直肠指诊在右前壁有压痛。

(七)治疗

急性阑尾炎诊断明确后,应及早施行阑尾切除术。非手术治疗仅适用于早期单纯性阑尾炎、阑尾周围脓肿或有手术禁忌证者。

三、病例介绍

患者,男,27 岁,患者无明显诱因出现脐周疼痛 12 小时,转移至右下腹疼痛 6 小时,呈持续性隐痛,无寒战、高热、恶心、呕吐,无明显黄疸病史,大小便正常。发病后给予抗生素(青霉素)治疗,疼痛轻度减轻,B 超检查确诊为"急性阑尾炎",急诊收住入院。

体格检查:T38.0℃,P80 次/分,R20 次/分,BP135/80mmHg,体重 72kg,身高 176cm。发育正常,营养佳,一般状况良好,心肺听诊无异常,皮肤、巩膜无黄染,腹部外观平坦,肠鸣音次数 5 次/分,右下腹压痛,腹肌紧张,反跳痛,腰大肌试验阳性。入院时患者情绪不稳,焦虑。

辅助检查:心电图示窦性心律,正常心电图。胸部正位片提示心肺未见异常。B 超示右下腹肠型结构(考虑肿大的阑尾),肝、胆、胰、脾、肾未见异常。血常规检查白细胞计数 $12×10^9$/L、中性粒细胞百分比 77%。

入院诊断:急性阑尾炎。

入院后患者经术前准备急诊在硬膜外麻醉下行阑尾切除术,术后第一日,予流质饮食,伤口无红肿、敷料干燥,可在病区内活动,体温正常。

四、护理

(一)护理评估

1. 症状 无明显诱因出现脐周疼痛12小时,转移至右下腹疼痛6小时,呈持续性隐痛,无寒战、高热、恶心、呕吐。

2. 身体评估 体温38.0℃,脉搏80次/分,呼吸20次/分,血压135/80mmHg,体重72kg,身高176cm。发育正常,营养佳,一般状况良好,心肺听诊无异常,皮肤、巩膜无黄染,腹部外观平坦,肠鸣音次数5次/分,右下腹压痛,腹肌紧张,反跳痛。

3. 辅助检查 心电图示窦性心律,正常心电图。B超示右下腹肠型结构(考虑肿大的阑尾),肝、胆、胰、脾、肾未见异常。血常规检查白细胞计数12×10^9/L、中性粒细胞百分比77%。

4 胸部X线示 胸部正位片提示心肺未见异常。

5. 心理社会状况 入院时患者情绪不稳,焦虑。

(二)护理诊断

1. 疼痛 与阑尾发炎,肠痉挛有关。

2. 焦虑恐惧 与病情发展急骤,疼痛难忍有关。

(三)护理目标

1. 使患者疼痛得到缓解。

2. 给予患者心理安慰,向患者介绍疾病相关知识,安抚其焦虑状态。

(四)护理措施

1. 术前护理

(1)心理护理。应主动关心并安慰患者,做好心理疏导,使患者能积极配合医护人员。

(2)严密观察病情变化。包括生命体征、一般情况及腹部体征,尤其注意腹痛情况的观察,包括疼痛的部位、性质、程度、放射痛的部位及伴随症状等。

(3)遵循"四禁四抗"原则。即对急腹症患者禁食、水,禁用热敷,禁灌肠及导泻,禁用止痛药;抗感染,抗休克,抗水、电解质紊乱和酸碱失衡,抗腹胀,在未明确诊断前应遵循此原则。

(4)补液。输液是治疗急腹症的重要措施,尤其对伴有严重并发症者,需要迅速建立静脉通道,遵医嘱补液。

(5)留置胃管及尿管护理。对胃肠穿孔、腹胀明显的患者,应尽早行胃肠减压;对有休克、酸碱失衡等情况的危重患者,应及时留置胃管。

2. 术后护理

(1)严密监测生命体征。一般患者术后回病房需即刻测量血压、脉搏、呼吸,密切观察至麻醉药作用基本消失、病情稳定后再酌情停测,发现异常情况随时汇报医生。

(2)观察术后出血。严密观察伤口及各种引流管有无出血现象,伤口敷料有无渗血,并及时处理,观察引流液的色、量、性状等。

(3)了解肠蠕动恢复情况。因受到致病物的刺激及手术和麻醉的影响,急腹症患者术后大多有程度不同的腹胀,且肠蠕动恢复较慢,一般24~72小时肠蠕动可恢复。

(4)继输液、营养支持。腹部手术后一般需禁食,以静脉维持营养,并通过静脉给予各种药物治疗,必要时给予静脉高营养等适当的营养支持,观察并记录24小时出入量,维持水、电解质平衡。

(5)引流管的护理。有些急腹症患者,术后身上带有许多引流管,如胃管、腹腔引流管、尿管、T

管等,应给予妥善固定,注意保持引流通畅,准确记录引流液的量、颜色、性质,置管处应保持清洁,注意无菌操作。

(6)预防感染。术后遵医嘱使用抗生素,监测体温,观察伤口有无渗血、渗液,并保持干燥。

(7)镇静止痛。适当应用止痛药,如肌注哌替啶(杜冷丁),使患者充分休息,对术后恢复有利。

(8)饮食。术后24小时内或胃肠蠕动未恢复者,需禁食;术后8~10小时肛门排气后,给予流质或半流质饮食,并密切注意患者进食后的情况,做好饮食护理。

(五)评价

(1)疼痛缓解。

(2)了解相关疾病知识,配合治疗。

(3)无感染、肠粘连等并发症发生。

五、健康宣教

1. 饮食指导　恢复期给予患者三高(高蛋白、高维生素、高热量)清淡易消化饮食。

2. 运动指导　恢复期嘱患者早期进行简单的运动锻炼,如散步、爬楼梯等,后期可进行短跑等简单的运动锻炼。

3. 用药指导　早期患者仍需服用抗生素等抗感染药物,定期去医院门诊进行伤口换药,以防后期感染。

4. 心理指导　做好患者心理疏导,消除其焦虑心态。

六、提问

1. 急性阑尾炎的诊断要点?

2. 阑尾炎术后患者护理注意事项?

病例九　肠梗阻

一、查房的目的

通过护理查房,学习如何运用护理程序对该疾病患者进行护理。通过相互讨论与学习,进一步完善护理问题,提出预防性护理措施,防止有危险的护理问题和并发症的发生,为患者创造更好的康复条件,提高护理人员的理论水平。

二、疾病知识回顾

(一)定义

各种原因引起的肠内容物不能正常运行,不能顺利通过肠道导致肠梗阻。

(二)病因及分类

1. 机械性肠梗阻　最常见,是由于各种原因引起的肠腔狭小,肠内容物通过障碍,常见的有肠腔堵塞、肠管受压、肠壁病变。

2. 动力性肠梗阻　发病率较机械性肠梗阻低。由于神经反射或毒素刺激引起肠壁肌肉功能紊乱,使肠蠕动丧失或肠管痉挛,以致肠内容物不能正常运行,但无器质性的肠腔狭窄。常见的如急性弥漫性腹膜炎、腹部大手术、腹膜后血肿或感染引起的麻痹性肠梗阻。

3. 血运性肠梗阻　由肠管血运障碍,继而发生肠麻痹,使肠内容物不能运行。

(三)相关病理知识

肠梗阻病理生理改变复杂多样,主要有体液丧失及因此出现的水、电解质紊乱与酸碱失衡、肠膨胀和肠坏死、感染和中毒。

(四)临床表现

1. 症状 腹痛、呕吐、腹胀、排便排气停止。
2. 体征 单纯性机械性肠梗阻可见腹胀、肠形和蠕动波,可闻及肠鸣音亢进,有气过水声或金属音,触诊腹部有轻压痛;麻痹性肠梗阻时腹胀均匀,肠鸣音减弱或消失。

(五)辅助检查

影像学:腹部X线检查立位或侧卧位腹部平片可见多个阶梯状排列的气体液面。绞窄性肠梗阻可见孤立、突出胀大的肠袢,且不受体位、时间的影响或有假肿瘤阴影。

(六)诊断

腹痛、呕吐、腹胀、肛门不排便不排气四大症状。加之腹部可见肠蠕动波或肠形、肠鸣音亢进。一般可以确诊为肠梗阻。

(七)治疗

(1)肠梗阻一旦确证后,应立即进行禁食,胃肠减压,以减轻腹痛。
(2)水电解质的补充根据肠梗阻的部位、梗阻时间,以及化验检查的结果来进行水与电解质的补充。

三、病例介绍

(一)典型病例

患者,女性,52岁,主诉入院前3天无明显诱因出现腹痛,为阵发性绞痛,继而出现腹胀、恶心,无呕吐。发病后停止排便排气,无发热。急诊来院就诊,以"肠梗阻"收入院治疗。患者既往无任何传染病史,44岁时因子宫肌瘤行手术治疗。

(二)患者的阳性症状、体征

查体:T37.1℃,P84次/分,R20次/分,BP110/70mmHg。下腹正中可见陈旧性手术瘢痕,腹膨隆,胀气明显,右下腹可见肠形,无肠蠕动波。全腹均有不同程度压痛,以右下腹压痛明显,可触及一包块,质中,似扩张之肠管。

腹部X线示:卧位时见腹部弓形充气扩张肠管,立位见腹部数个阶梯状排列成液平,考虑小肠机械性肠梗阻。

入院诊断:肠梗阻。

入院后完善各项术前准备,急诊在全麻下行剖腹探查术,术中见近回盲部小肠扭转坏死,遂行坏死小肠切除术+端端吻合术。患者术后生命体征平稳,留置胃管及导尿管,予各项治疗护理措施后康复。

四、护理

(一)护理评估

1. 症状和身体评估
(1)症状。腹痛、恶心,无呕吐。
(2)身体评估。T37.1℃,P84次/分,R20次/分,BP110/70mmHg。
(3)腹部X线提示卧位时见腹部弓形充气扩张肠曲,立位见腹部数个阶梯状排列呈液平,考虑小肠机械性梗阻。

2. 健康史 患者既往无任何传染病史,44岁时因子宫肌瘤手术治疗。

3. 心理社会状况 由于发病急骤,病人及家属缺乏应对疾病的心理准备,表现为焦虑不安、不知所措,产生恐惧心理。

(二)护理诊断

1. 疼痛　与梗阻部位的肠内容物通过障碍有关。

2. 体液不足　与呕吐、禁食、肠胃减压及肠腔积液有关。

3. 潜在并发症　吸入性肺炎、腹腔感染、肠瘘、肠粘连等。

(三)护理目标

(1)能维持体液平衡。

(2)有效缓解疼痛。

(3)病人未发生并发症或并发症得以及时发现和处理。

(四)护理措施

1. 一般护理

休息与饮食　生命体征正常者应采取半卧位,禁食禁饮、胃肠减压、静脉输液维持体液平衡,待病情好转、梗阻解除后12小时,可进少量流质。遵医嘱使用有效、足量抗生素控制感染,禁用吗啡、哌替啶等止痛药,以免掩盖病情而延误治疗,做好手术前常规准备。

2. 疾病观察

严密观察生命体征、腹部症状和体征、伤口敷料及引流液情况,及时发现术后腹腔感染、肠粘连、肠瘘等并发症。

3. 体位引流的护理

(1)肠梗阻患者在血压稳定的情况下,应采取半卧位,以利于胃肠内积液的引流,使腹腔内炎性渗出液流至盆腔,预防膈下脓肿,并使腹肌放松,横隔下降,改善呼吸和循环。

(2)术后尤其是绞窄性肠梗阻后,如腹部胀痛,持续发热、白细胞计数增高,腹部切口处红肿,流出有恶臭味液体,应警惕腹腔内感染及肠瘘的可能,并积极处理。

(3)保持胃肠减压通畅,观察引流液的性质和量,一般术后48~72小时肠蠕动恢复,可拔除胃管,准确记录24小时出入量。

(4)术后放置引流管者,注意保持引流通畅,观察引流液的性质、量,渗液多时要及时更换敷料。

4. 用药护理　使用有效、足量抗生素控制感染,禁用吗啡、哌替啶等止痛药,以免掩盖病情而延误治疗。

5. 心理护理　指导患者保持乐观的情绪,学会自我调节,将生活安排的丰富多彩,避免工作劳累,不熬夜,劳逸结合。如果精神上高度紧张、情感上过于脆弱、情绪易于波动等都会引起寝食不安、机体抗癌能力下降,导致病情恶化。

(五)评价

(1)维持了有效体液平衡。

(2)疼痛缓解。

(3)无并发症发生。

五、健康指导

(1)术后早期下床活动,防止发生肠粘连,养成良好的饮食习惯,注意饮食卫生,忌暴饮暴食,忌食生硬及刺激性食物,避免腹部受凉和餐后剧烈活动。

(2)保持大便通畅。

(3)注意伤口愈合情况,若出现红、肿、热、痛等现象应及时就医。

(4)生活指导　加强营养以增加机体抗病能力。鼓励病人参加体育锻炼,建立良好的习惯,劳逸结合,消除紧张心理,防止病情进一步恶化。

六、提问

1. 肠梗阻分为哪几种?
2. 术后注意事项有哪些?

(李奇男)

第二章 骨科疾病

病例一 腰椎间盘突出症

一、查房的目的

通过护理查房,学习如何运用护理程序对该疾病患者进行护理。通过相互讨论与学习,进一步完善护理问题,提出预防性护理措施,防止有危险的护理问题和并发症的发生,为患者创造更好的康复条件,提高护理人员的理论水平。

二、疾病知识回顾

(一)定义

腰椎间盘突出症是指由于腰椎间盘变性、破裂后,髓核突(或脱)向后方或突至椎管内致使相邻组织遭受刺激或压迫,由此出现的一系列临床症状。

(二)病因及发病机制

1. 腰椎间盘退行性变

2. 损伤

3. 遗传因素

4. 妊娠

(三)分类

按病理变化分为以下4型:

1. 膨隆性　纤维环部分裂开,表面完整,有隆起。

2. 突出型　纤维环完全裂开,髓核突向椎管。

3. 脱垂游离型　破裂的椎间盘组织游离在椎管内。

4. 经骨突出型　髓核经上下软骨板裂隙突入椎体骨松质内,或沿椎体间血管通道突向前纵韧带,游离于椎体前缘。腰4~5和腰5至骶1是腰椎间盘突出最易发生的部位。

(四)临床表现

1. 症状

(1)腰痛。最多见,一般早期仅有腰痛,可为急性剧烈疼痛或慢性隐痛,当病人腹压增加如咳嗽、喷嚏、排便,或弯腰时可引起疼痛或使疼痛加重。

(2)坐骨神经痛。由于突出的组织压迫或刺激坐骨神经引起,多表现为一侧,疼痛从下腰部向臀、下肢、足背或足外侧放射,可伴有麻木感。腰椎间盘突出可为双侧坐骨神经痛,表现为双侧大腿和小腿后侧疼痛。坐骨神经痛可因腹压增加而加剧。

(3)马尾神经受压。临床上少见,由于突出的组织直接作用,使马尾神经受压,表现为双侧大腿、小腿、足跟后侧及会阴部迟钝,大、小便功能障碍。

2. 体征

(1)腰椎侧突。是腰椎为减轻神经根受压而呈现的姿势性代偿畸形,侧突的方向与椎间盘突出和相邻神经根间的位置有关,当髓核突出位于神经根内侧时,腰椎突向健侧可减轻对神经根的压迫而缓解疼痛,如髓核突出位于神经根外侧时,腰椎突向患侧。

(2)腰部活动受限。腰部各方向活动均受限,以前屈受限最明显,因为前屈使椎间盘后突加重,加剧对神经根的压迫,增加疼痛。

(3)压痛、叩击痛。在病变椎间隙的棘突间,棘突旁1cm处有深压痛和叩击痛,并向下肢放射。

(4)直腿抬高试验和加强试验阳性。病人平卧,患侧下肢伸直,被动抬高,当抬高至60度以内即出现放射痛,为直腿抬高试验阳性,是由于神经根受压或粘连使移动范围减少或消失,坐骨神经受牵拉所致。如在此基础上,缓慢降低患肢高度,至放射痛消失,再被动背屈踝关节,疼痛再现,为加强试验阳性,同样是坐骨神经受牵拉所致。

(5)神经系统表现。主要表现为感觉减退、肌力下降和腱反射减弱或消失。当腰5神经根受累时,患侧小腿前外侧和足背内侧的痛、触觉减退,足跖屈无力,踝反射减弱或消失。

(五)辅助检查

1. X线平片　可显示腰椎间盘退行性改变,如椎体边缘增生和椎间变窄,同时可见腰椎侧突等。

2. CT和MRI检查　可显示椎管形态、椎间盘突出的程度和突出的部位,MRI还能显示脊髓、髓核、脊神经根和马尾神经情况。脊髓造影可显示有无椎间盘突出及突出的程度。

3. 电生理检查　肌电图检查可了解神经受损的范围。

(六)诊断

根据临床表现及辅助检查可诊断。

(七)治疗

1. 非手术治疗

(1)绝对卧床休息,有利于缓解脊柱旁肌肉痉挛,以减轻疼痛,绝对卧床1~3周。

(2)持续牵引。持续牵引以增大椎间隙,减轻椎间盘内压力和肌肉痉挛,可缓解疼痛。

(3)硬膜外注射皮质激素。其作用是减轻神经根周围的炎症和粘连。常用醋酸泼尼松龙,每周1次,3次为一疗程。

(4)理疗、推拿和按摩。除中央型椎间盘突出外,均可应用理疗、推拿、按摩,有助于缓解肌肉痉挛和疼痛,减轻椎间盘压力。

2. 手术治疗　非手术治疗无效或巨大或骨化椎间盘、椎间盘压迫马尾神经者,可行椎间盘突出物摘除术、人工椎间盘置换术或经皮穿刺髓核摘除术。

三、病例介绍

(一)典型病例

患者,男,45岁,汽车修理工(经常弯腰),腰背部酸痛3年,加重伴左下肢酸痛麻木3个月,门诊入院。患者3年来常感腰酸,阴雨天和活动后加重,休息后稍缓解,未引起重视亦未行相关治疗。入院前3个月劳累后突然出现左腰骶部、臀后部、大腿后外侧、小腿外侧至足跟部的放射性痛,休息后不能缓解,不能长距离步行。于外院行牵引、推拿、骶管注射等保守治疗,病情未见明显好转,为进一步治疗转入我院。

(二)患者的阳性症状、体征

查体:T36.5℃,P76次/分,R18次/分,BP130/80mmHg;发病以来患者精神可,无头痛头晕、恶心呕吐、高热盗汗、腹胀腹痛。饮食、睡眠可,大小便正常。

骨科专科检查:腰椎生理前凸变直,轻度左侧凸,左第5腰椎、第1骶椎椎旁间隙压痛、叩击痛。腰椎前屈50°、后伸20°,旋转侧屈正常。双侧股四头肌肌力正常,左拇长伸肌肌力Ⅳ级,左拇长屈肌肌力Ⅴ级。双下肢感觉正常,双膝、跟腱反射对称。右下肢直腿抬高试验阴性,左下肢直腿抬高试验45°阳性,加强试验阳性。

辅助检查:腰椎正侧位片示腰椎变直,轻度左侧凸,第5腰椎/第1骶椎椎间隙变窄。腰椎CT示第5腰椎/第1骶椎椎间盘突出,压迫左侧神经根,腰椎退行性变,MRI检查示第4腰椎~第1骶椎椎间盘突出,其中第4/第5腰椎椎间盘向椎管内轻突出,第5腰椎、第1骶椎髓核向椎管脱出形成自由体,压迫左侧神经根。

入院诊断:腰椎间盘突出症。

入院后完善各项术前准备,拟择期在全麻下行腰椎后路腰5全椎板切除髓核摘除植骨融合内固定术。患者配合积极,迫切要求手术。

四、护理

(一)护理评估

1. 症状和身体评估

(1)症状。①腰痛;②坐骨神经痛。

(2)身体评估。查体:T36.5℃,P76次/分,R18次/分,BP130/80mmHg。腰椎生理前凸变直,轻度左侧凸,左第5腰椎/第1骶椎椎旁间隙压痛、叩击痛。双侧股四头肌肌力正常,左拇长伸肌肌力Ⅳ级,左拇长屈肌肌力Ⅴ级。右下肢直腿抬高试验阴性,左下肢直腿抬高试验45°阳性,加强试验阳性。

(3)辅助检查。腰椎正侧位片示腰椎变直,轻度左侧凸,第5腰椎/第1骶椎椎间隙变窄。腰椎CT示第5腰椎/第1骶椎椎间盘突出,压迫左侧神经根,腰椎退行性变,MRI检查示第4腰椎至第1骶椎椎间盘突出,其中第4/第5腰椎椎间盘向椎管内轻突出,第5腰椎/第1骶椎髓核向椎管脱出形成自由体,压迫左侧神经根。

2. 健康史　患者精神可,无头痛头晕、恶心呕吐、高热盗汗、腹胀腹痛。饮食、睡眠可,大小便正常。

3. 心理社会状况　由于发病急骤,病人及家属缺乏应对疾病的心理准备,表现为焦虑不安、不知所措,产生恐惧心理。

(二)护理诊断

1. 疼痛　与椎间盘突出,影响骨正常间隙有关。
2. 体位改变　与椎间隙改变,影响自主卧位有关
3. 焦虑、恐惧　与手术及担心预后不良有关。
4. 知识缺乏　缺乏此类疾病的预防措施及相关知识。

(三)护理目标

(1)缓解患者疼痛状况。

(2)指导患者给予舒适卧位。

(3)加强疾病知识宣教及术后注意事项,缓解患者焦虑恐惧情绪。

(四)护理措施

1. 术前护理

(1)绝对卧硬板床休息。卧位时椎间盘承受的压力较立位时减少50%,因此,卧位可减轻对神经的压迫,缓解疼痛。卧床三周后,可戴腰围下床活动。

(2)卧位。抬高床头20°,膝关节屈曲,放松背部肌肉,增加舒适感。

(3)活动和功能锻炼。教会病人正确的坐起、下床;指导病人未固定关节的全范围活动及腰背肌的锻炼,主动活动为主,可辅以按摩;避免弯腰、长期站立或上举重物,以免引起腰肌痉挛。

(4)术前准备。术前常规准备。训练正确翻身、床上排便及术后功能锻炼。

2. 术后护理

(1)一般护理。

①搬运。人搬运,托起肩背部、腰臀部和下肢,平稳同步行动,保持身体轴线平直。

②卧位。术后平卧24小时,禁翻身,以压迫止血,持续卧床1~3周。

③翻身。术后平卧24小时后可翻身,采取2人轴线翻身。

(2)病情观察。

①观察生命体征,并记录。

②观察病人下肢皮肤颜色、温度、活动和感觉。

③引流液及引流管。观察引流液颜色、性质和量,注意有无脑脊液漏出及活动性出血,如有出血、渗液增多或疼痛加剧,下肢感觉和运动障碍加重要通知医师及时处理。保持管道通畅并妥善固定,引流管一般24~48小时拔出。

④观察切口及辅料。切口敷料有无渗血,佩戴腰围应松紧度适宜,观察周围皮肤及血运情况。

(3)并发症的预防。术后并发症主要有肌肉萎缩和神经根粘连,手术后1周开始腰肌和臀肌等长收缩锻炼,预防肌肉萎缩,病情允许时协助病人做直腿抬高活动,预防神经根粘连。

(五)评价

(1)在护理人员的积极健康宣教与护理过程中,解除了患者焦虑,恐惧的心理,也使患者对此疾病有了相关了解,知晓了术后注意事项及预后。

(2)患者术后体位有所改变,告知患者绝对卧床休息下取得患者的积极配合,患者基本状况良好,树立了战胜疾病的信心。

五、健康指导

(1)需注意平时站、坐、行和劳动姿势,减少慢性损伤的发生。

(2)继续坚持锻炼半年以上,加强腰背肌及腿部肌肉的锻炼,增加脊柱的稳定性。

(3)平时坚持做工间操,可以预防职业性急慢性损伤的发生。

(4)积极进行适当的体育锻炼,增强体质。

(5)加强营养,调节饮食,保持良好的心态。

(6)脑力劳动者一般可在术后2~3个月后逐渐恢复工作;体力劳动者一般在术后3~4后才能开始工作。

六、提问

1. 腰椎间盘突出症的病因有哪些?

2. 什么是直腿抬高试验和加强试验阳性?

病例二 骨肿瘤

一、查房的目的

通过护理查房,学习如何运用护理程序对该疾病患者进行护理。通过相互讨论与学习,进一步完善护理问题,提出预防性护理措施,防止有危险的护理问题和并发症的发生,为患者创造更好的康复条件,提高护理人员的理论水平。

二、疾病知识回顾

(一)定义

骨肿瘤是指骨组织及骨附属组织发生的肿瘤,分为原发和继发,继发性的多为转移瘤。良性肿瘤较多见,骨肉瘤是较常见的恶性肿瘤,经血、淋巴转移而来的继发性肿瘤也较多见。

(二)病因及发病机制

1. 骨肿瘤的发病因素很复杂,目前无明确病因。

(1)内因。素质学说、基因学说、内分泌学说等。

(2)外因。化学元素物质学说、内外照射慢性刺激学说、病毒感染学说等。

(3)部分多发性骨软骨瘤和纤维样增殖症与家族遗传有关,甚至可癌变。

(三)相关病理知识及分型

1. 病理　骨肿瘤的外壳分期是结合外科分级(G)、肿瘤区域(T)及转移(M)来进行的。

G 代表肿瘤性质,G_0 为良性,G_1 为低度恶性,G_2 为高度恶性。

T 代表肿瘤范围,T_0 为囊内,T_1 为间室内,T_2 为间室外。

M 代表转移,M_0 无转移,M_1 有转移。

根据 G、M、T、情况进行外科分期,大致判断肿瘤的良性程度。

2. 病理分型

(1)按肿瘤来源分类。分为原发性和继发性,前者是发生于骨组织及其附属组织本身的肿瘤,继发性骨肿瘤是指发生在其他组织或器官的恶性肿瘤,经不同的方式转移而来。

(2)按肿瘤细胞来源分类。可分为成骨性、软骨性、纤维性、骨髓性、脉管性和神经性等。

(3)按肿瘤细胞所显示的分化类型及所产生的细胞间质分类。可分为良性、恶性及少数的临界瘤。

(四)临床表现

1. 症状　疼痛和压痛、肿块和肿胀、压迫症状、骨折与脱位。

2. 体征　压痛及肿块边界清晰,肿块质硬、皮肤发热、局部表浅静脉怒张,肿瘤表面血管丰富、关节功能障碍、畸形。

(五)辅助检查

1. 影像学检查

(1)X 线表现。骨肿瘤基本改变:骨质的破坏或吸收,有些骨肿瘤表现为骨的沉积,称为反应骨。这种肿瘤细胞产生类骨,也称肿瘤骨。

骨膜反应:骨内生长的肿瘤,可刺激骨膜出现骨膜反应,若骨膜被肿瘤掀起,在骨膜下产生三角形新骨,称为 Codman 三角,多见于骨肉瘤。

病理性骨折。

恶性肿瘤常规拍胸片。

其他 CT、MRI 可清晰显示肿瘤范围及转移情况。

(2)实验室检查。骨肿瘤病人除全面化验检查外,注意检查血钙、血磷、酸性磷酸酶和碱性磷酸酶。骨组织迅速破坏时,血钙增高;成骨性肿瘤血清碱性磷酸酶增高,如骨肉瘤。男性酸性磷酸酶增高,提示骨肿瘤来自晚期前列腺癌。

(3)病理检查。①切开活检;②穿刺活检。

(六)诊断

穿刺或切开活检,组织病理学是骨肉瘤的确诊依据。

(七)治疗

(1)化疗。常用药物长春新碱、甲氨蝶呤化疗,并行水化碱化,亚叶酸钙治疗。

(2)手术。切除原发病灶。

目前主要以手术和化疗为主的综合治疗。

三、病例介绍

(一)典型病例

患者男性,18岁,因"无诱因出现左膝疼痛,加重2周"入院。X线片左胫骨上段不规则密度增高影,边缘下段低密度骨质破坏区,边缘模糊,密度不均匀,骨皮质边缘可见鼓膜增生,软组织肿胀。MRI提示左胫骨上端骨肉瘤可疑,为进一步诊治入院。

(二)患者的阳性症状、体征

体格检查:T36.8℃,P68次/分,R18次/分,BP120/70mmHg,体重60kg。发育正常,营养中等。患者主诉左膝疼痛不适,疼痛评分五分。触摸患者左小腿上端内侧有一肿块,约2cm×3cm大小,质地软,局部皮肤温度稍高,无明显静脉曲张,压痛明显,左膝关节活动受限,屈曲约100度,左足、末梢血运正常。

实验室检查:骨肿瘤病人除全面化验检查外,注意检查血钙、血磷、酸性磷酸酶和碱性磷酸酶。骨组织迅速破坏时,血钙增高;成骨性肿瘤血清碱性磷酸酶增高,如骨肉瘤。男性酸性磷酸酶增高,提示骨肿瘤来自晚期前列腺癌。

入院诊断:左胫骨上端骨肉瘤。

入院后行常规检查,给予塞来昔布口服镇痛治疗。入院后第2日,在局部浸润麻醉下行左胫骨上端骨肿瘤活检术,术后无发热,切口加压包扎,局部无红肿,左足感觉、末梢循环好,遵医嘱卧床休息,加强营养,予以补液、抗炎等治疗。病理结果提示左胫骨上端骨肉瘤。留置中心静脉置管,术前第一疗程长春新碱、大剂量甲氨蝶呤化疗,并行水化碱化、亚叶酸钙治疗,待择期手术。

四、护理

(一)护理评估

1. 症状和身体评估

(1)症状。小腿疼痛和轻度肿胀,活动受限;下肢、腹股沟及患侧腹壁浅静脉怒张。

(2)身体评估。查体T36.8℃,P68次/分,R18次/分,BP120/70mmHg,发育正常,营养中等,神志清楚,查体合作。

2. 健康史 患者无家族遗传病史。

3. 心理社会状况 由于疼痛及身体暂时制动缺乏应对疾病的心理准备,表现为焦虑不安、不知所措,产生恐惧心理。

(二)护理诊断

1. 疼痛 与肿瘤压迫正常组织有关。

2. 恐惧/焦虑 与突然身体制动及担心预后不好有关。

3. 知识缺乏 缺乏对疾病相关知识的了解。

(三)护理目标

(1)使患者的疼痛得到控制。

(2)加强疾病相关知识的宣教,避免患者焦虑情绪,使患者对此疾病了解,积极配合治疗,保持乐观情绪。

（四）护理措施

1. 心理护理　给予患者心理疏导,讲解疾病相关知识,鼓励患者树立战胜疾病的信心。

2. 加强营养　鼓励患者多食用三高（高蛋白、高热量、高维生素）清淡易消化饮食,多食水果蔬菜,多饮水。对进行化疗患者食欲极度低下的,更应该注意营养,必要时行营养疗法。

3. 疼痛护理　恶性骨肿瘤疼痛比较严重,轻微疼痛可保持舒适体位,转移注意力等。较重疼痛可按"三级止痛"方案止痛:

一级止痛是使用非麻醉性药物,用于一般疼痛;

二级止痛应用弱麻醉性药物,如可待因,用于中度疼痛;

三级止痛应用强麻醉性药物,如吗啡,用于持续性剧痛。

4. 化疗药物护理　密切观察患者反应及局部输液有无渗漏,复查血常规。向患者解释化疗药的剂量、用法及注意事项。并加强患者营养。

5. 术前护理　在术前两周开始股四头肌收缩锻炼；术前1日进行备皮。

6. 术后护理

(1)病情观察。观察生命体征变化；手术部位有无出血和感染。

(2)控制感染。应用100ml NS+头孢曲松2g静脉滴注,每日2次,连续用3天,预防伤口感染。

(3)指导患者功能锻炼。

(4)术后疼痛护理。患者术后携带止疼泵药物持续泵入,患者未诉疼痛等不适。

(5)心理护理。解除患者忧虑恐惧心态,树立战胜疾病的信心。

（五）评价

(1)患者了解相关疾病知识,避免恐惧、焦虑,积极配合治疗。

(2)疼痛缓解。

(3)无感染等并发症。

五、健康指导

1. 饮食护理　加强营养以利于机体的康复,使病人能主动摄取必需的营养素,以增加机体抗病能力。进食高蛋白,高维生素饮食,多饮水,少食高脂食物以降低血液黏稠度。

2. 疾病知识指导　向患者讲解疾病相关知识,了解疾病发生、发展与治疗、护理过程。与病人及家属共同制定长期防治的计划。

3. 药物指导　严格遵医嘱服用化疗药物,密切观察服药后的不良反应及副作用,学习药物不良反应的处理措施,保证患者生活质量。

4. 生活指导　鼓励病人逐渐增加活动量,建立良好的习惯,劳逸结合,消除紧张心理,防止病情进一步恶化,保证患者得到充足的休息。观察患肢恢复状况,如有特殊不适,立即就诊。

5. 定期复查　出院后1个月内到医院复查伤口,及时了解病情状况。

六、提问

1. 对于骨肉瘤患者,目前临床采用手术和化疗为主的综合治疗,该患者术前进行化疗,术前化疗的目的是什么？

2. 骨肉瘤患者化疗期间,患者在饮食方面要注意哪些？

病例三 骨性关节炎

一、查房的目的
通过护理查房,学习如何运用护理程序对该疾病患者进行护理。通过相互讨论与学习,进一步完善护理问题,提出预防性护理措施,防止有危险的护理问题和并发症的发生,为患者创造更好的康复条件,提高护理人员的理论水平。

二、疾病知识回顾

(一)定义

骨性关节炎是一种常见的慢性关节疾患,亦称骨关节病、退行性关节炎、增生性关节炎、老年关节炎和肥大性关节炎,其主要特征是关节软骨和骨质的退行性变和继发性骨质增生。

(二)病因及发病机制

1. 无明显诱因
2. 相关因素

(1)损伤。关节内骨折、半月板损伤及髌骨脱位等造成关节软骨损伤。

(2)过度负重。由于肥胖或膝关节内外翻畸形而导致关节面过度负重。

(3)关节软骨下骨坏死。如干脆性骨炎发生关节内游离体,造成关节软骨面损伤。

(三)相关病理知识

关节软骨由 1~2mm 厚度胶原纤维、糖蛋白、透明质酸质 3 聚集而成,以吸收和分散所承受的负重和机械力量。肌肉的收缩除带动关节活动外,同时起着橡皮带样作用,吸收了大量传来的冲力,保护了关节。当发生意外时,因为肌肉对此突发的震动不能及时出现保护性反应而使关节负重加重,可致关节损伤,因此肌肉对此突发的震动不能及时出现保护性反映而使关节负重加重,可致关节损伤。

(四)临床表现

1. 症状 早期表现为髌骨下疼痛、红肿、功能障碍。
2. 体征 患者可出现下肢肢体制动,发热,患肢畸形等。

(五)辅助检查

1. X 线检查 X 线检查关节间隙狭窄、软骨下骨板硬化和骨赘形成是骨关节炎的基本 X 线特征。
2. 超声检查 超声检查尤其是高频探头的应用能清晰显示关节面软骨的厚度及表面是否光滑,关节滑膜病变积液及骨赘脱落的现象,能准确描绘出病变的程度、性质及范围,明显优于 X 线平片。
3. 磁共振成像 可显示骨皮质、髓组织、两侧半月板、交叉韧带、关节软骨、血管神经束等。

(六)诊断

(1)肿胀畸形。

(2)功能障碍。

(3)X 线检查关节间隙狭窄、软骨下骨板硬化和骨赘形成是骨关节炎的基本 X 线特征。根据 X 线检查可将骨性关节炎的严重程度分为四度:

Ⅰ度:可疑的关节间隙狭窄和可疑的唇状增生。

Ⅱ度:肯定的骨刺和可能的关节间隙狭窄。

Ⅲ度:多个中度骨刺和肯定的关节间隙狭窄,有些硬化及可能的骨端畸形。

Ⅳ：大骨刺，明显的关节间隙狭窄，严重硬化，肯定的骨端畸形。

(七)治疗

1. 非手术治疗　主要以缓解疼痛为主，非甾体类抗炎镇痛药是常用药物，可结合理疗、注射疗法、中医中药治疗。

2. 手术治疗　骨赘切除术、游离体摘除术、半月板切除术、滑膜切除术、关节软骨成形术及自体软骨移植、关节镜手术等。

三、病例介绍

(一)典型病例

患者男性，72岁。患者于5年前无明显诱因出现右膝疼痛，上下楼梯时疼痛加剧，休息后缓解，先后在多家医院接受热敷、理疗等治疗，针灸刚开始时症状有所好转，但几日后效果不明显，口服止痛药双氯芬酸钠、阿司匹林等，近期效果好，远期效果不明显，且症状逐渐加重。

(二)患者的阳性症状、体征

查体：T36.3℃，P82次/分，R16次/分，BP110/74mmHg；发育正常，营养良好，体重62kg，身高166cm。

既往史：无高血压、糖尿病及冠心病家族史。

入院诊断：右膝骨性关节炎。

入院时，患者主诉有脚气未予治疗，近期未曾拔牙，无上呼吸道症状。入院后患者情绪稳定，给予二级护理，普食。拟行右膝关节置换术。

四、护理

(一)护理评估

1. 症状和身体评估

(1)症状。髌骨下疼痛、红肿、功能障碍。

(2)身体评估。T36.3℃，P82次/分，R16次/分，BP110/74mmHg；发育正常，营养良好，体重62kg；身高166cm。

(3)辅助检查。血糖、血脂(总胆固醇、高密度脂蛋白、低密度脂蛋白)正常。心电图检查提示窦性心律、正常心电图。

(4)既往史。无高血压、糖尿病及冠心病家族史。

2. 心理社会状况　病人及家属缺乏应对疾病的心理准备，表现为焦虑不安、不知所措，产生恐惧心理。

(二)护理诊断

1. 疼痛　与该部位炎性浸润，刺激骨组织旁黏膜有关。
2. 恐惧/焦虑　与腿部制动，活动力受限有关。
3. 有感染的危险　与关节软骨退行性病变有关。
4. 知识缺乏　缺乏对疾病的预防及治疗病情的相关知识。

(三)护理目标

(1)患者疼痛缓解。

(2)使患者焦虑恐惧心情得到平复。

(3)无感染等并发症发生。

(4)使患者了解并掌握疾病及手术的相关知识。

（四）护理措施

1. 术前护理

（1）心理护理。应多了解及关心病人，倾听患者的想法和要求，加强心理疏导，向病人和家属解释手术的必要性和重要性，解除其思想顾虑。

（2）饮食护理。鼓励和提供病人进食高蛋白、高热量、富含维生素和膳食纤维的食物，为术后创面愈合和机体康复创造有利条件。

（3）术前用高锰酸钾泡脚，来治疗患者的脚气，以防术后继发关节假体的感染而造成手术失败。

（4）术前教会患者进行功能锻炼。加强肌肉伸展性，增强膝关节周围肌力，有助于减轻术后疼痛，有利于功能恢复。主要进行股四头肌的伸展收缩锻炼。

（5）术前止痛。于术前晚8点常规使用止痛药，如西乐葆，可提高痛阈，使患者术后疼痛减轻。

2. 术后护理

（1）病情观察。密切观察病人生命体征的变化。观察伤口辅料，有无渗血渗液，患肢末梢血运是否良好，出现异常及时汇报处理。

（2）体位。患者术后血压平稳后可取半卧位，抬高患肢。

（3）皮肤护理。平卧期间垫气圈，以减轻臀部压力预防压疮，同时每2小时协助患者抬臀一次。嘱咐患者健肢弯曲，患肢伸直，头顶枕，双手拉吊环平抬臀部。

（4）功能锻炼。教会患者股四头肌功能锻炼方法，术后肌力恢复后尽早练习。

（5）并发症预防。鼓励咳嗽，协助排痰，预防坠积性肺炎；嘱患者多饮水，定时会阴护理，预防尿路感染；早期患肢功能锻炼，预防下肢深静脉栓塞。合理使用抗生素，预防感染。

（6）心理护理。术后护理人员应以亲切的态度，多与病人交谈，以帮助病人树立战胜疾病的信心，解除焦虑不安心理。

（五）评价

（1）疼痛得到缓解。

（2）无感染等并发症发生。

（3）了解相关疾病知识，并解除恐惧焦虑心情。

五、健康指导

（1）继续功能锻炼，增强患肢活动范围、负重能力以及生活自理能力。

（2）独立完成穿鞋袜等日常生活动作。

（3）除了屈膝功能训练外，还应注意伸膝功能训练，如坐位压腿等。

（4）上下楼梯活动早期主要依靠拐杖上下，健肢支撑。患肢以不负重到部分负重，要求健肢先上，患肢先下，待患肢适应后脱离拐杖。

（5）定期门诊复诊，有异常情况如发热、感染等及时就诊。

（6）注意防治感冒、脚气，以免引起假体感染。

（7）加强营养，多吃新鲜蔬菜水果，多进食高蛋白，高维生素，高铁食物。

六、提问

1. 骨性关节炎患者术前功能锻炼有哪些？

2. 骨性关节炎患者的出院健康指导有哪些？

病例四 化脓性关节炎

一、查房的目的
通过护理查房,学习如何运用护理程序对该疾病患者进行护理。通过相互讨论与学习,进一步完善护理问题,提出预防性护理措施,防止有危险的护理问题和并发症的发生,为患者创造更好的康复条件,提高护理人员的理论水平。

二、疾病知识回顾

(一)定义
化脓性关节炎是指化脓性细菌引起的关节性炎症。

(二)病因
病因主要致病菌是金黄色葡萄球菌,约占85%,其他有白色葡萄球菌、链球菌、淋病双球菌、大肠杆菌等。侵犯途径可远处病灶经血行播散、邻近病灶直接蔓延或关节开放性损伤,化脓菌直接侵入。

(三)相关病理知识
1. 病理分类可以分为三期

(1)浆液性渗出期。细菌侵入后滑膜充血、水肿、渗出。关节软骨无明显改变,此期如得到合理治疗,关节功能可完全恢复。

(2)浆液纤维素渗出期。病变进一步恶化,除浆液渗出增多外,并有大量白细胞和纤维蛋白,渗液混浊,纤维蛋白沉积在关节软骨表面,阻碍软骨代谢,软骨破坏。纤维蛋白沉积引起关节粘连,预后关节功能部分受损。

(3)脓性渗出期。炎症侵入软骨下骨质,关节软骨和滑膜破坏,脓性渗出液使周围组织发生炎性改变,关节粘连和破坏导致纤维性或骨性强直,不可逆的变化使关节功能严重受损,常留后遗症。

(四)临床表现
多见于儿童,尤其为体弱多病的小儿。好发于髋关节和膝关节。

1. 全身表现 起病急骤,全身炎症反应明显,乏力、食欲缺乏,寒战高热,体温可在39℃以上,严重感染可出现谵妄,惊厥昏迷等神经精神症状。

2. 局部表现 病变关节剧痛、红肿、功能障碍。关节呈半屈位,拒绝活动和检查。如膝关节化脓性炎症检查可出现浮髌试验阳性。

(五)辅助检查
1. 实验室检查 白细胞增高,中性粒细胞比例增高,红细胞沉降率加快。关节腔穿刺抽脓细菌培养,阳性。

2. X线检查 早期关节周围脓肿,关节间隙增宽,关节骨骨质疏松,当软骨面破坏,X线显示关节间隙变窄,软骨下骨质破坏后骨面毛糙,X线呈现虫蚀样改变,严重者可有骨性强直。

(六)诊断
根据患者病史、局部症状及全身特点,结合X线检查及局部穿刺抽出脓性液体可确诊。

(七)治疗
1. 非手术治疗

(1)早期应用有效抗生素。

(2)关节腔内注射抗生素。

(3)关节腔灌洗。适应于表浅的大关节,选择两个穿刺点,分别置于滴注管和引流管进行灌洗。每日经滴注管滴入含抗生素的溶液 2000~3000ml,直至引流液清澈,细菌培养阴性为止。

(4)牵引或石膏固定。

2. 手术治疗

(1)关节切开引流术,术后置管灌洗,适应于深部的大关节。

(2)关节矫形术,适应于关节破坏严重,功能明显受损的病人。

三、病例介绍

(一)典型病例

患者,男性,4岁7个月,18.5kg,因"右膝部肿胀,疼痛伴发热7天"入院,并行"右膝部化脓性关节炎切开引流术",7天前患儿无明显诱因出现右膝部肿胀,疼痛伴发热,于当地诊所抗感染治疗,治疗后发热明显缓解,2天前转院,给予抗感染治疗,体温未见明显下降,患病前有反复化脓性中耳炎发作史,无结核等传染病家族史,体温38.0℃,P120次/分,R26次/分。

(二)患者阳性体征及症状

查体:T38.0℃,P120次/分,R26次/分;右侧膝部肿胀,疼痛伴发热;实验室检查:白细胞计数增高。

入院诊断:右膝化脓性关节炎。

入院后给予吸氧、给予抗炎治疗及相关检查。

四、护理

(一)护理评估

1. 症状和身体评估

(1)症状。无明显诱因出现右膝部肿胀,疼痛伴发热。

(2)身体评估。查体:体温:38.0℃,P120次/分,R26次/分。

(3)实验室检查。血白细胞增高,中性粒细胞比例增高,红细胞沉降率加快。关节腔穿刺,抽脓细菌培养,结果阳性。

(4)胸部X线示。早期关节周围软组织肿胀,关节间隙增宽,关节骨骨质疏松,当软骨面破坏后,X线显示关节间隙变窄,软骨下骨质破坏后,骨面毛糙,X线呈现虫蚀样改变,严重者可有骨性强直。

2. 健康史 患病前有反复化脓性中耳炎发作史,无结核等传染病家族史。

3. 心理社会状况 由于发病急骤,病人及家属缺乏应对疾病的心理准备,表现为焦虑不安、不知所措,产生恐惧心理。

(二)护理诊断

1. 疼痛 与炎症刺激和关节内压力增高有关。

2. 体温增高 与炎症反应有关。

3. 躯体移动障碍 与患肢疼痛和制动有关。

4. 皮肤完整性受损 与破溃、关节穿刺、引流、灌洗、手术有关。

5. 潜在并发症 关节粘连、骨性强直。

6. 知识缺乏 缺乏疾病相关知识。

(三)护理目标

(1)疼痛缓解。

(2)体温正常。

(3)躯体活动逐渐正常。

(4)皮肤恢复完整。

(5)无并发症发生。

(6)了解相关疾病知识。

(四)护理措施

1. 休息与营养　急性期病人炎症反应和关节疼痛需要卧床休息,给予富含营养易消化饮食。

2. 维持体温　体温高,给予温水擦浴,擦浴后30分钟复测体温37.5℃,鼓励患者多饮水。

3. 控制感染　遵医嘱应用抗生素,100mlNS+PN 800万单位静脉点滴7~14天,用药期观察药物反应。

4. 患肢护理　为减轻疼痛,防治畸形和病理骨折,患肢制动,保持功能位,牵引固定。

5. 关节穿刺或灌洗的护理　一切操作遵循无菌原则。关节穿刺每日1次,抽出积液后,注入抗生素。关节腔每日用NS2000~3000ml+庆大霉素及甲硝唑交叉灌洗,直至引流液清澈,细菌培养阴性为止,在停止滴注后再继续引流几日,引流液清澈后拔管。

6. 指导患者加强功能锻炼。

(五)评价

(1)疼痛缓解

(2)生命体征正常。

(3)躯体活动正常。

(4)皮肤完好无破损。

(5)无关节僵直等并发症发生。

(6)了解相关疾病知识,配合治疗。

五、健康指导

1. 疾病知识指导　帮助病人正确认识和对待疾病,了解疾病发生、发展与治疗、护理过程。与病人及家属共同制定长期防治的计划。

2. 保健知识宣传　学会自我监测病情,病人和家属还应学会识别急性化脓性关节炎的临床表现;一旦发现症状加重,如发热、膝部疼痛,应及时就诊。

3. 生活指导　讲明加强营养对机体康复的作用,使病人能主动摄取必需的营养素,以增加机体抗病能力。鼓励病人参加体育锻炼,建立良好的习惯,劳逸结合,消除紧张心理,防止病情进一步恶化。

六、提问

1. 化脓性关节炎的分期?

2. 化脓性关节炎的临床表现?

病例五　脊柱骨折

一、查房的目的

通过护理查房,学习如何运用护理程序对该疾病患者进行护理。通过相互讨论与学习,进一步完善护理问题,提出预防性护理措施,防止有危险的护理问题和并发症的发生,为患者创造更好的康复条件,提高护理人员的理论水平。

二、疾病知识回顾

(一)定义

脊柱骨折损伤严重而复杂,以胸、腰椎骨折多见,脊柱骨折常伴有脱位、脊髓损伤,易致残或危及生命。

(二)病因及分类

脊椎骨折:多因间接暴力所致,如自高空坠落,头、足或臀部触地力量传导至椎骨,多数为屈伸而下,易引起椎体压缩或伴有粉碎性骨折,严重时合并关节突脱位或脊髓损伤。直接暴力多为火器伤,和平时期少见。

1. 按暴力作用方向分类

(1)屈曲型。最多见,易发生于胸腰段的楔形压缩性骨折。

(2)过伸型。少见,常发生于高速行驶的汽车,突然撞车,头部受力后仰引起颈椎骨折脱位或伴有颈髓损伤。

(3)屈曲牵拉型。常伴有椎间关节脱位、半脱位。

(4)垂直压缩型。病人自高空垂直坠落、足或臀部触地所致,易引起胸腰椎的压缩性粉碎性骨折,粉碎的椎体和椎间盘如突入椎管,将损伤脊髓出现神经表现。

2. 按骨折后稳定性分类

(1)稳定型。骨折后较稳定,不易移位,如单纯压缩性骨折,椎体压缩不超过原高度 1/3。

(2)不稳定型。损伤严重,暴力不仅有压缩,还伴有旋转力量,复位后不稳定。如过度压缩的骨折,椎体粉碎性骨折,伴有脱位的椎体骨折等,由于不稳定易出现脊柱后突和进行性神经症状。

3. 病理按神经损伤的程度分类

(1)脊髓震荡(脊髓休克)。与脑震荡相似,脊髓受到强烈震动,脊髓仍保持完整,从组织形态学上无病理改变,只是出现暂时性的功能障碍,短时即刻恢复,是脊髓损伤最轻的一种。

(2)脊髓挫伤。外观似完整,但内部有不同程度的改变,轻者点状出血、轻度水肿,重者大量出血、细胞破坏、神经传导纤维断裂等,可引起脊髓软化或瘢痕形成。

(3)脊髓受压。骨折脱位移位的椎骨、碎骨片、破碎的椎间盘、血肿及黄韧带都可突入椎管或直接压迫脊髓,引起脊髓的改变,如及时去除压迫脊髓,功能有可能恢复,若压迫时间过久,脊髓变性;软化坏死,不易恢复。

(4)脊髓断裂。损伤重,脊髓的连续性中断,可为不完全性断裂和完全断裂,前者常伴有挫伤,称为脊髓挫裂伤。脊髓断裂很难恢复。

(5)马尾神经损伤。第二腰椎以下椎骨骨折、脱位可导致马尾神经损伤,受伤平面以下迟缓性瘫痪,马尾神经很少发生完全断裂。

(三)临床表现

脊椎骨折局部疼痛、肿胀、脊柱活动受限,骨折处棘突有明显压痛和叩击痛;胸腰椎骨折常有后突畸形;合并截瘫时,损伤脊髓平面感觉、运动、反射障碍,高位截瘫可出现呼吸困难,甚至呼吸停止。

(四)辅助检查

脊髓损伤:实验室检查除检查血、尿、便常规外,要进行血、尿的生化检查,包括血 pH 值、钾、钠、氯、磷、尿素氮、磷酸酶、动脉血氧分压和二氧化碳分压。

X 线:尽早射 X 线片,包括整个脊柱的正、侧位,必要时摄斜位,观察骨折、脱位及移位情况。

脊髓造影,经颅底穿刺,注入造影剂、观察造影剂下段是否受阻。

CT、MRI:可显示脊髓受压和椎管内软组织情况。

（五）诊断

根据患者的症状及阳性体征,及辅助检查可确诊。

（六）治疗

病人伴有多发性损伤,如颅脑损伤、胸部损伤、腹部损伤、严重的内外出血以及休克等危及生命的急症应优先处理。

胸腰椎骨折:

(1)单纯压缩骨折。椎体压缩不足1/3的或老年病人不能耐受复位或固定的,卧硬板床,骨折部位加厚枕,使脊柱过伸,3日后开始腰背肌锻炼,初起背部不离床左右移动,以后背伸臀部离开床面,逐渐加大力度,伤后第3个月可以适当下床活动,3个月后逐渐增加下床活动时间。

(2)爆破型骨折。

①无神经症状,并经CT检查确无骨折片挤入椎管内的,可用双踝悬吊法复位。

②有神经症状和有骨折片挤入椎管内的,手术治疗。

三、病例介绍

（一）典型病例

患者,37岁,男性,主因高处坠落致腰部疼痛,双下肢麻木,活动受限,大小便失禁。体格检查:体温36.5℃,脉搏98次/分,呼吸20次/分,血压136/91mmHg。发育正常,神清合作,全身浅表淋巴结无肿大。L1椎体部位可见明显后凹畸形,局部皮下瘀血。触诊L1棘突,椎旁深压痛,双下肢肌力Ⅰ~Ⅱ级,双侧腹股沟区痛温觉明显减退,马鞍区皮肤感觉麻木。L1棘突椎旁叩痛阳性。活动双侧足趾微动。腹壁反射亢进,提睾反射、球海绵体反射、肛门反射消失。双下肢肌腱反射消失、跟腱反射消失,巴宾斯基征阴性,霍夫曼征阴性。入院诊断:脊柱骨折。入院后给予常规治疗,相关检查。

（二）患者阳性体征及症状

主因高处坠落致腰部疼痛,双下肢麻木,活动受限,大小便失禁。L1椎体部位可见明显后凹畸形,局部皮下瘀血。触诊L1棘突,椎旁深压痛,双下肢肌力Ⅰ-Ⅱ级,双侧腹股沟区痛温觉明显减退,马鞍区皮肤感觉麻木。L1棘突椎旁叩痛阳性。活动双侧足趾微动。

四、护理

（一）护理评估

1. 症状和身体评估

(1)症状。腰部疼痛,双下肢麻木,活动受限,大小便失禁。

(2)身体评估。查体:体温36.5℃,脉搏98次/分,呼吸20次/分,血压136/91mmHg。发育正常,神清合作,全身浅表淋巴结无肿大。

(3)实验室检查。除检查血、尿、便常规外,要进行血、尿的生化检查,包括血pH值、钾、钠、氯、磷、尿素氮、磷酸酶、动脉血氧分压和二氧化碳分压。

(4)胸部X线示。尽早拍X线片,包括整个脊柱的正、侧位,必要时摄斜位、观察骨折、脱位及移位情况。脊髓造影,经颅底穿刺,注入造影剂、观察造影剂下段是否受阻。

2. 心理社会状况　由于发病急骤,病人及家属缺乏应对疾病的心理准备,表现为焦虑不安、不知所措,产生恐惧心理。

(二)护理诊断

1. 自理能力下降　与神经功能受损有关。
2. 自我形象紊乱　与肢体瘫痪有关。
3. 排泄形态改变　与神经系统损伤有关。
4. 舒适的改变　与胃肠功能紊乱有关。
5. 有废用综合征可能　与脊髓损伤有关。
6. 潜在并发症　压疮、呼吸道感染、泌尿系统感染。

(三)护理目标

(1)生活能够自理。
(2)肢体活动正常。
(3)防止并发症的发生。

(四)护理措施

1. 心理护理　应加强心理护理，主动关心病人，帮助患者树立战胜疾病的信心。
2. 生活护理　加强生活护理，尽量满足病人的生活需要，坚持做好基础、皮肤和口腔护理，加强二便管理，鼓励病人逐渐锻炼，尽量做到生活自理。
3. 饮食护理　提供富有营养的易消化饮食，鼓励病人多吃水果蔬菜，多饮水。
4. 卧位　全麻术后给予平卧位6~8小时后，协助翻身侧卧。
5. 病情观察　给予心电监护，持续吸氧，观察腰部伤口有无渗血，引流管是否通畅。观察双下肢肢体活动情况及末梢血运。
6. 并发症护理

(1)呼吸道护理。骨折的疼痛、瘫痪的长期卧床等因素均可导致呼吸不畅，发生坠积性肺炎，护理时鼓励病人深呼吸，有效咳嗽，翻身拍背。同时，可雾化吸入抗生素、地塞米松或糜蛋白酶，以稀释分泌物有利于排出，必要时吸痰。

(2)泌尿系统的护理。做好留置导尿的护理，早期留置尿管持续引流，2~3周后定时开放，每4~6小时开放一次，平时夹闭，已使膀胱充盈，防止膀胱萎缩及感染，并训练自律性膀胱。

(3)皮肤护理。瘫痪长期卧床的病人，骨突起部位的皮肤长时间受压易发生褥疮。预防的关键是间歇性解除压迫。

(4)其他。体温过高、过低、腹胀、便秘等。

(五)评价

(1)肢体活动良好。
(2)无并发症发生。
(3)了解相关疾病知识，配合治疗。

五、健康指导

1. 疾病知识指导　向患者讲解相关疾病知识，使其了解疾病发生、发展与治疗、护理过程。与病人及家属共同制定长期防治的计划。
2. 鼓励病人得坚持进行功能锻炼，教会病人及家属进行力所能及的生活自理能力。

六、提问

1. 脊柱骨折按神经损伤分为哪几类？
2. 脊柱骨折的并发症是什么？

病例六　颈椎病

一、查房的目的
通过护理查房,学习如何运用护理程序对该疾病患者进行护理。通过相互讨论与学习,进一步完善护理问题,提出预防性护理措施,防止有危险的护理问题和并发症的发生,为患者创造更好的康复条件,提高护理人员的理论水平。

二、疾病知识回顾

(一)定义

颈椎病是指颈椎间盘退行性变化及其继发性椎间关节退行性变所致脊髓、脊神经根、椎动脉或交感神经受累引起的临床表现。

(二)病因及发病机制

1. 颈椎间盘退行性变　是颈椎病的主要原因。
2. 损伤　急性或慢性损伤均可诱发颈椎间盘退行性改变。
3. 先天性颈椎管狭窄　椎管发育异常。

(三)相关病理知识及分型

1. 颈椎的稳定性降低,并激发椎间关节及其周围韧带变性、增长、钙化,因此对脊髓、神经、神经根、椎动脉或交感神经静态或动态的压迫。稳定性降低又促使退行性变,形成恶性循环,当颈椎管矢径小于正常(14~16mm)时,极易引起管内神经组织受压,引起颈椎病。

2. 病理分型

(1)神经根型颈椎病。最常见,发病率占50%~60%,主要是由退变突出的椎间盘、增生的骨凹或肥大的关节突刺激或压迫神经根所致。

(2)脊髓型颈椎病。发病率为颈椎病的第二位,占10%~15%,是脊髓受到后突的髓核、椎体后缘的骨凹、增生肥厚的黄韧带、钙化的后纵韧带的刺激或压迫所致。

(3)椎动脉型颈椎病。是由椎动脉供血不足所致,常由于颈椎退行性变、颈椎横突孔增生狭窄、上关节突增生肥大、周围韧带松弛或钙化对椎动脉刺激或压迫引起。

(4)交感神经型颈椎病。此型是由颈椎不稳定性,刺激颈交感神经所致。

(四)临床表现

1. 症状　单侧或双侧上肢麻木感觉过敏,无力,或有放电样串痛;四肢无力,握力弱,精细活动失调,步态不稳。

2. 体征　头偏向患侧,听力下降,上肢相应神经根型感觉减退,腱反射减退,括约肌功能障碍,眩晕,平衡障碍及共济失调甚至猝倒,上睑下垂,面部麻木无汗,心律失常等。

(五)辅助检查

1. X线　可显示颈椎生理前凸消失、椎间隙狭窄、椎体前后缘凹形成、椎间孔变窄及后纵韧带固化等。

2. CT或MRI　可见椎间盘突出、椎管和神经根管狭窄及颈神经受压、椎动脉局部受压、梗阻表现。

(六)诊断

(1)具有较典型的根性症状(麻木、疼痛),且其范围与颈脊神经所支配的区域相一致。

(2)压颈试验与上肢牵拉试验多为阳性。

(3)X线平片可显示颈椎曲度改变、椎节不稳及骨棘形成等,MRI清晰地显示局部的病理解剖状态,包括髓核突出与脱出,脊神经根受累的部位与程度。

(4)应除外颈椎骨折实质性病变(结核、肿瘤等)、胸廓出口综合征、腕管症候群、尺神经、桡神经和正中神经损伤、肩关节周围炎、网球肘及肱二头肌腱鞘炎等以上肢疼痛为主的疾患。

(七)治疗

1. 非手术治疗

(1)原则。去除压迫、消炎止痛、增加颈椎稳定性。

(2)方法。

①牵引。颌枕带牵引,可坐位或卧位,牵引重量2~6kg,每日1~2次,每次1小时,也可每日6~8小时,2周为一疗程。除脊髓型外均可应用。

②颈托和围领。佩戴颈托和围领可限制活动范围,有利于增加稳定性。

③推拿按摩。每日2次,每次20~30分钟,可缓解肌肉痉挛,改善局部血液循环。脊髓型颈椎病禁用。

④理疗。

⑤高位硬脊膜外封闭。

2. 手术治疗

适应证:对非手术治疗无效、反复发作或脊髓型颈椎病压迫症状进行性加重者。

三、病例介绍

(一)典型病例

患者,42岁,肩背部疼痛5年余,左上肢疼痛、麻木2个月,门诊入院。患者于5年前无明显诱因出现肩背部疼痛,久坐加重,休息可缓解。2个月前患者在当地医院就诊行"颈部按摩推拿"后,出现左上肢放射痛,最远可到指尖为重。为进一步诊治,收住入院。

(二)患者的阳性症状、体征

查体:T36.5℃,P76次/分,R20次/分,BP100/68mmHg。发育正常,自主体位,查体合作,胸腹部查体正常。骨科专科检查:患者自行步入病室,步态稳,全身触觉、痛觉、温觉无明显减退。双上肢肌张力正常,双下肢稍高。肌肉无明显萎缩,无精细动作障碍,左上肢三角肌及肱二、肱三头肌肌力4级,屈腕、伸腕肌力4级,左手握力4级;右上肢正常,双下肢肌力正常。腹壁反射存在,双侧肱二、肱三头肌、桡骨膜反射减弱,双膝、跟腱反射减弱。双侧霍夫曼征阳性,巴宾斯基征阳性。

辅助检查 颈椎MRI提示颈椎退变,第3/第4颈椎、第4/第5颈椎、第5/第6颈椎节段椎间盘突出,第3/第4颈椎为重,硬膜囊受压严重。

入院诊断:神经根型颈椎病。

入院后完善各项检查,排除手术禁忌证,拟择日在全麻下行颈前路减压植骨内固定术。

四、护理

(一)护理评估

1. 症状和身体评估

(1)症状。左上肢疼痛,麻木。

(2)身体评估。T36.5℃,P76次/分,R20次/分,BP100/68mmHg;发育正常,营养中等,神志清楚,查体合作。

(3)辅助检查。

①X线。可显示颈椎生理前凸消失、椎间隙狭窄、椎体前后缘凹形成、椎间孔变窄及后纵韧带固化等。

②MRI。提示颈椎退变,第3/第4颈椎,第4/第5颈椎,第5/第6颈椎椎间盘突出。

2. 健康史　无特殊疾病史。

3. 心理社会状况　由于疼痛及身体暂时制动缺乏应对疾病的心理准备,表现为焦虑不安、不知所措,产生恐惧心理。

（二）护理诊断

1. 疼痛　与颈椎压迫伴行神经,周围组织被压迫有关。

2. 恐惧/焦虑　与突然身体制动及担心预后不好有关。

3. 知识缺乏　缺乏对疾病相关知识的了解。

（三）护理目标

(1)使患者的疼痛得到控制。

(2)加强疾病相关知识的宣教,平复患者焦虑情绪,使患者对此疾病了解。

（四）护理措施

1. 术前护理

(1)心理护理。消除悲观情绪,增强治疗信心。

(2)术前训练。经颈前路手术的病人,术前要推移气管和食管训练,以适应术中牵拉气管和食管。

(3)功能锻炼。颈部锻炼,做前屈、后伸、侧屈和侧转活动。

2. 术后护理

(1)体位。全麻术后患者去枕平卧6~8小时,待血压平稳后给予半卧位。

(2)密切观察生命体征变化。

(3)观察伤口出血。患者以颈前路实施手术,术后观察伤口有无出血,引流管是否通畅。颈前路手术患者密切观察患者有无颈部肿胀、呼吸困难,面部青紫,以防颈部伤口出血血肿压迫,防止窒息。

(4)密切关注肺部情况,观察呼吸,避免受凉,有效咳嗽,密切观察防止意外发生,一旦出现呼吸困难,面部青紫,应立即通知医师,并做好气管切开手术准备。

(5)颈部制动,特别是患者术后搬运时,应用围领固定颈部专人护送,回病房后取平卧位维持颈部稍前屈位,颈间部两侧用纱带固定,制动头颈部,病人在咳嗽时用手轻按颈前部,术后一周以颈围固定颈部,摇高床头做起,以后逐渐下床。

3. 用药护理　遵医嘱应用100ml NS+头孢曲松2g静脉点滴,每日2次、5%GS250ml+止血敏2g+止血芳酸0.4g静脉点滴,每日一次,连续共有3天。

4. 心理护理　由于疾病迁延不愈,病人极易产生悲观、焦虑心理;护理人员应以亲切的态度,多于病人交谈,讲明颈椎病术后必须绝对卧床休息,睡硬板床。

（五）评价

(1)患者疼痛缓解。

(2)患者了解相关疾病知识,焦虑缓解,积极主动配合治疗。

五、健康指导

1. 饮食护理　讲明加强营养对机体康复的作用,使病人能主动摄取必需的营养素,以增加机体抗病能力。进食高蛋白,高维生素饮食,多饮水。

2. 疾病知识指导　帮助病人正确认识和对待疾病,了解疾病发生、发展与治疗、护理过程。与病人及家属共同制定长期防治的计划。

3. 生活指导　告知患者功能锻炼要循序渐进,避免颈部过度活动。建立良好的习惯,劳逸结合,消除紧张心理,防止病情进一步恶化。

4. 加强颈部保护　防止颈部突然用力,大范围活动。

5. 颈椎病恢复为慢性过程,建立恢复信心

6. 定期复查　出院后1个月内到医院复查CT。

六、提问

1. 颈椎病患者术后的注意事项?
2. 如何预防颈椎病的形成?

病例七　四肢骨折

一、查房的目的

通过护理查房,学习如何运用护理程序对该疾病患者进行护理。通过相互讨论与学习,进一步完善护理问题,提出预防性护理措施,防止有危险的护理问题和并发症的发生,为患者创造更好的康复条件,提高护理人员的理论水平。

二、疾病知识回顾

(一)定义

是指四肢骨的完整性破坏和连续性中断。

(二)病因及发病机制

骨折的成因包括:①暴力作用(如重物打击,机器或车轮碾压,刀砍火器伤等);②积累性劳损;③骨骼疾病;④间接暴力(高处坠落、机器的扭转暴力作用)。

(三)分类

(1)骨折的传统分类方法依据骨折处是否与外界相通,可分为:闭合性骨折和开放性骨折。

(2)依据骨折的程度及形态可分为不完全骨折、完全骨折。

(3)依据骨折复位后是否稳定可分为稳定性骨折、不稳定性骨折。

(4)常见的上肢骨骨折有肱骨骨折、肱骨髁上骨折、尺桡骨骨折、桡骨远端骨折等;常见的下肢骨折有股骨颈骨折、股骨粗隆间骨折、髁上骨折、髌骨骨折、胫腓骨骨折、足部骨折等。

(四)临床表现

局部压痛、畸形、活动障碍、异常活动、骨擦音和骨擦感。

(五)辅助检查

X线正位片可发现骨折及移位情况。

(六)诊断

主要依据病史、症状、体征和X线检查,进行细致的分析和判断。

(七)治疗

1. 复位　是为了尽量恢复骨折部位的正常解剖,方法有闭合复位和开放手术复位。

2. 固定　为了给骨折部位提供稳定的愈合环境,并维持复位的结果。

3. 功能锻炼　为了避免长期的固定尤其是外固定导致的关节粘连,肌肉挛缩等一系列并发

症。使得肢体活动功能得到良好的恢复。

三、病例介绍

（一）典型病例

患者，女性，44岁。因车祸致右下肢肿痛三小时急诊入院。车祸发生后呼叫120急救车，右下肢夹板固定后送当地医院，予补液、抗炎、止血治疗，并行破伤风抗毒素注射，X线提示右胫骨骨折，右股骨颈骨折，右髋关节脱位。为进一步治疗，急诊转入我院。

体格检查：体温36.5℃，脉搏88次/分，呼吸22次/分，血压105/80mmHg。神志清，右下肢肿胀、内旋、缩短畸形，比健侧短缩约3cm，右髋关节弹性固定、屈伸活动受限，右膝外侧压痛，膝关节屈伸活动受限，组织活动良好，右下肢皮肤多处擦伤，右小腿皮肤青紫色，皮温低，足背动脉波动未触及，末梢血运较差，皮肤感觉无明显异常。

入院诊断：四肢骨折。

手术情况：急诊在全麻下行右小腿骨筋膜室综合征切开减压术，右髋关节复位术。术后生命体征平稳，小腿肿胀明显消退，末梢血运明显改善，血红蛋白74g/L，红细胞计数2.29×10^{12}/L，总蛋白51.9g/L，白蛋白29.7g/L，予持续吸氧，心电监测和氧饱和度监测，抗感染、止血、脱水和营养支持治疗，X线正位片检查，可显示骨折和移位情况。输入红细胞悬液200ml，血浆200ml，创面外观无明显渗血。三天后在全麻下行切口二期清创缝合术和右跟骨持续牵引术，目前牵引重量5kg，牵引位置良好。

（二）阳性体征

1. 查体　体温36.5℃，脉搏88次/分，呼吸22次/分，血压105/80mmHg。神志清，右下肢肿胀、内旋、缩短畸形，比健侧短缩约3cm，右髋关节弹性固定、屈伸活动受限，右膝外侧压痛，膝关节屈伸活动受限，组织活动良好，右下肢皮肤多处擦伤，右小腿皮肤青紫色，皮温低，足背动脉波动未触及，末梢血运较差，皮肤感觉无明显异常。

2. 辅助检查　X线检查可显示骨折和移位情况。

四、护理

（一）护理评估

1. 症状和身体评估

（1）症状。髌骨下疼痛、红肿、功能障碍。

（2）身体评估。体温36.5℃，脉搏88次/分，呼吸22次/分，血压105/80mmHg，体重50kg，身高164cm，发育正常，营养良好。

（3）辅助检查。X线检查可显示明显的骨折线，血糖、血脂（总胆固醇、高密度脂蛋白、低密度脂蛋白）正常。心电图检查提示窦性心律、正常心电图。

（4）既往史。无高血压、糖尿病及冠心病家族史。

2. 心理社会状况　由于发病急骤，病人及家属缺乏应对疾病的心理准备，表现为焦虑不安、不知所措，产生恐惧心理。

（二）护理诊断

1. 疼痛　与骨折部位的骨质摩擦肌肉有关。

2. 焦虑恐惧　与突然发生及担心疾病预后有关。

3. 潜在并发症　出血、压疮、感染、骨筋膜室综合征。

(三)护理目标

(1)遵医嘱给予止痛剂及积极协助医生进行骨折部位的固定,缓解患者疼痛状况。
(2)给予患者心理安慰,向患者介绍疾病相关知识,安抚其焦虑状态。
(3)严密观察病情变化,阻断诱发因素,防止并发症的发生。

(四)护理措施

术前护理:

1. 心理护理 加强与病人的交流,倾听病人的诉说,关心安慰病人,增强治疗的信心。
2. 一般护理 加强基础护理,保持床单元干净、整洁。注意饮食卫生,提供营养丰富易消化饮食,多吃水果蔬菜及粗纤维食物,多饮水防止便秘及泌尿系感染和结石。
3. 疼痛的护理 针对不同原因和时间进行护理。
4. 观察病情 观察患肢变化,注意肿胀、疼痛、制动情况,抬高患肢或给予功能位。
5. 预防感染 开放性骨折处理不当容易发生感染,预防方法是早期彻底清创,全身应用抗生素,加强营养。

术后护理:

1. 全麻术后的护理 全麻术后患者去枕平卧6~8小时,血压平稳后给予半卧位。
2. 密切观察病情变化,观察引流管是否通畅,妥善固定,观察引流液的性质,引流量,颜色,如有异常,及时通知医生。观察患肢末梢血运。
3. 输血的护理 遵医嘱输血,三查八对,注意观察输血反应,做好输血的护理。
4. 并发症护理

(1)出血。密切观察血压变化,四肢温度及血运状况。观察伤口辅料及伤口渗血及引流量情况,出血严重时给予输血治疗。
(2)压疮。在病情允许情况下给予患者定时翻身,或给予气垫圈,注意保持皮肤干燥清洁,防止压疮发生。
(3)感染。保持伤口敷料清洁干燥,及时更换,遵医嘱给予合理应用抗生素。
(4)骨筋膜室综合征。由于外固定过紧或内出血较多,导致骨筋膜内压力过大,骨髓破坏后的脂肪颗粒进入破裂的血管,引起肺、脑栓塞。

5. 指导功能锻炼 功能锻炼是骨折病人恢复功能的重要措施,加强股四头肌的锻炼,防止肌肉萎缩、关节僵硬,防止废用性萎缩。从整复固定后开始,动静结合,循序渐进,按照主动锻炼为主的原则进行。

(五)评价

(1)疼痛缓解。
(2)了解相关疾病知识,消除恐惧、焦虑。积极配合治疗。
(3)无并发症发生。

五、健康宣教

1. 体位指导 抬高患者,促进末梢血运。
2. 饮食指导 加强营养,给予高蛋白、富含维生素及含钙丰富的食物。
3. 病情观察指导 观察末梢血运及足背动脉是否搏动良好。
4. 功能指导锻炼 加强患肢功能锻炼,防止肌肉萎缩。
5. 出院健康教育 定期门诊复诊。

六、提问

1. 功能锻炼的原则？
2. 行切开减压术的主要目的是什么？

病例八 骨盆骨折

一、查房的目的

通过护理查房，学习如何运用护理程序对该疾病患者进行护理。通过相互讨论与学习，进一步完善护理问题，提出预防性护理措施，防止有危险的护理问题和并发症的发生，为患者创造更好的康复条件，提高护理人员的理论水平。

二、疾病知识回顾

(一)定义

骨盆骨折是一种严重外伤，多由强大暴力挤压或直接撞击所致，多数以上伴有合并症或多发伤，致残率高达 50%~60%。

(二)病因及发病机制

骨盆骨折多为直接暴力撞击，挤压骨盆或从高处坠落冲撞所致。骨盆骨折常合并严重合并症出血、休克、多器官功能衰竭及感染，导致死亡。

(三)临床表现

1. 症状　疼痛、活动障碍等。
2. 体征　耻骨联合、腹股沟及会阴部有压痛和瘀斑，骨盆分离实验和挤压实验阳性，检查双手交叉按压病人的两侧髂嵴，骨盆伤处出现疼痛为骨盆挤压实验阳性；双下肢不等长。

(四)诊断

患者有严重外伤史，尤其是骨盆受挤压的外伤史。X线可确诊。

(五)治疗

1. 非手术治疗

(1)卧床休息。适于骨盆单处骨折，骨盆环完整的病人，卧床 3~4 周。

(2)骨盆兜悬吊牵引。适于骨盆环一处骨折，尤其耻骨联合分离的患者。

2. 手术治疗

(1)外固定架固定术。适于骨盆两处断裂骨折的患者。

(2)刚板内固定术。适于骨盆环多处骨折。

三、病例介绍

(一)典型病例

患者，男性，27 岁，右髋部肿痛，伴活动障碍 1 小时入院。查体：T37.1℃，P68 次/分，R18 次/分，BP 93/50mmHg；双肺呼吸音清，两肺未闻及干湿罗音。律齐，未闻及病理性杂音。全腹部平坦，下腹部多见软组织挫伤及瘀斑，肠鸣音消失，患者入院后完善各项辅助检查，导尿时出现全程血尿。

(二)患者的阳性症状、体征

体格检查：T37.1℃，P68 次/分，R18 次/分，BP93/50mmHg，体重 60kg，发育正常，营养中等。双肺呼吸音清，两肺未闻及干湿罗音。律齐，未闻及病理性杂音。

实验室检查：血红蛋白 65g/L，白细胞 $10.5×10^9$/L，中性 0.70，血小板 $137×10^9$/L，肝肾功能基本正常。

X线示:右耻骨上、下粉碎性骨折。

入院诊断:骨盆骨折。

入院后行常规检查,给予留置导尿,经积极治疗,给予补液,输血等治疗后,患者生命体征逐步平稳,目前继续给予维持右跟骨牵引。

四、护理

(一)护理评估

1. 症状和身体评估

(1)症状。右耻骨上下粉碎性骨折,导尿时出现全程血尿。

(2)身体评估。T37.1℃,P68次/分,R18次/分,BP93/50mmHg,体重60kg,发育正常,营养中等。双肺呼吸音清,两肺未闻及干湿罗音。律齐,未闻及病理性杂音。

(3)实验室检查。血红蛋白65g/L,白细胞10.5×10^9/L,中性0.70,血小板137×10^9/L,肝肾功能基本正常。

2. 心理社会状况 由于发病急骤,病人及家属缺乏应对疾病的心理准备,表现为焦虑不安、不知所措,产生恐惧心理。

(二)护理诊断

1. 组织灌注量不足 与骨盆损伤,出血等有关。

2. 疼痛 与骨盆骨折有关。

3. 排尿和排便形态异常 与膀胱、尿道、腹内脏器或直肠有关。

4. 恐惧/焦虑 与突然身体制动及担心预后不好有关。

5. 焦虑 与缺乏疾病相关知识有关。

6. 潜在并发症 静脉血栓形成。

(三)护理目标

(1)补液,保持体液平衡。

(2)遵医嘱给予止痛剂,使患者的疼痛得到控制。

(3)留置尿管,观察尿量及尿色。

(4)加强疾病相关知识的宣教,平复患者焦虑情绪,使患者了解疾病相关知识。

(四)护理措施

术前护理:

1. 心理护理 加强与病人的交流,倾听病人的诉说,了解病人的苦衷,关心安慰病人,增强治疗的信心。

2. 一般护理 加强基础护理,保持床单元干净、整洁。注意饮食卫生,提供营养丰富易消化饮食,多吃水果蔬菜及粗纤维食物,多饮水防止便秘及泌尿系感染和结石。

3. 疼痛的护理 疼痛时遵医嘱肌肉注射平痛新50mg。

术后护理:

1. 卧位 患者在腰硬联合麻醉下行骨盆骨折外固定术,术后去枕平卧6~8小时,患肢保持中立外展位。

2. 病情观察 密切观察病情变化,观察伤口处有无渗血,外固定架固定是否稳妥及患肢末梢血运。

3. 输血的护理 遵医嘱输血,三查八对,注意观察输血反应,做好输血的护理。

4. 留置尿管护理 导尿时出现全程血尿,提示尿道损伤。遵医嘱给予止血补液等对症治疗,每日擦洗尿道口,更换引流袋。

5. 遵医嘱合理应用抗生素,预防感染的发生。

(五)评价

(1)体液平衡。

(2)疼痛缓解。

(3)了解疾病相关知识,消除紧张、焦虑,积极配合治疗。

(4)无感染等并发症发生。

五、健康指导

(1)告知进食富含营养的食物,适当增加粗纤维的食物,以促进骨折愈合,防止便秘。

(2)疾病知识指导。帮助病人正确认识和对待疾病,了解疾病发生、发展与治疗、护理过程。与病人及家属共同制定长期防治的计划。

(3)嘱患者戒烟戒酒,以免导致骨折不愈合。

(4)生活指导。鼓励病人逐渐增加活动量,建立良好的习惯,劳逸结合,消除紧张心理,防止病情进一步恶化,保证患者得到充足的休息。观察患肢恢复状况,如有特殊不适,立即就诊。

(5)定期复查。出院后1个月内到医院复查伤口,及时了解病情状况。

六、提问

1. 骨盆骨折的临床表现是什么?
2. 骨盆骨折的术后护理措施?

病例九 小儿先天性髋关节脱位

一、查房的目的

通过护理查房,学习如何运用护理程序对该疾病患者进行护理。通过相互讨论与学习,进一步完善护理问题,提出预防性护理措施,防止有危险的护理问题和并发症的发生,为患者创造更好的康复条件,提高护理人员的理论水平。

二、疾病知识回顾

(一)定义

小儿先天性髋关节脱位是由某种因素致患儿出生时或在发育过程中股骨头脱出髋臼的一种病变,又称小儿发育性髋关节脱位,是小儿常见的先天性畸形之一。

(二)病因及发病机制

小儿先天性髋关节脱位的病因带有很大的先天性成分,但也有极少部分是后天形成的,家长对小孩采取不正确的抱姿,或用襁褓不正确包裹婴儿。

(三)相关病理知识

小儿先天性髋关节脱位的病理变化包括骨质变化及周围软组织变化两部分,骨质变化包括髋骨,股骨头,股骨颈,严重者还可影响到脊柱。

(四)临床表现

1. 新生儿和婴儿期 患儿肢体呈屈曲状不敢伸直,活动较健侧差,无力,牵拉下肢时可伸直,但松手后又呈屈曲,少数婴儿下肢呈外旋位,外展位或两下肢交叉位,甚至髋关节完全呈僵直状态。最常见的体征为患肢缩短,臀部,大腿内侧或腘窝的皮肤皱褶增多,加深或不对称。

2. 幼儿期 站立时臀部后耸,腰部前凸更为突出,双下肢不对称,患肢缩短,单侧脱位者患侧大转子上移,走路步态呈"甩髋"式跛行,双侧脱位呈"鸭步态"。

(五)辅助检查

1. B超检查 是0~6月髋关节脱位的筛查标准,但主观因素较多,需要有经验的超声科医生。

2. 常规骨盆正位片 适用于6个月以上的儿童。

3. CT和MRI检查 对于大龄发育型髋关节脱位也是比较重要的。CT可以评估股骨头与髋臼的骨性情况,并测量股骨头前倾角度。

(六)诊断

1. X线检查 对疑有先天性关节脱位的患者,应在出生后3个月以上(在此之前髋臼大部分还是软骨)拍双髋关节正位片。

2. B超检查 可早期发现新生儿先天性髋关节脱位,是一种有用而又无损伤的方法,进行普查时可用此法最为方便有效。

3. 患侧股内肌紧张、挛缩

(七)治疗

1. 手法复位

2. 骨牵引术

3. 手术治疗

三、病例介绍

(一)典型病例

患者,女性,两岁。患者出生后即出现患肢缩短,肌紧张、挛缩,三月后就诊,拍片示髋臼指数增大,目前行走时呈典型的"鸭步"。

(二)患者的阳性症状、体征

查体:小儿,两岁。出生后即出现髋关节不稳定,X线片出现髋臼指数增大,并随着生长发育而逐渐稳定。

辅助检查:X线检查示股骨头向外移位、髋臼指数增大。

入院诊断:小儿先天性髋关节脱位。

入院后完成相关检查,积极做好术前准备,除常见骨科手术器械和敷料外,还需准备截骨矫形手术专用器械,电刀及骨蜡等止血材料,择期手术。

四、护理

(一)护理评估

1. 症状和身体评估

(1)髋关节不稳定,X线片出现髋臼指数增大,并随着生长发育而逐渐稳定。

(2)身体评估。查体:T36.5℃,P108次/分,R22次/分。

(3)X线示。髋臼指数增大,并随着生长发育而逐渐稳定。

2. 心理社会状况 由于发病急骤,家属缺乏应对疾病的心理准备,表现为焦虑不安、不知所措,产生恐惧心理。患儿由于环境陌生,害怕。

(二)护理诊断

1. 活动无耐力 与髋关节脱位导致关节畸形有关。

2. 自我形象紊乱 与髋关节脱位有关。

(三)护理目标

(1)加强患儿营养支持,保持患儿营养协调。

(2)防止并发症的发生。

(四)护理措施

1. 术前准备

(1)术前6~8小时禁食,4~6小时禁水,遵医嘱术前肌注苯巴比妥钠。

(2)避免各种刺激,保持病室安静,避免强光和噪声刺激,注意休息。

(3)患儿心理护理　由于患儿年龄较小,心理承受能力差。因此应主动接近患儿,同时注意非语言信息的作用,消除患儿的紧张情绪。

2. 术前骨牵引的护理

牵引过程中保持牵引装置的稳定,安全有效。牵引时注意观察牵引针与周围皮肤有无红肿。用75%酒精滴针孔处,2次/天。

3. 术后护理

(1)氯胺酮麻醉术后返回病房,患儿清醒,去枕平卧,头偏向一侧,防止呕吐窒息。

(2)遵医嘱给予心电监护及吸氧,严密监测生命体征。

(3)床栏保护,防止坠床。

(4)保持病房环境安静,使患儿能充分休息。

(5)病情观察,观察输血情况,速度不宜过快。患肢单髋人字石膏固定稳妥,术区石膏开窗,伤口无渗血。观察患肢皮温正常,末梢血运良好。

4. 饮食护理

术后6小时给予半流质饮食如稀饭等,忌牛奶等影响消化的食物。

(五)评价

(1)加强患儿营养支持,保持患儿营养协调,有效地防止患儿体重减轻,提高其精神状况。

(2)疼痛缓解,无并发症发生。

五、健康教育

(1)宣教小儿先天性髋关节脱位的疾病知识,用药知识,饮食要求,合理安排休息与活动,避免各种应激性事件,保持情绪稳定。

(2)加强功能锻炼,防止肌肉萎缩及关节僵硬。

六、提问

1. 小儿先天性髋关节脱位的临床表现?

2. 患儿出院时应该如何进行出院指导?

(钱晓玲)

第三章 泌尿外科疾病

病例一 泌尿系结石

一、查房的目的
通过护理查房,学习如何运用护理程序对该疾病患者进行护理。通过相互讨论与学习,进一步完善护理问题,提出预防性护理措施,防止有危险的护理问题和并发症的发生,为患者创造更好的康复条件,提高护理人员的理论水平。

二、疾病知识回顾

(一)定义
泌尿系结石是指好发于前列腺部嵌顿于尿道,舟状窝及尿道外口,常见于膀胱结石排出时停留嵌顿于尿道口,少数为发生于尿道口狭窄处,流行病学因素包括年龄、性别、职业、饮食成分和结构,水分摄入量,气候,代谢和遗传等因素影响尿路结石的形成。

(二)病因及发病机制
(1)形成结石的物质排出过多,尿液中钙,草酸或尿酸排出量增加。

(2)尿 pH 值改变,尿酸结石和胱氨酸结石在酸性尿中形成,磷酸镁铵结石和磷酸钙结石在碱性尿中形成。

(3)尿中抑制晶体形成的物质不足,尿液中枸橼酸,焦磷酸盐,镁,某些微量元素等可抑制晶体的形成和聚集,这些物质含量减少则促使结石形成。

(4)尿液浓缩　尿量减少致尿液浓缩时,尿中盐类和有机物质的浓度相对增高。

(三)相关病理知识
1. 梗阻　泌尿结石可造成梗阻,结石在各个部位都能造成梗阻以上系统的积水。

2. 局部损伤　较大的结石或局部粗糙的结石易造成移行上皮的水肿、增生、溃疡、最终可诱发膀胱鳞癌。

3. 感染　最常见的是大肠杆菌感染。

(四)临床表现
1. 疼痛　肾结石可引起肾区疼痛伴肋脊角叩痛,肾盂内大结石及肾结石,可无明显症状。结石活动或引起输尿管完全性梗阻时,可出现肾绞痛。

2. 血尿　为结石损伤黏膜所致,病人活动或肾绞痛后,出现肉眼或镜下血尿,以镜下血尿多见。

(五)辅助检查、实验室检查
1. 影像学检查

(1)泌尿系 X 线平片。90%以上的结石能在正、侧位平片中发现。

(2)排泄性尿路造影。可显示结石所致的尿路形态和肾功能改变,有无结石形成的局部因素。

(3)B 型超声检查。能发现平片不能显示的小结石和透 X 线结石,还能显示肾结构改变和肾积水等。

(4)逆行肾盂造影。仅适用于其他方法不能确诊时。

(5)肾图。可判断泌尿系梗阻程度及双侧肾功能。

2. 输尿管肾镜检查　其他方法不能确诊或同时进行治疗时。

3. 实验室检查

(1)尿液检查。可有镜下血尿,合并感染时看见脓细胞。尿液生化检查可测定钙,鳞,尿酸,草酸等,有助于结石原因分析。

(2)血液生化检查。了解代谢情况。

(3)结石成分分析。是制定预防措施的依据。

(六)诊断

1. 尿路平片　尿路平片可以发现90%左右X线阳性结石,能够大致的确定结石的位置,形态,大小和数量,并且初步的提示结石的化学性质。可以作为结石检查的常规方法。在尿路平片上,不同成分的结石显影程度依次为:草酸钙,磷酸钙和磷酸镁铵,胱氨酸,含尿酸盐结石。

2. 静脉尿路造影　静脉尿路造影应该在尿路平片的基础上进行,可了解尿路的解剖,确定结石在尿路的位置,发现尿路平片上不能显示的X线阴性结石,鉴别平片上可疑的钙化灶。还可以了解肾脏的功能,确定积水的程度。

3. CT扫描　泌尿结石的诊断通常不需要做CT检查,进行二维及三维的重建,能够检查出其他常规影像学检查中容易遗漏的小结石。增强CT能够显示肾脏积水的程度和肾实质的厚度,从而反映了肾功能的改变情况。

4. 逆行或经皮肾穿刺造影　属于创伤的检查方法,不作为常规检查手段,仅在静脉尿路造影不显影或显影不良以及高度怀疑的X线阴性结石,需要作进一步的鉴别诊断和应用。

5. 磁共振水成像　尿路结石的诊断效果极差,因而一般不用于结石的检查。

(七)治疗

(1)大量饮水,每日饮水3000ml以上,尽可能维持每日尿量在2000~3000ml,稀释的尿液可延缓结石增长的速度并防止结石再发。

(2)当结石合并感染时,应注意体温及全身情况的观察,遵医嘱给予抗生素。

(3)肾绞痛的病人,应嘱其卧床休息,深呼吸,肌肉放松以减轻疼痛。

(4)体外冲击波碎石治疗后应注意密切观察。

(5)观察排尿情况及尿液性状,注意碎石排除情况,可用过滤网过滤尿液。

三、病例介绍

(一)典型病例

患者,男性,46岁。排尿困难5年,伴排尿中断现象3年,突发尿潴留1小时后入院。患者入院5年前无明显诱因出现排尿困难,尿线变细,尿无力,伴夜尿增多,夜间排尿3~4次,上述症状加重。3年前患者出现排尿中断现象,改变体位后可继续排尿,偶伴肉眼血尿。1小时前患者突发尿潴留,伴尿道疼痛,向龟头放射。

(二)患者的阳性症状、体征

查体:T36.9°C,P100次/分,R22次/分,BP120/80mmHg;体重68kg,身高168cm。主诉尿道疼痛,疼痛向龟头放射。

辅助检查:血常规,凝血结果未见异常,心电图检查显示窦性心律,正常心电图。B超和X线检查提示膀胱多发结石,前列腺尿道结石。

入院诊断:膀胱多发结石,前列腺部尿道结石。入院后给予止痛,补液,抗炎治疗,疼痛控制效果差,同时完善术前准备。

四、护理

(一)护理评估

1. 症状和身体评估

(1)排尿困难 5 年,伴排尿中断现象 3 年,伴尿道疼痛,向龟头放射。

(2)身体评估。T36.9℃,P100 次/分,R22 次/分,BP120/80mmHg;体重 68kg,身高 168cm,主诉尿道疼痛,疼痛向龟头放射。

(3)实验室检。查血常规,凝血结果未见异常,心电图检查显示窦性心律,正常心电图,B 超和 X 线检查提示膀胱多发结石,前列腺尿道结石。

2. 健康史 既往无高血压,糖尿病及冠心病家族史。

3. 心理社会状况 由于发病急骤,病人及家属缺乏应对疾病的心理准备,表现为焦虑不安、不知所措,产生恐惧心理。

(二)护理诊断

1. 疼痛 与结石嵌顿于输尿管有关。

2. 水电解质紊乱 与排尿不畅,尿液潴留有关。

(三)护理目标

(1)遵医嘱给予止痛剂,缓解疼痛症状。

(2)给予患者留置导尿,改善患者尿潴留状况,维持患者水电解质平衡。

(四)护理措施

1. 非手术治疗

(1)大量饮水,每日饮水 3000ml 以上,尽可能维持每日尿量在 2000~3000ml,稀释的尿液可延缓结石增长的速度并防止结石再发。

(2)体外冲击波碎石治疗后应注意观察生命体征的变化。

(3)观察排尿情况及尿液性状,注意碎石排除情况,宜用过滤网过滤尿液。

(4)根据结石分析结果,指导病人合理饮食。

患者非手术治疗效果不佳,拟行手术治疗。

2. 手术治疗

(1)术前护理。

①心理护理:患者担心预后,多沟通交流,讲解疾病相关知识。

②备皮:术前 1 日会阴部皮肤清洁,备皮。

(2)术后护理。

①卧位:患者在硬膜外麻醉下行肾实质切开取石及肾部分切除术,绝对卧床休息 2 周,以减轻肾的损伤,防止再发出血。

②饮食:加强营养,多食高蛋白、高热量富含维生素的食物,避免进食辛辣刺激性的食物。

3. 用药护理 遵医嘱应用抗生素、止痛剂等,掌握药物的疗效、计量、用法和副作用。

4. 心理护理 由于疾病迁延不愈,病人极易产生悲观、焦虑心理;疼痛时,会出现极度恐惧、甚至绝望的心理。护理人员应以亲切的态度,多与病人交谈,讲明泌尿结石反复发作的原因及进展,以帮助病人树立战胜疾病的信心,解除焦虑不安心理。疼痛焦虑时,医护人员应陪伴及安慰病人,保持情绪稳定,避免因情绪波动加重疼痛。

(五)评价
(1)疼痛缓解。
(2)无尿潴留及排尿障碍发生。

五、健康指导

1. 大量饮水　以增加尿量,稀释尿液,可减少尿中晶体沉淀。成年人保持每日尿量在3000ml以上,尤其是睡前及半夜饮水,效果更好。

2. 解除局部因素　尽早解除尿路梗阻、感染、异物等因素,可减少结石形成。

3. 疾病知识指导　帮助病人正确认识和对待疾病,了解疾病发生、发展与治疗、护理过程。与病人及家属共同制定长期防治的计划。

4. 生活指导　讲明加强营养对机体康复的作用,使病人能主动摄取必需的营养素,以增加机体抗病能力。鼓励病人参加体育锻炼,建立良好的习惯,劳逸结合。消除紧张心理,防止病情进一步发展。

5. 药物预防　根据结石成分,血、尿钙磷,尿酸和pH,采用药物降低有害成分,碱化或酸化尿液,预防结石复发。

6. 复诊　治疗后定期行尿液化验,X线或B型超声检查,观察有无复发,残余结石情况。若出现腰痛,血尿等症状,及时就诊。

六、提问

1. 诊断尿路结石的方法有哪些?
2. 尿路结石的临床表现什么?

病例二　膀胱损伤

一、查房的目的

通过护理查房,学习如何运用护理程序对该疾病患者进行护理。通过相互讨论与学习,进一步完善护理问题,提出预防性护理措施,防止有危险的护理问题和并发症的发生,为患者创造更好的康复条件,提高护理人员的理论水平。

二、疾病知识回顾

(一)定义

膀胱为腹膜外器官,空虚时位于骨盆深处,受盆骨、耻骨联合、盆底筋膜和肌肉以及直肠保护。当收到外界暴力、创伤时可发生损伤。创伤性损伤又分开放性和闭合性损伤。

(二)病因及发病机制

1. 开放性损伤　由锐器或子弹贯通所致。
2. 闭合性损伤　膀胱充盈时,直接暴力。如下腹部撞击,挤压。

(三)相关病理知识

1. 膀胱损伤　仅局限于黏膜或肌层损伤,膀胱壁未穿破,局部出血或形成血肿,可出现血尿。
2. 膀胱破裂　分腹膜内型和腹膜外型。腹膜内型为膀胱壁与覆盖的腹膜一并破裂,尿液流入腹腔,引起腹膜炎。腹膜外型为膀胱壁破裂,但腹膜完整。尿液外渗到膀胱周围组织,引起腹膜外盆腔炎或脓肿。

（四）临床表现

1. 休克　骨盆骨折合并大出血，膀胱破裂致尿液外渗或腹膜炎，常引起休克。
2. 腹痛和腹膜刺激症状　腹膜内破裂时，尿液流入腹腔引起全腹压痛，反跳痛及肌紧张，并有移动性浊音。
3. 血尿和排尿困难　有尿意，但不能排尿或仅排出少量血尿。
4. 尿瘘　膀胱破裂与体表，直肠或阴道相通时，引起伤口漏尿，膀胱直肠瘘或膀胱阴道瘘。

（五）辅助检查

（1）导尿试验。膀胱破裂时，导尿管虽可顺利插入膀胱，但可流出少量血尿。经导尿管注入生理盐水200ml，5分钟后吸出，如液体进出量差异很大，提示膀胱破裂。

（2）X线检查。腹部平片可显示骨盆骨折。自导尿管注入造影剂时和排出后造影剂后拍摄片，如造影剂有外漏，则为膀胱破裂。

（六）诊断

根据临床表现及辅助检查可诊断。

（七）治疗

（1）留置导尿管，充分引流。

（2）膀胱周围及其他尿外渗部位充分引流。

（3）闭合膀胱壁缺损，早期适当应用抗生素可大大减少并发症发生。

紧急处理多发生在复合伤时，应首先进行抗休克，止痛及镇静治疗。确定膀胱挫伤或造影时仅有少量尿外渗，症状较轻者，可采用非手术治疗，导尿管持续引流7~10天，并保持通畅，使用抗生素预防感染，破裂可自愈。

4. 手术治疗。

三、病例介绍

（一）典型病例

患者，男性，42岁。因劳动中建筑物倒塌受伤至腹部闭合性损伤，主诉下腹部胀，无尿4小时急诊入院，B超检查发现尿液外渗，经导尿管注入生理盐水200ml后吸出，吸出液为血性尿液，量比注入量减少。

（二）患者的阳性症状、体征

查体：T36.9℃，P100次/分，R22次/分，BP120/80mmHg；神志清，查体合作。下腹部有压痛，局部皮肤明显瘀青。

实验室检查：尿液显示肉眼血尿，红细胞（++++）。血常规显示红细胞3.8×10^9/L，血红蛋白119g/L，血小板216×10^9/L，白细胞5.4×10^9/L，血钾4.7mmol/L，肌酐，尿素正常。

胸部X线示：无其他脏器复合伤。

胸部CT示：无其他脏器复合伤。

入院诊断：闭合性膀胱损伤。

入院后给予静脉补液，止血抗感染对症治疗，并积极行手术准备。术后患者T37.1℃，P100次/分，R23次/分，BP120/80mmHg；继续给予静脉补液，抗生素等对症支持治疗。

四、护理

（一）护理评估

1. 症状和身体评估

(1)症状。下腹部饱胀、有压痛。

(2)身体评估。T36.9℃,P100次/分,R22次/分,BP120/80mmHg;神志清,查体合作。下腹部有压痛,局部皮肤明显瘀青。

(3)实验室检查。红细胞(++++)。血常规显示红细胞 $3.8×10^9$/L,血红蛋白 119g/L,血小板 $216×10^9$/L,白细胞 $5.4×10^9$/L,血钾 4.7mmol/L,肌酐,尿素正常。

(4)胸部X线示。无其他脏器复合伤。胸部CT示:无其他脏器复合伤。

2. 健康史　患者平时体健无特殊不适,无高血压,糖尿病病史。

3. 心理社会状况　由于发病急骤,病人及家属缺乏应对疾病的心理准备,表现为焦虑不安、不知所措,产生恐惧心理。

(二)护理诊断

1. 焦虑/恐惧　与发病急骤,缺乏心理准备,担心预后有关。
2. 疼痛　与膀胱损伤有关。
3. 潜在并发症　水电解质紊乱,出血。

(三)护理目标

(1)给予患者心理安慰及介绍疾病的相关知识消除其焦虑心态。

(2)遵医嘱给予止痛剂及给予心理安慰,消除患者疼痛状况。

(3)及时抗炎补液对症治疗,防止患者发生休克,水电解质紊乱出血、感染等并发症。

(四)护理措施

1. 一般护理

(1)密切观察生命体征,防止休克。

(2)留置导尿管期间应做好引流管的护理,每天擦洗尿道口及更换引流袋,鼓励患者多饮水,预防泌尿系统感染。

(3)饮食。提供高热量、高蛋白、富含维生素饮食。

2. 疾病观察　观察尿液的量、颜色、性质、及与体位的关系,记录24小时尿液排出量。若血尿较多,观察病人的血压情况,是否有休克体征。注意病人有无发热、消瘦、贫血等全身症状。

3. 用药护理　遵医嘱应用抗生素、止痛剂,补充水电解质。

4. 心理护理　由于疾病急骤且疼痛难忍,病人极易产生悲观、焦虑心理;患者尿痛时护理人员应以亲切的态度,多于病人交谈,讲明尿道损伤的原因及进展,以帮助病人树立战胜疾病的信心,解除焦虑不安心理。烦躁时,医护人员应陪伴及安慰病人,保持情绪稳定,避免因情绪波动加重出血。

(五)评价

(1)了解相关病理知识,缓解焦虑情绪。

(2)给以镇痛药,疼痛缓解。

(3)无并发症发生。

五、健康指导

(1)大部分尿道损伤患者经对非手术治疗可治愈者,前期需绝对卧床休息,过早活动易使血管内凝血块脱落,发生继发性出血,恢复后2~3个月不宜从事重体力劳动,不宜做剧烈运动。

(2)多饮水保持尿路通畅,减少尿液对损伤面的刺激。

(3)经常注意尿液颜色,排尿通畅程度及尿路有无胀痛感,发生异常时及时复查。

(4)生活指导。给予患者三高(高蛋白,高维生素,高热量),清淡易消化饮食;指导患者早期不宜剧烈活动,每日可散步半小时,后期加强体能锻炼。

六、提问
1. 确诊膀胱破裂的最简单的方法是什么?
2. 膀胱损伤的健康指导?

病例三 肾积水

一、查房的目的
通过护理查房,学习如何运用护理程序对该疾病患者进行护理。通过相互讨论与学习,进一步完善护理问题,提出预防性护理措施,防止有危险的护理问题和并发症的发生,为患者创造更好的康复条件,提高护理人员的理论水平。

二、疾病知识回顾

(一)定义
肾积水是在尿路梗阻的情况下,肾脏产生的尿液不能顺利排出肾脏而积聚在肾脏内,时间长肾盂扩张形成肾积水。

(二)病因及发病机制
肾积水可分为原发性和继发性两种,原发性肾积水又称为先天性肾积水、自发性肾积水、特发性肾积水。最主要的病因是肾盂输尿管连接部的梗阻,它往往是由于这个部位的肌细胞被大量胶原纤维分离,失去了正常的排列,不能有效地传递来自起搏细胞的电活动,阻断了正常蠕动的传送。

先天性肾积水:多由机械性梗阻所致,其原因主要有:

(1)异位血管。如来自肾下极的迷走血管压迫。

(2)纤维条索。

(3)输尿管肾盂高位插入。

(4)肾盂输尿管连接部狭窄(obstruction of ureteropelvic junction,UPJO)和瓣膜异常。

(5)膜性粘连造成的局部输尿管迂曲,先天性肾积水也可以是由动力性原因造成的,如节段性无动力性功能失调。

继发性肾积水:多由于泌尿系的其他疾病所致,通过常规检查一般都可以找到原发的疾病,有些疾病则需要通过特殊的检查(如CT,磁共振成像等)才能明确诊断,这些疾病主要包括:

(1)上尿路的梗阻性病变。肿瘤、息肉、结石、结核、炎症、损伤、畸形、憩室,肾下垂等。

(2)上尿路外部的压迫。腹部,盆腔或腹膜后的肿块,特发性腹膜后纤维化,异位血管,妊娠期和月经期充血的卵巢静脉压迫。

(3)下尿路梗阻性病变。前列腺增生症,前列腺癌,尿道狭窄,膀胱输尿管反流等。

(三)相关病理知识
肾盂积水与肾盂内尿液再吸收有关,再吸收可以通过以下几种途径:

(1)肾盏穹隆静脉反流。

(2)肾小管反流。

(3)间质反流。

(4)淋巴管反流。故急性完全梗阻若能在5~6周之内解除梗阻,肾功能仍可有所恢复,这也就提示我们对肾积水,尤其急性梗阻时,不能轻易决定行肾脏切除,梗阻形成后肾积水是否继续发展,取决于梗阻的严重程度(梗阻是否继续发展),肾盂肾盏的适应性(缓冲作用)及尿流的速度,若达到相对的平衡,则可停止发展,从而稳定在轻度肾积水阶段。

(四)临床表现

(1)原发病的症状,如结石伴疼痛,肿瘤伴血尿,尿道狭窄伴排尿困难等。

(2)积水侧腰部胀痛。

(3)并发感染有畏寒、发热、脓尿。

(4)患侧腰部囊性包块。

(5)双侧梗阻出现慢性肾功能不全,尿毒症。

(五)辅助检查

1. B型超声波检查 显示积水肾脏组织的形态,也对了解尿路情况有帮助。

2. 利尿性肾图 对明确早期病变,判断肾积水是否需要手术治疗及肾功能损害程度均有帮助。

3. 肾盂流动压力测定 也是近年临床上认为有价值的检查方法之一,其意义与利尿性肾图相似。

4. 影像学检查 积水肾剩余肾实质厚度超过1.5cm者,肾有保留价值。

(六)诊断

根据临床表现及辅助检查可诊断。

(七)治疗

1. 病因治疗 去除病因,保留患肾。

2. 肾造瘘术 情况危急时施行,但如梗阻原因不能接触时,则可作为永久性治疗措施;肾切除术、肾积水严重,剩余肾实质过少或伴肾积脓而对侧肾功能良好,可切除患肾。

3. 肾切除术 肾积水严重,剩余肾实质过少或伴严重感染时,在对侧肾功能良好的情况下可切除患肾。

三、病例介绍

(一)典型病例

患者,男,24岁。无明显诱因出现左侧腰背部胀痛1年,大量饮水后胀痛稍有加重,无尿频、尿急、尿痛和血尿,无腹胀、恶心、呕吐等症状,因此未引起患者重视在此期间未做任何检查和治疗。最近腹痛较前加重,夜间影响睡眠,自购复方塞来昔布胶囊口服效果不明显,为进一步治疗收住入院。患者入院时情绪焦虑,担心病情预后。

(二)患者的阳性症状、体征

查体:T36.5℃,P70次/分,R20次/分,BP120/72mmHg;体重66kg,身高174cm。腹部外形正常,全腹柔软,无压痛及反跳痛,腹部未触及包块,左肾区有叩击痛,左输尿管走形区无压痛不适,膀胱区无压痛和包块,双下肢无水肿。

实验室检查:肾功能正常,肌酐89μmol/L,尿素5.5μmol/L,血常规及尿常规正常。B超检查提示左肾盂分离约4.1cm,肾盏最大分离约2.3cm,右肾集合系统未见明显分离暗区,输尿管,膀胱未见异常,提示左侧肾盂输尿管连接部狭窄。静脉肾盂造影检查提示左肾盂肾盏Ⅲ度积水。

入院诊断:左侧肾盂输尿管连接部狭窄、左肾积水。

入院后详细给患者及其家属进行入院宣教,介绍病情及其注意事项,患者由于左侧腰背部胀痛不适及担心疾病恢复,夜间睡眠较差,遵医嘱睡前口服地西泮片。目前正完善术前各项检查。

四、护理

(一)护理评估

1. 症状和身体评估

(1)症状。无明显诱因出现左侧腰背部胀痛1年,大量饮水后胀痛稍有加重。

(2)身体评估。T36.5℃,P70次/分,R20次/分,BP120/72mmHg;体重66kg,身高174cm。腹部外形正常,全腹柔软,无压痛及反跳痛,腹部未触及包块。左肾区有叩击痛,左输尿管走形区无压痛不适,膀胱区无压痛和包块,双下肢无水肿。

(3)实验室检查肾功能正常,肌酐89μmol/L,尿素5.5μmol/L,血常规及尿常规正常。B超检查提示左肾盂分离约4.1cm,肾盏最大分离约2.3cm,右肾集合系统未见明显分离暗区,输尿管,膀胱未见异常,提示左侧肾盂输尿管连接部狭窄。静脉肾盂造影检查提示左肾盂肾盏Ⅲ度积水。

2. 健康史 慢性肺脓肿病史10余年,吸烟45年,平均20支/日,青霉素过敏。

3. 心理社会状况 由于发病急骤,病人及家属缺乏应对疾病的心理准备,表现为焦虑不安、不知所措,产生恐惧心理。

(二)护理诊断

1. 知识缺乏 缺乏疾病相关知识。
2. 有感染的危险 与术后抵抗力下降,留置引流管有关。
3. 躯体移动障碍 与放置引流管有关。
4. 有皮肤完整性受损的危险 与长期卧床,活动受限有关。

(三)护理目标

(1)术前家属掌握相关注意事项。

(2)患者留置导尿期间无感染发生。

(3)患者皮肤完整性得到保护,不发生破损。

(4)患者体液保持平衡,生命体征平稳。

(5)患者能适当进行活动。

(四)护理措施

1. 一般护理

(1)卧位。术后6小时后,给予半坐卧位,有利于减轻伤口牵拉疼痛。

(2)饮食指导。提供低盐低蛋白饮食,少食豆制品类,注意营养的摄入。

(3)疾病观察。在硬膜外麻醉下行左肾切除术,术后生命体征正常,保持伤口敷料清洁干燥,避免污染,妥善固定各引流管,保持引流管通畅,集尿袋每日更换,严格执行无菌操作。

(4)用药指导。指导患者遵医嘱长期用药,以延缓肾功能恶化,避免食用损伤肾的药物。

(5)心理护理。由于疾病迁延不愈,病人极易产生悲观、焦虑心理;护理人员应以亲切的态度,多于病人交谈,讲明肾积水的原因及进展,以帮助病人树立战胜疾病的信心,解除焦虑不安心理。

(五)评价

(1)了解疾病相关知识,消除紧张恐惧心理。

(2)无感染、褥疮等并发症的发生。

(3)躯体活动正常。

五、健康教育

1. 强调合理饮食的重要性 严格遵守饮食治疗的原则,尤其是蛋白质的合理摄入和水钠的限制。

2. **疾病知识指导** 帮助病人正确认识和对待疾病,了解疾病发生、发展与治疗、护理过程。与病人及家属共同制定长期防治的计划。

3. **保健知识宣传** 学会自我监测病情,病人和家属还应学会识别肾积水典型的临床表现;一旦发现症状加重应及时就诊。掌握尿量,体重及感染程度,以及抗生素的作用、用法、不良反应等。

4. **生活指导** 讲明加强营养对机体康复的作用,使病人能主动摄取必需的营养素,以增加机体抗病能力。鼓励病人参加体育锻炼,建立良好的习惯,劳逸结合,消除紧张心理,防止病情进一步恶化。

六、提问

1. 肾积水的典型症状?
2. 肾积水的护理措施?

病例四 肾癌

一、查房的目的

通过护理查房,学习如何运用护理程序对该疾病患者进行护理。通过相互讨论与学习,进一步完善护理问题,提出预防性护理措施,防止有危险的护理问题和并发症的发生,为患者创造更好的康复条件,提高护理人员的理论水平。

二、疾病知识回顾

(一)定义

肾癌也称肾细胞癌,为最常见的肾实质恶性肿瘤,占成人恶性肿瘤的2%~3%,男女之比为2:1。肾癌三联征即为血尿、腰痛和肿块。

(二)病因及发病机制

肾癌病因尚不明确,流行病学调查发现以下危险因素,如吸烟、肥胖、职业、经济文化及背景、高血压、输血史、糖尿病、放射、药物、利尿药、饮酒、食物、家族史等可能与肾癌发病有关。

(三)相关病理知识

肾癌发生于肾小管上皮细胞,多累及一侧肾脏,可以破坏整个肾脏,也可以侵及相邻脂肪、肌肉、血管、淋巴管。肿瘤可直接扩展至肾静脉、腔静脉形成癌栓;亦可转移至肺、脑、骨、肝等。淋巴转移最先转移至肾蒂淋巴结。

(四)临床表现

主要为血尿、肿块和疼痛。早期无明显症状。

1. **血尿** 无痛间歇全程肉眼血尿为常见症状,但此时肿瘤往往已穿入肾盏、肾盂,并非早期症状。肾癌出血堵塞输尿管可产生肾绞痛。有时肾癌也可以表现为持久的镜下血尿。

2. **肿块** 肿瘤较大时可在腹部或腰部发现肿块,质坚硬。

3. **疼痛** 多为腰部钝痛或隐痛,系肿块增长、充胀肾包膜所致。肿瘤侵犯周围脏器和腰大肌时疼痛较重且为持续性。

4. **肾外表现** 常见的肾外表现有低热,持续或间歇出现。高血压,占肾癌病人的20%~40%。大约半数以上的病人红细胞沉降率较正常人快。1/3~1/2的病人有贫血。若肾静脉和腔静脉有癌栓,同侧阴囊可见精索静脉曲张,平卧位不消失。约有10%病人因转移灶症状,如病理性骨折、神经麻痹、咯血等就医。

（五）辅助检查

1. B型超声检查　简单易行，能鉴别肾实质性肿块与囊性病变。有些无症状的肾癌，往往在常规体检时被超声扫描发现。

2. X线检查　平片可见肾外形增大、不规则，偶有钙化影。造影可见肾盏、肾盂因受肿瘤挤压而有不规则变形、狭窄、拉长或充盈缺损。排泄性尿路造影不显影时，可行逆行性肾盂造影。

3. CT、MRI　有助于早期诊断和鉴别肾实质内肿瘤的性质、肾囊肿等。影像学检查可诊断肾癌及浸润范围。可有红细胞沉降率增快。

（六）诊断

结合临床症状及辅助检查、病理组织检查可明确诊断。

（七）治疗

主要以手术治疗为主，可采取开放式盆腔镜手术行，肾癌根治性切除手术。

三、病例介绍

（一）典型病例

患者，男，62岁，因左腰腹胀痛伴血尿1年，排尿困难一天入院。患者1年前无明显诱因开始出现左腰腹胀痛伴血尿，为持续性胀痛，阵发性加剧，未向其他部位放射。伴尿频、尿急、尿痛及血尿，尿液呈红色，无恶心呕吐，无畏寒发热，一年前在我院治疗（具体不详），诊断为左肾癌，保守治疗后，症状缓解。但长期以来时有左腰腹胀痛，一天前再次出现排尿困难，遂入院。门诊拟以左肾癌收住我科。起病以来，精神食欲可，无发热，无咳嗽咯痰，无胸闷气促，大便无异常。

既往史：既往体健，否认传染病史，否认外伤史手术史，无食物药物过敏史，无输血史，预防接种不详。个人史：出生于原籍，未到过外地久住，否认血吸虫等疫水接触史，平素生活起居规律，偶尔抽烟饮酒，无其他不良嗜好。婚育史：适龄结婚，家人体健。

家族史：家族无类似病史，家族中无特殊遗传病史。

（二）患者的阳性症状、体征

T 37.2℃，R 20次/分，P 80次/分，BP 130/70mmHg。营养发育可，急性面容，查体合作，神志清楚，患者全身皮肤巩膜无黄染，双侧眼结膜及甲床颜色正常。胸廓外形对称，无畸形，呼吸正常，双侧呼吸运动对称，双肺叩诊清音，双肺呼吸音清，未闻及干湿性啰音。心前区无隆起，心尖搏动位于左锁骨中线第五肋间外侧0.5cm处，心前区无震颤，心界不大，心率80次/分。专科情况：腹平软，未见胃肠型及蠕动波，肝脾肋下未扪及，下腹轻压痛，无反跳痛，左肾区叩痛，右肾区无叩痛，叩膀胱上界脐下三横指，移动性浊音（—），肠鸣音可。

四、护理

（一）护理评估

1. 症状和身体评估

（1）症状。左腰腹胀痛伴血尿，为持续性胀痛，阵发性加剧，未向其他部位放射。伴尿频、尿急、尿痛及血尿，尿液呈红色。

（2）身体评估。T 37.2℃，R 20次/分，P 80次/分，BP 130/70mmHg。胸廓外形对称，无畸形，呼吸正常，双侧呼吸运动对称，双肺叩诊清音，双肺呼吸音清，未闻及干湿性啰音。

2. 健康史　否认传染病史，否认外伤史手术史，无食物药物过敏史。

3. 心理社会状况　由于发病急骤，病人及家属缺乏应对疾病的心理准备，表现为焦虑不安、不知所措，产生恐惧心理。

(二)护理诊断

1. 疼痛　与肿瘤侵犯压迫腹后壁结缔组织、肌肉、腰椎或腰神经有关。

2. 营养失调　低于机体需要量。

3. 睡眠形态紊乱　与疼痛引起睡眠障碍有关。

4. 恐惧与焦虑　与对癌症的恐惧,病程长,担心预后差有关。

5. 潜在并发症　出血、感染。

(三)护理目标

(1)疼痛缓解。

(2)加强营养,满足机体需要量。

(3)改善睡眠形态。

(4)给予心理护理,讲解疾病相关知识,避免焦虑,积极配合治疗。

(5)防止并发症。

(四)护理措施

1. 疼痛的护理措施　患者在硬膜外麻醉下行左肾切除术,术后携带止疼泵,观察止疼泵给药情况。

2. 营养失调的护理措施　指导病人选择营养丰富、易消化的优质蛋白食物、改善就餐环境,提供色香味佳的饮食,以增进病人的食欲。加强患者口腔护理,保持口腔湿润、清洁,以促进食欲。胃肠道功能障碍者可遵医嘱给予肠道外营养,如静滴复方氨基酸、脂肪乳剂等。定期称体重、查血象,掌握数据的变化情况。

3. 睡眠形态紊乱的护理措施　尽量减少或消除影响病人睡眠形态的相关因素;如治疗躯体、精神不适和疾病;及时妥善处理好病人的排泄问题。协助医生调整影响睡眠规律的药物种类、剂量或给药时间。帮助病人适应生活方式或环境的改变。夜间病人睡眠时,除必要的观察和操作外,不宜干扰病人睡眠。通过进行有针对性的心理护理,减轻病人的焦虑、恐惧、抑郁程度,从而改善患者的睡眠。

4. 恐惧与焦虑的护理措施　心理护理应贯穿始末,对担心得不到及时有效的诊治而表现为恐惧、焦虑的病人,护理人员要主动关心病人,倾听病人的述说,适当解释病情,详细耐心向家属讲解有关肾癌的疾病知识,稳定患者情绪,争取患者的积极配合;多与患者和家属沟通,建立良好的护患关系,给予心里支持和疏导;鼓励病人和病人之间增加沟通,指导患者缓慢深呼吸,全身肌肉放松,减轻焦虑紧张的心理压力。

5. 并发症的预防和护理

(1)预防出血。密切观察病情:定时测量血压、脉搏、呼吸和体温的变化。观察引流管引流物性状:若引流量较多、色鲜红且很快凝固,同时伴血压下降、脉搏增快,常提示出血应立即通知医生处理。

(2)预防感染。观察体温变化情况,观察引流管内引流物的量及性质,保持引流管引流通畅,遵医嘱应用抗菌类药物,防止感染的发生。

(五)评价

(1)疼痛已缓解。

(2)营养满足需求量。

(3)无睡眠形态紊乱。

(4)无焦虑恐惧,积极配合治疗。

(5)无并发症发生。

五、健康指导

(1)注意尿液颜色的变化,如出现血尿,及早到医院就诊。

(2)嘱病人慎用对肾功能有损害的药物,保护健侧肾功能。

(3)告知病人复查的意义,遵医嘱定期复查。定期复查胸部X线,可及早发现肺部转移灶。

六、提问

1. 肾癌的典型临床表现?

2. 肾癌患者的护理措施?

病例五 肾囊肿

一、查房的目的

通过护理查房,学习如何运用护理程序对该疾病患者进行护理。通过相互讨论与学习,进一步完善护理问题,提出预防性护理措施,防止有危险的护理问题和并发症的发生,为患者创造更好的康复条件,提高护理人员的理论水平。

二、疾病知识回顾

(一)定义

肾囊肿是成年人肾脏最常见的一种结构异常,可以为单侧或双侧,一个或多个,直径一般2cm左右,也有直径达10cm的囊肿,多发生于男性。

(二)病因及发病机制

单纯肾囊肿不是先天性或遗传性肾脏病,而是后天形成的。一般认为,单纯性肾囊肿来源于肾小管。囊肿可以为单侧或双侧,可以为一个或多个。一般位于皮质深层或髓质,直径一般2cm左右,也有直径达10cm的囊肿。

(三)疾病相关知识

我们通常见到的肾脏囊肿中,大多数是单纯肾囊肿,而遗传性肾囊肿性疾病所占比例相对较小。小于20岁者几乎没有单纯性肾囊肿,如果小于20岁的个体单纯囊肿,要高度怀疑肾脏先天发育问题或遗传性肾囊肿性疾病。单纯肾囊肿多发于男性。

(四)临床表现

单纯性肾囊肿一般没有症状,但是当囊肿压迫引起血管闭塞或尿路梗阻时可出现相应的临床表现。

(五)辅助检查

单纯肾囊肿的诊断主要依靠影像学检查,如B型超声检查或CT检查。

(六)诊断

单纯肾囊肿的诊断主要依靠影像学检查,肾脏实质发现囊肿需要和以下疾病鉴别:

(1)肾脏实体肿瘤坏死液化。

(2)在肾囊肿基础上发生癌变,这种情况极其罕见。

(3)常染色体显性多囊肾病。

(七)治疗

由于单纯性肾囊肿多无症状,对肾功能和周围组织影响不大,因此不需治疗,定期随诊。如果囊肿直径较大,超过5cm或产生周围组织压迫症状,引起尿路梗阻,则需要行囊液抽吸术并囊内注射硬化剂。如果囊肿巨大,直径超过10cm则需要手术治疗。

三、病例介绍

(一)典型病例

患者,女,62岁,因体检发现右侧肾囊肿20天入院,肾脏B超:右肾囊肿(3.3×3.6cm,1.6×1.3cm;慢性膀胱炎,拟诊"双肾囊肿、慢性膀胱炎"收住我院。医嘱给予二级护理,普食,继续完善相关检查后在腹腔镜下右肾囊肿去除术,留置导尿管。肾周引流管各一根,引流均通畅,术后给予一级护理,吸氧,心电监护,止血消炎、对症治疗,现患者术后第二天,切口敷料干燥,疼痛能忍,肛门已排气,各引流管均通畅,T38℃,患者情绪稳定,对治疗护理配合。

(二)患者的阳性症状、体征

查体:T38℃,P82次/分,R16次/分,BP140/80mmHg。

肾脏B超示双肾囊肿(左:4.3×3.9cm,右:3.3×3.6cm,1.6×1.3cm),慢性膀胱炎。

入院诊断:肾囊肿。

入院后给予吸氧、抗炎等对症治疗,完善术前检查,择期手术治疗。

四、护理

(一)护理评估

1. 症状和身体评估

(1)症状。无明显症状,体检发现双侧肾囊肿

(2)身体评估。T38℃,P82次/分,R16次/分,BP140/80mmHg。右侧胸廓塌陷,右肺下部闻及固定而持久的湿罗音。

(3)肾脏B超。右肾囊肿(3.3cm×3.6cm,1.6cm×1.3cm)。

2. 健康史 无肝炎、结核病史、无药物过敏史、无手术外伤史。

3. 心理社会状况 由于发病急骤,病人及家属缺乏应对疾病的心理准备,表现为焦虑不安、不知所措,产生恐惧心理。

(二)护理诊断

1. 焦虑 与对疾病术后知识缺乏有关。

2. 有感染的危险 与手术创伤,机体抵抗力下降有关。

3. 潜在并发症 出血。

(三)护理目标

(1)多与患者及家属沟通,减少焦虑心态。

(2)防止感染。

(3)预防并发症。

(四)护理措施

1. 一般护理

(1)休息与活动。病情严重者应绝对卧床休息。

(2)饮食。易进食低盐,适量蛋白,易消化食物。

2. 疾病观察

(1)观察呼吸、血压、脉搏,氧饱和度及切口渗血情况。

(2)密切观察敷料有无渗血,如果敷料出血较多,通知医生及时处理。

(3)保持引流通畅,若引流液为鲜红色且量较多、血压降低,应及时报告医生采取措施,如加快输液、输血、应用止血药。保守治疗无法控制,则手术止血。

(4)遵医嘱应用抗生素,以有效控制感染。

(5)保持切口敷料干燥、注意观察有无渗血,如有渗血或渗液及时更换,注意伤口局部有无红肿、积液等炎症表现;有无切口疼痛及体温变化。如手术3d体温持续升高提示有感染可能,可局部给予理疗,如红外线照射、高渗硫酸镁等热敷。避免形成脓肿,一旦感染局限形成脓肿时要充分引流。

(6)向病人介绍引流管的目的及重要性,并正确护理,妥善固定,防止扭曲、脱出。按时挤压引流管,并观察引流液的量、色、质,每天更换引流袋,平卧时引流袋不宜超过腹平面。

3. 饮食护理　易进食低盐,适量蛋白,易消化食物。

4. 用药护理　遵医嘱应用抗生素,以有效控制感染。

5. 心理护理　由于疾病迁延不愈,病人极易产生悲观、焦虑心理;护理人员应以亲切的态度,多于病人交谈,以帮助病人树立战胜疾病的信心,解除焦虑不安心理。

(五)评价

(1)患者消除其恐惧心理,积极配合治疗。

(2)住院期间伤口无感染、出血等并发症。

五、健康指导

嘱患者3个月后来院复查B超,3个月内避免重体力劳动,若有不明原因发热、腹痛、及时来院就诊。给予饮食指导,保持大便通畅;保持情绪稳定。

六、提问

1. 如何做好引流管的护理?
2. 如何防止并发症的发生?

病例六　前列腺增生

一、查房的目的

通过护理查房,学习如何运用护理程序对该疾病患者进行护理。通过相互讨论与学习,进一步完善护理问题,提出预防性护理措施,防止有危险的护理问题和并发症的发生,为患者创造更好的康复条件,提高护理人员的理论水平。

二、疾病知识回顾

(一)定义

是一种前列腺明显增大而影响老年男性健康的常见病,是老年男性排尿障碍原因中最常见的一种良性疾病。

(二)病因及发病机制

发病原因与雄激素和雌激素的作用有关,因此有学者认为人体内雄激素与雌激素平衡失调,可能为前列腺增生的病因。

(三)相关病理知识

前列腺分为围绕尿道的腺体和外周腺体两部分,前列腺增生起源于围绕尿道精阜部的腺体,常以纤维细胞增生开始,继之其他结构亦增生。增生的前列腺可将外围的腺体压扁形成假包膜引起排尿梗阻则有机械性和功能性两种因素。

膀胱出口梗阻时,逼尿肌增厚黏膜面出现小梁,小室;逼尿肌代偿性肥大,发生不稳定的逼尿肌收缩至膀胱内高压甚至出现尿失禁,逼尿肌失代偿则不能排空膀胱而出现残余尿,严重时膀胱收缩无力,出现充溢性尿失禁。长期排尿困难使膀胱高度扩张或膀胱内高压可发生膀胱输尿管反流。最终引起肾积水和肾功能损害,由于梗阻后膀胱内尿潴留,容易激发感染和结石。

(四)临床表现

1. 尿频　前列腺充血刺激引起尿频,尤其是夜尿次数明显增多,这是前列腺增生病人的最初症状,随梗阻加重,白天也可出现尿频。

2. 排尿困难　增生的前列腺压迫尿道,使尿道变长、变弯、变窄,阻力增加,从而出现进行性排尿困难。进行性排尿困难是前列腺增生的典型症状。

3. 尿潴留　梗阻严重者膀胱残余尿增多,长期可导致膀胱收缩无力,发生尿潴留,并可出现充盈性尿失禁。

4. 血尿　前列腺增生时因局部充血可发生无痛血尿。

5. 若并发感染或结石,可有尿急,尿痛等膀胱刺激症状。少数病人晚期可出现肾积水和肾功能不全表现。

(五)辅助检查、实验室检查

1. 直肠指诊　应在膀胱排空后进行,可提高检查的准确性。

2. B型超声检查　可测量前列腺体积,检查内部结构是否突入膀胱。经直肠超声扫描更为准确。经腹壁超声检查可测量膀胱残余尿液,检查前嘱病人尽量排空膀胱,正常人排尿后膀胱内没有或仅有极少残余尿(5ml以下),如残余尿超过50ml,则提示膀胱逼尿已处于失代偿状况。在无菌条件下,用导尿管法则,定残余尿更为准确。

3. 尿动力学检查　尿流率测定可初步判断梗阻程度:若每秒最大尿流率大于15ml,说明排尿不畅,若每秒大于10ml,则梗阻严重必须治疗。

4. 血清前列腺特异抗原(PSA)测定　前列腺体积较大,于结节或较硬时,应测定血清PSA,以排除合并前列腺癌的可能性。

(六)诊断

(1)50岁以上中老年。

(2)直肠指诊,可以触及表面光滑、质地中等硬度、中央沟变浅或消失、长度和宽度都增大的前列腺。

(3)超声波检查见前列腺体积和重量明显增大。

(4)尿流率检查见最大尿流率明显下降(它可准确反映出膀胱逼尿肌收缩力、膀胱内压及尿道阻力状况)。

(5)膀胱残余尿测定。残余尿的出现及其量客观反映了膀胱排尿功能障碍,当残余尿超过60ml时,说明逼尿肌已处于失代偿状态。

(6)尿道膀胱镜检查可见增大的前列腺。

(7)泌尿系X线拍片、造影及CT和磁共振检查均有助于前列腺增生的诊断,但不作为常规检查。

(七)治疗

1. 急性尿潴留的处理必须予以紧急处理　①应用α肾上腺素受体阻滞剂使膀胱颈松弛,有利于尿液排出;②放置留置导尿管以引流尿液,必要时可行膀胱造瘘术。

2. 非手术治疗　对尿路梗阻较轻,或年老体弱,心肺功能不全等而不能耐受手术者适于非手术治疗。

(1)激素治疗。雌激素可使前列腺腺体缩小,改善排尿症状,但停药后可复发。

(2)α肾上腺素能受体阻滞剂治疗 对早期前列腺增生症,疗效满意。

(3)注射疗法。此法效果不稳定,复发率高,且易引起会阴痛。

3. 手术治疗 包括根治的前列腺摘除术及保守性手术,双侧睾丸切除术。

4. 冷冻治疗 国内报道此法有效率达94%,但冷冻的深度与广度不易掌握,且有出血,尿失禁及直肠瘘等并发症。

5. 微波和射频治疗 增生的前列腺经微波和射频波作用后发生凝固坏死而脱落,达到治疗目的。

6. 激光治疗 激光能经光导纤维在内窥镜直视下将增生的前列腺组织气化而达到治疗目的。

7. 金属耐压气囊扩张术 有一定的近期疗效。

8. 镍钛形状记忆合金螺旋管支架的应用 具有操作简便,痛苦小,损伤少,费用低恢复快及避免膀胱造瘘等优点。

三、病例介绍

(一)典型病例

患者,男,63岁,进行性尿频、尿急、夜尿增多7年余,近1年来上述症状逐渐加重,夜尿增加到每晚7~8次,每次150ml左右,予口服前列康治疗,无明显好转。

(二)患者的阳性症状、体征

查体:T36.3°C,P75次/分,R20次/分,BP145/90mmHg,体重56kg,身高165cm。

实验室检查:前列腺特异抗原4.0ng/ml。患者血糖血脂正常,血常规红细胞4.20×10^{12}/L,血红蛋白118g/L,白细胞5.5×10^9/L,血小板110×10^9/L。尿常规检查无明显肉眼血尿,红细胞(+),白细胞(+),尿蛋白(−)。肾功能检查提示血肌酐533μmol/L,尿素29.0mmol/L,尿酸427μmol/L,二氧化碳结合力17 mmol/L,血糖6.3 mmol/L。腔内B超检查:提示前列腺重约100g,中叶、左侧叶增生明显,残余尿呈阳性,每秒最大尿流率大于14ml。

入院诊断:前列腺增生。

入院后给予非那雄胺,盐酸坦洛新治疗,患者目前情绪不稳,焦虑,夜间因排尿次数多而影响睡眠质量。

四、护理

(一)护理评估

1. 症状和身体评估

(1)症状。夜尿增多7年余,近1年来上述症状逐渐加重,夜尿增加到每晚7~8次,每次150ml左右,予口服前列康治疗,无明显好转。

(2)身体评估。T36.3°C,P75次/分,R20次/分,BP145/90mmHg,体重56kg,身高165cm。

(3)实验室检查。血常规红细胞4.20×10^{12}/L,血红蛋白118g/L,白细胞5.5×10^9/L,血小板110×10^9/L。尿常规检查无明显肉眼血尿,红细胞(+),白细胞(+),尿蛋白(—)。肾功能检查提示血肌酐533μmol/L,尿素29.0mmol/L,尿酸427μmol/L,二氧化碳结合力17 mmol/L,血糖6.3 mmol/L。

2. 健康史 无该疾病的家族史,有高血压病史十年余,自服降压药至今,血压控制良好。

3. 心理社会状况 由于发病急骤,病人及家属缺乏应对疾病的心理准备,表现为焦虑不安、不知所措,产生恐惧心理。

(二)护理诊断

1. 梗阻或排尿期症状　尿流减弱,排尿时间延长,腹部加压帮助排尿,排尿延迟,间歇性排尿。
2. 刺激或储尿期症状　尿频,尿急,尿失禁,膀胱痛。
3. 并发症表现　血尿、膀胱结石、急性尿潴留、尿路感染、肾积水和肾功能不全。

(三)护理目标

(1)缓解尿路刺激症状。
(2)缓解疼痛。
(3)防止并发症。

(四)护理措施

1. 一般护理

(1)留置导尿,每日擦洗尿道口及更换引流袋1次,保持会阴部清洁,定时夹闭尿管,防止泌尿括约肌松弛。
(2)饮食。嘱病人食用粗纤维、易消化饮食,以防便秘。忌饮酒及辛辣刺激食物,鼓励多喝水,严禁憋尿,以免诱发急性尿潴留。

2. 疾病观察　在连续硬膜外麻醉下行经尿道前列腺电切术,术后病情平稳,密切观察有无血尿,准确记录尿量、色及性状,发现异常及时通知医生。

3. 用药护理　目前应用的各种药物达到缩小前列腺,缓解梗阻的目的。一般药物治疗3个月左右可以使前列腺缩小,排尿功能改善。

4. 心理护理　耐心向病人及家属解释各种手术方法的特点。

(五)评价

(1)通过药物治疗,无尿路刺激症状。
(2)疼痛缓解。
(3)无并发症发生。

五、健康指导

1. 生活指导　①前列腺增生采用药物或其他非手术治疗者,应避免因受凉,劳累,饮酒,便秘而引起急性尿潴留;②前列腺增生术后进易消化,含纤维多的食物,预防便秘,必要时可服缓泻药,术后1~2个月内避免剧烈运动,防止继发性出血。

2. 康复指导　①术后前列腺窝的修复需3~6个月,因此术后可能仍会有排尿异常现象,应多饮水,定期化验尿,复查尿流率及残余尿量;②如有尿失禁现象,应指导病人进行肛提肌锻炼,以尽快恢复泌尿括约肌功能。

3. 心理指导　前列腺切除术后常出现逆行射精,不影响性交。原则上经尿道前列腺电切术后1个月,经膀胱前列腺切除2个月后可恢复性生活,少数病人出现阳痿,可先采取心理治疗,同时查明原因,针对性治疗。

六、提问

1. 什么是前列腺增生?
2. 前列腺的临床表现是什么?

病例七 肾结核

一、查房的目的

通过护理查房,学习如何运用护理程序对该疾病患者进行护理。通过相互讨论与学习,进一步完善护理问题,提出预防性护理措施,防止有危险的护理问题和并发症的发生,为患者创造更好的康复条件,提高护理人员的理论水平。

二、疾病知识回顾

(一)定义

肾结核是泌尿系统疾病中的常见病。往往是全身结核的一部分,占结核病的8%~20%。肾结核大多继发于肺结核,结核杆菌是经过血液循环进入肾脏,形成结核病灶。肾结核多在肺结核发生或恢复相当长时间后才出现症状,若早期及时药物治疗,可治愈。如不及时治疗,细菌随尿液下行,向输尿管、膀胱、尿道播散,还可累及生殖器,甚至产生晚期并发症,严重影响生活质量。

(二)病因及发病机制

1. 血行感染　体内结核病灶中的结核杆菌经血流播散至肾脏。

2. 尿路感染　一侧肾结核向下蔓延,引起输尿管、膀胱结核,并可累及对侧输尿管口,逆行感染至对侧肾脏。

3. 淋巴感染或直接蔓延

结核杆菌到达肾脏的途径有四条:即经血液、经尿路、经淋巴管直接蔓延。其中绝大多数经血行感染,而后两种途径的感染只有在特殊情况下才能发生。

(三)相关病理知识

病理性肾结核:结核杆菌经血行播散进入双肾皮质层肾小球血管丛中,形成多发性微小结核病灶。如患者免疫状况良好,这种早期微小结核病变可以全部自行愈合,临床上常无症状,称为病理性肾结核。但可以从尿中查到结核杆菌。

(四)临床表现

1. 膀胱刺激症　膀胱刺激症状是肾结核最早出现的症状。当结核杆菌对膀胱黏膜造成结核性炎症时,患者开始先有尿频,排尿次数逐渐增加,由数次增加到数十次,严重者每小时要排尿数次,直至可出现类似尿失禁现象。75%~80%都有尿频症状,在尿频的同时,可出现尿急、尿痛、排尿不能等待,必须立即排出。排尿终末时在尿道或耻骨上膀胱区有灼痛感觉。

2. 血尿　血尿是肾结核的重要症状,发生率为70%~80%。一般与尿频、尿急、尿痛等症状同时出现。血尿的来源大多来自膀胱病变,但也可来自肾脏本身,血尿的程度不等,多为轻度的肉眼血尿或为显微镜血尿,但有3%的病例为明显的肉眼血尿并且是唯一的首发症状。血尿的出现多数为终末血尿,乃是膀胱的结核性炎症和溃疡在排尿时膀胱收缩引起出血。若血尿来自肾脏,则可为全程血尿。

3. 脓尿　由于肾脏和膀胱的结核性炎症,造成组织破坏,尿液中可出现大量脓细胞,同时在尿液内亦可混有干酪样物质,使尿液混浊不清,严重者呈米汤样脓尿。脓尿的发生率为20%左右。

4. 腰痛　肾脏结核病变严重者可引起结核性脓肾,肾脏体积增大,在腰部存在肿块,出现腰痛。

5. 全身症状　由于肾结核是全身结核病中一个组成部分,因此可以出现一般结核病变的各种症状。如食欲减退、消瘦、乏力、盗汗、低热等,可在肾结核较严重时出现,或因其他器官结核而引起。

6. 其他症状 由于肾结核继发于其他器官的结核或者并发其他器官结核,因此可以出现一些其他器官结核的症状,如骨结核的冷脓肿,淋巴结核的窦道,肠结核的腹泻、腹痛,尤其是伴发男性生殖道结核时附睾有结节存在。

(五)辅助检查

1. 尿液检查 尿呈酸性,有脓细胞、少量蛋白及红细胞。连续三次进行清晨尿液结核杆菌检查,若结果为阳性对诊断肾结核有决定性意义。尿液结核杆菌检查,阳性率可达50%~70%;尿液结核杆菌培养,阳性率可达90%。

2. 影像学检查 可判断病变肾及肾损害程度,是确定肾结核治疗方案的主要手段,以X线检查最为重要。

(1)X线检查。进行泌尿系统平片检查,可查出肾钙化。

(2)超声检查。对严重肾结核可确定病变部位、明确对侧肾有无积水、膀胱是否挛缩。

(3)MRI水成像。对诊断肾结核及对侧肾积水有独到之处。

3. 膀胱镜检查 早期可见黏膜充血水肿、结核结节;后期可见结核性溃疡,结核性肉芽肿及瘢痕等病变。

(六)诊断

(1)有慢性膀胱刺激征状即尿频、尿急、尿痛,而尿内又有蛋白和红细胞者。

(2)青年男性患者表现为慢性膀胱刺激症。

(3)逐渐加重的尿频、尿急、尿痛或伴有血尿,抗感染治疗无效者。

(4)尿液呈酸性,有脓细胞而普通培养无细菌生长者。

(5)有肺结核或其他肾外结核病灶,尿液出现少量蛋白,镜检有红细胞者。

(6)体检发现前列腺缩小,变硬,表面高低不平,附睾硬结或输精管增粗,阴囊有慢性窦道者。

(七)治疗

1. 全身治疗 全身治疗包括适当的休息和医疗体育活动以及充分的营养和必要的药物治疗(包括肾结核以外的全身其他结核病灶的治疗措施)。

2. 药物治疗 由于肾结核局部病变的范围和破坏的程度有很大的区别,因此针对局部病变的治疗在各个病例亦有所不同。在链霉素等抗结核药发现之前,临床上肾结核经确诊,其唯一的治疗方法就是肾切除。目前因肾结核而需行肾切除术的病例已大为减少。但在木屑卫生环境较差、医疗条件不足的地区,仍有肾结核的发生,甚至有一些晚期病人发现。对于确诊为肾结核的病人,无论其病变程度如何,无论是否需行外科手术,抗结核药必须按一定方案进行服用。常用药物有(链霉素、异烟肼、利福平)。

3. 手术治疗

(1)肾切除术。适用于肾结核破坏严重,对侧肾功能正常或对侧结核病变较轻且经药物治疗一段时间后。

(2)保留肾组织的肾结核手术。适用于局限的结核脓肿或闭合性空洞。

(3)对膀胱挛缩的病人可行扩大膀胱术。

三、病例介绍

(一)典型病例

患者,男,55岁,以体力劳动为生,近期感觉乏力,纳差,尿频,尿急症状明显并伴有尿色浑浊、沉渣现象入院。6年前患有肺结核,左侧睾丸结核,行左侧睾丸切除术,经抗结核治疗痊愈。

(二)患者的阳性症状、体征

查体:T37.3℃,P65次/分,R20次/分,BP184/62mmHg。明显消瘦,面色灰暗,无咳嗽咳痰现象。心前区无隆起凹陷,叩诊心界范围正常,听诊节律齐,未闻及异常心音,心电图检查为正常窦性心电图;肺部听诊无干湿罗音。左肾区叩击痛(+)。

实验室检查:肌酐256μmol/L、尿素15.68mol/L。尿常规示红细胞(+),白细胞(+),尿结核杆菌培养(+)。

入院诊断:左肾结核。

入院后给予抗结核、抗感染、补液等对症、支持疗法。准确记录24小时尿量。

四、护理

(一)护理评估

1. 身体评估

(1)症状。近期感觉乏力,纳差,尿频,尿急症状明显并伴有尿色浑浊。

(2)身体评估。查体:T37.3℃,P65次/分,R20次/分,BP184/62mmHg。明显消瘦,面色灰暗,无咳嗽咳痰现象。心前区无隆起凹陷,叩诊心界范围正常,听诊节律齐,未闻及异常心音,心电图检查为正常窦性心电图;肺部听诊无干湿罗音。左肾区叩击痛(+)。

(3)实验室检查。肌酐256μmol/L、尿素15.68mol/L。尿常规示红细胞(+),白细胞(+),尿结核杆菌培养(+)。

2. 健康史　无该疾病的家族史,有高血压病史十年余,自服降压药至今,血压控制良好。

3. 心理社会状况　由于发病急骤,病人及家属缺乏应对疾病的心理准备,表现为焦虑不安、不知所措,产生恐惧心理。

(二)护理诊断

1. 排尿异常　与结核性膀胱炎,膀胱挛缩有关。

2. 营养失调　低于机体需要量,与机体消耗过多,补充不足有关。

3. 有感染的危险　与机体抵抗力降低,置管引流有关。

4. 潜在并发症　肾功能不全,术后出血,药物中毒。

5. 焦虑　与病程长,病肾切除,晚期并发症有关。

(三)护理目标

(1)排尿无异常。

(2)营养均衡。结核属于消化性疾病,加强营养,多食牛奶、鸡蛋、肉类等高蛋白食物。多食蔬菜、水果及粗纤维的食物。

(3)防止感染等并发症。

(4)讲解疾病相关知识,患者避免焦虑、恐惧。

(四)护理措施

1. 术前护理

(1)支持疗法的护理。①鼓励病人进营养充分,富含维生素饮食,改善全身营养状况。必要时输血,补液;②多饮水以减轻结核性脓尿对膀胱的刺激;③保证休息,适当户外活动,以增强体质。

(2)药物治疗的护理。抗结核药必须早期、联合、足量、全程规律用药。服用6~9个月,并定期复查肝肾功能。

(3)心理护理。给予心理疏导,慢性疾病治疗时间较长,帮助患者树立战胜疾病的信心。

2. 术后护理

（1）病情变化。

①观察有无出血。

②观察健肾功能。一侧肾切除，另一侧能否完成代谢需要，这是肾手术后护理观察最关键的一点。因此要连续3日准确记录24小时尿量，且观察第一次排尿的时间、尿量、尿色。

（2）体位与活动。患者在腰麻下行肾病灶切除或肾部分切除术，术后卧床休息1~2周，减少活动，以避免继发性出血或肾下垂。

（3）饮食。因手术刺激后腹膜，病人多有腹胀，待肛门排气后进易消化、营养素完全的饮食。

（4）术后继续抗结核治疗6~9个月，防止结核复发。

（5）引流管的护理。观察并记录各引流管引流液的量、质、色变化。

（6）用药护理。遵医嘱给予抗结核药物等，注意观察药物的疗效及不良反应。必要时口服碳酸氢钠可碱化尿液，减轻尿路刺激症状。尿路刺激征明显者可遵医嘱给予阿托品、普鲁本辛等抗胆碱能药物。

（7）心理护理。由于肾结核病程较长，需要长期服药，患者情绪低沉，对治疗和生活的信心不足，应加强心理护理。详细地向患者介绍有关结核病的知识，使其认识到这是一个可治疗的慢性病，从而消除疑虑，以促使早日康复。

（五）评价

（1）排尿正常。

（2）营养满足每日需求量。

（3）无感染等并发症。

（4）了解疾病相关知识，避免恐惧、焦虑。积极配合治疗。

五、健康指导

1. 康复指导　加强营养、注意休息、适当锻炼、避免劳累。

2. 用药指导　①术后继续抗结核治疗6~9个月以上；②坚持联合、规律、全程用药；③用药期间须注意药物毒性作用。

3. 定期复查

六、提问

1. 肾结核病人有哪些临床表现？

2. 肾结核患者饮食注意事项有哪些？

病例八　肾损伤

一、查房的目的

通过护理查房，学习如何运用护理程序对该疾病患者进行护理。通过相互讨论与学习，进一步完善护理问题，提出预防性护理措施，防止有危险的护理问题和并发症的发生，为患者创造更好的康复条件，提高护理人员的理论水平。

二、疾病知识回顾

（一）定义

肾脏是腹膜后器官，解剖部位隐蔽，有良好的周围组织保护，不易受损。但肾实质脆弱，受外来暴力打击容易发生损伤，有时肌肉强烈收缩或躯体受到强烈震动，都可以导致肾损伤。肾损伤多见于20~40岁男性，儿童发病率也较高。

(二)分类

1. 闭合性损伤　常与人体运动中突然减速有关,车祸,高处坠落,物体直接撞击是损伤的主要原因。

2. 开放性损伤　可发生肾实质,泌尿系统和血管等明显受破坏,损伤肾周围组织导致充血,坏死,尿瘘,脓肿形成等。

3. 医源性损伤　在经皮肾穿刺,肾开放性手术取石,逆行肾盂造影等情况下发生。

(三)相关病理知识

根据肾损伤程度可分为以下类型:肾挫伤、肾部分裂伤、肾全层裂伤、肾蒂损伤。肾蒂血管部分全部撕裂时可引起严重大出血,常来不及诊治即已死亡。

(四)临床表现

1. 休克　严重肾裂伤,肾蒂裂伤或合并其他脏器损伤时,因创伤和失血常发生休克,甚至危及生命。

2. 血尿　出血是肾损伤的常见症状,肾挫伤时血尿轻微,严重肾裂伤时出现大量肉眼血尿。

3. 疼痛　肾包膜张力增加,肾周围软组织损伤,出血或尿外渗引起患侧腰部疼痛。血块通过输尿管时可发生肾绞痛。

4. 腰腹部疼痛　肾周围血肿和尿外渗使局部形成肿块,有明显触痛。

5. 发热　尿外渗易继发感染并形成肾周脓肿,出现全身中毒症状。

(五)辅助检查

1. 影像学检查

(1)B型超声检查。可了解肾损害的程度及对侧肾情况。

(2)CT。可显示肾皮质裂伤,尿外渗和血肿范围,了解肾盂周围组织和腹腔内脏器的关系。

(3)排泄性尿路造影。可评价肾损伤的范围,程度和对侧肾功能。

2. 实验室检查

(1)尿液检查。血尿是诊断肾损伤的重要依据,尿常规检查可见多量红细胞。

(2)血液检查。血红蛋白与血细胞比容持续降低表明有活动性出血,白细胞计数增多提示有感染。

(六)诊断

(1)腰部或上腹部受伤史。

(2)休克。

(3)血尿,尿常规有大量红细胞。

(4)腰部疼痛与包块。

(5)静脉肾盂造影　CT或MRI显示肾周脓肿,造影剂外渗、皮质裂伤或肾蒂损伤。

(七)治疗原则

在保证生命安全前提下尽可能保肾。

(1)损伤较轻者(如肾挫伤,实质轻微裂伤)可行非手术治疗,包括密切监测病情变化,抗休克,绝对卧床,使用抗生素和止血药物等措施。

(2)损伤严重者(如开放性损伤、实质严重裂伤、粉碎伤、肾盂或肾蒂的损伤)可行手术治疗。以彻底止血,引流血肿和尿液,尽量保存肾组织。依肾脏损伤的程度和部位不同可选用肾修补术,肾部分切除术,全肾切除术等不同的手术方法。

(3)支持疗法。

(4)并发症的治疗(如肾性高血压,肾积水,肾周感染等)。

三、病例介绍

(一)典型病例

患者,男,32岁。自诉入院2小时前右侧腰部被人甩钝器撞击后致右腰部和上腹部疼痛,出现肉眼血尿来院就诊,门诊以"急性肾损伤"收住入院。

(二)患者的阳性症状、体征

查体:T36.7℃,P84次/分,R20次/分,BP110/70mmHg,右腰部有压痛,局部皮肤明显瘀青。

辅助检查:尿液检查显示肉眼血尿,红细胞(++++)。B超显示右侧肾撕裂伤,肾周血肿。X线检查显示右肾裂伤,肾影模糊不清。血常规显示红细胞 $3.5×10^9$ g/L,血红蛋白 108g/L,血小板 $306×10^9$ g/L,白细胞 $6.4×10^9$ g/L;血钾 4.8mmol/L。

入院诊断:右肾损伤。

入院后给予静脉补液,止血抗感染,留置导尿,积极完善相关检查暂时给予保守治疗。嘱患者绝对卧床休息,自觉有尿频尿急感觉,导尿管引出淡血性尿液。

四、护理

(一)护理评估

1. 症状和身体评估

(1)症状。右腰部有压痛,局部皮肤明显瘀青。

(2)身体评估。查体:T36.7℃,P84次/分,R20次/分,BP110/70mmHg。

(3)实验室检查。血常规显示红细胞 $3.5×10^{12}$ g/L,血红蛋白 108g/L,血小板 $306×10^9$ g/L,白细胞 $6.4×10^9$ g/L;血钾 4.8mmol/L。

(4)胸部X线示。X线检查显示右肾裂伤,肾影模糊不清。

2. 健康史　患者无高血压及糖尿病病史。

3. 心理社会状况　由于发病急骤,病人及家属缺乏应对疾病的心理准备,表现为焦虑不安、不知所措,产生恐惧心理。

(二)护理诊断

1. 焦虑　与缺乏疾病相关知识有关。

2. 疼痛　与创伤有关。

3. 潜在并发症:休克　与大量出血有关。

(三)护理目标

(1)讲解疾病相关知识,避免患者焦虑。

(2)疼痛缓解。

(3)无并发症发生。

(四)护理措施

1. 一般护理

(1)卧床休息4周,血尿消失,仍需继续卧床休息一段时间。

(2)测血压、脉搏、呼吸、神志,并注意病人的全身症状。肾脏为实质性器官,结构比较脆弱,血流很丰富。

2. 疾病观察

(1)动态观察血尿情况,如血尿颜色逐渐加深,说明出血加重;血尿为肾损伤的常见症状,常与损伤的程度有密切关系。观察腹膜刺激征的轻重,以判断渗血,渗尿的情况。

(2)测血红蛋白和血容量比容,以了解出血情况及其变化。

(3)观察体温和抽血化验血白细胞计数,以判断有无继发感染。

3. 用药护理　遵医嘱应用抗生素、止血、镇静、镇痛药治疗。

(五)评价

(1)相关疾病知识,避免焦虑恐惧,树立战胜疾病的信心。

(2)疼痛缓解。

(3)无并发症发生。

五、健康指导

(1)大部分肾挫伤裂伤病人经非手术疗法可治愈,绝对卧床休息是因为肾组织比较脆弱,损伤后4~6周挫裂伤才愈合,过早活动使血管内凝血块脱落,发生继发性出血。恢复期2~3个月不宜从事重体力劳动,不易做剧烈运动。

(2)多饮水,保持尿路通畅,减少尿液对损伤创面的刺激。

(3)经常注意尿液颜色,排尿通畅程度及伤侧肾局部有无胀痛感觉,发现异常及时复查。

(4)血尿停止,肿块消失,5年内定期复查,以便及时发现并发症。

(5)严重损伤致肾脏切除后,病人应注意保护对侧肾脏。

六、提问

1. 肾损伤的患者为什么要绝对卧床休息?

2. 肾损伤的临床表现是什么?

病例九　膀胱癌

一、查房的目的

通过护理查房,学习如何运用护理程序对该疾病患者进行护理。通过相互讨论与学习,进一步完善护理问题,提出预防性护理措施,防止有危险的护理问题和并发症的发生,为患者创造更好的康复条件,提高护理人员的理论水平。

二、疾病知识回顾

(一)定义

膀胱癌是指发生在膀胱黏膜上的恶性肿瘤。

(二)病因及发病机制

膀胱癌是泌尿系统最常见的肿瘤。高发年龄50~70岁,男女发病比例约为4:1。研究发现在染料、橡胶塑料、油漆等工业或生活中长期接触苯胺类化学物质,容易诱发膀胱癌。色氨酸和烟酸代谢异常可引起膀胱癌。吸烟也是膀胱癌重要的致癌因素。其他如膀胱白斑、腺性膀胱炎、尿石等也可能是膀胱癌的诱因。

(三)相关病理知识

1. 组织类型　上皮性肿瘤占95%以上,其中多数为移行细胞癌,鳞癌和腺癌各占2%~3%。

2. 分化程度　分为三级:Ⅰ级分化良好,低度恶化;Ⅲ级分化不良属高度恶性;Ⅱ级分化居Ⅰ、Ⅲ级之间,属中度恶性。

3. 生长方式 可分为原位癌、乳头状癌和浸润性癌。

4. 浸润深度 膀胱癌多见于膀胱三角区和侧壁。其扩散以直接向深部浸润为主的淋巴转移常见，晚期血性转移到肝、肺、骨和皮肤等处。肿瘤细胞分化不良者容易发生浸润和转移。

(四)临床表现

1. 血尿 膀胱肿瘤最常见和最早出现的症状，多数为全程无痛肉眼血尿，偶见终末或镜下血尿，血尿间歇出现，量多少不一。出血量与肿瘤大小、数目、恶性程度并不一致。出血可自行停止，容易造成"治愈"或"好转"的错觉。

2. 尿频、尿痛 膀胱刺激症状常因肿瘤瘤体较大或侵入肌层较深所致，肿瘤坏死、溃疡和合并感染时更明显，属晚期症状。

3. 排尿困难和尿潴留 发生于肿瘤较大或堵塞膀胱出口时。

4. 其他 肿瘤浸润输尿管口可引起肾积水。晚期有贫血、水肿、腹部肿块等表现。

(五)辅助检查

1. B型超声检查 可发现直径0.5cm以上的膀胱肿瘤，经尿道超声扫描可了解肿瘤浸润范围和深度。

2. 尿脱落细胞检查 可找到肿瘤细胞，但分化良好者不易检出。

3. 膀胱镜检查 是最重要的检查手段，能直接观察肿瘤位置、大小、数目、形态、浸润范围等，并可取活组织检查，进行病理分级和分期，有助于确定诊断和治疗方案。

4. X线检查 排泄性尿路造影可了解肾盂、输尿管有无肿瘤，膀胱造影可见充盈缺损。肾积水或显影差提示肿瘤浸润输尿管口。

5. CT、MRI 可了解肿瘤浸润深度及局部转移病灶。

(六)诊断

对于40岁以上出现无痛性肉眼血尿，应考虑到泌尿系肿瘤的可能性，特别是膀胱癌。综合患者既往史、家族史，结合症状和查体做出初步判断，并进一步进行相关检查。检查方法包括尿常规检查、尿脱落细胞学、尿肿瘤标记物、腹部和盆腔B超等检查。根据上述检查结果决定是否行膀胱镜、静脉尿路造影、盆腔CT或/和盆腔MRI等检查明确诊断。其中，膀胱镜检查是诊断膀胱癌的最主要方法。

(七)治疗

膀胱尿路上皮癌分为非肌层浸润性尿道上皮癌和肌层浸润性尿道上皮癌。非肌层浸润性尿道上皮癌患者多采用经尿道膀胱肿瘤电切术，术后用膀胱灌注治疗预防复发。肌层浸润性尿道上皮癌和膀胱鳞癌、腺癌患者多采用全膀胱切除术治疗，有些患者可以采用膀胱部分切除术治疗。肌层浸润性尿道上皮癌患者也可先进行辅助化疗+手术治疗的方法。转移性膀胱癌以化疗为主。

三、病例介绍

患者，男，66岁。患者于3天前无明显诱因出现全程无痛性血尿，伴有暗红色血块。无畏寒、发热、恶心、呕吐、尿频、尿急、尿痛，不伴腰痛，未予以特殊治疗。彩超检查后，以"膀胱占位性病变"收住入院。

既往史：

(1)患者有糖尿病病史10余年，一直口服迪沙片5mg Tid，自行随机调整药物，但平素几乎未监测血糖。

(2)有高血压病史1年，最高血压170/100mmHg，口服尼莫地平降压，偶测血压在150/90mmHg

左右。

(3)过去有大量吸烟史。

(4)近10年偶有轻微左侧心前区针刺样胸痛,每次持续时间数秒钟,近3年这种针刺样疼痛频率增加,但口服丹参片后疼痛缓解。平素活动量不受限制,无呼吸困难、下肢浮肿,夜尿无增多。

四、护理

(一)护理评估

体格检查:T36.6℃,P84次/分,R20次/分,BP170/95mmHg;听诊律齐,主动脉瓣可闻及舒张期杂音,腹平软,无压痛,肝脾未及,肠鸣音正常。双肾区无叩痛,输尿管走行区无压痛,神经系统未及异常,双下肢无浮肿。

辅助检查:彩超提示膀胱前壁实性占位病变。心电图示心肌缺血;膀胱镜示膀胱颈部占位,取活检送病理回报:低分化移行细胞癌。请内分泌科会诊,协助控制血糖,平板试验示可疑阳性,心脏彩超示EF67%。

(二)护理诊断

1. 恐惧/焦虑　与担心手术创伤有关。

2. 自我形象紊乱　与术后留置导尿管有关。

3. 有感染的危险　与术后免疫力低下有关。

4. 疼痛　与手术创伤有关。

5. 潜在并发症　出血。

6. 知识缺乏　缺乏术后灌注化疗药物的相关知识。

(三)护理目标

(1)患者了解疾病相关知识,恐惧焦虑得到缓解。

(2)患者认识到留置导尿管的必要性,能够接受。

(3)病人无感染及其他并发症的发生。

(4)患者能耐受疼痛。

(四)护理措施

1. 应加强该患者的心理护理　主动向患者、家属提供卫生咨询、健康指导等。运用通俗易懂的语言给予回答,结合病人情况进行卫生宣教、饮食指导。

2. 预防感染做好引流管的护理　将引流管妥善固定于床旁,引流管不可高于耻骨联合水平,防止扭曲折叠。膀胱冲洗一般于术后3天停止,尿管于7天后拔除,拔管后鼓励病人多饮水,一般白天饮水应在3000ml以上,以起到机械冲洗作用,避免感染的发生。

3. 做好尿道外口的护理　因留置尿管常导致分泌物的排出增多,因此做好尿道口护理尤为重要。常规用碘附棉球擦拭尿道外口,预防感染。同时给予抗生素预防感染。

4. 预防并发症发生　患者经尿道膀胱肿瘤电切术,术后病情平稳,心率正常,血糖控制平稳。密切观察,因肿瘤电切处焦痂脱落而容易导致继发性出血。注意观察膀胱冲洗液颜色,若冲洗液鲜红,加快冲洗液速度仍无改变,且伴有血压下降,血红蛋白降低,应立即通知医生,给予对症治疗。

5. 做好膀胱痉挛的护理　具体措施:保持引流管通畅,管道堵塞,引流不畅是膀胱痉挛的诱发因素之一。必要时减少尿管内气囊的注水量,若仍不能缓解,亦可给予哌替啶、异丙嗪肌肉注射,从而缓解膀胱痉挛引起的疼痛。

(五)评价

(1)了解相关疾病知识,消除紧张、焦虑,积极配合治疗。

(2)无感染、出血等并发症。

(3)疼痛缓解。

五、健康指导

(1)做好引流管的护理,观察引流液颜色,量及性状。

(2)疾病知识指导。帮助患者树立战胜疾病的信心,了解疾病发生、发展与治疗、护理过程。与病人及家属共同制定长期防治的计划。

(3)注意休息,避免剧烈运动。

(4)加强营养,多食优质蛋白,低盐,低脂,高维生素饮食,定期复查尿常规,肝肾功能,腹部B超,不适随诊。

(5)生活指导　加强营养对机体康复的作用,使病人能主动摄取必需的营养素,以增加机体抗病能力。鼓励病人参加体育锻炼,建立良好的习惯,劳逸结合,消除紧张心理,防止病情进一步恶化。

(五)评价

(1)疼痛已缓解。

(2)营养满足需求量。

(3)无睡眠形态紊乱。

(4)无焦虑恐惧,积极配合治疗。

(5)无并发症发生。

五、健康指导

(1)注意尿液颜色的变化,如有血尿出现,及早到医院就诊。

(2)嘱病人慎用对肾功能有损害的药物,保护健侧肾功能。

(3)告知病人复查的意义,遵医嘱定期复查。定期复查胸部X线,可及早发现肺部转移灶。

六、提问

1. 膀胱癌的病因?
2. 膀胱癌的护理措施?

(钱晓玲)

第四章　神经外科疾病

病例一　高血压脑出血

一、查房的目的

通过护理查房,学习如何运用护理程序对该疾病患者进行护理。通过相互讨论与学习,进一步完善护理问题,提出预防性护理措施,防止有危险的护理问题和并发症的发生,为患者创造更好的康复条件,提高护理人员的理论水平。

二、疾病知识回顾

(一)定义

高血压性脑出血是指由高血压引起的原发性脑实质出血,是高血压病最严重的并发症之一,男性发病率稍高,多见于50~60岁的人群。

(二)病因及发病机制

高血压病常导致脑底的小动脉发生病理性变化,突出的表现是在这些小动脉的管壁上发生玻璃样或纤维样变性和局灶性出血、缺血和坏死,削弱了血管壁的强度,出现局限性的扩张,并可形成微小动脉瘤。高血压性脑出血就是在这样的病理基础上,因情绪激动、过度脑力与体力劳动或其他因素引起血压剧烈升高,导致已病变的脑血管破裂出血所致。

(三)相关病理知识

1. 血管本身改变　包括动脉粥样硬化、动脉炎等。
2. 血液成分改变　血液黏稠度的改变、凝血机制异常等。
3. 血流动力学改变　如高血压、低血压、心脏功能障碍等。

(四)临床表现

(1)突然的头痛或头晕,伴呕吐。
(2)多伴有不同程度的意识障碍。
(3)出现不同程度的偏瘫,甚至失语。
(4)大小便失禁。
(5)出血量大和累及脑干者,还可出现瞳孔不等大,呼吸深慢、去脑强直等症状。
(6)发病时血压明显高于平时的血压。
(7)上述症状体征可在数小时内发展至高峰。

(五)辅助检查

(1)头颅CT平扫为首选检查,可以迅速明确脑内出血的部位、范围和血肿大小,以及血肿是否破入脑室,是否伴有蛛网膜下腔出血等,也可鉴别脑水肿和脑梗死。
(2)可根据血肿部位和增强后的CT表现来鉴别其他病因,如血管畸形、动脉瘤、肿瘤等。
(3)MRI。当怀疑引起脑出血的病因是高血压以外的因素时,进行MRI检查是有价值的,但MRI检查费时较长,病情较重的急性病例在检查时,必须对病人的生命体征和气道进行监护,以防意外。

(六)诊断

中老年高血压患者在活动或情绪激动时突然发病,迅速出现偏瘫、失语等局灶性神经功能缺失症状,以及严重头痛、呕吐及意识障碍等,常高度提示脑出血可能,CT检查可以确诊。

(七)治疗

(1)控制危险因素,积极对因治疗。

(2)药物治疗。

(3)外科治疗。

三、病例介绍

(一)典型病例

患者,男,62岁,因"突发失声,右侧肢体活动障碍1小时余"入院。入院时言语不清,神志清,双瞳等大等圆2.5mm,对光反应灵敏。T36.6℃,P80次/分,R19次/分,BP197/109mmHg。示既往有高血压史,未规律控制,有吸烟喝酒嗜好。

(二)患者的阳性症状、体征

查体:T 36.6℃,P 80次/分,R 19次/分,BP 197/109mmHg。

实验室检查:CT示高密度影。

入院诊断:高血压脑出血。

入院后给予禁食、多参数监护,观察神志、瞳孔意识状态,血压每小时监测一次。

四、护理

(一)护理评估

1. 症状和身体评估

(1)症状。突发失语,右侧肢体活动障碍1小时余,入院时言语不清,神志清,双瞳等大等圆2.5mm,对光反应灵敏。

(2)身体评估。查体:T 36.6℃,P80次/分,R19次/分,BP197/109mmHg。

2. 健康史 患者高血压病10余年。

3. 心理社会状况 由于发病急骤,病人及家属缺乏应对疾病的心理准备,表现为焦虑不安、不知所措,产生恐惧心理。

(二)护理诊断

1. 有再出血的危险 与脑动脉纤维样变性,弹性减弱有关。

2. 舒适的改变 与头痛,颅内出血有关。

3. 生活自理缺陷 与偏瘫有关。

4. 语言沟通障碍 与血肿压迫语言半球有关。

(三)护理目标

(1)防止再次出血。

(2)降低颅内压。

(3)防止压疮、坠积性肺炎等并发症的发生。

(4)与患者沟通交流,帮助患者树立战胜疾病的信心。

(5)保持酸碱平衡。

(四)护理措施

1. 一般护理

(1) 体位。绝对卧床休息,抬高床头15°~30°,以利于颅内静脉回流,减轻脑水肿。

(2) 给氧。持续或间断吸氧,改善脑缺氧,使脑血管收缩,降低脑血流量。

2. 定时翻身、拍背,按摩肢体。

3. 饮食护理　给予低脂、低盐、易消化、营养丰富的流质饮食。

4. 用药护理　遵医嘱应用止痛、止血药。

5. 心理护理　由于疾病迁延不愈,病人极易产生悲观、焦虑心理,护理人员应以亲切的态度,多于病人交谈,以帮助病人树立战胜疾病的信心,解除焦虑不安心理。

(五) 评价

(1) 无压疮、坠积性肺炎等并发症发生。

(2) 颅内压得到有效的控制。

(3) 营养摄入充足,酸碱平衡。

(4) 患者未再次发生出血。

五、健康指导

1. 控制体重　减少摄入量,适度增加有氧运动量。

2. 膳食限盐　人均限盐量北方先降至每天8g后,再降至每天6g,南方可控制在每天6g以下。

3. 限制饮酒和咖啡,提倡戒烟　提倡不饮酒与咖啡,若饮酒,每日饮酒量不超过1两白酒(酒精30g的量)。

4. 合理膳食　不得暴饮暴食,饮食以谷类为主,增加新鲜蔬菜和水果,喝牛奶。

5. 增加及保持适量有氧运动　学会一种适合自己的有氧运动方法,保持理想体重。

6. 松弛与应急处理训练　通过打太极拳、听音乐、练书法以及绘画等活动,降低交感神经系统活性,提高副交感神经系统的应激水平,避免紧张刺激。

7. 定期测量血压　学会家庭内自测血压,或定期到社区卫生保健服务点测量血压。

六、提问

1. 高血压患者的饮食宣教?

2. 脑出血的护理措施?

病例二　颅骨骨折

一、查房的目的

通过护理查房,学习如何运用护理程序对该疾病患者进行护理。通过相互讨论与学习,进一步完善护理问题,提出预防性护理措施,防止有危险的护理问题和并发症的发生,为患者创造更好的康复条件,提高护理人员的理论水平。

二、疾病知识回顾

(一) 定义

颅骨骨折是指头部骨骼中的一块或多块发生部分或者完全断裂的疾病。多由于钝冲击伤引起。颅骨结构改变大多不需要特殊处理,但如果伴有受力点附近的颅骨内的组织结构损伤,如血管破裂,脑和颅神经损伤,脑膜撕裂等,则需要及时处理,否则可引起颅内血肿,神经功能受损,颅内感染及脑脊液漏等严重并发症,影响预后。

(二) 病因及发病机制

颅骨骨折的发生是因为暴力作用于头颅所产生的反作用力的结果。由于颅骨抗牵拉强度小于抗压缩强度,故当暴力作用时,总是承受抗张力部分先破裂,如果打击面积小,多以局部颅骨变形为主;如果着力面积大,可引起颅骨整体变形,常伴发广泛脑损伤。

(三)相关病理知识

颅盖骨的外板厚,内板较薄,内外板表面均有骨膜覆盖,内骨膜是硬脑膜的外层。在颅骨的穹窿处,内骨膜与颅骨板结合不紧密,颅顶部骨折易形成硬脑膜外血肿。

颅底骨面凹凸不平,厚薄不匀,有两侧对称、大小不等的骨孔和裂隙,脑神经和血管由此进入颅腔,颅底被蝶骨嵴和岩骨嵴分为颅前窝,颅中窝和颅后窝,颅骨的气窦均贴近颅底,颅底部的硬脑膜与颅骨贴附紧密,颅底骨折时易撕裂硬脑膜形成脑脊液漏,也可由此导致颅内感染。

(四)临床表现

1. 颅盖骨折 线性骨折常合并有头皮损伤,骨折本身依靠触诊很难发现。凹陷范围较大的骨折,软组织出血不多者,触诊多可确定,但小的凹陷骨折需要经X线射片才能发现。凹陷骨折的骨片陷入颅内,使局部脑组织受压或合并有颅内血肿。

2. 颅底骨折 颅底多为强烈间接暴力引起,颅底骨折虽不与外界直接相通,常伴有硬脑膜破裂,引起脑脊液外漏或颅内积气,一般视为开放性骨折。

(1)颅前窝骨折。表现为眼睑青紫,眼结膜下出血,俗称"熊猫眼""兔眼征",鼻和口腔流出血性脑脊液,可合并嗅神经和视神经损伤。

(2)颅中窝骨折。在耳后乳突区皮下出现瘀血,脑脊液漏从外耳道流出,如骨膜末梢,则可沿咽鼓管入鼻形成鼻漏;有时骨折累及蝶骨也会出现脑脊液鼻漏,可损伤面神经和听神经。

(3)颅后窝骨折。在耳后及枕下部出现瘀斑,脑脊液漏至胸锁乳突肌和乳突后皮下,偶有第9~12对脑神经损伤。

(五)辅助检查

颅盖骨线形骨折依靠头颅正侧位X线摄片才能发现。颅底骨折做X线摄片检查的价值不大,CT检查有诊断意义。

(六)诊断

结合临床症状X线摄片或CT检查可确诊。

(七)治疗

手术治疗:颅盖骨线性骨折或凹陷性骨折下陷较轻,一般不需要处理;骨折凹陷范围不超过3cm、深度超过1cm,兼有脑受压症状者,则需手术整复或摘除陷入的骨片。颅底骨折本身无特殊处理,重点是预防颅内感染,脑脊液漏一般在2周内愈合。脑脊液漏4周不愈合者,可考虑做硬脑膜修补术。

三、病例介绍

(一)典型病例

患者,男,50岁,因从高处坠落急诊入院。患者入院后出现头痛,呕吐,大小便失禁,眼睑青紫,眼结膜下出血,出现"熊猫眼",鼻和口腔流出血性脑脊液,合并嗅神经和视神经损伤。

(二)患者的阳性症状、体征

查体:T36.8°C,P90次/分,R16次/分,BP138/80mmHg。眼睑青紫,眼结膜下出血,出现"熊猫眼",鼻和口腔流出血性脑脊液,合并嗅神经和视神经损伤。

实验室检查:血红蛋白74g/L,血浆总蛋白63g/L,红细胞计数$2.29×10^{12}$/L。动脉血气分析示:pH 7.409,PaO_2 46.2mmHg,$PaCO_2$ 72.9mmHg,SaO_2 94.4%。

X线示:颅前窝骨折。

入院诊断:颅脑骨折。

入院后严密观察病情变化,做好术前准备,并及时采取手术整复摘除陷入的骨片,妥善固定,积极预防颅内感染。术后生命体征平稳,眼睑青紫明显消退。

四、护理

(一)护理评估

1. 症状和身体评估

(1)症状咳嗽,出现头痛,呕吐,大小便失禁,眼睑青紫,眼结膜下出血,出现"熊猫眼",鼻和口腔流出血性脑脊液,合并嗅神经和视神经损伤。

(2)身体评估。查体:神志清楚,双瞳等大等圆约2.5mm,对光反应灵敏。T36.8℃,P90次/分,R16次/分,BP138/80mmHg。眼睑青紫,眼结膜下出血,出现"熊猫眼",鼻和口腔流出血性脑脊液,合并嗅神经和视神经损伤

(3)实验室检查。血红蛋白74g/L,血浆总蛋白63g/L,红细胞计数2.29×10^{12}/L。动脉血气分析示:pH 7.409,$PaO_2$46.2mmHg,$PaCO_2$72.9mmHg,$SaO_2$94.4%。

(4)X线示。颅前窝骨折。

2. 健康史 无高血压、糖尿病病史。

3. 心理社会状况 由于发病急骤,病人及家属缺乏应对疾病的心理准备,表现为焦虑不安、不知所措,产生恐惧心理。

(二)护理诊断

1. 疼痛 与损伤和颅内压增高有关。

2. 知识缺乏 缺乏有关颅骨骨折护理和康复的知识。

3. 有感染的危险 与脑脊液外漏有关。

4. 潜在并发症 颅内出血、颅内感染、颅内压增高。

(三)护理目标

(1)病人的疼痛不适减轻。

(2)病人能叙述出有关颅骨骨折护理和康复的知识。

(3)避免病人发生感染等并发症。

(四)护理措施

1. 术前护理

(1)卧位。平卧位或患侧卧位,防止脑脊液逆行感染。

(2)饮食。给予高热量、高蛋白、营养丰富的食物。

(3)保持呼吸道通畅,给予病人侧卧位,及时清理口腔内血块,必要时进行气管切开。

2. 术后护理

(1)病情观察。术后患者清醒,脑室外引流管通畅,妥善固定,伤口无出血,生命体征正常。

(2)预防逆行性颅内感染,具体措施有:①每天2次清洁、消毒鼻前庭或外耳道,避免棉球过湿导致液体逆流颅内;②在外耳道口或鼻前庭疏松放置干棉球,棉球渗湿及时更换,并记录24小时浸湿的棉球数,以此评估漏出液量;③禁忌鼻腔、耳道的阻塞、冲洗和滴药,脑脊液鼻漏者严禁经鼻腔置胃管、吸痰及鼻导管给氧;④避免用力咳嗽,打喷嚏及用力排便,以免颅内压骤然升高导致气颅;⑤禁忌做腰椎穿刺;⑥按医嘱应用抗生素和破伤风抗毒素,预防颅内感染。

(3)促进脑脊液外漏通道早日闭合。颅前窝骨折病人神志清楚者,取平卧位或患侧卧位,维持上述体位至停止脑脊液漏后3~5天,目的是借助重力作用使脑组织移向颅底,使脑膜逐渐形成粘连而封闭脑膜破口。

(五)评价

(1)颅内压降低,疼痛缓解。

(2)了解疾病相关知识,焦虑情绪得到有效控制。

(3)无感染等并发症发生。

五、健康教育

颅骨骨折病人要避免用力咳嗽、打喷嚏,勿挖耳,抠鼻,或屏气排便,以免鼻窦或乳突气房内的空气被压入颅内,引起气颅或颅内感染。告诉门诊病人和家属若出现剧烈头痛、频繁呕吐、发热、意识模糊应及时到医院就诊。

六、提问

1. 颅骨骨折病人的护理措施?
2. 怎样鉴别颅前窝骨折、颅中窝骨折及颅后窝骨折?

病例三 脑膜瘤

一、查房的目的

通过护理查房,学习如何运用护理程序对该疾病患者进行护理。通过相互讨论与学习,进一步完善护理问题,提出预防性护理措施,防止有危险的护理问题和并发症的发生,为患者创造更好的康复条件,提高护理人员的理论水平。

二、疾病知识回顾

(一)定义

脑膜瘤也称脑脊膜瘤,硬脑膜肉瘤。是起源于脑膜及脑膜间隙的衍生物,发病率占颅内肿瘤的19.2%,居第二位。男女之比为1:2,发病年龄高峰在45岁左右,儿童少见,许多无症状脑膜瘤多为偶然发现。多发脑膜瘤偶尔可见,文献中有家族史的报告。50%位于矢状窦旁,另大脑凸面,大脑镰旁者多见,其次为蝶骨嵴鞍结节、嗅沟、小脑桥脑脚与小脑幕等部位,生长在脑室内者很少,也可见于硬膜外。其他部位偶见。

(二)病因及发病机制

脑膜瘤的发生可能与一定的内环境改变和基因变异有关,并非单一因素造成,可能与颅脑外伤,放射性照射、病毒感染以及合并双侧听神经瘤等因素有关。通常认为蛛网膜细胞的分裂速度是很慢的,上述因素加速了细胞的分裂速度,可能是导致细胞变性的早期重要阶段。

(三)相关病理知识

脑膜瘤与骨质增生瘤的浸润或肿瘤所造成的硬膜与血管的分离有关,呈球形生长,与脑组织边界清楚,常见的脑膜瘤有内皮型和成纤维型。

(四)临床表现

脑膜瘤属于良性肿瘤,生长慢,病程长。因肿瘤呈膨胀性生长,病人往往以头疼和癫痫为首发症状。根据肿瘤位置不同,还可以出现视力,视野,嗅觉或听觉障碍及肢体运动障碍等。在老年人,尤以癫痫发作为首发症状多见。颅内增高症状多不明显,尤其是高龄病人。在CT检查日益普及的情况下,许多患者仅有轻微头痛,甚至经CT扫描偶然发现为脑膜瘤。因肿瘤生长缓慢,所以肿瘤往往长得很大,而临床症状还不严重。临近颅骨的脑膜瘤常可造成骨质的变化。

(五)辅助检查

1. 头颅 CT　平扫呈边缘清晰略高密度影,CT 检查基本上对脑膜瘤可做出定性诊断。

2. 脑血管造影　用于了解肿瘤的供血以及与周围血管的关系,同时可对肿瘤的供血血管进行栓塞,为手术治疗提供便利。

3. MRI　在 T1 加权像上可为等信号或高信号,T2 加权像通常为稍高信号,也可为等信号,MRI 的诊断优于 CT,但对脑膜瘤的诊断常不如 CT。

(六)诊断

结合临床症状及头颅增强 CT 扫描可诊断。

(七)治疗

1. 手术治疗　手术切除脑膜瘤是最有效的治疗手段。

2. 放射治疗　对于无法手术治疗的脑膜病患者采用放射治疗。

3. 其他治疗　激素治疗,分子生物学治疗,中医治疗。

三、病例介绍

(一)典型病例

患者,女,70 岁,因"头痛 1 年,加重 10 天"入院。入院查体:T36.3°C,P82 次/分,R20 次/分,BP140/90mmHg。神志清楚,格拉斯评分 15 分,查体合作,发育正常,营养中度。全身皮肤无黄染,浅表淋巴结未扪及肿大,头颅五官无畸形,额纹对称,双瞳等大等圆约 2mm,对光反应灵敏,眼球活动不受限制,脊柱及四肢无畸形,四肢张力,肌张力正常。生理反射存在,病理征未引出。

(二)患者的阳性症状、体征

查体:T36.3°C,P82 次/分,R20 次/分,BP140/90mmHg。神志清楚,格拉斯评分 15 分。全身皮肤无黄染,浅表淋巴结未扪及肿大,头颅五官无畸形,额纹对称,双瞳等大等圆约 2mm,对光反应灵敏,眼球活动不受限制,脊柱及四肢无畸形,四肢肌力,肌张力正常。

实验室检查:血常规、凝血功能,肝肾功能均正常。

入院诊断:右侧枕顶叶占位,脑膜瘤?

入院后完善术前准备,在气管插管全身麻醉下行开颅颅内占位切除术,术毕带硬膜外引流管,导尿管返回病房。神志嗜睡状,双侧瞳孔等大等圆约 2mm,对光反应均灵敏。四肢自主活动好,术后给予氧气吸入、心电监护、监测神志、瞳孔、生命体征。予脱水抗炎,营养神经,改善脑供血等对症支持治疗。3 天后查 CT 示右侧枕顶叶占位病变已完全切除,局部水肿,予两天后拔出硬膜外引流管。

四、护理

(一)护理评估

1. 症状和身体评估

(1)症状。头痛一年,加重 10 天。

(2)身体评估。查体:T36.3°C,P82 次/分,R20 次/分 BP130/90mmHg。神志清楚,格拉斯评分 15 分。全身皮肤无黄染,浅表淋巴结未扪及肿大,头颅五官无畸形,额纹对称,双瞳圆形等大等圆约 2mm,对光反应灵敏,眼球活动不受限制。

(3)实验室检查。血常规,凝血功能,肝肾功能均正常。

(4)CT 检查。右侧枕顶叶处有 3.4cm×2.6cm 大小高密度影。

2. 健康史　偏头痛 10 余年,吸烟 45 年,平均 20 支/日。

3. 心理社会状况　由于发病急骤,病人及家属缺乏应对疾病的心理准备,表现为焦虑不安、不知所措,产生恐惧心理。

(二) 护理诊断

1. 焦虑　与担心手术效果及预后有关。
2. 知识缺乏　与对疾病的知识及手术相关知识不了解有关。
3. 舒适改变　与头痛有关。

(三) 护理目标

(1) 了解相关疾病知识,减轻焦虑。
(2) 改善头痛等不适症状。

(四) 护理措施

1. 术前护理

(1) 心理支持。大多数巨大脑膜瘤患者由于肿瘤生长缓慢、病程长、长期头痛、头晕及部分患者视力障碍或癫痫发作造成生活不能自理。患者得知脑部肿瘤需进行手术治疗时,生理心理要承受双重巨大压力,以至于出现紧张焦虑悲观自暴自弃等一系列不良心理障碍,处于这种极度紧张状态的患者对手术配合是非常不利的,护理人员应给予心理支持。

(2) 术前准备。积极协助完善心,肝,肾功能及凝血功能检查,常规进行心电图、X线胸片、CT的检查。常规备皮,备血,进行术前讨论。对颅内压增高者需绝对卧床,给予日常生活护理。

(3) 饮食护理。进食高热量,高蛋白,富含纤维素,维生素,低脂肪,低胆固醇的饮食,限制浓茶,咖啡,辛辣等刺激性食物。

2. 术后护理

(1) 卧位。全麻术后平卧6小时后,每2小时给予翻身侧卧,防止皮肤压力伤。

(2) 病情观察。头部敷料包扎完好,伤口无渗血,引流通畅,密切观察病人有无剧烈头痛,喷射性呕吐,躁动不安,血压升高,脉搏减慢,呼吸不规则,意识障碍加重等颅内压增高加重的表现,一旦出现应立即报告医生。

3. 颅内感染的护理,保持引流通畅,防止扭曲、打折。

(1) 做好引流的护理。
(2) 观察引流液的颜色,性状,并做好记录。
(3) 观察伤口愈合情况及伤口处渗出物的颜色及性状,并做好记录,如有异常及时通知医生。

(五) 评价

(1) 了解相关疾病知识,能积极配合治疗。
(2) 头痛症状缓解,无其他不适。

五、健康教育

1. 心理护理　病人出院后在家属的密切配合下,主动适应术后生活,进行心理调整,保持积极、乐观的心态、个人生活自理。

2. 饮食　进食高热量、高蛋白、富含纤维素、维生素、低脂肪、低胆固醇的饮食。限制浓茶,咖啡,辛辣等刺激性食物。

3. 遵医嘱按时、定量服药　不可突然停药、改药及增减药量,以免加重病情。

4. 3~6个月后门诊复查

六、提问

1. 脑膜瘤的典型临床表现？
2. 颅内感染患者的护理？

病例四　颅咽管瘤

一、查房的目的

通过护理查房,学习如何运用护理程序对该疾病患者进行护理。通过相互讨论与学习,进一步完善护理问题,提出预防性护理措施,防止有危险的护理问题和并发症的发生,为患者创造更好的康复条件,提高护理人员的理论水平。

二、疾病知识回顾

(一)定义

颅咽管瘤是胚胎期颅咽管的残余上皮组织发生的良性先天性肿瘤。约占颅内肿瘤的4%,占鞍区肿瘤的第一位,发病高峰为15岁或13岁,女性稍多于男性。

(二)病因

(1)先天性剩余学说,来源:残存的鳞状上皮细胞。
(2)鳞状上皮化生学说,来源:垂体细胞→鳞状上皮细胞。

(三)相关病理知识

正常胚胎发育时,垂体克拉氏囊与原始口腔相连接的细长管道即颅咽管,此管随胚胎发育而逐渐消失。垂体Rathke囊前壁的残余部分,前叶结节部,退化的颅咽管的残存鳞状上皮细胞都可能成为发生颅咽管瘤的起源。因此颅咽管瘤可发生于咽部、蝶窦、鞍内、鞍上及第三脑室,有的可侵入颅后窝。

(四)临床表现

主要表现有视力障碍、视野缺损、尿崩、肥胖、发育延迟等。成年男性有性功能障碍,女性有月经不调。晚期可有颅内压增高。

1. 颅内高压症状　头痛、视乳头水肿、喷射性呕吐。
2. 局灶压迫症状　视神经—视力视野障碍。
3. 腺垂体　相应激素分泌不足症状。
4. 下丘脑　尿崩、高热等。

(五)影像学检查

1. CT　典型的为连续或不连续蛋壳样钙化。
2. MRI　实质部分均匀强化、囊性部分壳状强化。

(六)诊断

(1)任何年龄的病人如出现高颅压、神经眼科症状及下丘脑—垂体功能紊乱,均应考虑颅咽管瘤的可能。

(2)根据好发部位、临床表现及辅助检查诊断颅咽管瘤并不困难。凡青少年儿童出现内分泌功能障碍,如发育矮小、多饮多尿、肥胖、生殖器发育不良等,均应首先考虑本病;若有鞍上或鞍内钙化斑,更有助于诊断。若成年人出现性功能障碍或头痛、视力视野障碍,也应考虑本病。

(3)少数临床表现不典型者、临床症状轻微者诊断不易,关键要提高对本病的警惕性。通过实验室检查、CT和MRI对诊断具有重要意义,对疑似病例应及时做检查,以免延误诊断。

(4)实验室检查。普通实验室检查无特殊。内分泌功能检查多数病人可出现糖耐量曲线低平或下降延迟,血 T3、T4、FSH、LH、GH 等各种激素下降。少数表现为程度不等的垂体及相应靶腺功能减退。

(七)治疗

(1)手术治疗为颅咽管瘤的首选治疗方法。手术治疗的目的是通过切除肿瘤达到解除肿瘤对视神经交叉及其他神经组织的压迫,解除颅内压增高,对下丘脑—垂体功能障碍则较难恢复。

(2)放射治疗,早在1937年,有人就采用放射线治疗颅咽管瘤,一般采用外照射的方法。由于大多数颅咽管瘤用手术方法不能完全切除,而其化疗又不敏感,故主张术后加用放射治疗。颅咽管瘤的术后复发率高,而再次手术的风险很大,故对复发病人也只能采用放射治疗。

(3)化学疗法目前尚无特殊有效药物。

(4)其他治疗,对高颅压者应立即给予脱水剂和利尿剂,以降低颅内压,此类患者应尽快做术前准备,行手术治疗。

三、病例介绍

(一)典型病例

患儿,男性,10岁。1年前无明显诱因出现头部隐痛,开始时未予重视,未接受诊治,后症状逐渐加重并出现右眼视物模糊。近1周来头痛明显加剧伴右眼视力进行性下降,伴恶心、呕吐,无意识障碍。

(二)患者的阳性症状、体征

查体:T37.8℃,P96次/分,R18次/分,BP100/55mmHg,体重24kg,身高123cm。患儿身材矮小,生殖器发育不良,自发病以来无意识丧失,无发热,无肢体抽搐,大小便正常。心电图检查提示窦性心律。

实验室检查:生长激素 0.3μg/L(正常值 0.5~6.0μg/L),其他内分泌检查指标正常。

头颅 MRI 提示鞍区占位,T1 混杂低信号,T2 高低混杂信号,大小约 2.5cm×3.6cm,注药后行增强,向第三脑室内生长,伴有第三脑室前部闭塞、梗阻性脑积水。视力视野检查:右眼视力下降,左眼1.0,右眼0.6,右颞侧视野缺损。术前检查已完善,在全麻下行开颅肿瘤切除术,术程顺利。

四、护理

(一)护理评估

1. 症状和身体评估

(1)症状。患儿身材矮小,生殖器发育不良,自发病以来无意识丧失,无发热,无肢体抽搐,大小便正常。

(2)身体评估。查体:T37.8℃,P96次/分,R18次/分,BP100/55mmHg。

(3)实验室检查。生长激素 0.3μg/L(正常值 0.5~6.0μg/L),其他内分泌检查指标正常。头颅MRI提示鞍区占位,T1 混杂低信号,T2 高低混杂信号,大小约 2.5cm×3.6cm,注药后行增强,向第三脑室内生长,伴有第三脑室前部闭塞、梗阻性脑积水。视力视野检查:右眼视力下降,左眼1.0,右眼0.6,右颞侧视野缺损。

2. 健康史　否认有家族遗传病史。

3. 心理社会状况　患者及家属缺乏应对疾病的心理准备,表现为焦虑不安、不知所措,产生恐惧心理。

(二)护理诊断

1. 脑组织灌注异常　与颅内压增高、颅脑手术有关。

2. 体温过高　与中枢性体温调节功能失调有关。

3. 恐惧/焦虑　与不了解手术及担心预后不良有关。

(三)护理目标

(1)防止脑组织灌注量改变。

(2)有效控制体温,防止高热抽搐。

(3)消除患者焦虑恐惧心理。

(四)护理措施

1. 一般护理

(1)休息与活动。注意休息,避免过度劳累和重体力劳动。

(2)饮食。饮食清淡易消化,营养丰富,多补充饮料,忌用浓茶、咖啡等。

2. 疾病观察

(1)观察意识、瞳孔、生命体征的变化及视力、视野恢复情况,判断术后病情变化。

(2)若患儿意识清醒后又转入嗜睡、朦胧状态,或由烦躁不安突然呈安静入睡状态,一侧瞳孔散大,对光反应消失,提示颅中窝血肿形成。

(3)清醒患儿如出现视力减退伴头痛加重,视野有缩小趋势,应考虑肿瘤切除的残腔出血压迫视神经。

3. 用药护理　遵医嘱应用脱水、消炎抗癫痫等对症治疗。

4. 心理护理　由于患儿身材矮小,生殖器发育不良,病人极易产生悲观、焦虑心理,护理人员应以亲切的态度,多于病人交谈,帮助病人树立战胜疾病的信心,解除焦虑不安心理。

(五)评价

(1)在护理人员的积极健康宣教与护理过程中,解除了患者焦虑,恐惧的心理,也使患者对此疾病有了相关了解,知晓了该病术后注意事项及预后。

(2)遵医嘱给予患者脱水降颅压药物以缓解患者颅内灌注量改变的状况,缓解其疼痛。

(3)患者体温得到有效控制,未发生高热抽搐。

五、健康指导

(1)注意休息,避免过度劳累和重体力劳动。

(2)饮食清淡易消化,营养丰富,多补充饮料,忌用浓茶、咖啡等。

(3)加强心理咨询,稳定患者情绪,避免不良刺激。观察尿量,定期检查尿比重,如果发现尿量24小时超过4000ml,尿比重低于1.005,应立即去医院就诊。

(4)有继发癫痫者,应随身携带疾病证明单,坚持服用抗癫痫药3~5年,不要单独外出,禁止骑车、开车、游泳和高空作业等。

(5)出院三个月或半年后定期复查,了解和及时掌握病情变化。

六、提问

1. 颅咽管瘤是脑外科较常见的疾病之一,什么是颅咽管瘤?

2. 颅咽管瘤注意观察什么?

病例五　垂体瘤

一、查房的目的

通过护理查房,学习如何运用护理程序对该疾病患者进行护理。通过相互讨论与学习,进一步完善护理问题,提出预防性护理措施,防止有危险的护理问题和并发症的发生,为患者创造更好的

康复条件,提高护理人员的理论水平。

二、疾病知识回顾

(一)定义

垂体腺瘤:是一组从垂体前叶和后叶及颅咽管上皮残余细胞发生的肿瘤,约占颅内肿瘤的10%,以前叶的腺瘤占大多数,来自后叶者少见。为常见良性肿瘤,发病率为1/10万,占颅内肿瘤的10%居第3位,好发年龄为青壮年。90%为良性腺瘤,少数为增生,极少数为癌。多数为单个,呈球形或卵圆形,表面光滑有完整包膜。

(二)病因及发病机制

1. 病因　垂体前叶和后叶及颅咽管上皮残余细胞发生的肿瘤,病因不详。

2. 发病机制　脑垂体位于大脑正中和双眼后方,鞍区位置,周围有视神经、颈内动脉、下丘脑等重要神经结构。垂体在维持身体各部位的均匀生长、调解体内内分泌腺的平衡发展以及在人体内外环境稳态反应中起着重要作用,被认为主宰内分泌腺体。但它通过神经系统由下丘脑进行调解,而下丘脑神经细胞核群兼有神经细胞和内分泌细胞的特性。

(三)相关病理知识及分类

1. 病理类型

按肿瘤大小可分为:

(1)微腺瘤(直径<1cm)。

(2)大腺瘤(直径>3cm)。

按细胞的分泌功能可分为:

(1)泌乳素腺瘤(PRL)女性常表现为闭经、泌乳、不育等;男性常表现为性欲减退,阳痿、体重增加、毛发稀少等。

(2)生长激素腺瘤(GH)青春期前发病者为巨人症;发育期后发病者为肢端肥大症。

(3)促肾上腺皮质激素腺瘤(ACTH)主要表现为皮质醇增多症,病人有满月脸"水牛背"、腹壁及大腿部皮肤紫纹、肥胖、高血压及性功能减退等。

(四)临床表现

1. 症状

(1)头痛。约2/3无分泌性垂体瘤病人可出现头痛,但都不严重。

(2)视神经受压症状。①视野改变,主要表现为视野缺损;②视力改变,视力的减退与视野缺损并不平行,两侧也不对称,常到晚期才出现,并可发展到失明。这主要是视神经原发性萎缩的结果。

2. 体征　毛发脱落、肥胖、高血压等,还出现压迫症状。

(五)辅助检查

实验室检查　血清泌乳素356μg/L,其他内分泌检查指标正常。无高血压,糖尿病等慢性病史。

视力视野检查:双侧视力下降,左眼0.3,右眼0.4,双颞侧视野缺损。头颅MRI提示鞍区占位性病变,类圆形,大小约2.66cm×1.95cm,边缘有强化,鞍膈明显抬高。

(六)诊断

详细的询问病史、体格检查是诊断垂体腺瘤的重要线索。影像学检查如CT、MRI在诊断垂体腺瘤中起到了关键的作用,尤其是MRI不仅可发现直径3mm的微腺瘤,而且可显示下丘脑结构。各种垂体激素的测定以及功能试验对诊断和鉴别诊断具有重要的价值。最终的确诊取决于病理检查。

(七)治疗

1. 手术治疗

(1)经颞叶入路。

(2)经额叶入路。

(3)经蝶窦入路。

2. 药物治疗

三、病例介绍

(一)典型病例

患者,男,49岁,因"疲乏4年,眼睛不适伴视力下降1年",行MRI检查提示:鞍区肿物,收住。患者自发病以来,神志清、精神可、二便正常,近期体重无明显异常。在插管全麻下行"经鼻蝶内镜垂体瘤切除术"。术后予止血、抗生素、激素及营养脑神经等对症支持治疗。

(二)患者的阳性症状、体征

查体:T36.8℃,P78次/分,R16次/分,BP120/79mmHg;体重55kg,身高162cm。发育正常,营养良好。患者神志清、二便正常,近期体重无明显异常。

入院诊断:鞍区肿物。

手术情况:完善术前准备,手术的目的是解除肿瘤对视路和其他组织的压迫,恢复激素水平,保护正常垂体功能。在插管全麻下行"经鼻蝶内镜垂体瘤切除术"。术后予止血、抗生素、激素及营养脑神经等对症支持治疗。术后体温36℃,脉搏82次/分,呼吸20次/分,血压120/70mmHg,血氧98%。

四、护理

(一)护理评估

1. 症状和身体评估

(1)症状。头痛,约2/3无分泌性垂体瘤病人可出现头痛,但都不严重。

(2)视神经受压症状。①视野改变,主要表现为视野缺损;②视力改变,视力的减退与视野缺损并不平行,两侧也不对称,常到晚期才出现,并可发展到失明。这主要是视神经原发性萎缩的结果。

(3)乳头改变,由于视神经受压和血循环障碍,且多为双侧同时开始,但程度不等。

(4)查体评估。查体:T36.8℃,P78次/分,R16次/分,BP120/79mmHg;体重55kg,身高162cm。发育正常,营养良好。患者神志清、精神可、二便正常,近期体重无明显异常。

2. 心理社会状况　由于发病急骤,病人及家属缺乏应对疾病的心理准备,表现为焦虑不安、不知所措,产生恐惧心理。

(二)护理诊断

1. 术前

(1)焦虑。与担心疾病预后有关。

(2)知识缺乏。缺乏疾病的相关知识。

(3)舒适的改变。颅内压增高有关。

2. 术后

(1)体液不足。与呕吐及应用脱水剂等有关。

(2)潜在并发症。颅内出血、尿崩症、水电解质紊乱、脑脊液漏、垂体功能低下、感染。

(三)护理目标

(1)加强术前疾病知识宣教,告知患者相关疾病知识,消除其焦虑情绪。

(2)术后遵医嘱持续补液,纠正其体液不足及电解质紊乱状况,防止并发症的发生。

(四)护理措施

1. 术前护理

(1)垂体腺瘤切除术患者,术前3日常规使用抗生素、口爽液漱口,用0.25%氯霉素眼药水及麻黄素液滴鼻。

(2)1天前剪鼻毛,清洁鼻腔,清洁手术区域,预防感染。

(3)病人张口呼吸。

2. 术后护理

(1)严密观察病情。包括生命体征、神志、瞳孔及伤口敷料有无渗出,准确记录尿量,出入液量等。患者于术后第二日体温高给予物理降温后未得缓解,后升至39℃,遵医嘱给患者柴胡、安痛定各2ml肌注,半小时后复测体温较前缓解。

(2)体位。麻醉未醒,应去枕平卧、头偏向一侧,防止呕吐物、分泌物引起误吸、窒息。清醒后予平卧。2~3天后拔出鼻腔填塞纱条后,若无脑脊液鼻漏,可取半卧位。

(3)饮食。术后24天禁食、禁饮,以免进食引起呕吐。术后第二天,如无呕吐,可少量进食流质,逐渐过渡到半流质—软食—普食。观察病人是否出现腹胀,呕吐物是否为咖啡色,大便颜色是否正常,防止消化道出血。患者术后恢复期,给予患者三高饮食(高热量、高蛋白、高维生素),提供清淡宜消化的食物。为避免术后患者便秘而引起颅内压升高,应保持大便通畅,鼓励多饮水,必要时遵医嘱给予导泻药。

(五)评价

(1)了解相关疾病知识,避免焦虑,积极配合治疗。

(2)给予患者脱水降颅压剂其因颅压高引起的头痛状况有所缓解,同时给予补液及电解质的补充,患者暂无脱水,电解质紊乱等问题出现。

五、健康指导

(1)运动。指导患者劳逸结合,加强体育锻炼,以促进伤口愈合,增强体质。

(2)饮食。鼓励患者多进食高蛋白、营养丰富、易消化饮食,增强机体抵抗力,促进康复。

(3)垂体功能障碍病人遵医嘱坚持激素替代治疗,切不可随意漏服,更改剂量及间隔时间,更不可因症状好转而自行停药。

(4)如出现原有症状加重或头痛、呕吐、抽搐,尿崩症等异常,应及时就诊。

(5)术后3~6个月行CT或MRI复查。

六、提问

1. 垂体瘤患者的临床表现?

2. 垂体瘤患者术后观察的注意事项?

病例六 脑挫裂伤

一、查房的目的

通过护理查房,学习如何运用护理程序对该疾病患者进行护理。通过相互讨论与学习,进一步完善护理问题,提出预防性护理措施,防止有危险的护理问题和并发症的发生,为患者创造更好的

康复条件,提高护理人员的理论水平。

二、疾病知识回顾

(一)定义

脑挫裂伤是指暴力作用于头部后脑组织遭受破坏较轻,软脑膜尚完善,软脑膜血管及脑组织同时破裂伴有外伤性蛛网膜下腔出血。

(二)病因及发病机制

暴力损伤(如摔伤、撞击伤、撕脱伤)。

(三)相关病理知识及分型

暴力作用于头部,在冲击点和对冲部位均可引起脑挫裂伤。脑实质内的挫裂伤,则因为脑组织的变形和剪性切力所造成,见于脑白质和灰质之间,以挫伤和点状出血为主,如脑皮质和软脑膜仍保持完整,即为脑挫伤。如脑实质破损、断裂,软脑膜亦撕裂,即为脑挫裂伤。严重时均合并脑深部结构的损伤。

病理分类:

轻型　GCS评分13~15分,伤后意识障碍在20分钟以内。

中型　GCS评分9~12分,伤后意识障碍在20分钟至6小时。

重型　GCS评分3~8分的患者有较大差异,伤后昏迷或再昏迷6小时以上或在伤后24小时内意识恶化再次昏迷6小时以上者。

(四)临床表现

脑挫裂伤的临床表现因致伤因素和损伤部位的不同而各异,悬殊甚大。轻者可没有原发性意识障碍,如单纯的闭合性凹陷性骨折、头颅挤压伤即有可能属此情况。而重者可致深度昏迷,严重功能损伤,甚至死亡。

1. 意识障碍　是脑挫裂伤最突出的临床表现之一,伤后多立即昏迷,由于伤情不同,昏迷时间由数分钟至数小时、数天、数月乃至迁延性昏迷不等。

2. 生命体征改变　多有明显改变,一般早期都有血压下降、脉搏细弱及呼吸浅快,这是因为受伤后脑功能抑制所致,常于伤后不久逐渐恢复,如果持续低血压,应注意有无复合损伤。反之,若生命体征短期内迅即自行恢复且血压继续升高,脉压差加大、脉搏洪大有力、脉率变缓、呼吸亦加深变慢,则应警惕颅内血肿和(或)脑水肿、肿胀。脑挫裂伤病人体温,亦可轻度升高,一般约38℃,若持续高热则多伴有下丘脑损伤。

3. 头痛、呕吐　头痛症状只有在病人清醒之后才能陈述,如果伤后持续剧烈头痛、频繁呕吐;或一度好转后又加重,应究其原因,必要时可行辅助检查,以明确颅内有无血肿。

4. 癫痫　早期性癫痫多见于儿童,表现形式为癫痫大发作和局限性发作,发生率约5%~6%。

5. 神经系统体征　依损伤的部位和程度而不同,如果仅伤及额、颞叶前端等所谓"哑区",可无神经系统缺损的表现;若是脑皮质功能区受损时,可出现相应的瘫痪、失语、视野缺损、感觉障碍以及局灶性癫痫等征象。

6. 脑膜刺激症　脑挫裂伤后由于蛛网膜下腔出血,病人常有脑膜激惹征象,表现为闭目畏光,蜷屈而卧,早期的低烧和恶心呕吐亦与此有关。

(五)辅助检查

腰椎穿刺有助于了解脑脊液情况,可以此与脑震荡鉴别。同时能够测定颅内压及引流血性脑脊液。由于CT的普及,在病人急入院症时腰椎穿刺不再使用,因为腰椎穿刺时间长,有一定危险,而且无法做出定位诊断。

1. 颅骨 X 线平片　多数病人可发现颅骨骨折。颅内生理性钙化斑(如松果体)可出现移位。

2. CT 扫描　脑挫裂伤区可见点片状高密度区,或高密度与低密度互相混杂。同时脑室可因脑水肿受压变形。弥漫性脑肿胀可见于一侧或两侧大脑半球,侧脑室受压缩小或消失,中线结构向对侧移位。并发蛛网膜下腔出血时,纵裂池呈纵形宽带状高密度影。脑挫裂伤区脑组织坏死液化后,表现为 CT 值近脑脊液的低密度区,可长期存在。

3. MRI　一般极少用于急性脑挫裂伤病人诊断,因为其成像较慢且急救设备不能带入机房,但 MRI 对小的出血灶、早期脑水肿、脑神经及颅后窝结构显示较清楚,有其独具优势。

4. 脑血管造影　在缺乏 CT 的条件下,病情需要可行脑血管造影排除颅内血肿。

(六)诊断

CT 或 MRI 检查可显示脑挫裂伤的部位、范围、脑水肿的程度及有无脑室受压及中线移位,不难做出诊断。

(七)治疗

脑挫裂伤一般采用保持呼吸道通畅,防止脑水肿,加强支持疗法和对症处理等非手术治疗。当病情恶化出现脑疝征象时,需手术开颅做脑减压术或局部病灶清除术。

三、病例介绍

(一)典型病例

患者,男性,60 岁,酒后突然从楼梯上摔倒致头部外伤,被家属发现时处于昏迷状态,并见衣服上有大量呕吐物,大小便失禁,无四肢抽搐。急诊头颅 CT 示双侧额部、顶部、左侧枕部脑挫伤伴左侧额部血肿破入脑室;双侧顶骨、左侧颞骨、右侧枕骨骨折;外伤性蛛网膜下腔出血。

查体:T36.6℃,P92 次/分,R16 次/分,BP188/99mmHg。呼之不应呈昏迷状态,GCS(格拉斯哥)昏迷评分 7 分,双眼睑肿胀,熊猫眼征,脑脊液鼻漏,左侧瞳孔直径 4mm,对光反射消失,右侧瞳孔直径 2mm,对光反应迟钝,无眼球分离、无同向凝视。右颞部头皮挫裂伤,皮下有积血,无凹陷性骨折。心脏听诊窦性心律,无杂音;双肺听诊呼吸音清,未闻及湿罗音;腹软、无压痛、无反射痛。

(二)患者的阳性症状、体征

头颅 CT 示双侧额部、顶部、左侧枕部脑挫伤伴左侧额部血肿破入脑室;双侧顶骨、左侧颞骨、右侧枕骨骨折;外伤性蛛网膜下腔出血。

入院诊断:脑挫裂伤。

入院后给予吸氧、绝对卧床休息,积极配合医生给予患者相关处理,使患者保持呼吸道通畅。注意保暖,禁用吗啡止痛,有明显大出血者,应补充血容量,无外出血表现而有休克征象者应查明有无头部以外部位损伤,如合并内脏损伤,监测、控制血压。

四、护理

(一)护理评估

1. 症状和身体评估

(1)症状。呕吐,大小便失禁呼之不应呈昏迷状态,熊猫眼征,脑脊液鼻漏,左侧瞳孔直径 4mm,对光反射消失,右侧瞳孔直径 2mm,对光反应迟钝,右颞部头皮挫裂伤,皮下有积血。

(2)身体评估。查体 T36.6℃,P92 次/分,R16 次/分,BP188/99mmHg,发育正常。

(3)头颅 CT 示双侧额部、顶部、左侧枕部脑挫伤伴左侧额部血肿破入脑室;双侧顶骨、左侧颞骨、右侧枕骨骨折;外伤性蛛网膜下腔出血。

2. 健康史　患者"高血压病"1年。

3. 心理社会状况　由于疼痛及身体暂时制动缺乏应对疾病的心理准备,表现为焦虑不安、不知所措,产生恐惧心理。

(二)护理诊断

1. 头痛、呕吐　与颅内压增高、自主神经功能紊乱或外伤性蛛网膜下腔出血有关。

2. 潜在并发症　出血、脑疝。

3. 有压疮的危险　与意识丧失有关。

(三)护理目标

(1)遵医嘱给予降颅压药物或止痛剂,使患者的疼痛得到控制。

(2)严密观察病情变化,持续给予生命支持,预防并发症的发生。

(四)护理措施

1. 一般护理

(1)体位。患者昏迷应给予侧卧位或侧俯卧位,以免呕吐物、分泌物误吸。

(2)营养支持。昏迷患者需禁食,早期应采用胃肠外营养。(每天补液量为1500~2000ml,速度不宜过快),伤后3天不能进食者可经鼻胃管补充营养,应控制盐和水的摄入量。病人意识好转出现吞咽反射时,可耐心地经口试喂蒸蛋、藕粉等软食。

(3)降低体温。高热时机体代谢增高,加重脑组织缺氧,应及时处理。应采取降低室温,或遵医嘱给予解热药等降温措施。

(4)躁动的护理。躁动的原因很多,如头痛、呼吸道不通畅、尿潴留、便秘、被服被大小便潮湿、肢体受压等,须查明原因及时排除,切勿轻率给予镇静药,以免影响观察病情,对躁动患者不可强加约束,避免颅内压增高。

(5)保持呼吸道通畅。及时清除咽部的血块和呕吐物并吸痰,必要时做气管插管和气管切开,保持有效的吸氧。

2. 观察病情变化　目的是观察病情变化,及早发现脑疝。

(1)意识状态。观察采用相同程度的语言和痛刺激,对病人的反应做动态的分析,一般意识障碍程度采用格拉斯哥昏迷计分法(GCS),包括睁眼,言语,运动三方面进行评价。

(2)生命体征。伤后生命体征出现"两慢一高",同时有进行性意识障碍,是颅内压增高所致的代偿性生命体征改变,应该先测呼吸,再测脉搏,最后测血压,及时注意体温变化。

(3)其他。减轻脑水肿,降低颅内压,应用高渗脱水剂利尿药、肾上腺皮质激素等药物。

3. 防并发症　如压疮、关节僵硬、肌肉痉挛,呼吸道和泌尿系感染。

(五)评价

(1)疼痛缓解。

(2)无并发症发生。

五、健康指导

1. 加强功能锻炼　当病情稳定后即开始康复锻炼,制定经过努力容易达到的目标,一旦康复有进步,病人会产生成功感,树立起坚持锻炼和重新生活的信心。

2. 饮食护理　讲明加强营养对机体康复的作用,使病人能主动摄取必需的营养素,以增加机体抵抗力。进食高蛋白,高维生素饮食,多饮水,少食高脂食物以降低血液黏稠度。

3. 生活指导　鼓励病人参加体育锻炼,建立良好的习惯,劳逸结合,消除紧张心理,防止病情进一步恶化。

4. 定期复查 出院后 1 个月内来院复查 CT。

六、提出问题

1. 脑挫裂伤的临床表现？
2. 脑挫裂伤患者护理措施？

（李奇男）

第四部分　妇产科疾病

第一章　妇科疾病

病例一　闭经

一、查房的目的
通过护理查房,了解闭经的病因、病理及临床表现,掌握治疗及护理措施。

二、疾病知识回顾

(一)定义

闭经是妇科常见症状,表现为无月经或月经停止。通常根据既往有无月经来潮将闭经分为原发性和继发性两类。原发性闭经是指年龄超过 16 岁(有地域性差异)、第二性征已发育、月经尚未来潮,或年龄超过 14 岁、尚无女性第二性征发育者;继发性闭经是指以往曾建立正常月经周期,后因某种病理性原因月经停止 6 个月以上者,或按自身月经周期计算停经 3 个周期以上者。根据其发生原因,闭经又可分为生理性和病理性两大类。

(二)病因

原发性闭经较少见,往往由于遗传学原因或先天性发育缺陷引起。继发性闭经发生率明显高于原发性闭经,病因复杂。

(三)发病机制

月经是由下丘脑—垂体—卵巢轴的周期性调节造成子宫内膜周期脱落形成的,因此在下丘脑、垂体、卵巢和生殖道特别是子宫的各个环节上出现的任何器质性或功能性的变化,均可能引起闭经。其他内分泌腺的器质性和功能性异常,也可能影响月经以致发生闭经。

(四)临床表现

1. 生理性闭经的临床表现

(1)青春前期闭经。女孩 6~9 岁可从尿中查出去氢表雄酮及其硫酸盐,10 岁起迅速升高,此乃肾上腺功能初现的表现,来源于肾上腺的雄激素促使阴毛、腋毛出现,身材迅速长高,因为下丘脑-垂体-卵巢轴尚待进一步发育完善,雌激素水平尚低,子宫内膜增殖较差,还不会引起出血,故月经推迟来潮。初潮前这一阶段未见月经来潮属于生理现象,有些女孩在初潮后尚有一年半载的月经数月来潮一次,且为无排卵月经也属正常。

(2)哺乳期闭经。母乳喂养的妇女在任何时候断奶,则常在断奶后 2 个月恢复月经。

(3)绝经过渡期及绝经后闭经。绝经过渡期可能数月出现一次子宫出血,绝经后生殖器官逐渐萎缩,子宫也缩小。

2. 病理性闭经的临床表现

(1)子宫性闭经及隐经。①无孔处女膜:临床症状逐渐出现,最初可感周期性下腹坠胀、疼痛,进行性加重,血肿压迫尿道及直肠,可引起排尿及排便困难、耻骨上痉挛性疼痛、肛门坠胀、尿频、尿急、尿痛,甚至点滴状排尿;②先天性无阴道:本症常因青春期不来月经,或出现周期性下腹疼痛,或婚后性交困难,或不孕,就诊时检查发现;③阴道横隔 不完全横隔者,因经血可经小孔流出,故无闭经;④阴道闭锁:临床表现为原发性闭经、周期性下腹疼痛等;⑤宫颈闭锁:若患者无子宫内膜,仅表现为原发性闭经,若有子宫内膜,其临床表现与先天性无阴道相似;⑥先天性无子宫。

(2)卵巢性闭经。卵巢性激素水平低落,子宫内膜不发生周期性变化而导致闭经,如先天性卵巢发育不全、卵巢早衰等。

(3)垂体性闭经。垂体病变或功能失调可影响促性激素的分泌,继而影响卵巢功能而引起闭经,如垂体肿瘤、先天性垂体病变等。

(4)中枢和下丘脑性闭经。①功能性闭经:有应激性、运动型、神经厌食性、营养相关性闭经;②基因缺陷或器质性闭经。

(五)实验室检查

1. 阴道脱落细胞检查 是较常用的了解雌激素水平的方法。表层细胞所占百分比越高,反映雌激素水平越高。

2. 宫颈黏液检查 宫颈黏液为透明的、拉力好的稀薄黏液,涂在玻璃片上干燥后在显微镜下可见羊齿状结晶,表明该患者卵巢有分泌雌激素的功能。

3. 药物性试验 这是临床上常用的对闭经诊断性试验,尤其是在缺乏激素测定的实验设备时,药物试验对估价卵巢功能及子宫内膜功能有重要帮助。

4. 性激素水平的测定 垂体激素的测定对诊断闭经的原因尤其有重要意义。

5. 基础体温测定 可间接了解排卵功能。

6. 其他检查 盆腔 B 超可协助诊断是否有先天性子宫缺如或畸形。

(六)诊断

1. 妇科检查 检查第二性征的发育程度,注意内、外生殖器的发育,有无缺陷、畸形、肿瘤、腹股沟区有无肿块。

2. 子宫功能检查 了解子宫、子宫内膜的状态及功能。

(1)诊断性刮宫。适用于已婚妇女。了解宫腔的深度和宽度,宫颈管或宫腔有无粘连。刮取子宫内膜做病理检查。

(2)子宫输卵管碘油造影。了解宫腔形态、大小、输卵管的情况,用以诊断生殖系统发育不良、畸形、结核及宫腔粘连等病变。

(3)子宫镜检查。在子宫镜直视下观察子宫及内膜有无宫腔粘连,可疑结核病变。

(七)治疗要点

1. 病因治疗 找到引起闭经的器质性疾病给以恰当治疗。例如结核性子宫内膜炎即给抗痨治疗。宫腔粘连患者应扩张宫腔并放置节育环,以防再次粘连。垂体或卵巢肿瘤在诊断明确后,则根据肿瘤的部位、大小、性质确定治疗方案,选择手术、放疗、化疗其他综合措施。

2. 性激素替代疗法 对先天性卵巢发育不良、卵巢功能受损或破坏以致早衰者可用激素替代疗法。一般应用性激素人工周期疗法。应用性激素后,出现月经样的周期性撤药性出血,一方面纠正患者的生理和心理状态,另一方面促进生殖器官和第二性征有一定程度的发育。

(1)小剂量雌激素周期治疗。其作用是促进垂体功能,分泌黄体生成素,从而增加卵巢分泌雌激素,并促进排卵。

(2)雌、孕激素序贯疗法。其作用是抑制丘脑下部-垂体轴,停药后月经可能恢复并排卵。

(3)雌、孕激素合并治疗。其作用是抑制垂体促性腺激素,停药后偶有回跳作用,而使月经恢复并排卵。口服避孕药每晚1次,自月经第5天起服,连服22天停药。下次月经第5天起开始第二疗程,共用3~6周期。

3. 诱发排卵 如卵巢功能未衰竭,并要求生育的患者,可采用激素或其类似物诱发排卵。

(1)垂体功能不全采用绝经后妇女尿中提取的促卵泡成熟激素以促使卵泡发育,分泌雌激素,并合并应用类似垂体黄体生成激素的绒毛膜促性腺激素,可促进卵泡成熟以致排卵,并促进黄体的形成与发育。

(2)性功能低落时卵巢和垂体有正常反应,丘脑下部功能不足或不协调者,即用氯蔗酚胺促进丘脑下部促性腺激素释放激素的分泌,以纠正其功能而诱发排卵。

4. 心理学治疗 在治疗闭经中占重要地位,如因神经、精神应激起因的病人应给予有效的心理疏导疗法。

三、病例介绍

(一)典型病例

患者,女,34岁。13岁月经来潮,月经规律。6年前行人工流产术,术后月经一直未来潮,曾接受人工周期等治疗均无效。性激素测定正常。B超示:子宫内膜回声均匀。诊断为子宫性闭经。行宫腔镜松解术,子宫内膜粘连行分离术。术后给予雌激素加孕激素治疗,3个疗程后月经恢复正常。

四、护理

(一)护理评估

1. 一般情况 13岁月经来潮,月经规律。6年前行人工流产术,术后月经一直未来潮,曾接受人工周期等治疗无效。

2. 专科情况 闭经,性激素测定正常,B超示:子宫内膜回声均匀。病人情绪低落、丧失信心。

(二)护理诊断

1. 自尊紊乱 与长期闭经及治疗效果不明显,不能正常月经来潮而出现自我否定有关。

2. 功能障碍性悲哀 与担心丧失女性形象有关。

3. 焦虑 与担心疾病对健康、生活、生育的影响有关。

(三)护理目标

(1)患者接受闭经的事实,客观地评价自己。

(2)患者能够主动诉说病情及担心。

(3)患者能够主动积极地配合诊疗方案。

(四)护理措施

1. 加强心理护理 建立良好的护患关系,鼓励患者表达自己的感情,对健康问题、治疗和预后提出问题。向患者提供诊疗信息,帮助其澄清一些观念,解除病人担心疾病及其影响的心理压力。

2. 促进患者与社会的交往 鼓励患者与同伴、亲人交流,参与力所能及的社会活动,保持心情舒畅,正确对待疾病。

3. 指导合理用药 说明性激素的作用、副反应、剂量、具体用药方法、时间等问题。

4. 鼓励患者加强锻炼　供给足够的营养,保持标准体重,增强体质。

(五)评价

(1)患者确认自己闭经,主动积极地配合诊疗方案。

(2)患者表示了解病情,并能够与病友交流病情和治疗感受。

五、健康宣教

闭经是妇科常见疾病。中医认为是由于肝肾不足,气血亏虚,血脉失通所致。有虚实之分,虚者多因气血不足和肾虚,实者多由寒凝、气滞和血瘀。治疗上,因气血不足则应补益气血;因肾虚则需补益下元;因寒凝则需温经散寒;因气滞则需疏肝理气;因血瘀则需活血化瘀。可根据不同症状实行辨证施治施食。

六、提问

1. 月经是成年女性的正常生理现象,正常月经的建立和维持受哪些因素的调控?

2. 继发性闭经诊断明确后,应如何进行治疗?

病例二　功能失调性子宫出血

一、查房的目的

通过护理查房,了解功能失调性子宫出血的病因,熟悉其临床表现,掌握治疗及护理措施。

二、疾病知识回顾

(一)定义

功能失调性子宫出血简称功血,是指由于生殖内分泌轴功能紊乱造成的异常子宫出血,而全身及内外生殖器官无明显器质性病变存在。

(二)病因

1. 无排卵型功血　青春期和更年期不同,青春期功血多由于下丘脑-垂体-卵巢轴发育成熟不全或延迟,在下丘脑体与卵巢之间尚未建立起完善的正反馈调节机制,在垂体促卵泡素(FSH)和黄体生成素(LH)的作用下,卵泡发育分泌雌激素,但雌激素对下丘脑正反馈应尚未能形成正常月经周期中 FSH 和 LH 高峰,因而卵巢中虽有卵泡发育但不能排卵,更年期功血主要是由于卵巢功能自然衰退,卵泡数量减少但不能发育成熟,同时对垂体促性腺激素反应降低,因而在卵巢功能衰退时排卵停止而导致更年期无排卵功血。

2. 排卵型功血

(1)黄体功能不足。月经周期中有卵泡发育及排卵,但黄体期孕激素分泌不足或黄体过早衰退,导致子宫内膜分泌不良。

(2)子宫内膜脱落不全。即由于黄体萎缩不全,雌孕激素不能迅速下降,子宫内膜由于激素水平的失衡不能按期而呈不规则脱落,使出血期延长,血量增加,又称黄体萎缩不全。

(3)子宫内膜修复延长。由于月经期子宫内膜剥脱后,下一周期新的卵泡发育迟缓或欠佳,所分泌的雌激素不足,以致子宫内膜不能如期再生修复,而使月经延长。

(4)排卵期出血。由于排卵期激素短暂下降,使子宫内膜失去激素的支持而出现部分子宫内膜脱落引起撤退性出血,当雌激素分泌足够量时则内膜又被修复而止血。

(三)临床表现

(1)无规律地子宫出血。血量时多时少,或突然增多。闭经时间长者,出血量多,并可持续数月不止。周期短于 21 天,时流时止。

(2)体检 生殖器检查正常,或双侧卵巢对称性地轻度增大。

(3)基础体温为单相型。

(4)贫血症状 失血过多可引起贫血,严重者可出现头晕、心慌、气短、乏力、水肿、食欲不振等现象。

(5)排出激素过多症状 乳房胀痛、下腹坠胀、情绪激动等。

(四)辅助检查

1. 诊断性刮宫术　出血量多或持久不停的已婚患者,应首先采用诊断性刮宫术止血,并能探查宫腔,确定有无器质性疾病,病检子宫内膜。

2. 宫颈黏液结晶　流血前宫颈黏液中见羊齿状结晶者,提示为无排卵型出血。

3. 宫腔镜检查　有助于发现小型宫腔病变,如小型宫腔息肉、黏膜下子宫肌瘤等,并可在直视下选点活检,增加了该类器质性疾病的检出率。

4. B超检查　可以发现小型子宫肌瘤(肌壁间)及小型卵巢肿瘤,或者无卵巢囊性增大,并可发现宫腔病变及测定子宫内膜的厚度、质地等;在B超监测下行生理盐水通液以增加声像对比度,可提高宫腔小型病变如息肉、黏膜下肌瘤的诊断率。

(五)诊断

(1)病史。注意患者年龄、产次、健康状况,近期内是否用过性激素治疗。

(2)子宫出血没有周期性,经期可以持续10余天或淋漓不净几个月,经量时多时少。

(3)贫血貌。

(4)肛查或妇检子宫大小多在正常范围或偏小。

(5)基础体温呈单相型或黄体不健。

(6)阴道脱落细胞涂片无排卵的周期性变化。

(7)宫颈黏液结晶呈羊齿状或不典型。

(8)必要时行诊刮或宫腔镜检查。

(9)激素测定。

(六)治疗要点

止血、纠正贫血、调整月经周期并防治感染。

1. 止血

(1)雌激素。使脱落的子宫内膜生长而达到止血目的,适用于出血量多并合并贫血者。

(2)孕激素。使雌激素引起增生的子宫内膜转变为分泌期,停药后,子宫内膜发生月经样的撤退性出血,再通过自身的雌激素修复子宫内膜而达到止血目的。

(3)雄激素。丙酸睾酮25~50mg肌注,可以减少子宫出血量,但与炔诺酮相似,青春期少女应慎用或不用。

(4)止血药。配合上述药物应用。

2. 纠正贫血

(1)输血。血红蛋白在8g以下时,输血球或全血。

(2)补充铁剂。口服或肌注右旋糖酐铁。

(3)补充各种营养物质。

3. 恢复排卵功能　本病是妇科临床的疑难重症,其治疗不能单一见血止血,因那样即使取得了暂时止血的效果,以后也会复发,所以应把治疗重点放在调整周期和促进排卵等方面,使青春期、生育期妇女经期正常,更年期功血转为正常停经。对于不同的病人要根据其病情及要求的不同采用相应的治疗。

恢复或建立正常的排卵月经是治疗无排卵型功血的根本。当止血后即应安排治疗。但年幼的青春期女孩建立排卵功能困难,首要目的是防止再次出血。

功血的治疗还包括有效的调节,如出血期间要注意保暖,保持外阴的清洁卫生,搞好计划生育,采取有效的节育措施,少做或不做人工流产。

三、病例介绍

(一)典型病例

患者,女,23岁,1年前无明显诱因出现经期延长,既往行经7天,增至14天,量多,色红,伴血块,无腹痛、头晕眼花及肛门坠胀感等不适,未诊治。1月前出现不规则阴道出血,量多,色暗红,伴血块。近10天出现头晕、心慌、胸闷,伴轻度恶心,无呕吐及肛门坠胀感,随来院就诊。检查:BP 100/35 mmHg,P126次/分。B超提示子宫附件未见异常。血常规:Hb31 g/L。以"功能失调性子宫出血,失血性贫血(重度)"收入院。入院后给予、止血、输血、补液、及雌激素等对症治疗后,复查血常规:Hb 79 g/L。患者无其它不适,阴道出血已停止。

四、护理

(一)护理评估

1. 一般情况 头晕、心慌、胸闷,伴轻度恶心,无呕吐及肛门坠胀感。

2. 专科情况 不规则阴道出血,量多,色暗红,伴血块;B超提示:子宫附件未见异常;血常规:Hb31 g/L。

(二)护理诊断

1.疲乏 与子宫异常出血导致的继发性贫血有关。

2.知识缺乏 缺乏正确服用性激素的知识。

3.有感染的风险 与出血量多、严重贫血、机体抵抗力下降有关。

(三)护理目标

(1)患者说出正确服用性激素的方法并实施,并能够完成日常活动。

(2)患者住院期间无感染发生。

(四)护理措施

1. 补充营养 可补充铁剂、维生素C和蛋白质。向病人推荐含铁较多的食物如猪肝、豆角、蛋黄、胡萝卜、葡萄干等。按照病人的饮食习惯,为病人制订适合于个人的饮食计划,保证病人获得足够的营养。

2. 维持正常血容量 观察并记录病人的生命体征、出入量,嘱病人保留出血期间使用的会阴垫及内裤,以便更准确地估计出血量。出血量较多者,督促其卧床休息,避免过度疲劳和剧烈活动。贫血严重者,遵医嘱做好配血、输血、止血措施,执行治疗方案维持病人正常血容量。

3. 预防感染 严密观察与感染有关的征象,如体温、脉搏、子宫体压痛等,监测白细胞计数和分类,同时做好会阴护理保持局部清洁。如有感染征象,及时与医师联系并遵医嘱进行抗生素治疗。

4. 遵医嘱使用性激素治疗 按时按量正确服用性激素,不得随意停服或漏服;药物减量必须按医嘱规定在止血后才能开始,每3天减量一次,每次减量不得超过原剂量的1/3,直至维持量;维持量服用期间,通常按停药后发生撤退性出血的时间与病人上一次行经时间相应考虑;指导病人在激素治疗期间如出现不规则阴道流血应及时就诊。

5. 加强心理护理 鼓励病人表达内心感受,耐心倾听病人的诉说,了解病人的疑虑;向病人解释病情,解除思想顾虑,摆脱焦虑,也可交替使用放松技术,如看电视、听广播、看书等分散病人的注意力。

(五)评价

(1)患者缓解因出血造成的疲乏,提高对活动的耐受力。

(2)患者按规定正确服用性激素,服药期间药物不良反应程度轻。

(3)患者未发生感染,贫血得到纠正。

五、健康教育

(1)指导患者了解疾病的原因,知晓其预防,做好早期诊断早期治疗。

(2)指导患者定期检查。

(3)出院后加强营养,增加抵抗力。

六、提问

1. 功能失调性子宫出血就是月经失调的一种,它的具体定义是什么?

2. 功能失调性子宫出血的临床表现是什么?

病例三 原发性痛经

一、查房的目的

通过护理查房,了解原发性痛经的病因,熟悉临床表现及治疗,掌握护理措施。

二、疾病知识回顾

(一)定义

痛经是指经期前后或行经期间,出现下腹部明显疼痛,并有全身不适,以致影响正常的学习、工作和生活。痛经分为原发性和继发性两种。经过详细妇科临床检查未能发现盆腔器官有明显异常的,并且是在月经初潮后不久就有的,称原发性痛经,也叫功能性痛经。有异常、有生殖器官明显病变的,在初潮的时候并没有痛经,行经几年之后又有的痛经,也就是继发性痛经。

(二)病因

1. 前列腺素合成增多

2. 白三烯合成增多

3. 黄体晚期雌激素水平异常升高,血管加压素分泌增加

4. 催产素增加

5. 子宫平滑肌活性过强

6. 黄体功能不足

7. 自身发育问题

8. 精神心理及环境因素

9. 遗传因素 从统计学上看,女儿发生痛经与母亲痛经是有一定关系的。

(三)临床表现

原发性痛经主要表现为月经即将来潮前或月经来潮的第1天,下腹部阵发性疼痛,以痉挛性疼痛为主,轻重程度不一,也有的伴有腰腿酸痛,严重的伴有恶心、呕吐、腹泻、头晕、面色苍白、汗淋漓甚至虚脱晕厥等,发作时常疼痛难忍,大声呻吟,起卧不安,应用一般的止痛药物不能解除痛

苦,而且不得不卧床休息。妇科检查无异常发现,偶有触及子宫呈过度前倾前屈或过度的后倾后屈位。

(四)治疗要点

本病的处理原则是避免精神刺激和过度疲劳,以对症治疗为主。疼痛不能忍受时使用镇痛、镇静、解痉药,口服避孕药有治疗痛经的作用,未婚少女可行雌、孕激素序贯疗法减轻症状,还可配合中医中药治疗。

三、病例介绍

(一)典型病例

患者,女性,14岁。13岁月经初潮,月经来潮后一直无疼痛。今年起无明显诱因出现月经来潮前半天下腹正中部疼痛,月经第1天疼痛最重,疼痛呈阵发性,严重时呈痉挛性,并放射至腰骶部和大腿内侧,持续1天左右,月经第2天疼痛明显减轻。下腹部疼痛时常伴有恶心、呕吐。疼痛剧烈时,面色苍白,全身出汗,不能上学。腹部检查无阳性体征发现,肛门指诊:子宫稍小,正常形态,双附件区未发现异常。B超检查发现除子宫稍小外,未见其他异常。血、尿常规检查未见异常。诊断为原发性痛经。给予吲哚美辛25mg口服,每天3~4次。随访患者痛经明显减轻,经期已不影响学习。

(二)患者的阳性症状体征

1. 症状体征　无明显诱因出现月经来潮前半天下腹正中部疼痛,月经第1天疼痛最重,疼痛呈阵发性,严重时呈痉挛性。

2. 辅助检查　腹部检查无阳性体征发现,肛门指诊:子宫稍小,正常形态,双附件区未发现异常。B超检查发现除子宫稍小外,未见其他异常。血、尿常规检查未见异常。

四、护理

(一)护理评估

1. 既往史　13岁月经初潮,月经来潮后一直无疼痛。

2. 身心状况　月经第1天疼痛剧烈,呈阵发性,面色苍白,全身出汗,不能上学,月经第2天疼痛明显减轻。下腹部疼痛时常伴有恶心、呕吐,这种痛经引起的小腹疼痛的感觉,使病人产生恐惧感。

3. 相关检查　腹部检查无阳性体征发现,肛门指诊:子宫稍小,正常形态,双附件区未发现异常。B超检查发现除子宫稍小外,未见其他异常。血、尿常规检查未见异常。

(二)护理诊断

1. 疼痛　与月经期子宫收缩,子宫肌组织缺血缺氧,刺激疼痛神经元有关。
2. 恐惧　与痛经造成的精神紧张有关。
3. 睡眠型态紊乱　与痛经有关。

(三)护理目标

(1)患者的疼痛症状缓解。
(2)患者月经来潮前及月经期无恐惧感。
(3)患者在月经期得到足够的休息和睡眠。

(四)护理措施

1. 健康教育

(1)进行月经期保健的教育工作。注意经期清洁工作,加强经期保护,预防感冒,注意合理休息和充足睡眠,加强营养。

(2)重视精神心理护理。关心患者的不适和恐惧心理,阐明月经期可能有一些生理反应如小腹坠胀和轻度腰痛,不影响日常生活、学习,讲解有关痛经的生理知识,疼痛不能耐受时提供非麻醉性镇痛治疗。

2. 缓解症状　服用止痛剂,疼痛不能忍受时遵医嘱服用麻醉药物减轻疼痛。若每次经期习惯服用止痛剂,则应防止成瘾。

(五)评价

(1)患者诉说疼痛症状减轻,并能列举疼痛减轻的应对措施。

(2)患者恐惧的行为表现和体征减少,在心理和生理的舒适感增加。

(3)患者自诉在月经期睡眠良好。

五、健康宣教

(1)注意经期卫生,避免剧烈运动及过冷刺激。平时加强体育锻炼,增强体质。

(2)经期出现腹痛可局部热敷,进食热的饮料如热汤或热茶。

六、提问

1. 为什么会发生原发性痛经?

2. 应如何治疗原发性痛经?

病例四　围绝经期综合征

一、查房的目的

通过护理查房,了解围绝经期综合征的病因、发病机制,熟悉临床表现、治疗,掌握护理措施。

二、疾病知识回顾

(一)定义

围绝经期系指妇女绝经前后的一段时期,部分围绝经期妇女可出现一系列因性激素减少所致的综合征,被称为围绝经期综合征。多数妇女通过神经和内分泌系统调节顺利渡过,但也有不少妇女,此时出现自主神经功能紊乱症状群,包括潮热、多汗、心悸、水肿、头晕及失眠等,占75%~80%,其中15%比较严重,需药物治疗。流行病学:我国妇女平均绝经年龄城市为49.5岁,农村为47.5岁。经济、营养、人种、生活地区的气候与海拔高度等皆可影响绝经年龄。按联合国规定,65岁以上为老年人,一般绝经15年后进入老年期。随着社会的进步,人民生活水平的提高和医学科学的发展,人类寿命逐渐延长。据世界卫生组织的预测,到2000年,全世界人口将达60亿,65岁以上老年人将达到5.78亿,占人口的9.63%。从更年期到老年死亡这段时间很长,大约为妇女整个生命期的1/3。因此加强围绝经期和老年期妇女的保健和疾病的防治非常重要。

(二)病因

1. 生理性绝经　即自然绝经,系指妇女进入绝经期后,卵泡明显减少,卵巢功能衰退,排卵停止,同时合成雌、孕激素减少,引起月经紊乱到停经和自主神经功能失调等症状。

2. 病理性绝经　由于先天或后天性下丘脑—垂体—卵巢轴病变(卵巢发育不全、肿瘤、炎症、损伤、辐射、药物等)和全身疾病(甲状腺、肾上腺疾病、糖尿病、贫血、结核及营养不良等)波及此轴所致。

3. 人工性绝经　系基于某些疾病治疗需要,而人为地抑制下丘脑—垂体—卵巢轴功能而诱发绝经者。如乳腺癌卵巢去势,围绝经期子宫内膜异位症及假孕等。

(三)发病机制

1. 卵巢　卵泡从胎儿期即开始不断发育与退化,大约30年后,排卵减少或停止,进入围绝经期,当卵泡消耗殆尽,或残留卵泡对促性腺激素不再发生反应时,卵泡不再发育,不再合成激素而发生绝经。

2. 卵巢激素　下丘脑促性腺激素释放激素(GnRH) 绝经后GnRH水平与LH及FSH同样是升高的,并且也是周期性释放。此时LH水平虽已较高,但若再给予静脉注射GnRH,血中的FSH及LH水平仍可升高,这种现象说明了绝经后丘脑下部与垂体之间仍保持一定的功能。

(四)临床表现

1. 围绝经期综合征。于轻微活动后出现,患者可感到背痛,脊椎变形身体变矮或驼背。血清钙、磷水平一般正常,但约1/3患者呈钙的负平衡,可能与肠钙吸收不良有关。皮肤干燥,弹性消失,少数唇毛及下颌毛增多,声音低沉,水肿,体重增加,与雄激素相对增多等内分泌失调有关。

2. 并发症

(1)脊柱压缩性骨折。背痛是由于椎体压缩,早期可有急性发作,持续数天或数周缓解。然后再次发作,发生多发性压缩骨折后,疼痛为持续性钝痛伴脊柱畸形,驼背重者肋骨可抵至盆缘。身高可缩短10~20cm。

(2)桡骨远端骨折。进入更年期妇女发生桡骨骨折较更年期前增加10倍。

(3)股骨颈骨折。绝经后妇女股骨颈骨折的发生率随年龄的增加而上升。股骨颈骨折对病人生命有很大威胁。

(4)老年性阴道炎。由于阴道上皮萎缩变薄,阴道pH值上升,免疫功能低下,易发生老年阴道炎。

(5)其他。免疫功能减退主要是胸腺萎缩,胸腺素分泌下降,T细胞减少,巨噬细胞活力减低。老年人易患多种感染,癌症和自身免疫性疾病。

3. 阵发性潮热

阵发性潮热是最早出现和最具特征性的症状。情绪激动时更易出现,每次潮热常是突然发生,开始于面部,然后扩展至颈、胸并伴皮肤红色斑块状及出汗。热的感觉可持续数秒钟至数十分钟,甚至达1小时,通常为1~2分钟。可伴有皮肤表面温度升高,因此患者感到难以忍受的不舒服和烦躁,同时可感到轻微的头痛、眩晕、心悸、恶心等,还有额部微汗,手心湿润,因此急于解开衣襟,开窗通风,这种现象夜间明显,称之为"夜汗",可影响睡眠。潮热多发生在绝经前后数年内,这是雌激素缺乏时热调节机制失调的一种表现,发生率为75%~85%,其真正的生理机制尚不十分明确。

4. 心血管系统的症状　绝经期血管舒缩功能不稳定,高血压则以收缩压升高且波动明显并伴有潮热为特点。同时动脉粥样硬化和冠心病的发生率增高,患者常诉心悸不适,并有阵发性心动过速或心动过缓等。

5. 生殖系统的表现　经绝期妇女外生殖器开始萎缩,外阴及阴道皱褶消失,阴道变短,黏膜变薄,酸性降低,阴道分泌物减少,易合并感染发生老年性阴道炎,出现外阴瘙痒,性交痛及阴道出血。子宫及输卵管及卵巢组织也逐渐萎缩,乳房扁平,下垂;尿道及膀胱三角区与外阴阴道共同起源于尿生殖窦,受雌激素影响,绝经后因雌激素减少而萎缩,出现尿频、尿急、尿失禁甚至耻骨上区疼痛等症状。

6. 精神及心理性症状　妇女进入绝经期后,由于家庭及社会环境的影响,易产生心情不愉快,易激动、失眠、多虑、多疑和抑郁等,有时甚至喜怒无常,状似精神异常。

7. 骨质疏松 绝经后随着年龄增长，骨质疏松逐渐明显，一旦不慎跌跤或受伤，极易发生骨折，如股骨颈、腕骨等，椎骨压缩性骨折。

(五) 诊断

具有上述症状的经绝期妇女，经全身和妇科检查，排除心血管、精神神经及内分泌腺等器质性病变，即可拟诊为绝经期综合征；血、尿的雌激素及泌乳素减少，FSH 及 LH 增高为诊断依据。FSH 平均分泌量约为生育年龄的 13~14 倍，而 LH 约为 3 倍。阴道涂片可见角化细胞减少，多数为基底层或中层以下的细胞、胞浆嗜酸性细胞和白细胞较多。对于不规则阴道出血者，可作诊断性刮宫及妇科 B 超检查，以除外器质性病变。

(六) 实验室检查

(1) 血、尿雌激素水平检查。

(2) 泌乳素，FSH 及 LH 的检查。

(3) 钙、磷、铁等微量元素测定。

(4) 其他辅助检查。盆腔 B 超和(或)阴道 B 超，骨密度检测。

(七) 治疗要点

心理治疗配合对症治疗或激素治疗。

1. 一般治疗 围绝经期精神症状可因神经类型不稳定或精神状态不健全而加剧，故应进行心理治疗。必要时可选用适量的镇静药以助睡眠。

2. 激素替代治疗 (hormone replacement therapy, HRT) 是一种医疗措施。当机体缺乏性激素，并由此发生或将会发生健康问题时，需要外源地给予具有性激素活性的药物，以纠正与性激素不足有关的健康问题。

三、病例介绍

(一) 典型病例

患者，女，45 岁，近半年常常失眠，情绪烦躁，容易激动，心慌，有时胸闷。入院前 5 个月开始自觉从胸部向颈部及颜面部扩散的阵阵上涌的热感，伴出汗，汗后又畏寒，遂来院就诊。既往月经周期规律，43 岁后月经周期逐渐延长，经期缩短，经量减少。盆腔 B 超检查内生殖器未见器质性疾病。诊断为围绝经期综合征，经补充性激素治疗后，复查 B 超示子宫内膜厚 4mm。嘱患者继续服药，并且坚持每半年复查子宫内膜及乳腺。

(二) 患者的阳性症状体征

失眠、情绪烦躁，容易激动，心慌，有时胸闷。胸部向颈部及颜面部扩散的阵阵上涌的热感，伴出汗，汗后又畏寒。

四、护理

(一) 护理评估

1. 疾病史 近半年常常失眠，情绪烦躁，容易激动，心慌，有时胸闷。入院前 5 个月前开始自觉从胸部向颈部及颜面部扩散的阵阵上涌的热感，伴出汗，汗后又畏寒。

2. 身心状况 情绪烦躁，容易激动。

(二) 护理诊断

1. 自我形象紊乱 与月经紊乱、出现精神和神经症状等围绝经期综合症症状有关。

2. 焦虑 与围绝经期内分泌改变、家庭和生活环境改变、个性特点、精神因素等有关。

3. 有感染的危险 与绝经期膀胱粘膜变薄，反复发作膀胱炎有关；与内分泌及局部组织结构改变，抵抗力低下有关。

(三)护理目标

(1)患者能够积极参加社会活动,正确评价自己。

(2)患者能够描述自己的焦虑心态和应对方法。

(3)患者在围绝经期不发生膀胱炎、阴道炎等。

(四)护理措施

1. 健康教育

(1)向围绝经期妇女及家属介绍绝经是一个生理过程,介绍绝经发生的原因及绝经前后身体将发生的变化,帮助消除因绝经变化产生的恐惧心理,并对将发生的变化做好心理准备。

(2)介绍绝经前后减轻症状的方法,以及预防围绝经期综合症的措施。如适当摄取钙和维生素D,将减少因雌激素降低所致的骨质疏松。

2. 加强心理护理 指导患者缓解压力,保持身心健康;使其家属了解围绝经期妇女可能出现的症状并给予同情、安慰和鼓励。

3. 指导用药 帮助患者了解用药的目的、药物剂量、适应症、禁忌症、用药时可能出现的反应等,促使长期使用性激素者接受定期随访。若出现异常的阴道流血或其它不良反应应随时复诊。开始激素替代治疗后,可与1~3个月复诊,以后随诊间隔可为3~6月,1年后的随访间隔可为6~12个月。指导病人用药期间注意观察,若子宫不规则出血,应做妇科检查并进行诊断性刮宫,刮出物送病理检查以排除子宫内膜病变。

4. 饮食指导 多吃一些含蛋白质和糖类丰富的食物。例如:牛奶、豆浆、蛋类、肉类等。多饮水,多吃新鲜的水果和蔬菜。忌吃油腻熏炸之物,忌吃烟酒、公鸡、羊肉等温热发病之物。避免吃油炸、油腻的食物。如油条、奶油、黄油、巧克力等,这些食物有助湿增热的作用,会增加白带的分泌量,不利于病情的治疗。

(五)评价

(1)患者认识到绝经是女性正常生理过程,能以乐观、积极的态度对待自己,参与社区活动。

(2)患者焦虑缓解,与家人、亲戚朋友关系融洽,互相理解。

(3)围绝经期无感染性疾病发生。

五、健康宣教

(1)医疗保健人员应以积极主动与围绝经期妇女进行卫生保健知识的宣传教育,帮助他们掌握必要的科学知识,消除恐惧与疑虑,以乐观和积极的态度对待更年期。

(2)围绝经期妇女的家人,主要是对她们的丈夫也要进行卫生保健知识的宣传,帮助他们了解妇女更年期可能出现的症状,在一旦出现某些神经功能失调症状时,应给予关怀、安慰、鼓励和同情。

(3)围绝经期妇女最好半年至1年进行1次体格检查,包括妇科检查和防癌检查,有选择地做内分泌检查。医疗保健人员应向更年期妇女提供优质咨询服务,帮助他们预防更年期综合征的发生,或减轻症状,缩短病程。

(4)绝经前行双侧卵巢切除术者,适时补充雌激素。

六、提问

1. 什么是围绝经期?

2. 为什么会发生围绝经期综合征?其病因基础何在?

病例五 前庭大腺炎

一、查房的目的
通过护理查房,了解前庭大腺炎的病因、病理,熟悉临床表现及治疗,掌握护理措施。

二、疾病知识回顾

(一)定义

前庭大腺炎是病原体侵入前庭大腺引起的炎症,包括前庭大腺脓肿和前庭大腺囊肿。

(二)病因及病理生理

1. 病因　性交、流产、分娩或其他情况污染外阴部,病原体侵入引起炎症。病原体多半为葡萄球菌、大肠杆菌、链球菌及肠球菌,随着性传播疾病发病率的增高,淋病奈氏菌及沙眼衣原体已成为常见病原体。此病育龄妇女多见,幼女及绝经后妇女少见。

2. 病理生理

(1)前庭大腺位于两侧大阴唇后部,腺管开口于小阴唇内侧靠近处女膜处,因解剖部位的特点,在性交、分娩或其他情况污染外阴部时,病原体容易浸入而引起炎症。

(2)急性炎症发作时,细菌先侵犯腺管,腺管口因炎症肿胀阻塞,渗出物不能外流、积存形成脓肿,成为前庭大腺脓肿。当急性炎症消退后,腺管口粘连闭塞,分泌物不能排出,脓液逐渐转为清液而形成前庭大腺囊肿。

(三)临床表现

(1)前庭大腺脓肿多发生于一侧。期初局部肿胀、疼痛、烧灼感、行走不便,有时致大小便困难。常有发热,寒战者较少。临床检查可发现大阴唇下1/3处有红肿硬块,触痛明显,多呈鸡蛋至苹果大小肿块,常为单侧性。肿块表面皮肤发红弯薄,周围组织水肿,炎症严重时可向会阴部及对侧外阴部发展。局部触痛显著,有波动感,腹股沟淋巴结多肿大。

(2)前庭大腺囊肿多为单侧,也可为双侧,大小不等,一般不超过6cm,在大阴唇外侧明显隆起。病人往往无明显症状,囊肿大者,外阴有坠胀感或性交不适。慢性炎症者,囊肿可持续数年不增大。

(四)辅助检查及诊断

根据病史及局部外观与指诊,一般不难诊断。但同时亦应注意尿道口及尿道旁腺有无异常。由于剧痛,阴道窥器检查已不可能,如无必要,可暂不进行。一般应在前庭大腺开口处及尿道口、尿道旁腺各取分泌物作涂片查病原菌。

(五)治疗要点

(1)局部热敷,红外线或微波理疗。

(2)遵医嘱全身使用抗生素。在获得培养结果之前,可选择广谱抗生素。如尚未化脓,则服药促使其症状逐渐好转、吸收。当有全身症状,发热、白细胞升高则多选用静点抗生素为妥或青霉素80万U肌注,2次/天,也可选用头孢菌素类:第一代头孢菌素对革兰阳性球菌抗菌作用较强,第二代头孢菌素抗菌谱广,对革兰阴性菌的作用增强,第三代头孢菌素抗菌谱优于第二代,且某些药对厌氧菌有效。甲硝唑0.2~0.4g/次,3次/天;喹诺酮类如诺氟沙星、环丙沙星、左氟沙星(来立信),0.2g/次,2次/天。或根据药敏选用。此外,可选用清热、解毒中药如蒲公英、紫花地丁、金银花、连翘等局部热敷或坐浴。或用1:5000高锰酸钾水坐浴或局部湿热敷后涂抗菌药膏。

(3)脓肿形成者应立即切排引流并作造口术。因单纯切开引流只能暂时缓解症状,切口闭合后,仍可形成囊肿或反复感染。作脓肿切开引流术,注意切口要够大,以防脓液排出不畅,致瘘管形成或反复脓肿发作。

三、病例介绍

(一)典型病例

患者,女,41岁,1周内食用辛辣食物数次,3天前发现右侧外阴肿胀,疼痛,逐渐加剧,行走困难,伴恶寒发热,T 38.5℃,头痛。妇科检查见右大阴唇下段肿胀如鸡蛋,潮红,热感,触痛明显,无波动感。诊断为急性前庭大腺炎。处理:①静脉用药:5%葡萄糖溶液500ml+青霉素480万单位;②中药坐浴:处方为银花30g,野菊花30g,龙胆草20g,大黄20g,黄柏20g,蒲公英30g,煎水坐浴。用药1天后体温正常,3天后外阴肿痛明显减轻,停止静脉输液,改为头孢氨苄0.375g口服,每日3次,继续中药坐浴。5天后检查外阴红肿消失,右前庭大腺部位仅触及花生米大硬结,轻触痛,停用抗生素,嘱患者坚持中药坐浴。7天后检查外阴已恢复正常,右前庭大腺未触及硬结,无触痛。

(二)患者的阳性症状体征

右侧外阴肿胀,疼痛,逐渐加剧,行走困难,伴恶寒发热,T 38.5℃,头痛。妇科检查见右大阴唇下段肿胀如鸡蛋,潮红,热感,触痛明显,无波动感。

四、护理

(一)护理评估

1. 一般情况　3天前发现右侧外阴肿胀,疼痛,逐渐加剧。
2. 专科情况　妇科检查见右大阴唇下段肿胀如鸡蛋,潮红,热感,触痛明显,无波动感。

(二)护理诊断

1. 疼痛　与外阴部疼痛不适有关。
2. 焦虑　与疼痛不适、担心预后有关。
3. 发热　与感染有关。
4. 知识缺乏　缺乏疾病相关知识。

(三)护理目标

(1)患者疼痛症状得以缓解。
(2)患者缓解焦虑情绪,积极配合治疗。
(3)体温正常,无发热症状。
(4)患者了解相关疾病的知识。

(四)护理措施

(1)休息。有全身症状者应卧床休息,保持局部清洁。
(2)局部热敷,红外线或微波理疗。
(3)遵医嘱全身使用抗生素及中药坐浴。

(五)评价

(1)患者疼痛症状得以缓解。
(2)患者体温恢复正常,无焦虑情绪,积极配合治疗。
(3)患者了解该疾病的知识,并知晓预防治疗的相关知识。

五、健康宣教

要保持前庭大腺的良好生理功能,日常生活中的自我护理也很重要。平时应注意保持外阴部的清洁卫生,特别是房事前,双方都要先清洗外阴,内裤要勤换并保持干燥清洁。男方更不能用不清洁的手去抚摸女方的外阴,以免将细菌、病毒等病原微生物带到外阴部,污染前庭大腺引起炎症,甚至因为腺体导管堵塞,发生前庭大腺囊肿,从而使前庭大腺遭到损坏而失去分泌黏液的功能。

六、提问

1. 正常情况下前庭大腺很小,检查时不能触及,只有发生感染、积液或肿瘤时因肿胀才可摸到。病原体侵入前庭大腺引起炎症就称为前庭大腺炎。前庭大腺炎常发生于哪些妇女?
2. 致病的主要病原体有哪些?

病例六 外阴阴道炎

一、查房的目的

通过护理查房,了解外阴阴道炎的病因、病理,熟悉临床表现、治疗,掌握护理措施。

二、疾病知识回顾

(一)定义

外阴阴道炎是阴道和外阴的炎症和刺激症状,绝大多数常常是由病原微生物引起的。感染通常从阴道开始,最常见的症状是外阴阴道的瘙痒或烧灼感、阴道分泌物增加且有异常气味,并不是所有的阴道炎性状态(阴道炎)必然引起外阴刺激症状。宫颈有衣原体感染的患者也可能主诉为阴道分泌物增加,萎缩性阴道炎是绝经后妇女,继发于雌激素缺乏的一种非感染性病因的阴道刺激症状。

(二)病因

阴道分泌物、月经血、产后恶露、尿液、粪便的刺激均可引起外阴不同程度的炎症。其次如尿瘘病人的糖尿长期浸渍等。此外、穿紧身内裤、月经垫通透性差、局部经常潮湿等均可引起外阴的炎症。

(三)病理生理

某些特异性感染病灶,为确定其病因和病理改变应进行组织学检查。如结核、阿米巴、梅毒、尖锐湿疣等。

(四)临床表现

外阴皮肤瘙痒、疼痛、红肿、灼热。在性交、活动、排尿、排便时加重。病情严重时形成外阴溃疡而导致行走不便。检查见局部充血、肿胀、糜烂,长有抓痕,严重者形成溃疡或湿疹。慢性炎症者,外阴局部皮肤或黏膜增厚,粗糙、皲裂。

(五)辅助检查

1. **生殖免疫学检查** 包括阴道分泌物中细胞免疫学(巨噬细胞、浆细胞、淋巴细胞分群)和体液免疫学、精子抗原、抗精子抗体的测定。
2. **血清学检查** 包括对某些细胞和病毒感染性疾病血清抗原和抗体的检测,如抗内膜抗体、抗 HIV 抗体、肝炎病毒抗原和抗体检测,以及血清精子制动试验、精子凝集试验和自身精子免疫试验等。

(六)实验室检查

包括细菌、病毒、原虫、螺旋体检查、细菌和病毒培养、血清学和免疫学检查。

(七)诊断及治疗

1. 复杂性外阴阴道念珠菌病按其类别不同,治疗可参考以下方案:

(1)重度外阴阴道念珠菌病 首选口服用药,症状严重者,局部应用低浓度糖皮质激素软膏或唑类霜剂。

(2)妊娠合并外阴阴道念珠菌病 早期妊娠时应权衡利弊慎用药物。可选择对胎儿无害的唑类药物,以阴道用药为宜,而不选用口服抗真菌药物治疗。具体方案同单纯性外阴阴道念珠菌病。

(3)复发性外阴阴道念珠菌病 治疗原则包括强化治疗和巩固治疗。根据分泌物培养和药物敏感试验选择药物。在强化治疗达到真菌学治愈后,给予巩固治疗半年。

2. 强化治疗可在口服或局部用药方案中任选一种,具体方案如下:

(1)口服用药。①伊曲康唑 200mg,早晚各 1 粒,共 2~3 天;②氟康唑 150mg,顿服,3 天后重复1次。

(2)阴道用药。①咪康唑栓 400mg,每晚 1 次,共 6 天;②咪康唑栓 200mg,每晚 1 次,共 14 天;③克霉唑栓 500mg,3 天后重复 1 次;④克霉唑栓 100mg,每晚 1 次,共 7~14 天。

三、病例介绍

(一)典型病例

患者,女,已婚,30 岁,因外阴瘙痒严重、阴道分泌物多约半月就诊。自述以往有滴虫阴道炎史,曾多次以甲硝唑阴道上药治疗,用药期间症状稍改善。此次月经过后白带仍多,呈黄色水样,外阴及阴道瘙痒难忍,时有灼热样疼痛;伴小便频数,乏力,影响劳动及生活。妇科检查:外阴红,皮肤有多处抓痕;阴道黏膜充血,有散在出血点;阴道黏膜被白色膜状物覆盖,擦除后露出红肿黏膜面及浅表溃疡;阴道内白带量多,呈凝乳状伴稀薄脓性、黄绿色、泡沫状,有腥臭味。宫颈正常大小,光滑,有多处出血点形成"草莓状";子宫前倾前屈,正常大,硬度正常,活动良好,无明显压痛;双附件区未扪及包块及肿块。行阴道分泌物涂片检查阴道清洁度、淋病奈瑟菌、白念珠菌、阴道毛滴虫、杂菌等。结果为阴道清洁度Ⅲ度,白念珠菌(++),滴虫(+),杂菌(++)。诊断为外阴阴道念珠菌病、滴虫性阴道炎、细菌性阴道病。次日查空腹血糖为 5.6 mmol/L,尿糖阴性。予口服伊曲康唑 200mg,连用 5 天咪康唑 200mg,放置阴道内连用 7 天;甲硝唑 200mg,放置阴道内连用 7 天。嘱患者治疗期间禁性生活,每日早晚外阴部清洗。2 周后复查,阴道清洁度为Ⅰ度,白念珠菌及滴虫均为阴性,临床症状明显好转,治愈。

(二)患者的阳性症状体征

1. 症状

(1)外阴瘙痒严重、阴道分泌物多约半月。

(2)白带仍多,呈黄色水样,外阴及阴道瘙痒难忍,时有灼热样疼痛。

(3)伴小便频数,乏力,影响劳动及生活。

2. 体征

(1)外阴红,皮肤有多处抓痕。

(2)阴道黏膜充血,有散在出血点。

(3)阴道黏膜被白色膜状物覆盖,擦除后露出红肿黏膜面及浅表溃疡。

(4)阴道内白带量多,呈凝乳状伴稀薄脓性、黄绿色、泡沫状,有腥臭味。

(5)宫颈正常大小,光滑,有多处出血点形成"草莓状"。

(6)子宫前倾前屈,正常大,硬度正常,活动良好,无明显压痛;双附件区未扪及包块及肿块。

3. 实验室检查

行阴道分泌物涂片检查阴道清洁度、淋病奈瑟菌、白念珠菌、阴道毛滴虫、杂菌等。结果为阴道清洁度Ⅲ度,白念珠菌(++),滴虫(+),杂菌(++)。

四、护理

(一)护理评估

1. 一般情况　外阴瘙痒严重、阴道分泌物多。自述以往有滴虫阴道炎史,曾多次以甲硝唑阴道上药治疗,用药期间症状稍改善。

2. 身心状态　月经过后白带仍多,呈黄色水样,外阴及阴道瘙痒难忍,时有灼热样疼痛;伴小便频数、乏力,影响劳动及生活。

3. 辅助检查　行阴道分泌物涂片检查阴道清洁度、淋病奈瑟菌、白念珠菌、阴道毛滴虫、杂菌等。结果为阴道清洁度Ⅲ度,白念珠菌(++),滴虫(+),杂菌(++)。诊断为外阴阴道念珠菌病、滴虫阴道炎、细菌性阴道病。次日查空腹血糖为 5.6 mmol/L,尿糖阴性。

(二)护理诊断

(1)外阴瘙痒、灼热样疼痛、尿频、乏力,阴道分泌物多,与感染有关。

(2)焦虑,与身体不适有关。

(3)知识缺乏。缺乏该疾病预防治疗的相关知识。

(三)护理目标

(1)患者不适症状消失。

(2)患者情绪稳定,积极配合治疗。

(3)患者知晓有关疾病的治疗及预防。

(四)护理措施

1. 健康指导

(1)心理护理。与患者讨论发病因素及治疗原则,积极配合治疗方案。

(2)培养健康的卫生习惯,保持局部清洁。每天用 pH 值为 4 的弱酸性女性护理液作日常保养,用护理液清洗外阴。保持外阴清洁干燥,避免搔抓。

(3)避免交叉感染。勤换内裤,用过的内裤、盆及毛巾均应用开水烫洗,切不可与其他衣物混合洗,避免交叉感染。

2. 用药护理　向患者说明用药的目的与方法,取得配合,按医嘱完成正规疗程。根据患者的具体情况,选择不同的用药途径。需要阴道用药的患者应洗手后戴手套,用食指将药物沿阴道后壁推进达阴道深部。为保证局部作用时间,宜在晚上睡前放置。

3. 性伴侣治疗　约15%的男性与女性接触后患有龟头炎,对有症状的男性应进行检查和治疗,预防女方重复感染。

(五)评价

(1)患者不适症状消失。

(2)患者可知晓有关疾病的治疗及预防。

五、健康宣教

本病易于传播,治疗后也易复发,必须重视预防。

(1)加强卫生宣教,注意个人卫生。

(2)公共浴室应设淋浴,浴盆、浴贴等用具应消毒,公共厕所以蹲式为宜,严格管理好游泳池,有滴虫者必须治疗后方能入池。

(3)患者家属也应作检查,发现有滴虫者,应及时治疗。

(4)妇科检查用具应严格消毒,避免交叉感染。

六、提问

1. 外阴性阴道炎的病因是什么？
2. 外阴性阴道炎的临床表现有哪些？

病例七 慢性宫颈炎

一、查房的目的

通过护理查房，了解慢性宫颈炎的病因、病理，熟悉临床表现、治疗，掌握护理措施。

二、疾病知识回顾

（一）定义

慢性子宫颈炎是妇科疾病中最常见的一种，可能发生于急性子宫颈炎之后，或由于各种原因所致的宫颈裂伤造成宫口变形，经常极易受到外界细菌的感染。

（二）病因

（1）多见于分娩、流产、手术损伤宫颈后，病原体侵入引起感染。病原体主要为葡萄球菌、链球菌、大肠杆菌及厌氧菌。

（2）其次为性传播疾病的病原体，如淋病奈氏菌、沙眼衣原体。卫生不良或雌激素缺乏，局部抗感染能力差，也易引起慢性宫颈炎。

（3）急性子宫颈炎症有转为慢性子宫颈炎的倾向，主要由于子宫颈粘膜皱襞繁多、腺体呈葡萄状，因而病原体侵入腺体深处后极难根治，导致病程反复，迁延数日而成为慢性感染性病灶。正和扁桃体炎、鼻窦炎或龋齿等可引起身体其他部位炎症如关节炎、肌风湿等，而影响身体健康的情况相似。

（三）病理生理

宫颈糜烂：宫颈外口处的宫颈阴道部外观呈细颗粒状的红色区，称为宫颈糜烂。

（四）基本分型

1. 宫颈糜烂

（1）单纯性糜烂。在炎症初期，糜烂面仅为单层柱状上皮所覆盖，表面平坦。

（2）颗粒型糜烂。随后由于腺上皮过度增生并伴有间质增生，糜烂面凹凸不平呈颗粒状。

（3）乳突型糜烂。间质增生显著，表面不平现象更加明显呈乳突状。

根据宫颈糜烂面积大小可将宫颈糜烂分为3度：

①轻度。指糜烂面小于整个宫颈面积的1/3。
②中度。指糜烂面占整个宫颈面积的1/3~2/3。
③重度。指糜烂面占整个宫颈面积的2/3以上。

2. 宫颈肥大　由于慢性炎症的长期刺激，宫颈组织充血、水肿，腺体和间质增生，还可能在腺体深部有黏液潴留形成囊肿，使宫颈呈不同程度肥大，可达正常宫颈的2~3倍，硬度增加，但表面多光滑，有时可见到宫颈腺囊肿突起。

3. 宫颈息肉　宫颈管黏膜增生形成的局部突起病灶称为宫颈息肉，息肉常有蒂自基底部向宫颈外口突出。息肉形成机制不清，可能与局部的慢性炎症刺激有关。

4. 宫颈黏膜炎　病变局限于宫颈管黏膜及黏膜下组织，宫颈阴道部外观光滑，宫颈外口可见有脓性分泌物，有时宫颈管黏膜增生向外突出，可见宫颈口充血、发红。由于宫颈管黏膜及黏膜下组织充血、水肿、炎性细胞浸润和结缔组织增生，可使宫颈肥大。

5. 宫颈腺囊肿　在宫颈糜烂愈合过程中,新生的鳞状上皮覆盖宫颈腺管口或伸入腺管,将腺管口阻塞;腺管周围的结缔组织增生或瘢痕形成压迫腺管,使腺管变窄甚至阻塞,腺体分泌物引流受阻、潴留形成囊肿。

(五)临床表现

1. 白带增多　主要症状为白带增多,有时为慢性子宫颈炎的唯一症状。白带性状依据病原体的种类、炎症的程度而不同,可呈乳白色黏液状、或呈淡黄色脓性,有时分泌物中可带有血丝或少量血液,也可有接触性出血。由于白带的刺激可引起外阴瘙痒。

2. 疼痛　下腹或腰骶部经常出现疼痛,有时疼痛可出现在上腹部、大腿部及髋关节,每于月经期、排便或性生活时加重,尤其当炎症向后沿子宫骶韧带扩展或沿阔韧带底部蔓延,形成慢性子宫旁结缔组织炎,子宫颈主韧带增粗时疼痛更甚。每触及子宫颈时,立即引起髂窝、腰骶部疼,有的患者甚至可引起恶心,影响性生活。

3. 膀胱及肠道症状　慢性子宫颈炎可通过淋巴道播散或直接蔓延波及膀胱三角区或膀胱周围的结缔组织,因而膀胱一有尿液即有尿意,出现尿频或排尿困难症状。

(六)辅助检查

1. 阴道镜检查　采用阴道镜检查,可迅速发现某些无法用肉眼看见的病变。在阴道镜检查中取可疑部位活检,可显著提高活检的准确率。

2. 妇科检查　女性在进行妇科检查时,应重点检查宫颈的大小、外形、质地以及宫颈管粗细,检查是否有接触性出血,同时还应检查外阴、阴道、子宫及宫旁组织等方面的情况。

3. 实验室检查

宫颈刮片细胞学检查　宫颈刮片细胞学检查是妇科宫颈炎的一项常规检查,其好处是简便易行,经济有效,是最重要的辅助检查及防癌普查的初筛方法。

(七)诊断及鉴别诊断

急性阴道炎扩展到子宫颈,还是子宫颈管内膜炎。子宫颈炎性病变局限于颈管内膜者极为罕见,两者的子宫颈外表均极光滑,但后者的子宫颈管外口可见脓性粘液栓,而由急性阴道炎扩展到宫颈发生宫颈炎者,虽阴道炎症明显,但颈管粘液仍清澈透明。

子宫颈糜烂必须与早期宫颈癌相鉴别,后者一般质地较硬、脆,极易出血,而子宫颈糜烂较软、润滑,虽有出血倾向,仅在检查触及后在指套上染有血迹。但大多数早期子宫颈癌在临床上不借助其他诊断方法,不可能与子宫颈糜烂相鉴别。因而凡有子宫颈糜烂者,均应常规作宫颈刮片检查找癌细胞,必要时在阴道镜检查(详妇科疾病诊断学篇)下作活检。

(八)治疗原则

(1)治疗前应先作宫颈刮片,排除早期宫颈癌,以免将早期癌误认为炎症而延误治疗。

(2)局部物理治疗为主,使糜烂面柱状上皮坏死,脱落后,为新生的鳞状上皮覆盖。可用下列方法:电熨、冷冻、激光、光疗治疗等。

(3)手术治疗。久治不愈的宫颈糜烂或宫颈刮片怀疑癌者,可作宫颈锥切。

(4)宫颈息肉的治疗。摘除息肉并送病理检查,创面用10%硝酸银溶液涂沫。电灼或冷冻止血。

(5)宫颈纳氏囊肿。局部消毒后,用针刺破囊肿,挤出内容物,后用电熨、冷冻、激光、光热治疗处理创面。

(6)用药原则。

①糜烂面较小和炎症浸润较浅的病例,过去用硝酸银腐蚀,但现较少用。

②物理疗法是目前治疗宫颈糜烂疗效较好,疗程最短的方法,一般只需治疗一次即可治愈,故临床上最常选用。

③对久治不愈的宫颈糜烂或宫颈刮片怀疑为癌者,可作宫颈锥切。

三、病例介绍

(一)典型病例

王某,女,28岁,已婚。2年前经阴道自然分娩一女婴,体重4500g,现体健。1年前曾行人工流产吸宫术。半月前例行体检时发现宫颈糜烂,故来院就诊。自述除阴道分泌物增多外,余无不适。妇科检查:外阴发育正常,阴道黏膜润软、通畅;宫颈肥大,有陈旧性裂伤,宫颈2/3面积糜烂,为颗粒型;宫体正常大,活动良好,硬度正常,无压痛。双附件区未触及包块及肿物,分泌物乳白色黏液状。白带检查结果为pH5.5,白细胞(+),清洁度(++),上皮细胞(+),余无异常。阴超示子宫前位,宫体大小43mm×38mm×27mm;形态规则,轮廓清楚,实质回声均匀,双侧卵巢未见异常回声,双附件未见异常回声,提示子宫及附件未见明显异常。阴道镜见鳞柱交界位于宫颈口,宫颈糜烂面涂3%醋酸后,醋酸白色上皮灰白色,边界清。宫颈表面部分区域涂碘呈芥末黄改变。初步诊断为宫颈Ⅱ度糜烂、颗粒型;宫颈肥大;宫颈陈旧性裂伤。患者15岁初潮,月经周期为7/32天,量中,无痛经。予宫颈细胞学检查,结果为良性上皮细胞改变。在除外宫颈上皮内瘤变(CIN)和早期宫颈癌之后,行激光治疗。

(二)患者的阳性症状体征

1. 症状　阴道分泌物增多。

2. 体征　宫颈肥大,有陈旧性裂伤,宫颈2/3面积糜烂,为颗粒型。

3. 实验室检查　白带检查结果为pH5.5,白细胞(+),清洁度(++),上皮细胞(+)。阴超示子宫前位,宫体大小43mm×38mm×27mm;形态规则,轮廓清楚,实质回声均匀,双侧卵巢未见异常回声,双附件未见异常回声,提示子宫及附件未见明显异常。

四、护理

(一)护理评估

1. 一般情况　2年前经阴道自然分娩一女婴,体重4500g,现体健。1年前曾行人工流产吸宫术。半月前例行体检时发现宫颈糜烂。

2. 治疗情况　激光治疗。

(二)护理诊断

1. 阴道分泌物增多　与宫颈糜烂有关。

2. 焦虑　与担心疾病对健康、生活、生育的影响有关。

3. 疾病知识缺乏　与不了解该疾病相关。

(三)护理目标

(1)积极治疗原发病,消除症状。

(2)缓解病人焦虑,使患者了解疾病相关知识。

(3)指导病人日常生活中应注意的问题。

(四)护理措施

1. 一般护理　加强会阴部护理,保持外阴清洁干燥,减少局部摩擦。

2. 说明物理治疗注意事项

(1)临床常用的物理治疗方法有激光治疗、冷冻治疗、红外线凝结疗法及微波疗法。其原理都是将宫颈糜烂面的单层柱状上皮破坏,结痂脱落后新的鳞状上皮覆盖创面,为期3~4周,病变较深者,需6~8周,宫颈恢复光滑外观。

(2)接受物理治疗的患者应注意 治疗前应做常规宫颈刮片行细胞学检查;有急性生殖器炎症者列为禁忌;治疗时间选择在月经干净后3~7天内进行;术后应每日清洗外阴2次,保持外阴清洁,在创面尚未愈合期(4~8周)禁盆浴、性交和阴道冲洗;患者术后均有阴道分泌物增多,在宫颈创面痂皮脱落前,阴道有大量黄水流出,在术后1~2周脱痂时可有少量血水或少许流血,如出血量多者需急诊处理,局部用止血粉或压迫止血,必要时加用抗生素;一般与两次月经干净后3~7天复查,了解创面愈合情况,同时观察有无宫颈狭窄。未痊愈者可择期行第二次治疗。

3. 指导妇科体检 指导妇女定期接受妇科检查,及时发现有症状的宫颈炎,并予以积极治疗。治疗前常规行宫颈刮片细胞学检查,以除外癌变可能。

4. 随访症状持续存在者 治疗后症状持续存在者,应告知患者随诊。对其全面评估,分析原因,调整治疗方案。

5. 采取预防措施 ①积极治疗急性宫颈炎;②定期做妇科检查,发现急性宫颈炎症者及时治疗并力争痊愈;③提高助产技术,避免分娩时或器械损伤宫颈;④产后发现宫颈裂伤者应及时正确缝合。

(五)评价

患者解除对疾病的顾虑,并知晓日常生活注意事项,知晓定期随诊。

五、健康宣教

(1)饮食宜清淡,不食羊肉、虾、蟹、鳗鱼、咸鱼、黑鱼等发物。

(2)多食瘦肉、鸡肉、鸡蛋、鹌鹑蛋、鲫鱼、甲鱼、白鱼、白菜、芦笋、芹菜、菠菜、黄瓜、冬瓜、香菇、豆腐、海带、紫菜、水果等。

(3)可以适当吃一些滋阴的食物,补气补血的药物。

(4)蛋白质是抗体的重要组成成分,如摄入不足,则机体抵抗力降低。术后半个月之内,蛋白质每公斤体重应给1.5~2g,每日量约100~150g。因此,可多吃些鸡肉、猪瘦肉、蛋类、奶类和豆类、豆类制品等。

(5)在正常饮食的基础上,适当限制脂肪。术后一星期内脂肪控制在每日80g左右。月经紊乱者,忌食刺激性食品,如辣椒、酒、醋、胡椒、姜等,这类食品均能刺激性器官充血,增加月经量,也忌食螃蟹、田螺、河蚌等寒性食物。

(6)宫颈糜烂术后,由于身体较虚弱,常易出汗。因此补充水分应少量多次,减少水分蒸发量;汗液中排出水溶性维生素较多,尤其是维生素C、维生素B_1、维生素B_2,因此,应多吃新鲜蔬菜、水果。如此,也有利于防止便秘。

(7)不可吃辛辣或有刺激性的食物,因为会加重盆腔充血、炎症,或造成子宫肌肉过度收缩,而使症状加重,如辣椒、胡椒、大蒜、葱、姜、韭菜、鸡汤、榴梿、桂圆、红枣、阿胶、蜂王浆等热性、凝血性和含激素成分的食品也要少吃。

六、提问

1. 慢性宫颈炎的病因有哪些?
2. 慢性宫颈炎有哪些临床表现?

病例八 盆腔炎

一、查房的目的
通过护理查房,了解盆腔炎的病因、临床表现、治疗,掌握护理措施。

二、疾病知识回顾

(一)定义
盆腔炎是指女性生殖道的一组感染性疾病,主要包括子宫内膜炎、输卵管炎、输卵管卵巢脓肿、盆腔腹膜炎。炎症可局限于一个部位,也可同时累及几个部位,最常见的是输卵管炎及输卵管卵巢炎,单纯的子宫内膜炎或卵巢炎很少见。盆腔炎多发生在性活跃期、有月经的妇女,初潮前、绝经后或未婚者很少发生盆腔炎,若发生盆腔炎也往往是邻近器官炎症的扩散。盆腔炎有急性和慢性两类。

(二)病因
1. 产后或流产后感染　娩后或流产后产道损伤、组织残留于宫腔内,或手术无菌操作不严格,均可发生急性盆腔炎。
2. 宫腔内手术操作后感染　如刮宫术、输卵管通液术、子宫输卵管造影术、子宫镜检查等,由于手术消毒不严格引起感染或术前适应证选择不当引起炎症发作并扩散。
3. 月经期卫生不良
4. 感染性传播疾病
5. 邻近器官炎症蔓延

(三)临床表现
1. 急性盆腔炎的症状特点　起病急,病情重,可出现下腹疼痛,发烧,寒战,头痛,食欲不振,检查时发现病人呈急性病容,体温高,心率快,下腹部有肌紧张,压痛及反跳痛,盆腔检查:阴道有大量的脓性分泌物,穹窿有明显触痛,子宫及双附件有压痛,反跳痛,或一侧附件增厚。
2. 慢性盆腔炎的症状特点　起病慢,病程长,全身症状多不明显,可有低热,易感疲乏,伴下腹坠腰痛等,检查时发现:子宫常呈后位,活动受限,或粘连固定。
3. 症状　全身症状多不明显,有时可有低热,易感疲乏,病程时间较长者,部分患者可有神经衰弱症状,如精神不振,周身不适,失眠等,当患者抵抗力差时,易有急性或亚急性发作;慢性炎症形成的瘢痕粘连以及盆腔充血,可引起下腹部坠胀、疼痛及腰骶部酸痛,常在劳累、性交后及月经前后加剧;由于盆腔瘀血,患者可有月经增多,卵巢功能损害时可有月经失调,输卵管粘连阻塞时可致不孕。
4. 体征　子宫常呈后位,活动受限或粘连固定,若为输卵管炎,则在子宫一侧或两侧触到增粗的输卵管,呈索条状,并有轻度压痛,若为输卵管积水或输卵管卵巢囊肿,则在盆腔一侧或两侧摸到囊性肿物,活动多受限,若为盆腔结缔组织炎时,子宫一侧或两侧有片状增厚,压痛,宫骶韧带增粗,变硬,有压痛。

(四)治疗要点
1. 一般治疗　解除患者思想顾虑,增强治疗的信心,增加营养,锻炼身体,注意劳逸结合,提高机体抵抗力。
2. 中药治疗　慢性盆腔炎以湿热型居多,治则以清热利湿,活血化瘀为主。
3. 物理疗法　温热的良性刺激可促进盆腔局部血液循环,改善组织的营养状态,提高新陈代谢,以利炎症的吸收和消退,常用的有短波、超短波、离子透入(可加入各种药物如青霉素、链霉素等)、蜡疗等。

4. 其他药物治疗 在用抗炎药物时,也可同时采用α-糜蛋白酶5mg或透明质酸酶1500U,肌肉注射,隔日1次,5~10次为一疗程,以利粘连和炎症的吸收,个别患者局部或全身出现过敏反应时应停药,在某些情况下,抗生素与地塞米松同时应用,口服地塞米松0.75mg,每日3次,停药时注意逐渐减量。

5. 手术治疗 有肿块如输卵管积水或输卵管卵巢囊肿可行手术治疗;存在小的感染灶,反复引起炎症发作者亦宜手术治疗,手术以彻底治愈为原则,避免遗留病灶再有复发的机会,行单侧附件切除术或子宫全切除术加双侧附件切除术,对年轻妇女应尽量保留卵巢功能,慢性盆腔炎单一疗法效果较差,采用综合治疗为宜。

三、病例介绍

(一)典型病例

患者,女,30岁,间歇性下腹痛1年、加重10天。收住入院。患者无明显诱因于10天前出现下腹痛,持续性,伴坠胀感及发热,自服抗感染药和退热药,自觉热退,但腹痛不缓解,伴恶心,无呕吐。3年前曾行药物流产3次,最后一次流产后有高热史,其后开始有间歇性下腹痛。妇科检查:下腹部有压痛,局限于左下腹,阴道中等量豆渣样分泌物,子宫有压痛,宫颈正常大小,子宫后倾,正常大小,左附件区触及包块如儿头大小,与子宫粘连,有触痛,活动受限。B超示盆腔积液2.1cm。诊断为盆腔炎。遵医嘱经抗炎、补液、下腹部超短波理疗、中药保留灌肠后,腹痛缓解,B超复查积液消失,继续中药治疗。

(二)患者的阳性症状体征

1. 症状 间歇性下腹痛,伴坠胀、恶心、发热。
2. 查体 妇科检查下腹部有压痛,阴道中等量豆渣样分泌物,子宫有压痛,宫颈正常大小,子宫后倾,正常大小,左附件区触及包块如儿头大小,与子宫粘连,有触痛,活动受限。B超示盆腔积液2.1cm。

四、护理

(一)护理评估

1. 一般情况 患者3年前曾行药物流产3次,最后一次流产后有高热史,其后开始有间歇性下腹痛,伴坠胀、恶心、发热。
2. 专科情况 科检查下腹部有压痛,阴道中等量豆渣样分泌物,子宫有压痛,左附件区触及包块如儿头大小,与子宫粘连,有触痛,活动受限。B超示盆腔积液2.1cm。

(二)护理诊断

1. 腹痛、发热、阴道分泌物增多 与盆腔炎症有关。
2. 焦虑 与身体不适及担心疾病预后有关。
3. 知识缺乏 对疾病相关知识了解不足。

(三)护理目标

(1)积极治疗原发病,消除症状。
(2)缓解患者焦虑,积极配合治疗。
(3)使患者了解疾病相关知识。

(四)护理措施

(1)根据病原体特点,遵医嘱给予高效抗生素治疗。应做到及时治疗、彻底治愈,防止转为慢性盆腔炎。

(2)做好经期、孕期和产褥期的卫生宣教。指导性生活卫生,减少性传播疾病,经期禁止性交。

(3)卧床休息,提倡半卧位,有利于脓液积聚于子宫直肠陷凹使炎症局限。

(4)给予高热量、高蛋白、高维生素饮食,并遵医嘱纠正电解质紊乱和酸碱平衡。

(5)高热时给予物理降温。

(6)心理护理。关心患者,耐心听其诉说,尽可能满足需求,解除思想顾虑,增强对治疗的信心。和患者及家属共同探讨适合个人的治疗方案,取得家人的理解和帮助,减轻心理压力。

(7)预防后遗症。

①物理治疗。能促进盆腔局部血液循环,改善组织营养状态,提高新陈代谢,有利于炎症的吸收和消退,常用有激光、短波等。

②中药治疗。结合患者特点,通过清热利湿、活血化瘀或温经散寒、行气活血达到治疗目的。

(五)评价

(1)患者病情得到有效控制,症状消失。

(2)患者无焦虑情绪,积极配合治疗。

(3)患者了解相关疾病知识。

五、健康宣教

(1)注意个人卫生,加强经期,产后,流产后的个人卫生,勤换内裤及卫生巾,避免受风寒,不宜过度劳累。

(2)多吃清淡的食物,饮食应清淡食物为主,多食有营养的食物如:鸡蛋,豆腐,赤豆,菠菜等,忌食生,冷和刺激性的食物。

(3)经期避免性生活,月经期忌房事,以免感染,月经垫要注意清洁卫生,最好用消毒卫生纸。

(4)喝水 盆腔炎容易导致身体发热,所以要注意多喝水以降低体温。

(5)避免不必要的妇科检查,以免扩大感染,引起炎症扩散。

(6)医务人员需严守无菌操作 医务人员在分娩,流产宫腔手术操作时应严密消毒,严格遵守无菌操作规程,以免发生感染而引发盆腔炎,为预防起见,手术后应适当服用抗生素预防感染。

六、提问

1. 盆腔炎的临床表现有哪些?
2. 盆腔炎有哪些护理措施?

病例九 子宫内膜异位症

一、查房的目的

通过护理查房,了解子宫内膜异位症的病因、发病机制,熟悉临床表现、治疗,掌握护理。

二、疾病知识回顾

(一)定义

子宫内膜异位症是指内膜细胞种植在不正常的位置而形成的一种女性常见妇科疾病。内膜细胞本该生长在子宫腔内,但由于子宫腔通过输卵管与盆腔相通,因此使得内膜细胞可经由输卵管进入盆腔异位生长。目前对此病发病的机理有多种说法,其中被普遍认可的是子宫内膜种植学说。

此外，子宫内膜异位症的发生还与机体的免疫功能、遗传因素、环境因素有关。

正常情况下，子宫内膜覆盖于子宫体腔面，如因某种因素，使子宫内膜在身体其他部位生长，即可成为子宫内膜异位症，这种异位的内膜在组织学上不但有内膜的腺体，且有内膜间质围绕；在功能上随雌激素水平而有明显变化，即随月经周期而变化，但仅有部分受孕激素影响，能产生少量"月经"而引起种种临床现象。患者如受孕，异位内膜可有蜕膜样改变。这种异位内膜虽在其他组织或器官内生长，但有别于恶性肿瘤的浸润，本病发生的高峰在30~40岁。

(二)病因及发病机制

目前对此病发病的机理有多种说法，其中被普遍认可的是子宫内膜种植学说。此外，子宫内膜异位症的发生还与机体的免疫功能、遗传因素、环境因素有关。

1. 种植学说　经血逆流，内膜种植。月经期，经血从宫口、阴道排出人体外是顺流而下，但是有小部分经血或因其他原因夹杂着脱落的子宫内膜碎片，由输卵管道流进入腹腔，种植在盆腔脏器的表层形成子宫内膜异位病灶，这是主要原因。

2. 化生内膜　浆膜上皮，化生内膜。人体在胚胎发育时期，卵巢表面上皮、腹膜、阴道直肠膈、脐部均由体腔上皮化生而来，这些组织在性腺激素、炎症、机械因素的刺激下能够转化，形成另一种组织，同样可以化生为子宫内膜，因为不在宫腔，就成了异位的内膜。

3. 良性转移　血液、淋巴良性转移。这是一种较为罕见的发病原因。出现在肺部、脑膜、心包、四肢及其他远端的子宫内膜异位症，是通过血液循环或淋巴系统将子宫内膜碎屑转移停留在某脏器或组织上而发病。

4. 医源性的内膜移植　这是一种人为造成的使子宫内膜移植到某些部位，多见于剖宫产术，早期中期妊娠行刮宫术，分娩时行会阴侧切术，人工流产术等过程中，因宫腔血液中含有内膜而被种植于腹腔、腹壁、会阴等处。

5. 免疫防御功能缺陷　随经血逆流至腹腔的子宫内膜，如同一种异物，会激活身体内的免疫系统，动员出大量的免疫细胞及体液围歼消除，假如体内免疫功能缺陷，就会发展成为子宫内膜异位症。

6. 内分泌功能失调　异位的子宫内膜，无论来源如何，其生长变化均与卵巢内分泌有关，雌激素能促进生长，孕激素能使其抑制，临床发现大多数患者，孕激素缺乏，因此助长了本病的发生发展。

7. 遗传与体质的因素　临床观察发现，有家族病史的人患此病居多。体质因素中如肥胖、超重、身长过高等亦有一定关系。

(三)临床表现

1. 痛经和慢性盆腔炎　痛经是子宫内膜异位症最典型的症状，其特点是继发性痛经且进行性加重；典型的痛经常与经前1~2天开始，经期第1天最重，以后逐渐减轻并持续至整个月经期。

2. 月经异常　可以表现为月经过多或者周期紊乱。造成月经异常多数与子宫内膜异位症影响卵巢功能有关。子宫内膜异位症患者可以发生卵巢功能失调，如排卵异常等。

3. 不孕　子宫内膜异位症患者常伴有不孕。患者中40%~50%出现不孕。原因：子宫内膜异位症常可引起输卵管周围粘连影响卵母细胞捡拾；或因卵巢病变影响排卵。

4. 性交疼痛　子宫直肠窝、阴道直肠隔的子宫内膜异位症可以引起性交痛(深部触痛)，经期排便次数增加、疼痛(里急后重)。

5. 其他　膀胱刺激征：子宫内膜异位至膀胱者，出现有周期性尿频、尿痛、血尿。腹壁瘢痕及脐部的子宫内膜异位症则出现周期性局部肿块及疼痛。

（四）实验室检查卵巢癌相关抗原（CA125）值测定

中、重度子宫内膜异位症病人血清CA125值可能升高，定期测定CA125值可用于疗效观察或追踪随访。但因作为一种肿瘤相关抗原，其敏感性和特异性均有限，因此不能单独依靠测定CA125值鉴别子宫内膜异位症和卵巢癌的诊断。

（五）影像学检查

1. B型超声检查　B型超声检查可确定囊肿的位置、大小、形状及发现妇科检查时未触及的包块。

2. 腹腔镜检查　借助腹腔镜直接窥视盆腔，见到异位病灶或对可见病灶进行活检确定诊断，并可根据镜检的情况决定盆腔子宫内膜异位症的临床分期及确定治疗方案。

3. X线检查　可行单独盆腔充气造影、子宫输卵管碘油造影协助诊断盆腔子宫内膜异位症。

4. 磁共振成像（MRI）　MRI可多平面直接成像，直观了解病变的范围、起源和侵犯的结构，可对病变进行正确的定位，对软组织的显示能力增强。

（六）诊断

根据本病的特点，凡在生育年龄的妇女有进行性加剧的痛经或伴不孕史，妇科检查可扪及盆腔内有不活动包块或痛性结节者，一般即可初步诊断为盆腔子宫内膜异位症。病情稍复杂者可进一步借助上述实验室检查及特殊检查方法进行诊断，一般诊断并不困难，但在诊断的过程一定要详细询问病史，认真进行妇科检查，综合分析病情，以得出正确的诊断。

（七）治疗要点

1. 药物治疗

（1）假孕疗法。是用强力的孕激素避孕药物，以更大的剂量不间断地长期服用，使得月经停止来潮，子宫内膜及异位的子宫内膜在药物作用下发生类似妊娠的反应，所以又叫假孕疗法。口服的主要有安宫黄体酮、普维拉、内美通等，肌注的有己酸孕酮。这种疗法至少要持续六个月，才可以使异位内膜停止活动，最后发生萎缩，从而产生疗效。

（2）假绝经疗法。20世纪70~80年代，国外主要是使用一种叫丹那唑的药物，它是一种雄激素的衍生物，效果较好，我国目前也正在使用，但它有比较大的副作用。从20世纪80年代开始，国外则广泛使用一种叫戈舍瑞林的药物，它主要是能非常强烈地抑制卵巢的功能，使其几乎完全失去作用，从而达到治疗目的，而且由于这种药物是一种长效缓释制剂，只需一个月皮下注射一次，非常方便。这类药物能使子宫内膜产生类似绝经妇女的萎缩现象，故称假绝经疗法。

2. 手术疗法

适用于药物治疗后症状不缓解、局部症状加重或未能怀孕者。目前认为以腹腔镜确诊、手术联合药物治疗是治疗子宫内膜异位症的金标准。

三、病例介绍

（一）典型病例

患者，女，34岁，10年前开始出现痛经，且逐渐加重。8年前行B超检查，见右侧卵巢有一直径约2.5cm囊肿，诊断为子宫内膜瘤，遂行腹腔镜下子宫内膜瘤切除术，术后予达那唑治疗。1年后，患者左侧发生严重疼痛，检查示左侧卵巢和膀胱子宫内膜异位症，再次行腹腔镜手术。术后予亮丙瑞林（利普安）治疗。因意愿妊娠而未果，行腹腔镜下卵巢子宫内膜瘤切除术和人工辅助生育治疗，足月顺产一男婴，哺乳期间疼痛得到缓解。1年后，疼痛再次开始。经与医护人员和家人的详细讨论,患者提出接受根治性手术的要求。遂行腹腔镜辅助下阴式子宫切除术,并同时切除了剩余的卵巢和输卵管。手术后接受激素替代治疗。目前情况良好,疼痛轻微,不再影响生活和工作。

(二)患者的阳性症状体征

痛经,且逐渐加重;实验室检查示:左侧卵巢和膀胱子宫内膜异位症复发。

四、护理

(一)护理评估

1. 病史　8年前行腹腔镜下子宫内膜瘤切除术,术后1年,左侧卵巢和膀胱子宫内膜异位症,再次行腹腔镜手术。术后予亮丙瑞林(利普安)治疗。因意愿妊娠而未果,行腹腔镜下卵巢子宫内膜瘤切除术和人工辅助生育治疗,足月顺产一男婴,疼痛再次开始。患者提出接受根治性手术的要求。遂行腹腔镜辅助下阴式子宫切除术,并同时切除了剩余的卵巢和输卵管。手术接受激素替代治疗。

(二)护理诊断

1. 疼痛　与子宫内膜移位有关。
2. 焦虑　与担心预后有关。
3. 知识缺乏　与对疾病相关知识了解不足有关。

(三)护理目标

缓解患者疼痛,缓解焦虑,使其避免心理压力过大,了解相关疾病知识。

(四)护理措施

1. 心理护理　理解尊重患者,耐心解答患者提出的问题,缓解其压力。告知患者和家属子宫内膜异位症是良性病变,手术和药物治疗都不会影响健康,并且对缓解痛经有明显作用,让患者消除顾虑,积极配合治疗。

2. 腹腔镜手术患者的护理

(1)术前护理。全面评估患者情况,核实手术适应证并准备用物;向患者讲解手术目的、注意事项,消除患者的顾虑;按医嘱认真完成各项术前准备。

(2)术中护理。患者排空膀胱,取膀胱截石位;术中密切观察生命体征变化,发现异常及时与医生联系并配合处理。

(3)术后护理。根据手术需要拔除尿管;密切观察患者生命体征;术后24小时内,遵医嘱给予各种止痛药物以缓解患者的不适;注意观察伤口情况,鼓励及时下床活动,以尽快排除腹腔气体,一般术后第一天可进半流食,术后第二天肠蠕动恢复后可进普食;行全子宫切除术者,术后3个月内禁止性生活、盆浴;遵医嘱使用抗生素。

3. 健康教育　术后6周复查,经期不做盆腔检查。

4. 补充药物治疗的患者,需在门诊定期随访。检测月经的改变、有无雌激素低落而引起的身体改变等情况,如有异常,及时与医生联系,以便及时修正治疗方案。并告知患者随访的目的、意义和随访时间,取得配合。向患者讲解药理知识,使其了解药物的治疗作用,明确使用剂量、服用时间、方法、不良反应及应对措施。使患者了解到任何时候出现不适或异常症状,均需及时随诊。

(五)评价

(1)患者积极配合治疗,接受治疗。
(2)患者心理压力缓解,并适应术后生活。
(3)患者了解相关疾病知识,并按要求定期随访。

五、健康宣教

（1）避免在临近月经期进行不必要的，重复的或过于粗暴的妇科双合诊，以免将子宫内膜挤入输卵管，引起腹腔种植。

（2）妇科手术尽量避免接近经期施行，必须进行时，术中操作要轻柔，避免用力挤压宫体，否则有可能将内膜挤入输卵管，腹腔。

（3）及时矫正过度后屈子宫及宫颈管狭窄，使经血引流通畅，避免淤滞，引起倒流。

六、提问

1. 什么是子宫内膜异位症？
2. 子宫内膜异位症的临床表现是什么？

病例十 子宫脱垂

一、查房的目的

通过护理查房，了解子宫脱垂的病因、临床表现，熟悉治疗要点、掌握护理措施。

二、疾病知识回顾

（一）定义

子宫从正常位置沿阴道下降，宫颈外口达坐骨棘水平以下，甚至子宫全部脱出于阴道口以外，称为子宫脱垂，子宫脱垂常合并有阴道前壁和后壁膨出。

（二）病因

分娩造成宫颈、宫颈主韧带与子宫骶韧带的损伤及分娩后支持组织未能恢复正常为主要原因。此外，产褥期产妇多喜仰卧，且易并发慢性尿潴留，子宫易成后位，子宫轴与阴道轴方向一致，遇腹压增加时，子宫即沿阴道方向下降而发生脱垂。产后习惯蹲式劳动（如洗尿布、洗菜等），都可使腹压增加，促使子宫脱垂。未产妇发生子宫脱垂者，系因生殖器官支持组织发育不良所致。

（三）临床表现

患者自觉腹部下坠，腰酸、走路及下蹲时更明显，严重时脱出的块物不能还纳，影响行动。子宫颈因长期暴露在外而发生黏膜表面增厚、角化或发生糜烂、溃疡。患者白带增多，并有时呈脓样或带血，有的发生月经紊乱，经血过多。子宫脱垂为子宫沿阴道向下移位，根据脱垂的程度可分为3度

1. Ⅰ度　子宫脱垂无需治疗，注意休息即可恢复。
2. Ⅱ度　指子宫颈已脱出阴道口之外，而子宫体或部分子宫体仍在阴道内。但因包括范围过大，轻者仅宫颈脱出阴道口外，重者可因宫颈延长，以致延长的宫颈及阴道壁全部脱出阴道口外。

Ⅱ度子宫脱垂又分轻、重两型。①轻Ⅱ度：子宫颈及部分阴道前壁翻脱出阴道口外；②重Ⅱ度：宫颈与部分宫体以及阴道前壁大部或全部均翻脱出阴道口外。

3. Ⅲ度　指整个子宫体与宫颈以及全部阴道前壁及部分阴道后壁均翻脱出阴道口外。

（四）辅助检查及诊断

（1）嘱患者不解小便，取膀胱截石术位。检查时先让病人咳嗽或屏气以增加腹压，观察有无尿液自尿道口溢出，以判明是否有张力性尿失禁，然后排空膀胱，进行妇科检查。

（2）首先注意在不用力情况下，阴道壁脱垂及子宫脱垂的情况。并注意外阴情况及会阴破裂程度。

（3）阴道窥器观察阴道壁及宫颈有无溃烂，有无子宫直肠窝疝。内诊时应注意两侧肛提肌情

况,确定肛提肌裂隙宽度,宫颈位置,然后明确子宫大小,在盆腔中的位置及附件有无炎症或肿瘤。

(4)最后嘱患者运用腹压,必要时可取蹲位,使子宫脱出再进行扪诊,以确定子宫脱垂的程度。因手术后对再次阴道分娩有一定影响,故手术仅适用于严重病例及不再生育的妇女。

(五)治疗要点

1. 非手术治疗

(1)子宫托及其作用。子宫托很早就被用来治疗子宫脱垂。能使患者自行掌握,但重症子宫脱垂及阴道过度松弛者不宜用托。

(2)托号选择以稍大于生殖(耻骨尾骨肌)裂隙为宜,一般裂隙横径以4cm最多,故多采用中号子宫托。经过一段时间,耻骨尾骨肌逐渐恢复其弹力,脱出部复位后组织水肿消失,重量减轻,子宫即可不再脱出。

(3)使用时间。一般晨起劳动前放托,晚间取出,洗净。月经期最好不用。塑料托表面光滑,遇酸碱不易变质,对组织刺激性小。上托后,症状即消失,可参加各项劳动而无痛苦。

2. 手术治疗　凡非手术治疗无效或Ⅱ度、Ⅲ度子宫脱垂者均可根据患者年龄、全身状况及生育要求等采取手术治疗。

三、病例介绍

(一)典型病例

患者,女,61岁,已婚,2年前发现外阴有肿物自阴道脱出,常于站立及行走后加重,休息后无好转。有外阴异物感,无其他不适,未予特殊处理。1月前出现下坠感及腰背部疼痛,随来院就诊,门诊以"慢性宫颈炎,子宫脱垂Ⅲ度"收住。予宫颈刮片、宫颈活检及B超检查均无明显异常,建议手术治疗。患者产2子1女,人流1胎,8年前取环。完善各项检查,排除手术禁忌,行阴式全子宫切除术+左输卵管切除术+阴道前后壁修补术。术后给予心电监护,予以补液、抗炎药物静滴。术后病理提示老年性萎缩性子宫内膜、慢性宫颈炎、左侧输卵管炎。患者无不适主诉,大小便正常,体温正常,阴道无血性分泌物流出。

(二)患者阳性体征

外阴异物感、下坠感及腰背部疼痛。子宫颈刮片、宫颈活检及B超检查均无明显异常。

四、护理

(一)护理评估

外阴异物感、下坠感及腰背部疼痛。发病以来精神、食欲、睡眠尚好,大便正常,白带不多,无异味,体力有所下降,体重无明显改变。

(二)护理诊断

1.焦虑　与长期子宫脱出影响正常生活及不能预料手术结果有关。

2.慢性疼痛　与子宫脱出牵拉韧带、宫颈有关。

(三)护理目标

(1)患者能表达焦虑的原因,并能有效应对,焦虑程度减轻。

(2)减轻病人痛苦,疼痛消失。

(四)护理措施

1. 心理护理　向患者讲解子宫脱垂的疾病知识和预后,注意保持心情舒畅,减少精神负担,排除紧张、焦虑、恐惧的心情。同时做好家属工作,让家属理解患者,协助患者早日康复。

2. 做好术前准备　术前给予阴道冲洗,并勤换内裤。因子宫颈无感觉,易导致患者局部烫伤,所以应特别注意冲洗液的温度,一般在41℃~43℃为宜。冲洗后戴上无菌手套将脱垂的子宫还纳与阴道内,让患者平卧半小时。积极治疗局部炎症,按医嘱使用抗生素及局部涂含雌激素的软膏。

3. 术后护理　术后卧床休息 7~10 天;留置尿管 10~14 天;避免增加腹压的动作,如蹲、咳嗽等;术后用缓泻剂预防便秘;每日行外阴擦洗,注意观察阴道分泌物特点;应用抗生素预防感染。

4. 出院指导　术后一般休息 3 个月,半年内避免参加重体力劳动,禁止盆浴及性生活。术后 2 个月复查伤口愈合情况,3 个月再次复查,医生确认完全恢复后方可有性生活。

(五)评价

(1)患者能说出减轻焦虑的措施,并积极应用。

(2)病人自诉疼痛消失。

五、健康宣教

(1) 注意卧床休息,睡时宜垫高臀部或脚部,抬高二块砖的高度。

(2)产后不过早下床活动,特别不能过早地参加重体力劳动。

(3)避免长期站立或下蹲、屏气等增加腹压的动作。

(4)保持大小便的通畅。

(5)及时治疗慢性气管炎、腹泻等增加腹压的疾病。

(6)哺乳期不应超过两年,以免子宫及其支持组织萎缩。

(7)适当进行身体锻炼,提高身体素质。

(8)增加营养,多食有补气、补肾作用的食品,如鸡、山药、扁豆、莲子、芡实、泥鳅、淡菜、韭菜、大枣等。

(9)节制房事。

六、提问

1. 引起子宫脱垂的病因有哪些?

2. 子宫脱垂患者一般如何使用子宫托?

3. 当子宫脱垂患者第一次使用子宫托时,护士应给予哪些具体的指导?

病例十一　子宫肌瘤

一、查房的目的

通过护理查房,了解子宫肌瘤的病因、临床表现、治疗,掌握护理措施。

二、疾病知识回顾

(一)定义

子宫肌瘤是女性生殖器官中最常见的良性肿瘤,多见于育龄妇女。

(二)病因

有关子宫肌瘤的病因迄今仍不十分清楚,可能涉及正常肌层的细胞突变、性激素及局部生长因子间的较为复杂的相互作用。根据大量临床观察和实验结果表明子宫肌瘤是一种激素依赖性肿瘤。雌激素是促使肌瘤生长的主要因素,还有学者认为生长激素(GH)与肌瘤生长亦有关,GH 能协同雌激素促进有丝分裂而促进肌瘤生长,并推测人胎盘催乳素(HPL)也能协同雌激素促有丝分裂作用,认为妊娠期子宫肌瘤生长加速除与妊娠期高激素环境有关外,可能 HPL 也参加了作用。

此外卵巢功能、激素代谢均受高级神经中枢的控制调节,故神经中枢活动对肌瘤的发病也可能起重要作用。因子宫肌瘤多见于育龄、丧偶及性生活不协调的妇女。长期性生活失调而引起盆腔慢性充血也可能是诱发子宫肌瘤的原因之一。

(三)临床表现

多数患者无症状,仅在体检时偶尔发现。常见症状有:

1. 子宫出血　为子宫肌瘤最主要的症状,出现于半数以上的患者。其中以周期性出血为多,可表现为月经量增多、经期延长或周期缩短。亦可表现为不具有月经周期性的不规则阴道流血。子宫出血以黏膜下肌瘤及肌壁间肌瘤较多见,而浆膜下肌瘤很少引起子宫出血。

2. 腹部包块　肌瘤逐渐生长,当其使子宫增大超过3个月妊娠子宫大小或为位于宫底部的较大浆膜下肌瘤时,常能在腹部扪到包块,清晨膀胱充盈时更为明显。

3. 疼痛　一般情况下子宫肌瘤不引起疼痛,但不少患者可诉有下腹坠胀感、腰背酸痛。当浆膜下肌瘤发生蒂扭转或子宫肌瘤发生红色变性时可产生急性腹痛,肌瘤合并子宫内膜异位症或子宫腺肌症者亦不少见,则可有痛经。

4. 白带增多　子宫腔增大,子宫内膜腺体增多,加之盆腔充血,可使白带增加。子宫或宫颈的黏膜下肌瘤发生溃疡、感染、坏死时,则产生血性或脓性白带。

5. 不孕与流产　有些子宫肌瘤患者伴不孕或易发生流产,对受孕及妊娠结局的影响可能与肌瘤的生长部位、大小及数目有关。巨大子宫肌瘤可引起宫腔变形,妨碍孕囊着床及胚胎生长发育;肌瘤压迫输卵管可导致管腔不通畅;黏膜下肌瘤可阻碍孕囊着床或影响精子进入宫腔。肌瘤患者自然流产率高于正常人群,其比约4:1。

6. 贫血　由于长期月经过多或不规则阴道流血可引起失血性贫血,较严重的贫血多见于黏膜下肌瘤患者。

7. 其他　极少数子宫肌瘤患者可产生红细胞增多症,低血糖,一般认为与肿瘤产生异位激素有关。

(四)相关检查

1. 超声检查　为目前最为常用的辅助诊断方法。它可显示子宫增大,形状不规则,肌瘤数目、部位、大小及肌瘤内部是否均匀或液化、囊变等。超声检查既有助于诊断子宫肌瘤,并为区别肌瘤是否有变性提供参考,又有助于与卵巢肿瘤或其他盆腔肿块鉴别。

2. 诊断性刮宫　通过宫腔探针探测子宫腔大小及方向,感觉宫腔形态,了解宫腔内有无肿块及其所在部位。对于子宫异常出血的患者常需鉴别子宫内膜病变,诊断性刮宫具有重要价值。

3. 宫腔镜检查　在宫腔镜下可直接观察宫腔形态、有无赘生物,有助于黏膜下肌瘤的诊断。

4. 腹腔镜检查　当肌瘤须与卵巢肿瘤或其他盆腔肿块鉴别时,可行腹腔镜检查,直接观察子宫大小、形态、肿瘤生长部位并初步判断其性质。

5. 磁共振检查　一般情况下,无须采用磁共振检查,如果需要鉴别诊断是子宫肌瘤还是子宫肉瘤,磁共振尤其是增强延迟显像有助于鉴别子宫肌瘤和子宫肉瘤。在腹腔镜手术前,磁共振检查也有助于临床医师在术前和术中了解肌瘤的位置,减少残留。

(五)鉴别诊断

子宫肌瘤常易与下列疾病混淆,应予以鉴别:①子宫腺肌病及腺肌瘤;②妊娠子宫;③卵巢肿瘤;④子宫恶性肿瘤;⑤子宫肥大症;⑥子宫内翻;⑦子宫畸形;⑧盆腔炎性包块。

(六)治疗要点

1. 随诊观察　如患者无明显症状,且无恶变征象,可定期随诊观察。

2. 药物治疗

(1)促性腺激素。目前临床上常用的有亮丙瑞林、戈舍瑞林、曲普瑞林等。

(2)米非司酮。是一种孕激素拮抗剂,近年来临床上试用以治疗子宫肌瘤,可使肌瘤体积缩小,但停药后肌瘤多再长大。

(3)达那唑。用于术前用药或治疗不宜手术的子宫肌瘤。

(4)雄激素类药物。常用药物有甲睾酮(甲基睾丸素)和丙酸睾素(丙酸睾丸素),可抑制肌瘤生长。

3. 手术治疗。手术治疗是目前子宫肌瘤的主要治疗方法。

(1)肌瘤切除术。将子宫肌瘤摘除而保留子宫的手术,主要用于40岁以下年轻妇女,希望保留生育功能者。

(2)子宫切除术。症状明显者,肌瘤有恶性变可能者,无生育要求,宜行子宫切除术。子宫切除术可选用全子宫切除或次全子宫切除,年龄较大,以全子宫切除为宜。术前须除外宫颈恶性疾病的可能性。

(3)子宫动脉栓塞术。通过放射介入的方法,直接将动脉导管插至子宫动脉,注入永久性栓塞颗粒,阻断子宫肌瘤血供,以达到肌瘤萎缩甚至消失。

三、病例介绍

患者,女,50岁,5年前体检时发现子宫肌瘤,直径约3cm,口服半年米非司酮后复查,B超提示肌瘤稍缩小。1年前出现月经量增多,经期延长10~20天,在当地医院行B超检查示:子宫肌瘤,Hb最低时60 g/L,给予止血治疗,好转后转入我院。入院查:Hb 85g/L;B超示:子宫后壁4.4cm×4.6cm×4.7cm实质性包块,提示子宫肌瘤。遂在全麻下行全子宫切除+双附件切除术,术后给予抗炎、补液、止血治疗。

四、护理

(一)护理评估

1. 病史　5年前发现子宫肌瘤,直径约3cm,给予米非司酮口服半年,复查B超提示:肌瘤稍缩小。

2. 相关检查　B超提示子宫8.8cm×7.9cm×7.1cm,形态规则,包膜光滑完整。后壁见4.4cm×4.6cm×4.7cm实质性包块。

(二)护理诊断

1. 知识缺乏　缺乏子宫切除术后保健知识。

2. 个人应对无效　与选择子宫肌瘤治疗方案的无助感有关。

(三)护理目标

(1)患者将能陈述子宫肌瘤的性质、出现症状的诱因。

(2)患者将能确认可利用的资源及支持系统。

(四)护理措施

1. 提供信息,增强信心

(1)详细评估患者所具备的子宫肌瘤相关知识及错误概念,通过连续性护理活动与病人建立良好的护患关系,讲解有关疾病知识,纠正其错误认识。

(2)为患者提供表达内心顾虑、恐惧、感受和期望的机会与环境,帮助病人分析住院期间及出院后可被利用的资源及支持系统,减轻无助感。

(3)使患者确信子宫肌瘤属于良性肿瘤,并非恶性肿瘤的先兆,通常不会出现其他问题,消除其不必要的顾虑,增强康复信心。

2. 积极处理,缓解不适

(1)严密观察并记录其生命体征变化情况。

(2)协助医师完成血常规及凝血功能检查,测血型、交叉配血以备急用。

(3)注意收集会阴垫,评估出血量。

(4)遵医嘱给予止血药和子宫收缩剂;必要时输血、补液、抗感染后刮宫术止血;维持正常血压并纠正贫血状态。

(5)按腹部及阴道手术病人常规进行护理。若肌瘤脱出阴道内,因保持局部清洁,防止感染。

3. 鼓励病人参与决策过程

(1)根据病人能力提供疾病的治疗信息,允许病人参与决定自己的护理和治疗方案。

(2)帮助病人接受目前的健康状况,充分利用既往解决困难的有效方法,由病人评价自己的行为、认识自己的能力。

4. 提供的随访及出院指导

向患者及家属讲解术后1个月返院检查的内容、具体时间、地点及联系人等,患者的性生活、日常活动恢复均需通过术后复查全面评估身心状况后确定,任何时候出现不适或异常症状需及时随诊。

(五)评价

(1)患者在诊疗全过程表现出积极行为。

(2)患者能列举可利用的资源及支持系统。

(3)患者出院时生活完全自理。

五、健康宣教

(1)定期参加妇科普查,以便早期发现,早期治疗。

(2)有子宫肌瘤者更要做好避孕工作,一旦怀孕,对人流手术带来一定难度,易出血多。

(3)中药治疗子宫肌瘤时要定期作妇科检查和B超检查,了解子宫肌瘤变化情况,如发现以下情况,应作手术治疗:

①有明显症状,特别是月经过多或腹痛,治疗无效者。

②子宫肌瘤迅速增大,或大于3个月妊娠子宫者。

③子宫肌瘤伴变性者。

④子宫肌瘤位于子宫颈部或突出于阴道者。

(4)子宫肌瘤合并妊娠的处理。

①妊娠期应在严密观察下,注意预防流产或早产的发生,如肌瘤过大,估计难以继续妊娠者,应及早手术。

②分娩时要注意避免胎位异常,滞产和胎盘滞留的发生。

③产后要注意预防出血及感染。

(5)患子宫肌瘤后应注意。

①防止过度疲劳,经期尤须注意休息。

②多吃蔬菜,水果,少食辛辣食品。

③保持外阴清洁,干燥,内裤宜宽大,若白带过多,应注意随时冲洗外阴。

④确诊为子宫肌瘤后,应每月到医院检查一次,如肌瘤增大缓慢或未曾增大,可半年复查1

次;如增大明显,则应考虑手术治疗,以免严重出血或压迫腹腔脏器。

⑤避免再次怀孕,患子宫肌瘤的妇女在做人工流产后,子宫恢复差,常会引起长时间出血或慢性生殖器炎症。

⑥如果月经量过多,要多吃富含铁质的食物,以防缺铁性贫血。

⑦不要额外摄取雌激素,绝经以后尤应注意,以免子宫肌瘤长大。

⑧需要保留生育能力而又必须手术治疗的,可采用肌瘤挖除术。

六、提问

1. 什么是子宫肌瘤?
2. 子宫肌瘤的护理措施有哪些?

病例十二 卵巢肿瘤

一、查房的目的

通过护理查房,熟悉卵巢肿瘤的病因、临床表现、治疗,掌握护理措施。

二、疾病知识回顾

(一)定义

卵巢肿瘤是指发生于卵巢上的肿瘤。它是女性生殖器常见肿瘤之一,是妇科恶性肿瘤中死亡率最高的肿瘤。虽然近年来无论在卵巢恶性肿瘤的基础研究还是临床诊治方面均取得很大的进展,但遗憾的是其5年生存率仍提高不明显。

(二)病因

卵巢肿瘤在月经初潮早、绝经晚、未产的妇女发病率高,而分娩次数多,哺乳和口服避孕药的妇女发病危险减少。这种"不断排卵"致癌学说,认为排卵造成卵巢上皮细胞的损伤,反复损伤和修复过程促发癌变。

遗传因素:是近年来研究的较多的病因之一,多数病例由常染色体显性遗传。

(三)临床表现

(1)较小的肿块一般不产生症状,偶有患侧下腹沉坠或牵痛的感觉。可清楚触及腹部肿块,表面光滑,无压痛,有囊性感。

(2)恶性肿瘤生长迅速,肿块多不规则,无移动性,可伴腹水,短期内出现全身症状如衰弱、发热、食欲不振等。

(3)功能性卵巢肿瘤如粒层细胞瘤,因产生大量雌激素,可引起性早熟的症状。女性特征如体格、乳腺、外生殖器均发育迅速,并出现月经,但不排卵。骨骼发育可超越正常范围。尿中雌激素增高,同时尿中促性腺激素亦升高,超出一般规律而达成人水平。

(4)中等大小、蒂部较长的卵巢肿块(包括潴留性卵巢囊肿)可发生瘤体和蒂部扭转。一旦扭转,可发生出血和坏死,临床上表现为急腹症,患儿可有腹痛,恶心或呕吐,检查时肿瘤部位腹肌紧张,压痛明显,患儿可有体温升高和白细胞计数增多。肿瘤较大时,压迫邻近器官,可致排尿及排便困难。

(四)辅助检查

1. 腹水细胞学检查 下腹髂窝穿刺,如腹水少可经后穹隆穿刺,抽腹水查癌细胞。
2. 肿瘤标记物测定

(1)CA125。对诊断卵巢上皮性癌有重要参考价值,特别是浆液性囊腺癌,其次是宫内膜样癌。

临床上 CA125≥35U/ml 为阳性标准。

（2）AFP。对卵巢内胚窦瘤有特异性价值。AFP 可以作为生殖细胞瘤治疗前后及随访的重要标记物。正常值<29μg/L。

（3）HCG。原发性卵巢绒癌成分的生殖细胞瘤患者血中 HCG 异常升高，正常非妊娠妇女血清β亚单位的 HCG 值阴性或<3.1mg/ml。

（4）CEA。有些卵巢恶性肿瘤晚期，特别是黏液性囊腺癌 CEA 异常升高。但并非卵巢肿瘤的特异性抗原。

3. 影像学检查

（1）超声检查。是诊断卵巢肿瘤的重要手段。阴道超声检查，特别是阴道彩色多普勒超声检查可以显示肿瘤内血流变化，为鉴别良性与恶性提供参考。

（2）CT 及 MRI 检查。对判断肿瘤大小、质地、与盆腔各脏器之间的关系，特别对盆腔和主动脉旁淋巴结增大有一定价值。

（3）淋巴管造影。可显示髂脉管和腹主动脉旁淋巴结及其转移征象，提供术前估价及淋巴结清扫术准备。

（五）诊断

1. 临床征象 如患者感腹胀、便秘、尿频，自觉腹部有肿块。

2. 超声检查 可协助盆腔或腹部肿瘤的定位，其准确率高达 90% 以上；区分囊性或实性肿瘤、子宫或附件；鉴别卵巢肿瘤、腹水或包裹性积液。

3. 细胞学诊断 卵巢肿瘤合并腹水可做腹水穿刺查癌细胞。阴道后穹隆涂片查癌细胞虽阳性率不高，但对病人完全无害，故也不失为一种诊断方法。

4. X 线检查 在成熟性畸胎瘤的腹部平片上可见到牙齿、骨骼及透明阴影。乳头状囊腺瘤的 X 线片中可见到钙化灶。

5. 腹腔镜检查 在内窥镜直视下能早期明确诊断，做活检，判断肿瘤性质、浸润范围，协助分期及观察化疗效果等，对判断预后及指导治疗方面均有一定价值。

6. 激素测定 患女性化肿瘤时血、尿中雌激素水平升高，患男性化肿瘤时尿中 17-羟、17-酮类固醇升高。如有卵巢绒毛膜癌，血、尿中绒毛膜促性腺激素量增高。

7. 淋巴造影 可作为恶性肿瘤估计分期方法之一。

8. 免疫诊断 生物化学诊断、染色体检查尚属实验研究，距临床应用还有一定距离但为发展的方向。

（六）治疗要点 一经确诊首选手术治疗。

1. 良性肿瘤 可行肿瘤剥离术。

2. 恶性肿瘤 以手术为主，辅以化疗、放疗等综合治疗方案。晚期卵巢癌病人行肿瘤细胞减灭术，其目的是切除所有原发灶，尽可能切除所有转移灶。

三、病例介绍

（一）典型病例

患者，女，25 岁，未婚，平素月经规律，3 月前无明显诱因出现下腹逐渐增大，如孕足月大小。B 超检查示：腹腔巨大囊性包块，子宫、右卵巢未见异常；CT 检查提示：腹腔内巨大囊实性肿块，两侧肾脏及上段输尿管积水。以"腹部巨大肿块"收住入院。

入院体检：腹部膨隆如孕足月大小，可触及一巨大囊性包块。肛查：子宫中位，正常大小，无压痛,盆腹腔触及巨大囊性包块。盆腹腔 B 超提示:左肾轻度积水,右肾中度积水,双侧输尿管上段扩张,盆腹腔内可见一 2.7cm×2.5cm×1.6cm 大小的囊性包块,有无数大小不等的囊腔,囊腔内透声尚佳。另于包块上部可见一 1.7cm×2.0cm×1.1cm 大小透声极差的囊腔,腔内充满稠厚絮状回声。各项肿瘤指标物检查结果均为阴性。充分完善各项术前检查,随在全麻下行左侧附件切除+右侧卵巢活检术,术中见:左侧附件囊实质性包块约为 2.8cm×2.5cm×1.8cm,表面光滑完整,呈多房样改变,囊液黏稠胶冻样。右侧卵巢囊壁表面光滑。冰冻提示:左侧卵巢黏液性囊腺瘤,局部异型增生,待石蜡切片结果;右卵巢良性囊肿。

患者石蜡切片病理结果:左侧卵巢黏液性乳头状囊腺瘤,局部为交界性,右侧卵巢黄体囊肿。免疫病理:左卵巢多房性黏液性囊腺瘤,局部为交界性,耐药基因中等水平表达,增殖细胞活性为中度。腹腔冲洗液找到肿瘤细胞。经复查血常规:WBC 5.2×10^9/L,排除化疗禁忌,征得患者及家属同意,并谈话签字,于术后第 4 天在局麻下行卡铂 300 mg+FU 750mg 腹腔注入化疗术。术毕自返病房,腹部穿刺处敷料外观无渗血、渗液,患者无明显恶心、呕吐,无腹痛、腹胀症状。于术后第 7 天腹部伤口拆线,观察 1 天,无不适主诉。

患者的阳性症状体征:

1. 症状和体征　无明显诱因出现下腹逐渐增大 3 个月,如孕足月大小,无恶心、呕吐,无腹痛及腹泻。

2. 辅助检查　B 超、CT 检查提示:腹腔内巨大囊实性肿块两侧肾脏及上段输尿管积水。

四、护理

(一)护理评估

1. 病史　患者未婚,无明显诱因出现下腹逐渐增大 3 个月。
2. 营养状况良好

(二)护理诊断

1. 营养失调　低于机体需要量,与化疗药治疗反应有关。
2. 身体意象紊乱　与切除子宫、卵巢有关。
3. 预感性悲哀　与担心预后及生活有关。

(三)护理目标

(1)患者将用语言表达对丧失子宫及附件的看法,并积极接受治疗过程。

(2)患者将能说出影响营养摄取的原因,并列举应对措施。

(3)患者将能描述自己的焦虑,并列举缓解焦虑程度的方法。

(四)护理措施

1. 提供心理支持,协助病人应对压力

(1)为患者提供表达情感的机会和环境。经常巡视病房,用一定时间(至少１０分钟)陪伴病人,详细了解病人的疑虑和需求。

(2)评估患者焦虑的程度以及应对压力的技巧;耐心向患者讲解病情,解答患者的提问。安排访问已康复的病友,分享感受.增强治愈信心。

(3)鼓励病人尽可能参与护理活动,以维持其独立性和生活自控能力。

(4)鼓励家属参与照顾患者,为他们提供单独相处的时间及场所,接受患者无破坏性的应对压力方式,以维持其独立性和生活自控能力。

2. 协助病人接受各种检查和治疗

(1)向患者及家属介绍将经历的手术经过、可能施行的各种检查,取得配合。

(2)协助医师完成各种诊断性检查。

(3)使患者理解手术是卵巢肿瘤最重要的治疗方法,解除患者对手术的种种顾虑。

3. 做好随访工作

(1)手术后根据病理报告结果配合治疗:良性者术后1个月常规复查;恶性肿瘤患者常需辅助化疗。告知患者1月后来院再次化疗。护士应配合家属督促、协助患者克服实际困难,努力完成治疗计划以提高疗效。

(2)卵巢癌易于复发,患者需长期接受随访和检测。随访时间:术后1年内,每月1次;术后2年内,每3个月一次;术后3~5年视病情每4~6个月一次;5年以上,每年1次。

(五)评价

(1)患者住院期间,能与同室病友交流并积极配合各种诊治过程。

(2)患者住院期间,能克服化疗药物的治疗反应,摄入足够的热量,维持化疗前体重。

(3)患者缓解压力、焦虑,积极面对现时的健康问题。

五、健康宣教

(1)了解肿瘤的危险因素,制定相应的防治策略可降低肿瘤的危险。预防肿瘤的发生有2个基本线索,即使肿瘤在体内已经开始形成,它们也可帮助机体提高抵抗力,这些策略如下所述:

(2)避免有害物质侵袭(促癌因素),避免或尽可能少接触有害物质。

(3)肿瘤发生的一些相关因素在发病前进行预防。很多癌症在它们形成以前是能够预防的。1988年美国的一份报告详细比较了国际上恶性肿瘤相关情况,提出许多已知的恶性肿瘤其外部因素原则上是可以预防的,即大约80%的恶性肿瘤是可以通过简单的生活方式改变而预防。继续追溯,1969年Higginson医生所做的研究总结出90%的恶性肿瘤是由环境因素造成的。"环境因素"、"生活方式"即是指我们呼吸的空气、喝的水、选择制作的食品、活动的习惯和社会关系等。

(4)提高机体抵御肿瘤的免疫力。

六、提问

1. 卵巢肿瘤有哪些治疗要点?

2. 卵巢肿瘤的护理措施有哪些?

病例十三 恶性滋养细胞肿瘤

一、查房的目的

通过护理查房,熟悉恶性滋养细胞肿瘤的病因、临床表现、治疗,掌握护理措施。

二、疾病知识回顾

(一)定义

由胚胎滋养细胞变化而来的肿瘤称为滋养细胞肿瘤,如葡萄胎、侵蚀性葡萄胎和绒毛膜癌等。其中侵蚀性葡萄胎及绒癌为恶性滋养细胞肿瘤。

(二)病因

恶性滋养细胞肿瘤的发病原因不明,约50%发病前患有葡萄胎。恶性滋养细胞肿瘤的发病与母体免疫力降低、卵巢功能紊乱、病毒感染、遗传因素、营养不良等因素有关。

(三)疾病概况

1. 滋养细胞肿瘤的总体特点

(1)具更多的抗原性,来源于精卵结合而成的胚胎,部分成分来自异体。
(2)好发于育龄妇女,发病年龄低。
(3)潜伏期短,妊娠数周或数月内。
(4)病理形态与生物学行为不完全平行。
(5)分泌HCG,特异性高,可作为诊断、鉴别诊断、疗效评定、随访及预后判断的标志物。
(6)生物学特性较为复杂,有转移灶自行消失,转移常见且早而广泛,以血道为主。
(7)化疗非常敏感,容易得到根治,并能保留子宫及生育功能。

容易及早做出诊断,临床表现、HCG测定、影像学等。

2. 转移特点

(1)侵蚀性葡萄胎。增生滋养细胞和肿大的绒毛,伴有组织出血和坏死。水肿绒毛侵入子宫肌层和血管,发生转移罕见。

(2)绒癌。细胞滋养细胞和合体滋养细胞双相增生,肿瘤内不存在绒毛结构,出血和广泛坏死,常伴有远处转移。肺转移最常见(90%),脑、肝也较多见,30%有阴道转移。

3. 常见转移部位发生率

转移部位	发生率
肺	80%
阴道	30%
盆腔	20%
脑	10%
肝	10%
肠,肾,脾	<5%
其他	<5%

(四)临床表现

1. 一般症状

(1)阴道出血。阴道出血是恶性滋养细胞肿瘤最常见的症状。侵蚀性葡萄胎常在葡萄胎排出后持续间断地阴道流血,也有部分患者可先有几次正常月经,然后出现闭经,再发生阴道流血;绒癌则常见于葡萄胎流产或足月之后,有阴道持续性的不规则出血。

(2)咯血。

(3)腹痛及腹部包块。

(4)体征。卵巢黄素囊肿、子宫不规则增大、质软是恶性滋养细胞肿瘤的常见体征。

2. 区域浸润及转移灶症状　恶性滋养细胞肿瘤容易早期即发生区域浸润及远处转移。当肿瘤浸润子宫旁组织,破溃出血时,可出现腹痛内出血甚至休克;阴道转移者表现为阴道为阴道结节阴道分泌物增多或阴道出血;肺转移者表现为咯血胸痛呼吸困难;脑转移者表现为头痛呕吐抽搐偏瘫;消化道转移者表现为咯血便血;肾转移者表现为血尿等。

恶性滋养细胞肿瘤患者行妇科检查时常发现子宫增大,其大小常和宫壁病变大小有关,但也有子宫内病变不大,而子宫异常增大的。子宫的病灶如已接近于浆膜面达一定大小时,可触到该处子宫向外突出,质软且有压痛。有时妇检尚可摸到一侧或双侧黄素化囊肿。

(五)诊断

1. 绒毛膜促进性腺激素测定　检查血和尿的水平是诊断恶性滋养细胞肿瘤的常用方法,也是判断治疗效果的可靠指标。

2. 组织病理学检查　滋养细胞肿瘤明确诊断主要依据大体标本的病理检查,尤其是在区分侵蚀性葡萄胎和绒癌时,更需要病理检查。

3. 影像学检查　X线检查、超声检查、CT检查和MRI检查。

(六)鉴别诊断

1. 残存性葡萄胎　良性葡萄胎排出后,仍有不规则阴道出血,妇科检查见子宫大而软,复旧不良,血及尿中HCG下降不满意,应注意与残存性葡萄胎区别。可行再次刮宫,如刮出葡萄胎组织,术后HCG转阴则为残存性葡萄胎,若刮宫无葡萄胎组织或刮宫后HCG仍持续阳性者则考虑为恶性葡萄胎。

2. 子宫内膜癌　子宫内膜癌亦有不规则阴道出血,双合诊见子宫稍大而软,但子宫内膜癌多见于老年妇女,并多有阴道排液尿HCG呈阴性等改变,诊断性刮宫可明确诊断。

3. 合体细胞子宫内膜炎　本病亦发生于产后流产后或葡萄胎清宫后,临床可表现为不规则阴道出血,妇科检查子宫大而软。但尿HCG为阴性反应,刮宫后病理可见散在的滋养细胞主要为合体细胞浸润,同时有显著的炎性反应,经抗炎治疗和彻底刮宫后可恢复正常。

(七)处理原则

一旦确诊应及时清除子宫腔内容物。如果黄素化囊肿扭转并且卵巢血运发生障碍,应及时手术切除患侧卵巢。

(1)以全身化疗为主,适当配合手术、放疗、免疫等综合治疗。

(2)早期病例,单纯化疗可以得到根治。

(3)晚期和耐药病例,则应以全身化疗为主,局部治疗为辅。

(4)如对肝、脑转移,以及直径在5cm以上的病灶,化疗消退不满意者,应及早配合放疗或手术。

(5)单个转移灶可手术或放疗,多个病灶则宜放疗。

三、病例介绍

(一)典型病例

患者,女,37岁,因带环早孕于2月前行取环+人工流产术,术后阴道出血淋漓不尽,查血HCG176U/L,B超示:宫腔内不均匀质稍高回声4.0cm×3.6cm,再次行清官术。术后病理:宫腔刮出物部分为变性坏死的绒毛及蜕膜组织。复查血HCG呈上升趋势,以"绒毛膜癌可能"收住入院。入院后完善检查,行诊刮病理检查示:内见绒毛有变性,个别绒毛滋养层细胞轻度增生,另见蜕膜样组织,未见水泡样胎块。腹部及妇科B超示:恶性葡萄胎可能,左侧卵巢增大,回声减低。在全麻下行全子宫切除术,术后病理:子宫胎盘绒毛水泡状变性伴胎盘部位超常反应,慢性宫颈炎,给予全身静脉化疗(氟尿嘧啶、卡铂、长春新碱化疗后,复查血HCG7.9U/L。患者术后恢复良好。

(二)患者的阳性症状体征

1. 症状　持续阴道出血不净。

2. 检查　查血:HCG17 620U/L>;B超示:宫腔内不均匀质稍高回声4.0cm×3.6cm;诊刮病理检查:内见绒毛有变性,个别绒毛滋养层细胞轻度增生,另见蜕膜样组织,未见水样胎块。腹部及妇科B超:恶性葡萄胎可能,左侧卵巢增大。

四、护理

(一)护理评估

患者取环+人工流产术后阴道出血淋漓不尽,入院后再次行清宫术,术后病理:宫腔刮出物部分为变性坏死的绒毛及蜕膜组织。复查血 HCG 呈上升趋势。

(二)护理诊断

1. 角色紊乱　与较长时间住院和接受化疗有关。

2. 潜在并发症　肺转移、阴道转移、脑转移。

(三)护理目标

(1)患者能主动参与治疗护理活动。

(2)患者适应角色转变。

(四)护理措施

1. 心理护理　评估患者及家属对疾病的心理反应,让患者宣泄痛苦心理及失落感;通过护理活动与病人建立良好的护患关系,向病人及家属讲解有关葡萄胎的性质、治疗、预后等疾病知识,说明尽快清宫手术的必要性。告诉病人治愈 2 年后可正常生育,让病人以较平静的心理接受手术。

2. 严密观察病情　观察和评估腹痛及阴道流血情况,流血过多时,密切观察血压、脉搏、呼吸等生命体征。观察每次阴道排出物,一旦发现有水泡状组织要送病理检查,并保留消毒纸垫,以评估出血量及流出物的性质。

3. 做好术前准备及术中护理　刮宫前配血备用,建立静脉通路,术前备皮,并准备好催产素和抢救药品及物品,以防治大出血造成的休克。对合并妊娠期高血压疾病者做好相应的护理。

4. 健康教育　让病人和家属了解坚持正规的治疗和随访是根治葡萄胎的基础,懂得监测 HCG 的意义。告知病人进高蛋白、高维生素、易消化饮食,适当活动,保证充足的睡眠和质量,以改善机体的免疫功能;保持外阴清洁和室内空气清,每次刮宫手术后,禁止性生活及盆浴 1 个月以预防感染。

5. 做好定期随访　出院后严密随访,随访内容包括

(1)HCG 定量测定,每周 1 次,直至连续 3 次正常,然后每月 1 次,至少持续半年,此后每半年 1 次,共随访 2 年。2 年后仍需每年 1 次,持续 3~5 年。

(2)在随访血、尿 HCG 的同时应注意月经是否规律,有无阴道异常流血,有无咳嗽、咯血及其他转移灶症状,定时做妇科检查、盆腔 B 超及 X 线胸片检查。

(3)随访期间严格避孕,应于化疗停止 1 年后方可妊娠。

(五)评价

(1)患者能理解并信任所采取的治疗方案和护理措施,积极配合治疗,树立战胜疾病的信心。

(2)患者获得一定的化疗自我护理知识,能够正确认识疾病,接受疾病。

(3)能较好处理与家人的关系,诊治过程中表现出积极的行为。

五、健康宣教

(1)指导患者出院后应进食高蛋白质、高维生素、易消化的食物,多进食,以增强机体的抵抗力。

(2)注意休息,不过分劳累。

(3)注意外阴清洁,以防感染。全子宫切除术后,禁性生活及盆浴 3 个月。恢复期要节制性生活,全子宫切除后丧失了生育能力,但一般不影响性生活质量。

六、提问

1. 滋养细胞疾病绝大部分来源于妊娠,它是怎样形成的?
2. 针对该患者,如何对她进行出院指导?

病例十四 子宫颈癌

一、查房的目的

通过护理查房,熟悉子宫颈癌的病因、临床表现、治疗,掌握护理措施。

二、疾病知识回顾

(一)定义

子宫颈癌是最常见的妇科恶性肿瘤之一。原位癌高发年龄为30~35岁,浸润癌为45~55岁,近年来其发病有年轻化的趋势。近几十年宫颈细胞学筛查的普遍应用,使宫颈癌和癌前病变得以早期发现和治疗,宫颈癌的发病率和死亡率已有明显下降。

(二)病因

1. **病毒感染** 高危型HPV持续感染是宫颈癌的主要危险因素。90%以上的宫颈癌伴有高危型HPV感染。

2. **性行为及分娩次数** 多个性伴侣、初次性生活<16岁、初产年龄小、多孕多产等与宫颈癌发生密切相关。

3. **其他生物学因素** 沙眼衣原体、单纯疱疹病毒Ⅱ型、滴虫等病原体的感染在高危HPV感染导致宫颈癌的发病过程中有协同作用。

4. **其他行为因素** 吸烟作为HPV感染的协同因素可以增加子宫颈癌的患病风险。另外,营养不良、卫生条件差也可影响疾病的发生。

(三)临床表现

早期宫颈癌常无明显症状和体征,宫颈可光滑或难与宫颈柱状上皮异位区别。颈管型患者因宫颈外观正常易漏诊或误诊。随病变发展,可出现以下表现:

1. **阴道流血** 早期多为接触性出血;中晚期为不规则阴道流血。出血量根据病灶大小、侵及间质内血管情况而不同,若侵袭大血管可引起大出血。年轻患者也可表现为经期延长、经量增多;老年患者常为绝经后不规则阴道流血。一般外生型较早出现阴道出血症状,出血量多;内生型较晚出现该症状。

2. **阴道排液** 多数患者有阴道排液,液体为白色或血性,可稀薄如水样或米泔状,或有腥臭。晚期患者因癌组织坏死伴感染,可有大量米汤样或脓性恶臭白带。

3. **晚期症状** 根据癌灶累及范围出现不同的继发性症状。如尿频、尿急、便秘、下肢肿痛等;癌肿压迫或累及输尿管时,可引起输尿管梗阻、肾盂积水及尿毒症;晚期可有贫血、恶病质等全身衰竭症状。

(四)病理生理

原位癌及微小浸润癌可无明显肉眼病灶,宫颈光滑或仅为柱状上皮异位。随病情发展可出现不同体征。外生型宫颈癌可见息肉状、菜花状赘生物,常伴感染,肿瘤质脆易出血;内生型宫颈癌表现为宫颈肥大、质硬、宫颈管膨大;晚期癌组织坏死脱落,形成溃疡或空洞伴恶臭。阴道壁受累时,可见赘生物生长于阴道壁或阴道壁变硬;宫旁组织受累时,双合诊、三合诊检查可扪及宫颈旁组织增厚、结节状、质硬或形成冰冻状盆腔。

(五)病理类型

常见鳞癌、腺癌和腺鳞癌三种类型。

1. 鳞癌 按照组织学分化分为Ⅲ级。Ⅰ级为高分化鳞癌,Ⅱ级为中分化鳞癌(非角化性大细胞型),Ⅲ级为低分化鳞癌(小细胞型),多为未分化小细胞。

2. 腺癌 占宫颈癌15%~20%。主要组织学类型有2种。

(1)黏液腺癌。最常见,来源于宫颈管柱状黏液细胞,镜下见腺体结构,腺上皮细胞增生呈多层,异型性增生明显,见核分裂象,癌细胞呈乳突状突入腺腔。可分为高、中、低分化腺癌。

(2)恶性腺瘤。又称微偏腺癌,属高分化宫颈管黏膜腺癌。癌性腺体多,大小不一,形态多变,呈点状突起伸入人宫颈间质深层,腺上皮细胞无异型性,常有淋巴结转移。

3. 腺鳞癌 占宫颈癌的3%~5%。是由储备细胞同时向腺细胞和鳞状细胞分化发展而形成。癌组织中含有腺癌和鳞癌两种成分。

(六)转移途径

主要为直接蔓延及淋巴转移,血行转移较少见。

1. 直接蔓延 最常见,癌组织局部浸润,向邻近器官及组织扩散。常向下累及阴道壁,极少向上由宫颈管累及宫腔;癌灶向两侧扩散可累及宫颈旁、阴道旁组织直至骨盆壁;癌灶压迫或侵及输尿管时,可引起输尿管阻塞及肾积水。晚期可向前、后蔓延侵及膀胱或直肠,形成膀胱阴道瘘或直肠阴道瘘。

2. 淋巴转移 癌灶局部浸润后侵入淋巴管形成瘤栓,随淋巴液引流进入局部淋巴结,在淋巴管内扩散。淋巴转移一级组包括宫旁、宫颈旁、闭孔、髂内、髂外、髂总、骶前淋巴结;二级组包括腹股沟深、浅淋巴结、腹主动脉旁淋巴结。

3. 血行转移 较少见,晚期可转移至肺、肝或骨骼等。

(七)相关检查

1. 宫颈刮片细胞学检查 是宫颈癌筛查的主要方法,应在宫颈转化区取材。

2. 宫颈碘试验 正常宫颈阴道部鳞状上皮含丰富糖原,碘溶液涂染后呈棕色或深褐色,不染色区说明该处上皮缺乏糖原,可能有病变。在碘不染色区取材活检可提高诊断率。

3. 阴道镜检查 宫颈刮片细胞学检查巴氏Ⅲ级及Ⅲ级以上、TBS分类为鳞状上皮内瘤变,均应在阴道镜观察下选择可疑癌变区行宫颈活组织检查。

4. 宫颈和宫颈管活组织检查 为确诊宫颈癌及宫颈癌前病变的可靠依据。所取组织应包括间质及邻近正常组织。宫颈刮片阳性,但宫颈光滑或宫颈活检阴性,应用小刮匙搔刮宫颈管,刮出物送病理检查。

5. 宫颈锥切术 适用于宫颈刮片检查多次阳性而宫颈活检阴性者;或宫颈活检为宫颈上皮内瘤变需排除浸润癌者。可采用冷刀切除、环形电切除或冷凝电刀切除。

(八)临床诊断

根据病史、症状、妇科检查和/或阴道镜检查并进行宫颈组织活检可以确诊。

(九)治疗要点

根据临床分期、患者年龄、生育要求、全身情况、医疗技术水平及设备条件等综合考虑制定适当的个体化治疗方案。采用以手术和放疗为主、化疗为辅的综合治疗方案。

1. 手术治疗 手术主要用于早期宫颈癌患者。

常用术式有:全子宫切除术;次广泛全子宫切除术及盆腔淋巴结清扫术;广泛全子宫切除术及

盆腔淋巴结清扫术;腹主动脉旁淋巴切除或取样。年轻患者卵巢正常可保留。对要求保留生育功能的年轻患者,属于特别早期的可行宫颈锥形切除术或根治性宫颈切除术。根据患者不同分期选用不同的术式。

2. 放射治疗　适用于:①中晚期患者;②全身情况不适宜手术的早期患者;③宫颈大块病灶的术前放疗;④手术治疗后病理检查发现有高危因素的辅助治疗。

3. 化疗　主要用于晚期或复发转移的患者,近年也采用手术联合术前新辅助化疗(静脉或动脉灌注化疗)来缩小肿瘤病灶及控制亚临床转移,也用于放疗增敏。常用化疗药物有顺铂、卡铂、紫杉醇、博来霉素、异环磷酰胺、氟尿嘧啶等。

三、病例介绍

(一)典型病例

患者,女,46岁,已婚,8月前无明显诱因出现阴道不规则流血,量少,色暗红。门诊宫颈TCT细胞学检测提示:鳞状上皮高度病变;宫颈活检病理提示:鳞状细胞癌。入院后妇科检查:阴道有少量暗红色积血,宫颈肥大,Ⅱ～Ⅲ度糜烂,经完善术前准备,排除禁忌,在全麻下行广泛全子宫切除+双附件切除+盆腔淋巴结清扫术,病理报告提示:宫颈浸润性中分化鳞状细胞癌。术后经止血、补液、输血、抗炎等治疗后,生命体征至平稳;给予留置尿管,膀胱冲洗以预防尿路感;腹腔留置引流管接负压引流袋,色暗红。术后第7天腹部伤口拆线,拔除腹腔引流管并夹闭尿管,每4小时开放1次尿管,继续锻炼膀胱功能。术后第14天拔除尿管,测残余尿82ml,患者无不适主诉。

(二)患者的阳性症状体征

1. 症状　阴道不规则流血,量少,色暗红。
2. 检查　宫颈TCT细胞学检测提示:鳞状上皮高度病变;宫颈活检病理提示:鳞状细胞癌。
3. 妇科检查　阴道有少量暗红色积血,宫颈肥大,Ⅱ～Ⅲ度糜烂,子宫前位,如孕50天大小。

四、护理

(一)护理评估

1. 病史　8月前无明显诱因出现阴道不规则流血,量少,色暗红。
2. 家族史　父亲患肝癌,母亲有高血压,均已去世。

(二)护理诊断

1. 恐惧　与担心宫颈癌及生命有关。
2. 疼痛　与晚期病扩散或广泛性子宫切除术后创伤有关。
3. 排尿困难　与宫颈癌根治术后影响膀胱正常张力有关。

(三)护理目标

(1)患者住院期间,能接受与本病有关的各种诊断、检查和治疗方案。
(2)出院时,病人恢复正常排尿。
(3)病人适应术后生活。

(四)护理措施

1. 提供预防保健知识　30岁以上妇女应每年进行常规宫颈刮片检查。
2. 协助患者接受各种诊疗方案,接触患者疑虑,缓解不安情绪,使患者能以积极态度接受诊治过程
3. 加强营养　手术后,饮食调养以补气养血,生精填精之膳食,如山药、桂圆、桑葚、枸杞、猪肝、甲鱼、芝麻、驴皮胶等。化疗时,饮食调养以健脾补肾为主,可用山药粉、苡米粥、动物肝、胎盘、

阿胶、甲鱼、木耳、枸杞、莲藕、香蕉等。出现消化道反应,恶心、呕吐、食欲不振时,应以健脾和胃的膳食调治,如蔗汁、姜汁、乌梅、香蕉、金橘等。

4. 指导患者维持个人卫生　协助患者勤擦身、更衣,保持床单元整洁,注意室内空气流通,促进舒适。指导患者勤换会阴垫,每天冲洗会阴2次,便后及时冲洗外阴并更换会阴垫。

5. 使患者以最佳身心状态接受手术治疗

6. 协助患者术后康复　严密观察病情变化;保持各引流管通畅,认真观察引流液性状及量;指导患者进行床上肢体活动,以预防长期卧床并发症的发生。

7. 做好随访　出院后第1年内,出院后1个月行首次随访,以后每2~3个月复查1次;出院后第2年,每3~6个月复查2次;出院后3~5年,每半年复查2次;第6年开始,每年复查1次。

（五）评价

（1）病人住院期间可以积极配合治疗过程。

（2）出院时,病人已经恢复正常排尿。

（3）病人能介绍出院后个人康复计划。

五、健康宣教

（1）妇科普查不容忽视。有性生活的妇女,每年应到妇产科医疗院所,做抹片检查,及早发现前期病变,及早治疗。抹片检查的方法比较简便,只要从子宫颈轻取少量细胞组织,就能得出检查结果。

（2）远离宫颈癌的危险因素,开展洁身自爱教育。研究发现,不少性传播疾病都会引起子宫颈癌,尤其是尖锐湿疣,更是与此病有密切联系,因此多性伴的女性是子宫颈癌的高危人群。此外,性生活过早、营养不良、长期口服避孕药、家族遗传、妇科检查器械造成的伤害也会增加子宫颈癌发病的风险。有过以上经历的女性应特别重视子宫颈癌的筛查工作。

（3）提倡计划生育和晚婚晚育。

（4）普及卫生知识,加强妇女卫生保健。

（5）重视宫颈慢性病的防治,积极治疗宫颈癌前病变如宫颈糜烂、宫颈湿疣、宫颈不典型增生等疾病。

六、提问

1. 该患者支持宫颈癌诊断的临床表现有哪些?
2. 除了不规则阴道出血,宫颈癌患者还有哪些症状?
3. 既然宫颈癌临床表现缺乏特异性,那么如何对宫颈癌进行确诊?
4. 宫颈癌的转移途径有哪些?

病例十五　子宫内膜癌

一、查房的目的
通过护理查房,熟悉子宫内膜癌的病因、病理、临床表现,掌握护理措施。

二、疾病知识回顾

（一）定义

子宫内膜癌是指原发于子宫内膜的恶性肿瘤,以腺癌为主,又称子宫体癌。是女性生殖器三大恶性肿瘤之一,约占女性癌症总数7%。多见于老年妇女。腺癌是一种生长缓慢、发生转移较晚的恶性肿瘤。但是,一旦蔓延至子宫颈,侵犯子宫肌层或子宫外,预后极差。

（二）病因

80%的子宫内膜癌发生于绝经后的妇女,中位发病年龄为60岁。子宫内膜癌的病因迄今无肯定结论,目前普遍认为内膜癌的发生与长期、持续的雌激素作用(无论是内源性或外源性)密切相关。而肥胖、不孕、绝经晚于52岁、高血压、糖尿病等为发生子宫内膜癌的主要危险因素,其危险性增加1~24倍。

子宫内膜癌的病因仍不十分清楚,根据临床资料和流行病学研究结果,子宫内膜癌的发生机制可分为两类:一种是雌激素依赖型,这种类型占子宫内膜癌的大多数,均为子宫内膜腺癌,肿瘤分化较好,雌、孕激素受体阳性率高,预后好,多发生于较年轻女性。另一种是非雌激素依赖型,发病与雌激素无明确关系,病理形态属少见类型,多见于老年、体瘦妇女,癌周子宫内膜多萎缩,肿瘤分化差、恶性度高,雌孕激素受体多呈阴性,预后不良。

（三）病理生理

1988年国际妇科病理协会(ISGP)提出子宫内膜癌的新分类,其中以子宫内膜样腺癌最为常见,且多数预后较好。包括:①子宫内膜样腺癌(约占80%) 亚型有伴鳞状上皮分化、腺癌伴鳞状上皮化生、腺鳞癌、分泌型和纤毛细胞型;②浆液性腺癌;③透明细胞腺癌;④黏液性腺癌;⑤鳞状细胞癌;⑥未分化癌;⑦混合癌。

（四）临床表现

1. 症状 早期无明显症状,以后出现阴道流血、阴道排液,疼痛等。

(1)阴道流血。主要表现为绝经后阴道流血,量一般不多。尚未绝经者可表现为月经增多、经期延长或月经紊乱。

(2)阴道排液。多为血性液体或浆液性分泌物,合并感染则有脓血性排液,恶臭。因阴道排液异常就诊者约占25%。

(3)下腹疼痛及其他。若癌肿累及宫颈内口,可引起宫腔积脓,出现下腹胀痛及痉挛样疼痛,晚期浸润周围组织或压迫神经可引起下腹及腰骶部疼痛。晚期可出现贫血、消瘦及恶病质等相应症状。

2. 体征 早期子宫内膜癌妇科检查可无异常发现。晚期可有子宫明显增大,合并宫腔积脓时可有明显触痛,宫颈管内偶有癌组织脱出,触之易出血。癌灶浸润周围组织时,子宫固定或在宫旁扪及不规则结节状物。

（五）治疗

早期病人以手术为主,按需要选择辅助治疗;晚期病人则采用手术、放射、药物等综合治疗方案。

1. 手术治疗 是子宫内膜癌的首选治疗方法。
2. 放射治疗 适用于已有转移或复发的病人。
3. 药物治疗

(1)孕激素。适用于晚期或癌症复发者,不能手术切除或年轻、早期、要求保留生育功能者。

(2)抗雌激素制剂。他莫昔芬是一类非甾体类抗雌激素药物,适应证与孕激素相同,与孕激素配合使用可望增加疗效。

(3)化学药物。适用于晚期不能手术或治疗后复发者。常用有顺铂、阿霉素、紫杉醇等,可单独使用也可几种药物联合应用,还可与孕激素合并使用。

三、病例介绍

（一）典型病例

患者王某,女,55岁,绝经6年,阴道少量流血半月。行分段诊断性刮宫,病理提示:子宫内膜腺癌。B超检查提示：子宫内膜增厚1.1cm,回声不均。妇科检查未见异常,逐行次广泛全子宫切除+双侧附件切除牛盆腔淋巴结清扫术,术中抽取腹腔液做脱落细胞学检查,未找到恶性细胞。术后病理诊断：子宫内膜肿瘤组织不规则腺体排列,浸润性生长至肌层下0.1cm处,淋巴结未见肿瘤转移,双附件未见肿瘤组织,宫颈呈慢性炎症改变；报告提示子宫内膜中分化腺癌；慢性宫颈炎。术后1周行预防性腹腔化疗,化疗方案为卡铂注射液200mg,氟尿嘧啶(FU)注射液500mg,丝裂霉素注射剂4mg。化疗后出现恶心、呕吐反应,给予对症处理后,症状缓解。

(二)患者的阳性症状体征

1. 症状体征　绝经6年,阴道少量流血半月。

2. 检查　B超检查提示：子宫内膜增厚1.1cm,回声不均。

四、护理

(一)护理评估

1. 病史　绝经6年,阴道少量流血半月。

2. 身心状况　化疗后出现恶心、呕吐反应,给予对症处理后,症状缓解。

(二)护理诊断

1. 焦虑　与住院、需接受的诊疗方案有关。

2. 知识缺乏　缺乏术前常规、术后锻炼及活动方面的知识。

3. 睡眠形态紊乱　与环境(住院)变化有关。

4. 恶心、呕吐　与术后化疗副作用有关。

(三)护理目标

(1)住院期间,病人将能主动参与诊断性检查过程。

(2)手术前,病人能示范手术后的锻炼、呼吸控制等方法。

(3)病人能叙述影响睡眠因素,并举例应对措施。

(4)患者无恶心呕吐。

(四)护理措施

1. 普及防癌知识　大力宣传定期进行防癌检查的重要性,中年妇女应每年进行1次妇科检查,注意子宫内膜癌的高危因素和人群。

2. 提供疾病知识,缓解焦虑　评估患者对疾病及有关诊治过程的认知程度,鼓励患者及家属讨论有关疾病及治疗的疑虑,耐心解答增强治疗信心,积极配合治疗。为患者提供安静舒适的睡眠环境,减少夜间不必要的治疗程序；教会患者应用放松等技巧促进睡眠,必要时按医嘱使用镇静剂,保证患者夜间连续睡眠7~8小时。

3. 患者化疗后恶心呕吐　遵医嘱给予止吐治疗,并指导患者进清淡易消化流食。

4. 出院指导　患者完成治疗后应定期随访,发现异常情况,及时处理。随访时间：术后2年内,每3~6个月一次；术后3~5年每6~12个月一次。随访中注意有无复发病灶,并根据患者康复情况调整随访间期。

(五)评价

(1)病人主动参与治疗过程,并表现出积极的行为。

(2)病人能有效缓解心理压力,睡眠良好。

(3)病人如期恢复体能,并能生活自理。

五、健康宣教

1. 普及防癌知识　重视绝经后妇女阴道流血和围绝经期妇女月经紊乱的诊治。

2. 对有高危因素的人群应有密切随访或监测　子宫内膜癌患者在治疗后应密切定期随访,争取及早发现有无复发,约 75%~95%复发是在术后 2~3 年内。常规随访应包括详细病史(包括任何新的症状)、盆腔的检查、阴道细胞学涂片、X 线胸片、血清 CA125 检测及血常规、血化学检查等,必要时可作 CT 及 MRI 检查。95%复发病例均可经临床检查、阴道细胞学涂片检查及血清 CA125 检查发现。

六、提问

1. 什么是子宫内膜癌?
2. 子宫内膜癌的发病与哪些因素有关系?

病例十六　尖锐湿疣

一、查房的目的

通过护理查房,熟悉尖锐湿疣的病因、临床表现、治疗,掌握护理措施。

二、疾病知识回顾

(一)定义

尖锐湿疣是由人乳头瘤病毒感染引起的皮肤黏膜良性赘生物。近年发病率明显升高,仅次于淋病,与多种性传播性疾病同时存在。早年性交、多个性伴侣,免疫力低下,吸烟以及高性激素水平等是发病高危因素。温暖、潮湿的外阴皮肤易于病毒的生长。妊娠、糖尿病以及患有影响细胞免疫功能的全身疾病时,尖锐湿疣生长迅速,且不易控制。少部分病人的尖锐湿疣可自行消退,但机制不明。

(二)病因及概况

主要的传播途径是经性交直接传播,病人性伴侣中约 60%发生 HPV 感染;其次是通过污染的衣物、器械间接传播。新生儿则可通过患病母亲的产道感染。

(三)临床表现

潜伏期 2 周至 8 个月,平均 3 个月。病人以年轻妇女居多。临床症状常不明显,部分病人有外阴瘙痒、烧灼痛或性交后疼痛。典型体征是初起为微小散在的乳头状疣,随后,病灶逐渐增大,增多。相互融合成菜花状,顶端可有角化或感染溃烂。

1. 对妊娠的影响　妊娠期尖锐湿疣生长迅速,数目多,体积大,多区域、多形态。此外,妊娠期尖锐湿疣组织脆弱,阴道分娩时容易导致大出血。产后尖锐湿疣迅速缩小,甚至自然消退。

2. 对胎儿及婴幼儿的影响　孕妇患尖锐湿疣,有垂直传播的危险。胎儿宫内感染极罕见,有可能出现胎儿畸形或死胎。绝大多数是通过软产道感染,在幼儿期有发生喉乳头瘤的可能。

(四)治疗要点

1. 妊娠 36 周前病灶小位于外阴者　可选用局部药物治疗,用药前可先行麻醉,减轻疼痛,药物选用安息香酸酊、50%三氯醋酸或 5%氟尿嘧啶等病灶局部涂擦。若病灶大,有蒂,可行物理及手术治疗,如激光、微波、冷冻、电灼等。巨大尖锐湿疣可直接行手术切除湿疣主体,待痊愈后再采用药物局部治疗。配偶或性伴侣需同时接受治疗。

2. 妊娠近足月或足月　病灶局限于外阴者,可行冷冻或手术切除病灶,经阴道分娩。病灶广泛,存在于外阴、阴道、宫颈,或巨大病灶堵塞软产道时,均应行剖宫产术结束分娩。产后部分尖锐湿疣可能自然消退。

三、病例介绍

（一）典型病例

患者，女，32岁，近3个月出现外阴瘙痒、烧灼痛、性交后疼痛。平素月经正常，无痛经。婚后10年，孕3产1，门诊宫颈分泌物涂片检查HPV阳性。曾有不洁性交史。外阴部可见一菜花状乳头状疣。给予激光治疗，切除湿疣。

（二）患者的阳性体征

1. 症状　外阴瘙痒、烧灼痛、性交后疼痛。
2. 查体　宫颈分泌物涂片检查HPV阳性。外阴部可见一菜花状乳头状疣。

四、护理

（一）护理评估

1. 一般情况　患者平素月经正常，无痛经，有不洁性交史。
2. 专科情况　患者外阴瘙痒、烧灼痛、性交后疼痛，外阴部可见一菜花状乳头状疣。

（二）护理诊断

1. 皮肤完整性受损　与人乳头瘤病毒侵袭有关。
2. 舒适改变　与外阴瘙痒、白带增多、性交疼痛有关。
3. 焦虑　与不知如何应对，担心预后有关。

（三）护理目标

(1)患者消除焦虑不安，积极配合相关治疗。

(2)患者不适症状消除。

（四）护理措施

1. 心理护理　尊重患者现状，以耐心、热情、诚恳的态度对待病人，了解并解除其思想顾虑、负担，告诉病人患病后及早到医院接受正规诊断和治疗的必要性和重要性。使病人做到能坚持配合治疗。

2. 加强健康教育　保持外阴清洁卫生，避免混乱的性关系，贯彻预防为主的原则，并强调配偶或性伴侣同时治疗。被污染的衣裤、生活用品要及时消毒。

3. 随访指导　尖锐湿疣患者的治愈标准是疣体消失，治愈率高，但有复发可能，患者需要遵循医嘱随访接受指导。对反复发作的顽固病例及时取活检排除恶变。

五、健康宣教

(1)控制性病是预防CA的最好方法，发现治疗患者及其性伴侣；进行卫生宣教和性行为的控制；阴茎套具有预防HPV感染的作用，目前尚无有效疫苗。

(2)尖锐湿疣治疗后的最初3个月，患者每2周随诊1次，如有特殊情况（如发现有新发皮损或创面出血等）应随时就诊，以便及时得到恰当的处理，同时应告知患者注意皮损好发部位，仔细观察有无复发，复发多在最初的3个月，3个月后，可根据患者的具体情况，适当延长随访间隔期，直至末次治疗后6个月。

(3)尖锐湿疣的判愈标准为治疗后疣体消失。目前多数学者认为，治疗后6个月无复发者，则复发机会减少。

(4)上完厕所由前往后擦，因为肛门可能会带来不少细菌，所以厕后不要由肛门擦到阴部，以减少感染的机会。

(5) 不要冲洗阴道,因为阴道有自清的功能,如果刻意冲洗反而不利。

(6) 内裤的洗涤最好以温和的肥皂手洗,不要用强效的洗衣粉或洗衣机。

(7) 穿棉质内裤,尽量不要穿尼龙、合成纤维的质料,保持通风、透气。所以牛仔裤也要少穿,多穿裙子或是西装裤。

(8) 饮食改变增强免疫力。如少吃淀粉类、糖类以及刺激性的食物(例如酒、辛辣物、油炸类),多吃蔬菜水果类,水分要充足。

六、提问

1. 什么是尖锐湿疣?
2. 应当如何预防尖锐湿疣?

病例十七 淋病

一、查房的目的

通过护理查房,熟悉淋病的感染途径、临床表现、治疗原则,掌握护理措施。

二、疾病知识回顾

(一) 定义

淋病是一种常见性病,发病率高居性病之首,由革兰氏阴性的淋病奈氏菌(简称淋菌)感染引起,是当前性传播疾病防治中的重点。以侵袭生殖、泌尿系统黏膜的柱状上皮和移行上皮为特点。

(二) 感染途径

人是淋球菌的唯一自然宿主,成人淋病99%~100%为性传播,幼女可通过间接途径感染外阴和阴道,如接触感染菌衣物、毛巾、床单、浴盆等物品及消毒不彻底的检查器械等。产道感染可致新生儿结膜炎。

(三) 临床表现

潜伏期3~7日,有60%~70%的病人无症状,易被忽视或致他人感染。感染初期病变局限于下生殖道、泌尿道,随病情发展可累及上生殖道。按病理过程分为急性和慢性两种。

1. 急性淋病　在感染淋病后1~14天出现尿频、尿急、尿痛等急性尿道炎的症状,白带增多呈黄色、脓性,外阴部红肿、有烧灼样痛。继而出现前庭大腺炎、急性宫颈炎的表现。如病程发展至上生殖道时,可发生子宫内膜炎、急性输卵管炎及积脓、输卵管卵巢囊肿、盆腔脓肿、弥漫性腹膜炎,甚至中毒性休克。病人表现为发热、寒战、恶心、呕吐、下腹两侧疼痛等。

2. 慢性淋病　急性淋病未经治疗或治疗不彻底可逐渐转为慢性淋病。病人表现为慢性尿道炎、尿道旁腺炎、前庭大腺炎、慢性宫颈炎、慢性输卵管炎、输卵管积水等。淋菌虽不存在于生殖道的分泌物中,但可长期潜伏在尿道旁腺、前庭大腺或宫颈黏膜腺体深处,作为病灶可引起反复急性发作。

(四) 病理生理

妊娠期任何阶段感染淋菌,对妊娠预后均有影响。妊娠早期淋菌性宫颈管炎患者,可感染性流产与人工流产后感染。妊娠晚期易因淋菌性宫颈管炎使胎膜脆性增加,易发生胎膜早破,使孕妇发生羊膜腔感染综合征,导致滞产。分娩后产妇抵抗力低,若有损伤易发生淋菌播散,引起子宫内膜炎,严重者可致播散性淋病。对胎儿的威胁则是早产和胎儿宫内感染。早产发病率约为17%。胎儿感染易发生胎儿窘迫、胎儿宫内发育迟缓,甚至导致死胎、死产。

(五) 处理原则

治疗原则为尽早彻底治疗，遵循及时、足量、规范用药原则。急性淋病者以药物治疗为主。首选头孢曲松钠，加用红霉素、阿奇霉素或多西环素，并夫妻双方同治。慢性淋病者单纯药物治疗效果差，需要采用综合治疗方案，包括支持疗法、对症处理、物理疗法、封闭疗法及手术治疗等。

三、病例介绍

(一) 典型病例

患者，女，已婚，27岁，因停经28周，门诊宫颈分泌物涂片检查淋球菌阳性就诊。患者无不适主诉，查体一般情况好，妇检未见异常。患者婚后2年，第1次妊娠。详细追问病史，得知其丈夫于10天前曾有婚外不洁性交史，3天前出现尿痛、尿急、烧灼感，自查尿道口红肿充血，可挤出大量黄色脓性分泌物，门诊检查确诊为淋病。患者随后前来就诊，门诊宫颈分泌物涂片检查示淋球菌阳性。行分泌物淋菌培养结果阳性，诊断为急性淋病。当时患者受到强烈刺激，意欲跳楼自杀，被医务人员和丈夫劝阻。门诊给予患者头孢曲松钠1g单次肌注；红霉素0.5g口服，每日4次，连用7天。给予其丈夫头孢曲松钠250mg单次肌注；阿奇霉素1g单次口服。嘱夫妻两人1周后门诊随访。

(二) 患者的阳性症状体征

1. 症状体征　患者无不适主诉，查体一般情况好，心肺无异常，妇检未见异常。
2. 辅助检查　门诊宫颈分泌物涂片检查示淋球菌阳性，行分泌物淋球菌培养结果阳性，诊断为急性淋病。

四、护理

(一) 护理评估

1. 病史　停经28周，门诊宫颈分泌物涂片检查淋球菌阳性，婚后2年，第1次妊娠。其丈夫于10天前曾有婚外不洁性交史，3天前出现尿痛、尿急、烧灼感，自查尿道口红肿充血，可挤出大量黄色脓性分泌物，门诊检查确诊为淋病。
2. 专科情况　患者宫颈分泌物涂片检查示淋球菌阳性，行分泌物淋球菌培养结果阳性，诊断为急性淋病。患者情绪激动，意欲跳楼自杀。

(二) 护理诊断

1. 舒适改变　与疼痛、分泌物增多等有关。
2. 焦虑、情绪激动　担心预后及对妊娠、胎儿的影响有关。
3. 知识缺乏　与对疾病的病因、病理、治疗方法等不了解有关。

(三) 护理目标

(1) 控制夫妻双方的病情，使细菌培养成(-)。
(2) 使患者正确认识病情，解除心结，夫妻双方能够良好沟通。

(四) 护理措施

1. 心理护理　尊重病人，给予适当的关心、安慰，解除病人求医的顾虑。向病人强调急性期及时、彻底治疗的重要性和必要性，解释头孢曲松钠治疗的作用和效果，以防疾病转为慢性，帮助病人树立治愈的信心。
2. 健康教育　治疗期间严禁性交，指导治愈后随访。一般治疗后7天复查分泌物，以后每月查1次，连续3次阴性，方能确定治愈。因为淋病病人有同时感染滴虫和梅毒的可能，所以随访应同时监测阴道滴虫、梅毒血清反应。此外，教会病人自行消毒隔离的方法，病人的内裤、浴盆、毛巾应煮沸消毒5~10分钟，病人所接触的物品及器具宜用1%石炭酸溶液浸泡。

3. 急性淋病病人护理 嘱病人卧床休息,做好严密的床边隔离。将病人接触过的生活用品进行严格的消毒灭菌,污染的手需经消毒液浸泡消毒等,防止交叉感染等。

4. 孕妇护理 在淋病高发地区,孕妇应于产前常规筛查淋菌,最好在妊娠早、中、晚期各做1次宫颈分泌物涂片镜检淋菌,进行淋菌培养,以便及早确诊并得到彻底治疗。孕期禁用喹诺酮类药物。淋病孕妇娩出的新生儿,应用1%硝酸银液滴眼,预防淋菌性眼炎,并预防性使用头孢曲松钠。新生儿可以发生播散性淋病,于生后不久出现淋菌关节炎、脑膜炎、败血症等,治疗不及时可致死亡。

(五)评价

(1)夫妻双方增进了有效沟通,解开彼此心结。

(2)有效控制病情,治疗后好转。

(3)夫妻双方知晓了今后性生活的注意事项,知晓定期检查。

五、健康宣教

(1)淋病的预防还应注意应禁止淋病病人与儿童,特别是女孩同床、共浴或公用浴盆、浴巾等。在患病率较高的地区,应对所有新生儿用硝酸银溶液或其他有效的抗生素滴眼液点眼。

(2)清淡饮食。急性发作期宜食粳米稀饭、面条、银耳汤、绿豆汤,以及清热解毒的水果、蔬菜等。

(3)富含蛋白质、维生素的食物。病情稳定后宜食蛋糕、馄饨、水饺、牛奶、豆浆、鸡蛋、猪瘦肉、虾仁、新鲜蔬菜、水果等。可甜咸相间,少量多次。尚应多饮水,以促进毒素排泄。

(4)禁忌辛辣、刺激性食物。如辣椒、胡椒、生姜、大葱、芥末、酒、浓茶等。

(5)少吃燥热动火食物,如韭菜、榨菜、雪里蕻、香菜、羊肉等食物。

六、提问

1. 如何治疗淋病?
2. 如何做好淋病患者的健康宣教工作?

(杨桥兰)

第二章 产科疾病

病例一 产后出血

一、查房的目的
通过护理查房,了解产后出血的病因、发病机制,熟悉临床表现,掌握护理措施。

二、疾病知识回顾

(一)定义
产后出血是指胎儿娩出后24小时内出血量超过500ml,80%发生在产后2小时内。晚期产后出血是指分娩24小时以后,在产褥期内发生的子宫大量出血,多见于产后1~2周。产后出血是分娩期严重的并发症,是导致孕产妇死亡的四大原因之一。在我国产后出血近年来一直是引起孕产妇死亡的第一位原因,特别是在边远落后地区这一情况更加突出。产后出血的发病率占分娩总数的2%~3%,由于测量和收集出血量的主观因素较大,实际发病率更高。

(二)病因
1.子宫收缩乏力 约占产后出血的50%。

(1)全身性因素。如产妇体质虚弱、有急慢性病史、产程过长、滞产、精神紧张、使用镇静剂过多或深度麻醉等。

(2)局部因素。①子宫肌壁过度膨胀,肌纤维过度伸张,影响肌纤维缩复,如羊水过多、多胎妊娠;②多产妇反复妊娠分娩,子宫肌纤维受损,结缔组织相对增多有退行性变;③子宫发育不良或有手术瘢痕;④胎盘因素影响子宫缩复。如前置胎盘、胎盘早剥、蜕膜坏死出血子宫肌层渗血、胎盘后血肿等;⑤膀胱、直肠过度充盈可影响子宫收缩。

2.软产道撕裂 约占20%。妊娠时软产道血管丰富而充血,分娩时若发生软产道撕裂伤,失血量可以很大,特别是当裂伤涉及阴道上部宫颈及子宫时,止血往往较困难,发生软产道撕裂的原因有以下几个方面:

(1)急产。急产时因产力过强或产妇用力过猛,会阴尚未充分扩张,胎儿娩出可以造成较重的软产道裂伤。

(2)巨大胎儿。产前对胎儿大小估计不足,未作会阴切开或切口不够大可造成软产道裂伤。

(3)产科手术。如产钳手转胎头、肩难产时均可造成会阴阴道、宫颈甚或子宫下段裂伤而导致产后出血。

(4)会阴本身的弹性及伸展性差。如会阴先天性发育不良外阴阴道炎症、白色病变等。

(5)血肿形成。若损伤累及血管而产道的黏膜、皮肤保持完整或在缝合伤口时未能完全缝扎止血,或宫颈、阴道穹隆裂伤向上延伸使阔韧带内血管撕裂而形成血肿,此时外出血可能不多,但血肿内出血可以很多而导致休克。

3.胎盘残留或滞留 凡影响胎盘正常剥离或娩出的因素均可导致胎盘残留或滞留。胎盘如未全部剥离或完全植入一般不会发生出血,只有在部分剥离或剥离后滞留于宫腔内影响子宫缩复和收缩,使子宫内血窦不能关闭而引起出血,有胎盘小叶或副胎盘或部分胎盘残留,同样可引起出血。

4. 凝血功能障碍　在产科范围内的凝血功能障碍,主要发生于重型胎盘早剥、妊高征、宫内死胎潴留过久、羊水栓塞等少数是因全身性出血性疾病,如血小板减少占50%,软产道撕裂约占20%,胎盘残留或滞留占5%~10%,凝血功能障碍引起产后出血者极少。

(三) 发病机制

正常情况下胎盘排出后子宫肌纤维立即收缩使其间原来开张的血窦受压,血流淤滞,血栓形成能迅速使流血量减少,其止血作用以肌纤维的缩复功能最为重要,任何影响子宫肌纤维收缩和缩复功能的因素都可引起产后子宫收缩乏力性出血。

(四) 临床表现

产后大出血可发生在胎盘娩出之前、之后或前后兼有,且多发生在胎儿娩出后2小时内。阴道流血可为短期内大出血,亦可长时间持续少量出血。一般为显性,但也有隐性出血者。

临床表现主要为阴道流血、失血性休克、继发性贫血,有的失血过多,休克时间长,还可并发DIC。症状的轻重视失血量、速度及原来体质和贫血与否而不同。短期内大出血,可迅速出现休克。如有隐性或缓慢的出血,由于代偿功能存在,脉搏、血压及一般状况变化不明显,当失血到一定程度时,才出现休克,这样易被忽视而造成严重后果。此外,如产妇原已贫血或体质虚弱,即使出血不多,亦可发生休克,且不易纠正。因此,对每个产妇必须作全面仔细地观察和分析,以免延误抢救时机。

(五) 辅助检查

(1) 血、尿常规,了解感染与贫血情况。

(2) 宫腔分泌物培养或涂片检查。检查了解宫腔内有无残留物、子宫切口愈合状况等。

(3) 若有宫腔刮出物或切除子宫标本检查。主要与生殖道肿瘤出血相鉴别。

(六) 治疗要点

针对出血原因,迅速止血;补充血容量,纠正失血性休克;防治感染。

1. 止血

(1) 刺激子宫收缩。腹部按摩子宫是最简单有效地促使子宫收缩以减少出血的方法。

(2) 应用宫缩剂。催产素10~30U加入9%生理盐水中滴注。

(3) 压迫腹主动脉。出血不止时,可经腹壁向脊柱方向压迫腹主动脉,亦可经子宫后壁压迫腹主动脉。

(4) 宫腔填塞。以上治疗无效时,为保留子宫或为减少术前失血,可行宫腔填塞。方法:重新消毒外阴后,一手经腹固定子宫底,另一手中、食指或用环钳夹持2cm宽的无菌长纱布条,自宫底及两侧角向宫腔填塞,要塞紧填满,不留空隙,以达到压迫止血的目的。纱条亦有刺激子宫收缩作用。如出血停止,纱条可于24~48小时后取出。填塞后需用抗生素预防感染,取出前应注射宫缩剂。

(5) 选择性血管栓塞。局麻下经皮从股动脉插管造影,显示髂内动脉后,注射一种能被吸收的栓塞剂,使髂内动脉栓塞从而达到止血目的。

(6) 结扎双侧子宫动脉上行支及髂内动脉。妊娠时90%的子宫血流经过子宫动脉,结扎双侧上行支及髂内动脉,出血多被控制。

(7) 子宫切除。是控制产科出血最有效的手段。各种止血措施无明显效果,出血未能控制,在输血、抗休克的同时,即行子宫次全或全子宫切除术。

2. 防治休克　发生产后出血时,应在止血的同时,酌情输液、输血,注意保温吸氧,给予适量镇静剂等,以防休克发生。出现休克后就按失血性休克抢救。输血量及速度应根据休克的程度及失血量而定输血前可用平衡盐、低分子右旋糖酐、葡萄糖及生理盐水以暂时维持血容量。

3. 预防感染 由于失血多，机体抵抗力下降，加之多有经阴道宫腔操作等，产妇易发生产褥感染，应积极防治。

三、病例介绍

患者，女，29岁，妊娠40周，临产后第一产程活跃期子宫收缩5~6分钟1次，每次持续25~30秒，活跃期时程10.5小时，临产后19小时宫口开全，宫口开全2小时胎儿仍未娩出，即行会阴侧切及低位产钳助产术，手术顺利，娩出一女婴，体重3800g。胎头娩出后立即宫底注射缩宫素10U，5分钟后胎盘娩出，阴道出血300ml，当即给予麦角新碱0.2mg肌注，阴道出血减少。产后常规检查软产道，宫颈、阴道无损伤，胎盘、胎膜完整，产后2小时送入休养室。6小时后产妇感头晕、口渴、下腹部胀痛感，检查下腹部隆起，子宫软，轮廓不清，宫府脐上三指。查体：T36.2℃，P120次/分，BP85/50mmHg，神志清楚，面色苍白，有冷汗。产前实验室检查：Hb110g/L，PLT135×10⁹/L，凝血酶原时间11秒，活化部分凝血活酶时间33秒，诊断为产后出血合并出血性休克，经补充血容量、输血、止血、输液等对症治疗后，子宫收缩转好，边界清楚，宫底脐下2指，阴道出血少，生命体征趋于平稳。

四、护理

（一）护理评估

妊娠40周，产后软产道，宫颈、阴道无损伤，胎盘、胎膜完整。产后6小时后产妇感头晕、口渴、下腹部胀痛感，BP 85/50mmHg，神志清楚，面色苍白，有冷汗。

（二）护理诊断

1. 潜在并发症 出血性休克。
2. 有感染的危险 与失血后抵抗力降低及手术操作有关。

（三）护理目标

（1）产妇的血容量能尽快得到恢复，血压、脉搏、尿量正常。

（2）产妇无感染症状，白细胞总数和中性粒细胞分类正常。

（3）体温正常，恶露。伤口无异常。

（四）护理措施

1. 预防产后出血

（1）分晚期。

①第一产程密切观察产程进展，防止产程延长，保证产妇基本需要，避免产妇衰竭状态，必要时给予镇静剂以保证产妇休息。

②第二产程严格执行无菌技术；指导产妇正确使用腹压；适时适度做会阴侧切；胎头、胎肩娩出要慢，一般相隔3分钟左右；太肩娩出后立即肌注或静脉滴注缩宫素，以加强子宫收缩，减少出血。

③第三产程正确处理胎盘娩出及测量出血量。胎盘未剥离前，不可过早牵拉脐带或挤压子宫，带胎盘剥离征象出现后，及时协助胎盘娩出，并仔细检查胎盘、胎膜是否完整。

（2）产褥期。

①产后2小时内，产妇仍需留在产房接受监护，因为80%的产后出血是发生在这一阶段。要密切观察产妇的子宫收缩、阴道出血及会阴伤口情况，定时测量产妇的血压、脉搏、体温、呼吸。

②督促产妇及时排空膀胱，以免影响宫缩致产后出血。

③早期哺乳，可刺激子宫收缩，减少阴道出血量。

④对可能发生产后出血的高危产妇,注意保持静脉通道,充分做好输血和急救的准备并为产妇做好保暖。

2. 针对原因止血,纠正失血性休克,控制感染

(1) 产后子宫收缩乏力所致大出血,可以通过使用宫缩剂、按摩子宫等方法达到止血的目的。

(2) 失血休克的护理。有休克征象者,应及早补充血容量;对失血多,甚至休克者应输血,以补充同等血量为原则;注意为病人提供安静的环境,保持平卧、吸氧、保暖;严密观察并详细记录病人的意识状态、皮肤颜色、血压、脉搏、呼吸及尿量;观察子宫收缩情况,有无压痛,恶露量、色、气味;观察会阴伤口情况及严格会阴护理;按医嘱给予抗生素防治感染。鼓励产妇进食营养丰富易消化饮食,多进富含铁、蛋白质、维生素的食物,如瘦肉、鸡蛋、牛奶、绿叶蔬菜、水果等,注意少量多餐。

3. 心理护理与健康教育 大量失血后,产妇抵抗力低下,体质虚弱,活动无耐力,生活自理有困难,医护人员应主动给予产妇关爱与关心,使其增加安全感,教会产妇一些放松的方法、鼓励产妇说出内心的感受,针对产妇的具体情况,有效地纠正贫血,增加体力,逐步增加活动量,以促进身体的康复过程。

(五) 评价

(1) 产妇血压、血红蛋白正常,全身状况得以改善。

(2) 出院时产妇体温正常,白细胞数正常,恶露正常,无感染征象。

(3) 产妇疲劳感减轻,生活能自理。

五、健康宣教

做好出院指导也是心理支持的一个很好途径。出院时,指导产妇有关加强营养和适量活动的自我保健技巧,继续观察子宫复旧及恶露情况,明确产后复查的时间、目的和意义,使产妇能按时接受检查,以了解产妇的康复情况,及时发现问题,调整产后指导方案使产妇尽快恢复健康。同时要提供避孕指导,使产妇注意产褥期禁止盆浴,禁止性生活。部分产妇分娩24小时后,于产褥期内发生子宫大量出血,被称为晚期产后出血(late postpartum hemorrhage),多于产后1~2周内发生,也有迟至产后2个月左右发病者,应予以高度警惕,以免导致严重后果。

六、提问

1. 从病史资料来看,引起患者产后出血的主要原因是什么?如何判断?
2. 哪些因素会造成产妇子宫收缩乏力?
3. 除了子宫收缩乏力外,引起产后出血的原因还有哪些?

病例二 产后心理障碍

一、查房的目的

了解产后心理障碍的病因、发病机制,熟悉临床表现,掌握护理措施。

二、疾病知识回顾

(一) 定义

产后心理障碍泛指产后处于抑郁的情绪状态,涵括了产后情绪不良、产后抑郁症以及超出产后情绪不良界线又未达到产后抑郁症诊断标准的产后抑郁状态。

(二) 病因

1. 社会因素 ①社会支持与环境因素;②社会文化因素:对于外在的社会结构和文化因素,跨文化研究结果似乎表明在传统文化中,文化因素可减少和预防抑郁的发生。产后风俗习惯可以形成较好的心理社会支持系统。

2. 生物因素　产后抑郁症与妊娠和生产后这一阶段体内内分泌水平发生了突然而不协调的变化有关,包括激素水平(孕激素、雌激素、血清甲状腺素)的变化和孤啡肽及单胺类递质(5-羟色胺及多巴胺)的变化。

3. 遗传因素　有经前期紧张史、亲属有精神病史、产后抑郁家庭史者容易发生。

4. 产科因素　分娩方式、产妇的分娩疼痛承受力、分娩满足感、产时并发症及婴儿健康状况是产后抑郁症发病的主要危险因素。

(三)发病机制

该病的发病机制尚不完全清楚。但基本认为有以下原因:

(1)心理调节功能受损。

(2)产后脆弱应对方式。

(3)议价模式策略,配偶在分娩期间不断增加的投入反而增加产妇的抑郁水平,尤其是年龄较大、未来生育概率少的妇女。

(四)临床表现

1. 产后沮丧　发病率约为50%~70%。产妇主要表现为情绪不稳定、易哭、情绪低落,感觉孤独、焦虑、疲劳、易忘、失眠等。这种状态可发生在产后任何时间,但通常在产后3~4天出现,产后5~14天为高峰期,可持续数小时、数天至2~3周。

2. 产后抑郁　表现为疲劳、注意力不集中、失眠、乏力、对事物缺乏兴趣、社会退缩行为、自责、自罪、担心自己或婴儿受到伤害,重者可有伤害婴儿或自我伤害的行为。产后抑郁的症状一般在产后2周发病,至产后4~6周逐渐明显,可持续数周。

3. 产后精神病　起病急骤,症状多种多样而且不典型者较多。出现症状的频率依次为行为紊乱、乱语、幻觉、自杀行为、思维散漫、兴奋躁动、关系妄想、情绪低落、情感不适、缄默少语、消极观念、意识障碍、情绪高涨、自罪自责等。

(五)辅助检查

产后抑郁症的评估:

1. 第一步　量表评估,主要用于抑郁和焦虑情绪的筛查,所用实验指标与产后抑郁状态的评估量表一致。

2. 第二步　采用临床定式检查,做出符合相应诊断标准的临床诊断。常采用美国精神医学会《精神疾病诊断与统计手册》1994版中制定的"产褥期抑郁症的诊断标准"。在产后4周内出现下列症状中的5条或5条以上,其中必须具备下列①和②项。①情绪抑郁;②对全部或大多数活动明显地缺乏兴趣或愉悦;③体重显著下降或增加;④失眠或睡眠过度;⑤精神运动性兴奋或阻滞;⑥疲劳或乏力;⑦遇事皆感毫无意义或自罪感;⑧思维力减退或注意力涣散;⑨反复出现死亡的想法。我国也有以中国神经精神疾病诊断标准(CCMD-3)中的抑郁症指标对产后抑郁症进行临床诊断.

(六)治疗要点

1. 产后情绪不良　因其抑郁程度极轻,持续短暂,不需要治疗介入或适当进行预防性干预。

2. 产后抑郁状态　主要采用预防性干预(心理教育、放松训练、社会支持干预疗法、预防性人际心理治疗)。

3. 产后抑郁一般采取社会心理干预药物治疗相结合并加维持治疗

(1)心理教育。可看作是"对期待的引导",是帮助孕妇期待在分娩后可能出现的变化,同时也提供一些如何避免潜在问题的可行性建议及对产后抑郁提供专业信息,并告诉孕妇获得足够社会支持的必要性。

(2)放松训练。能有效抵抗生理和心理应激的不良影响,使躯体、心理、精神重新恢复平衡和协调,帮助个体以更健康的方式迎接挑战。

(3)社会支持干预疗法。一方面对应激状态下的个体提供保护,即对应激起缓冲作用;另一方面能提高个人对重大生活事件的应激能力,增加个人情感控制,减少情绪紊乱。

(4)预防性人际心理治疗。包括妊娠期治疗和产后治疗。妊娠期治疗被安排在妊娠32周与分娩之间,治疗包括对产后情绪问题的心理教育和预期的人际关系之间问题的讨论。产后治疗则着重于产妇的情绪及与妊娠期所谈到人际关系问题的相关性。

三、病例介绍

(一)典型病例

患者,女,35岁,因割腕自杀来院急诊抢救。患者曾多年不孕,于3周前剖宫产产下一对龙凤胎,因子宫复旧不良并发产后出血,给予抢救治疗。病情稳定后母乳喂养进行不顺利,最后改全人工喂养。产后4天后常常没有明显理由地悲伤、焦虑、哭泣,2周后出现失眠、心烦、情绪低落、认为自己处处不如人、不会照顾小孩,常感觉自己对不起小孩,有负罪感,曾多次有轻生念头。请精神科医生会诊,诊断为产后抑郁症,随即对患者进行社会心理治疗并联合氟西汀等药物治疗,目前患者抑郁症状减轻,工作生活尚好,在随访中。

(二)患者的阳性体征

产后4天常常没有明显理由地悲伤、焦虑、哭泣,失眠、心烦、情绪低落、认为自己处处不如人、不会照顾小孩,常感觉自己对不起小孩、有负罪感、曾多次有轻生念头。

四、护理

(一)护理评估

1. 一般情况 患者曾多年不孕,于3周前剖宫产产下一对龙凤胎,因子宫复旧不良并发产后出血,给予抢救治疗。病情稳定后母乳喂养进行不顺利,最后改全人工喂养。患者性格内向,文化水平较低,没有固定职业,家庭经济状况较差,夫妻关系融洽。患者无精神病家族史。

2. 专科情况 产后4天常常没有明显理由地悲伤、焦虑、哭泣,失眠、心烦、情绪低落、认为自己处处不如人、不会照顾小孩,常感觉自己对不起小孩,有负罪感,曾多次有轻生念头。

(二)护理诊断

1. 家庭运行中断 与无法承担母亲角色有关。
2. 有对自己实施暴力的危险 与产后严重的心理障碍有关。

(三)护理目标

(1)产妇的情绪稳定,能配合护理人员与家人采取有效应对措施。

(2)产妇能进入母亲角色,能关心爱护婴儿。

(3)产妇的生理,心理行为正常。

(四)护理措施

1. 一般护理 提供温暖、舒适的环境,合理安排饮食,保证产妇的营养摄入,使产妇有良好的哺乳能力。让产妇多休息,保证产妇足够的睡眠。护理人员应鼓励或陪伴产妇在白天从事多次短暂的活动,入睡前喝热牛奶,洗热水澡等协助产妇入睡。

2. 心理护理 心理护理对产后抑郁症非常重要,使产妇感到被支持、尊重理解,信心增强,加强自我控制,建立与他人良好交流的能力,激发内在动力去应付自身问题。护理人员要具备温和、接受的态度,鼓励产妇宣泄、抒发自身的感受,耐心倾听产妇诉说的心理问题,做好心理疏通工作。同时,让大家给予更多的关心和爱护,减少或避免不良的精神刺激和压力。

3. 协助并促进产妇适应母亲角色　帮助产妇适应角色的转换,指导产妇与婴儿进行交流、接触,并鼓励多参与照顾婴儿,培养产妇的自信心。

4. 防止暴力行为发生　注意安全保护,谨慎地安排产妇生活和居住环境,产后抑郁症产妇的睡眠障碍主要表现为早醒,而自杀、自伤等意外事件就发生这种时候。

5. 治疗配合　遵医嘱指导产妇正确应用抗抑郁症药,并注意观察药物疗效及不良反应。重症病人需要请心理医师或精神科医师给予治疗。

6. 做好出院指导与家庭随访工作　为产妇提供心理咨询机会。

7. 提供预防措施　大部分病人预后较好,症状缓解、社会和职业功能恢复,大约70%病人1年内治愈,但再次妊娠有20%复发率。早期识别和早期干预是预防产后抑郁症加重、造成严重后果的根本办法。

(1)对照看产后妇女的卫生职业人员及家属加强宣传,使得产后抑郁症能够被早期识别,并得到正确治疗。

(2)加强孕期保健,普及妊娠、分娩相关知识,减轻孕产妇对妊娠、分娩的紧张、恐惧心理,完善自我保健。

(3)有精神疾病家族史的产妇,应定期密切观察,给予更多的关爱、指导,避免一切不良刺激。

(4)更多地关心高危人群,包括不良分娩史、死胎、畸形胎儿的产妇,应向她们说明产生的原因,用友善、亲切、温和的语言鼓励产妇增加信心。

(5)分娩过程中,医护人员要充满爱心和耐心,尤其对产程长、精神压力大的产妇,更好耐心解释分娩过程。

(五)评价

(1)住院期间产妇的情绪稳定,能配合诊治方案。

(2)产妇与婴儿健康安全。

(3)产妇能示范正确护理新生儿的技巧。

五、健康宣教

(1)关键在于预防。加强心理保健,形成良性互动。

(2)产后抑郁症的主要预防措施即为心理保健,并且应及早开展,分产前、产时、产后三阶段进行。孕期通过各种形式的产前教育,针对不同类型的产妇及其亲属讲解有关孕期生理反应、心理变化、日常保健、分娩过程等相关知识,说明产前检查的重要性。

(3)产科医生和妇女保健人员应该掌握一定的孕期心理测试技术,善于识别高危人群,如亲属有精神病史、有不良事件刺激史的孕产妇,并进行监测。在孕早、中、晚期给予产妇适当的心理干预,使其妊娠心境、产后育儿能力与社会家庭关系得到明显改善。

(4)提高服务质量,开展导乐式一对一陪伴分娩等,均有利于减轻产妇心理压力。重视产后教育,向产妇和家属介绍分娩后产妇仍经历的一些特殊生理变化、日常注意事项等,如产后营养、母乳喂养、产后避孕。

六、提问

1. 产后心理障碍的病因有哪些?

2. 如何诊断产后心理障碍？主要的临床表现有哪些？

病例三 产褥感染

一、查房的目的
了解产褥感染的病因，熟悉临床表现，掌握护理措施。

二、疾病知识回顾

（一）定义
产褥感染是指产妇分娩时或在产褥期内，由于致病菌侵入生殖道，从而引起局部或全身的炎症变化。常因病原体由胎盘剥离面侵入，扩散到子宫内膜层，引起急性子宫内膜炎，炎症可累及紧邻的表浅肌层，感染扩散时可侵及深部肌层乃至浆膜层。手术后子宫感染发生主要与细菌污染、手术创伤、异物（缝线）及合适的厌氧环境有关。

（二）病因
1. 妊娠期 经济条件及卫生条件差；孕妇健康情况不佳；肥胖；缺乏产前保健；慢性生殖系统感染。
2. 分娩期 多次阴道检查，超过3次；胎膜早破；产程延长；羊膜腔感染；产时营养和水分补充不够。
3. 分娩方式与产后 剖宫产；阴道手术助产；胎盘、胎膜残留；产时及产后失血过多；宫腔内、阴道内异物；外阴侧切、裂伤及其他产道损伤。

（三）发病机制
具体发病机制不详，任何削弱产妇生殖道和全身防御能力的因素均可成为产褥感染的诱因。分娩影响女性生殖道的自然防御功能，使病原体侵入生殖道的机会增多，如果产妇伴有胎膜早破、羊膜腔感染、产程延长、产前产后出血、产科手术操作或慢性疾病、孕期贫血、营养不良、体质虚弱以及妊娠晚期性生活等均可成为产褥感染的诱发因素。

（四）病理生理
患者常见的感染病原体：需氧性链球菌、厌氧性链球菌、大肠埃希菌、葡萄球菌、支原体和衣原体。

（五）临床表现
发热、疼痛、异常恶露，为产褥的三大主要症状。

(1) 急性外阴、阴道、宫颈炎 主要为局部切口或撕裂伤口感染。会阴部感染：表现为局部红、肿、痛或流脓。

(2) 急性子宫内膜炎、子宫肌炎 最为常见。轻者表现为低热、恶露增多有臭味、下腹轻压痛；重者表现为寒战、高热、下腹疼痛及压痛、恶露不多。

(3) 急性盆腔结缔组织炎、急性输卵管炎。

(4) 急性盆腔腹膜炎。

(5) 血栓性静脉炎。

(6) 脓毒血症及败血症。

（六）诊断
1. 血液检查 检查白细胞计数增高，尤其是中性白细胞计数升高明显；血沉加快。
2. 细菌培养 通过宫腔分泌物、脓肿穿刺物、后穹隆穿刺物做细菌培养和药物敏感试验，确定病原体及敏感的抗生素。

3. B超、CT及磁共振成像检查　对产褥感染形成的炎性包块、脓肿及静脉血栓做出定位及定性诊断。

(七)治疗要点

1. 营养支持　给予易消化、富于营养、富于维生素的饮食。高热时给予物理降温。

2. 对症处理　产妇取半卧位，以利恶露排出，给予宫缩剂，使炎症病变局限于盆腔内。会阴部感染和缝合伤口感染者，及早拆除缝线并热敷；胎盘残留者，应控制感染后清理宫腔；盆腔脓肿时，根据脓肿部位由后穹或腹部切开排脓。

3. 合理用药　药物治疗原则尽量选用广谱抗生素，联合用药，并注意药物的毒副作用。及时补充液体，避免电解质紊乱及酸碱平衡失调。

三、病例介绍

(一)典型病例

患者，女，29岁，停经39周，以阴道流液2天急诊收入院。患者平素月经规律，孕早期无明显恶心、呕吐等早孕反应。孕早期否认放射、化疗物质接触史，孕4个月感到胎动至今，定期产检，无异常发现。孕中期无头晕、眼花，无皮肤瘙痒，无胸闷、气急。入院后查生命体征T36.8℃，P 84次/分，R 20次/分，BP 110/70mmHg，胎心率140次/分，宫高35cm，腹围110cm。估计胎儿体重3400g，入院后第二天胎心率<120次/分，复测胎监反应欠佳。以"孕39周，胎儿窘迫"行剖宫产术，术后予消炎、促宫缩治疗。术后第三天患者T 39℃，予物理降温后，复测T 38.8℃。查体：宫底部有压痛，恶露量多有腐臭味，实验室检查：WBC21×10⁹/L，N0.88%，考虑为产褥感染。即给予大剂量广谱抗生素消炎治疗，两天后患者体温恢复正常。

(二)患者的阳性症状体征

(1)术后第3天，患者T39℃，予物理降温后，复测T38.8℃。查体：宫府郁有压疼，恶露量多有腐臭味。

(2)实验室检查：WBC21×10⁹/L，N0.88%。

四、护理

(一)护理评估

患者平素月经规律，孕早期无明显恶心、呕吐等早孕反应。孕早期否认放射、化疗物质接触史，孕4个月感到胎动至今，定期产检，无异常发现。孕中期无头晕、眼花，无皮肤瘙痒，无胸闷、气急。术后等3天，患者T39℃，物理降温后，复测T38.8℃，宫府压疼，恶露有腐臭味。实验室检查：WBC21×10⁸/L，N88%。

(二)护理诊断

1. 体温过高　与感染因素存在以及产后机体抵抗力下降有关。

2. 疼痛　与产褥感染有关。

(三)护理目标

(1)产妇感染得到控制，体温正常，舒适感增加。

(2)产妇疼痛减轻至缓解。

(四)护理措施

1. 一般护理　保持病室的安静、清洁、空气新鲜，并注意保暖。保持床单及衣物、用物清洁。保证产妇获得充足休息，加强营养，给予高蛋白、高热量、高维生素易消化饮食，以增强抵抗力。鼓励产妇多饮水,保证足够的液体摄入。对病人出现高热、疼痛、呕吐时按症状进行护理,解除或减轻病人的不适,取半卧位,以利恶露引流。

2. 心理护理　让产妇及家属了解病情和治疗护理情况,增加治疗信心,以解除产妇及家属的疑虑。

3. 病情观察　密切观察产妇生命体征的变化,尤其体温,每4小时测1次。观察是否有恶心、呕吐、全身乏力、腹胀、腹痛等症状。同时观察记录恶露的颜色、形状与气味,子宫复旧情况及会阴伤口情况。

4. 治疗配合　根据医嘱进行支持治疗。注意抗生素使用的间隔时间,维持血液中有效浓度。严重病例有感染性休克或肾功能衰竭者应积极配合抢救。

5. 做好健康教育与出院指导　教会产妇自我观察,会阴部要保持清洁干燥,及时更换会阴垫;治疗期间不要盆浴,可采用淋浴。指导病人采取半卧位,促进恶露引流,防止感染扩散。产褥期结束返院复查。

(五) 评价

(1) 出院时,产妇体温正常、疼痛减轻、舒适感增加。

(2) 出院时,产妇产褥感染症状消失,无并发症发生。

(3) 产妇能采取预防感染的措施,恢复自我护理的能力。

五、健康宣教

(1) 加强孕期卫生宣教。临产前1个月避免性生活和盆浴;加强营养,纠正贫血;及时治疗外阴阴道炎、宫颈炎;避免胎膜早破。

(2) 告知病人产程中积极配合助产人员对产程的观察及处理,避免滞产。助产人员严格无菌操作、正确掌握手术指征,及时防治产道损伤及产后出血,必要时应用抗生素预防感染。

(3) 鼓励产妇产后早下床活动,不能离床活动者应在床上多活动下肢。产后患者体虚、汗多、恶露多,应认真做好会阴消毒和皮肤护理。总之,产褥感染的预防和控制需要医患双方共同努力。

六、提问

1. 产褥感染的病因有哪些?
2. 产褥感染的临床表现有哪些?

病例四　多胎妊娠

一、查房的目的

通过护理查房,掌握多胎妊娠的分类、临床特点、处理原则。

二、疾病知识回顾

(一) 概念

一次妊娠同时有两个或两个以上的胎儿形成称多胎妊娠。

(二) 发病特点

(1) 家族中有多胎史者,多胎妊娠的发生率明显上升。

(2) 随着促排卵药物的应用和辅助生殖技术的发展,多胎妊娠的发生率明显上升。

(3) 生育妇女中大龄的孕妇多胎妊娠较多。

(4) 与胎次呈正相关。

(三)临床特点

早孕反应较重;从孕10周开始子宫增大速度比单胎快,孕24周后尤为明显;羊水量也较多;孕晚期可出现呼吸困难,胃部饱满,行走不便,下肢静脉曲张、水肿、痔疮发作等压迫症状;孕中晚期体重增加过快,不能用水肿及肥胖解释。

(四)分类

(1)多胎妊娠是人类妊娠中的一种特殊妊娠现象,即一次妊娠同时有两个或两个以上的胎儿形成。多胎妊娠时,孕妇并发症增多,早产儿发生率及围生儿死亡率高,故属高危妊娠范畴。家族中有多胎史者,或促排卵药物的应用及辅助生殖技术的发展使多胎妊娠的发生率明显上升,其中尤以双胎妊娠多见。双胎妊娠可分为双卵双胎和单卵双胎两种类型。双卵双胎是由两个卵子分别受精形成的双胎妊娠,约占双胎妊娠的70%,与遗传、年龄、胎次、促排卵药物的应用和辅助生殖技术等有关,两个胎儿的基因不同,故胎儿性别、血型可以相同也可以不同,容貌同兄弟姐妹,各自拥有独立的胎盘、胎囊,彼此间血循环不相通。

(2)单卵双胎是由一个受精卵分裂形成的双胎妊娠,约占双胎妊娠的30%,发生原因不明,不受种族、遗传、年龄、胎次、医源的影响。由于胎儿基因相同,其性别、血型、容貌等相同。

(五)处理原则

(1)妊娠期加强产前检查,争取早期诊断;加强营养,预防贫血和妊娠期高血压疾病;孕晚期避免过劳,多卧床休息,必要时抑制宫缩,减少早产和围生儿死亡率。

(2)分娩期严密观察产程及胎心、胎位变化,做输液、输血、抢救新生儿准备;注意子宫收缩情况,积极防治产后出血;掌握剖宫产的指征,选择合适的分娩方式。

(3)双胎妊娠引产指征。

①合并急性型羊水过多,有压迫症状,孕妇腹部过度膨胀,呼吸困难,严重不适。

②胎儿畸形。

③孕妇患严重合并症,如先兆子痫或子痫,不允许继续妊娠时。

④预产期已到,尚未临产,胎盘功能减退者。

(4)双胎妊娠剖宫产指征。

①异常胎先露。如第一胎儿为肩先露、臀先露或易发生胎头交锁和碰撞的胎位及单羊膜囊双胎、联体双胎等。

②脐带脱垂、胎盘早剥、前置胎盘、先兆子痫、子痫、胎膜早破、继发性宫缩乏力,经处理无效者。

③第一个胎儿娩出后发现先兆子宫破裂或宫颈痉挛,为抢救母婴生命。

④胎儿窘迫,短时间内不能经阴道分娩者。

三、病例介绍

患者,女,24岁,因停经36周,双胎,胸闷1周收住入院。入院查体:BPl40/90 mmHg,宫高46cm,腹围107cm,胎位LOA(ROA),胎心率分别为156次/分、142次/分,无宫缩,胎膜未破。胎盘功能Ⅱ级,入院后给予产科四联(听胎心、数胎动、左侧卧位、吸氧),胎心监护,血压监测,硫酸镁解痉,硝苯地平及拉贝洛尔降压治疗,眼科、心内科会诊,完善各项检查。在持续硬膜外麻醉下行子宫下段剖宫产术,手术顺利,娩出一男婴、一女婴,体重分别为2413g、2409g,羊水均清,量共约800ml,胎盘胎膜娩出完整。子宫收缩欠佳,宫底脐上1横指,累计阴道出血共约800ml。术后急查血常规Hb 86g/L。给予抗炎、止血、输血、补液、镇静等治疗,腹部伤口敷料干燥,阴道流血渐减少,一般情况渐好转,T37.2℃,BP120/80mmHg。产妇术后第3天,生命体征平稳,子宫收缩和复旧良好,腹部伤口愈合良好。

四、护理

(一)护理评估

1. 健康史　询问家族中有无多胎史。孕妇的年龄、胎次,孕前是否使用促排卵药;了解本次妊娠经过及产前检查情况等。

2. 身体评估　评估孕妇的早孕反应程度,食欲、呼吸情况,以及下肢水肿、静脉曲张程度。孕妇经常主诉感到多处胎动而非某一固定部位。双胎妊娠的孕妇在孕期必须适应两次角色转变,首先是接受妊娠,其次当被告知是双胎妊娠时,必须适应第二次角色转变,即成为两个孩子的母亲。双胎妊娠属于高危妊娠,孕妇既兴奋又常常担心母儿的安危,尤其是担心胎儿的存活率。

3. 相关检查

(1)产前检查。有下列情况应考虑双胎妊娠:①子宫比孕周大,羊水量也较多;②孕娩期触及多个小肢体或3个以上胎极;③胎头较小,与子宫大小不成比例;④在不同部位听到两个频率不同的胎心,同时计数1分钟,胎心率相差10次以上,或两胎心音之间隔有无音区;⑤孕中晚期体重增加过快,不能用水肿及肥胖进行解释者。

(2)B型超声检查。可以早期诊断双胎、畸胎,能提高双胎妊娠的孕期监护质量。B型超声在孕7~8周时见到两个妊娠囊,孕13周后清楚显示两个抬头光环及各自拥有的脊柱、躯干、肢体等,B型超声对中晚期的双胎诊断率几乎达100%。

(3)多普勒胎心仪。应用多普勒胎心仪在妊娠12周后听到两个频率不同的胎心音。

(二)护理诊断

1. 有受伤的危险　与双胎妊娠引起早产有关。
2. 潜在并发症　早产、脐带脱垂或胎盘早剥。

(三)预期目标

(1)孕妇摄入足够营养,保证母婴需要。
(2)孕妇及胎儿、婴儿的并发症被及时发现,保证母婴安全。

(四)护理措施

1. 一般护理

(1)增加产前检查的次数,每次监测宫高、腹围和体重。

(2)注意多休息,尤其是妊娠最后2~3个月要求卧床休息,防止跌伤意外。卧床时最好取左侧卧位,增加子宫、胎盘的血供,减少早产的机会。

(3)加强营养,尤其是注意补充铁、钙、叶酸等,以满足妊娠的需要。

2. 心理护理　帮助双妊娠的孕妇完成两次角色转变,接受成为两个孩子母亲的事实。告知双胎妊娠虽属于高危妊娠,但孕妇不必过分担心母儿的安危,说明保持心情愉快,积极配合治疗的重要性。指导家属准备双份新生儿用物。

3. 病情观察　双胎妊娠孕妇易伴妊娠高血压疾病、羊水过多、前置胎盘、贫血等并发症,因此,应加强病情观察,及时发现并处理。

4. 症状护理　双胎妊娠的孕妇胃区受压致胃纳差、食欲减退,因此应鼓励孕妇少量多餐,满足孕期需要,必要是给予饮食指导,如增加铁、叶酸、维生素的供给。因双妊娠的孕妇腰背部疼痛症状较明显,应注意休息,可指导其做骨盆倾斜运动,局部热敷也可缓解症状。采取措施预防静脉曲张的发生。

5. 治疗配合

（1）严密观察产程和胎心率变化,如发现有宫缩乏力或产程延长,及时处理。按医嘱使用抗生素。

（2）第一胎儿娩出后,立即断脐,协助扶正第二胎儿的胎位,以保持纵产式,通常在等待20分钟左右,第二胎儿自然娩出。如等待15分钟仍无宫缩,则可协助人工破膜或遵医嘱静脉滴注催产素进宫缩。产程过程中应严密观察,及时发现脐带脱垂或胎盘早剥等并发症。

（3）为预防产后出血的发生,产程中开放静脉通道,做好输液、输血准备;第二个胎儿娩出后应立即肌内注射或静脉滴注缩宫素,腹部放置沙袋,并以腹带紧裹腹部,防止腹压骤降引起休克。产后严密观察子宫收缩及阴道流血情况,发现异常及时配合处理。

（4）双胎妊娠者如系早产应加强对早产儿的观察和护理。

（五）评价

（1）孕妇能主动与他人讨论两个孩子的将来并做好分娩的准备。

（2）孕产妇、胎儿或新生儿安全。

五、健康教育

（1）指导孕妇注意休息,加强营养。

（2）注意阴道流血量和子宫复旧情况,及早识别产后出血、感染等异常情况。

（3）指导产妇正确进行母乳喂养,选择有效的避孕措施。

六、提问

1. 什么是多胎妊娠？

2. 双胎妊娠剖宫产指征有哪些？

病例五 流产

一、查房的目的

掌握流产的定义、分类、临床表现、治疗原则及护理。

二、疾病知识回顾

（一）定义

妊娠在28周前终止,胎儿体重在1000g以下者称为流产。目前世界卫生组织(WHO)已将流产定义为妊娠在20周前终止,胎儿体重在500g以下者。根据我国的国情,仍以28周为限。

（二）分类

流产发生于妊娠12周以前者称为早期流产;发生于妊娠12周至不超过28周者称晚期流产。

（三）流行病学

自然流产的发生率占全部妊娠的15%左右,多数为早期流产。

（四）病因

1. 遗传因素

2. 胎盘因素

3. 母体因素　生殖器官疾病,如先天性子宫畸形、肿瘤、子宫内口松弛;内分泌失调;母体全身性疾病。

4. 免疫因素

5. 外界因素

6. 精神神经因素

(五)临床表现及处理原则

流产的主要症状是停经、阴道流血和腹痛。在流产发生的各个阶段,其症状发生的时间、程度不同,相应的处理原则亦不同。

1. 先兆流产 以保胎治疗为原则,有效率为60%。确定胚胎存活者应绝对卧床休息,症状消失后可适当活动。禁止性生活,避免不必要的盆腔检查,可酌情给予对胎儿危害小的镇静药如苯巴比妥或地西泮。当证实有黄体功能不全时需加用黄体酮。注意B超监测胚胎发育情况,避免盲目保胎造成过期流产。

2. 难免流产 治疗原则是尽早清除宫腔内容物。出血量多或子宫较大者,术前肌注缩宫素,如有休克症状,应先抗休克治疗,同时清除宫腔内容物。中期妊娠时先用缩宫素静滴,再配合手术取出胎儿。术后禁止性生活1个月,避孕半年以上。

3. 不全流产 原则是立即清除宫腔内残留组织。如出血多,应在输血、输液情况下行清宫术。

4. 完全流产 如无感染征象,一般不需特殊处理。

5. 稽留流产 又称过期流产,是指胚胎或胎儿已死亡滞留在宫腔内尚未自然排出者。稽留流产处理原则是及时促使胎儿和胎盘排出,以防死亡胎儿及胎盘组织在宫腔内滞留日久发生严重的凝血功能障碍及DIC。处理前应做凝血功能检查。

6. 习惯性流产 以预防为主,在受孕前,对男女双方均应进行详细检查。针对病因进行治疗。①注意休息,加强营养,禁止性生活,给患者营造一个有利于心情稳定、解除精神紧张气氛的环境;②黄体功能不全者给予黄体酮或HCG肌注,直至妊娠4个月停止,此时胎盘功能基本完善,流产可能性较小;③先天性子宫畸形、子宫肌瘤等应于妊娠前施行矫正手术;④宫颈内口松弛者应在妊娠16周左右行宫颈内口环扎术,术后定期随访,预产期前提早入院,于有临产先兆或剖宫产时拆除缝线。

7. 感染性流产 治疗原则为在控制感染的基础上,尽早清除宫腔内容物。

三、病例介绍

患者,女,26岁,已婚,1月前阴道出血,量稍多,持续4天干净,未予重视。1天前突发阴道出血,量多并伴下腹隐痛,同时伴头晕、乏力、恶心、呕吐,无法起床,由家属送至急诊就诊。妇科检查:自阴道夹出血块约500ml,宫颈口松,夹出一孕囊样组织(如孕2个月大小),外阴血染,见大量鲜红色血迹,子宫前位,约孕50天大小,无压痛。查血常规Hb 46g/L。以"不全流产,重度失血性贫血"急诊收入院。入院后,遵医嘱予给予心电监护、密切观察腹痛及阴道出血情况、补液、止血及促宫缩治疗、输红细胞悬液及血浆以补充血容量等对症治疗;患者一般情况明显好转,但阴道出血仍较多,即行清宫术,术中子宫收缩欠佳,仍有活动性出血,经进一步静脉补液、止血、促宫缩及输血治疗后,复查血常规Hb 63g/L,患者术后第2天开始无明显腹痛,术后第3天无阴道出血,无头晕,精神良好。

四、护理

(一)护理评估

阴道出血伴下腹隐痛,同时伴头晕、乏力、恶心、呕吐,无法起床。自阴道夹出血块约500ml,宫颈口松,夹出一孕囊样组织(如孕2个月大小)。查血常规Hb 46g/L,面色苍白,重度贫血貌,神志清楚。

(二)护理诊断

1. 有休克的危险　与大量阴道流血有关。

2. 有感染的危险　与阴道流血时间过长、宫腔内有残留组织等因素有关。

3. 焦虑　与晚间阴道出血量增多,同时伴头晕、乏力、恶心、呕吐,无法起床有关。

(三)护理目标

(1)无休克发生。

(2)出院时护理对象无感染征象。

(3)情绪稳定。

(四)护理措施

(1)积极做好终止妊娠的准备,协助医生完成手术过程,使妊娠产物完全排出。

(2)卧床休息,严密监测孕妇的生命体征,密切观察腹痛及阴道出血情况。

(3)建立静脉通路,补液、止血及促宫缩治疗;备血,输红细胞悬液及血浆以补充血容量。

(4)经对症治疗后患者一般情况明显好转,但阴道出血仍较多,即行清宫术,术中子宫收缩欠佳,仍有活动性出血,给予缩宫素10U宫颈注射,米索前列醇片400U纳肛,蛇凝血素酶(立止血)1kU静推。

(5)预防感染。

①严格执行无菌操作规程,加强会阴部护理。并遵医嘱行抗感染治疗。

②监测病人的体温、血象及阴道流血、分泌物的性质、颜色、气味等,并记录。

③指导孕妇使用消毒会阴垫,保持会阴部清洁,维持良好卫生习惯。

④嘱病人流产后1月返院复查,确定无禁忌证时,方可开始性生活。

(6)心理护理。协助患者顺利度过悲伤期。患者是第一次妊娠,失去胎儿后,有伤心、悲哀等情绪反应,护士应给予同情和理解,帮助她及家属接受现实。此外,护士可与患者及其家属一起讨论此次流产的可能原因,向他们介绍流产的相关知识,帮助他们为再次妊娠做好准备。

(五)评价

出院时,孕妇无腹痛及阴道流血,生命体征正常,无头晕、恶心、呕吐及感染征象。测 BP 90/60mmHg,P105次/分。复查血常规 Hb63g/L,精神良好。

五、健康宣教

(1)全休1个月,避免体力劳动,可适量活动。

(2)饮食上注意高热量、高维生素、高蛋白质饮食,水果、蔬菜、鸡蛋、牛奶、肉类等可适量多吃,注意饮食均衡。

(3)保持外阴清洁,勤换内衣裤,1个月内禁止盆浴、性生活,防止感染。

(4)若有发热、腹痛、出血淋漓不尽或阴道出血增多,应随时就诊。

(5)近期内若不准备要小孩,则要做好安全、可靠的避孕措施,可用男用避孕套、口服避孕药、放环等方法。

六、提问

1. 流产的定义?

2. 流产的分型有哪些?

病例六 脐带脱垂

一、查房的目的
了解脐带脱垂的病因、发病机制、生理病理,熟悉其分类及临床表现,掌握其护理措施。

二、疾病知识回顾

(一)定义
脐带脱垂指胎膜已破,脐带位于胎先露部的前方,经宫颈进入阴道,甚至通过阴道脱出外阴部。发生率为 0.4%~10%。

(二)病因
(1)胎位异常,如臀位、横位、面或额先露。
(2)羊水过多,胎先露高浮,宫内压高,破膜时羊水冲出太急,脐带滑出。
(3)早产,因为胎儿小,胎先露高浮于骨盆上口之上,且易伴有胎位异常。
(4)多胎妊娠,常伴有早产、胎位异常、羊水过多及胎膜早破等。
(5)脐带过长,脐带长度>75cm 以及胎盘低置而脐带又附着在胎盘边缘者。

(三)发病机制
患者胎位异常时,因胎先露部与骨盆上口之间有间隙易使脐带滑落,多见于足先露或肩先露。胎头高浮或头盆不称,使胎头与骨盆上口之间存在较大间隙。早产胎儿偏小或多胎妊娠第二胎儿娩出前。羊水过多,羊膜腔内压力过高,破膜时脐带随羊水冲出。球拍状胎盘、低置胎盘。脐带过长。胎膜已破者应尽量减少走动,对有脐带危险因素者应减少不必要的肛查和阴道检查。行人工破膜时对先露位于棘上者,应仔细排除有无脐带先露,羊膜囊充盈者应行高位破膜,使羊水缓慢流出,并注意是否扪及脐带搏动,可以预防脐带脱垂。

(四)病理生理
无论脐带脱垂或脐带先露,均因脐血流减少,反射性刺激迷走神经而致胎儿心率先快后慢,如脐血流能迅速恢复,胎心率可恢复,否则胎心持续减慢导致胎儿心肌缺氧甚至死亡。

(五)临床表现
脐带脱垂的分类及表现。
1. 脐带先露 胎膜未破时脐带位于胎先露部前方或一侧,又称隐性脐带脱垂。
2. 脐带脱垂 胎膜破裂后,脐带进一步脱出胎先露的下方,经宫颈进入阴道内,甚至显露于外阴部。

(六)辅助检查及诊断
听测胎心音:产程中听胎心于耻上听到明显脐带杂音,宫缩后胎心变慢,改变体位后好转,按压胎先露时胎心明显变慢;直接观察到脐带脱垂至阴道或以外;阴道或肛查时触及脐带;胎心出现变异减速,下降迅速、持续时间长、恢复也快,典型者呈"U"形。

(七)治疗要点
解除脐带受压,迅速分娩胎儿。立即抬高臀部,用手将胎先露推至骨盆上口以上,以减轻脐带受压,术者的手应保持于阴道内,使先露不再下降,同时立即行剖宫产术,迅速娩出胎儿。小于 5 分钟者预后良好,10 分钟内娩出者死亡率为 5.5%。

三、病例介绍
患者,女,33 岁,因孕 38 周、规律腹痛 2 小时入院。入院查体:T 36.5℃,P 84 次/分,BP

125/80mmHg,听胎心 145 次/分,宫高 37cm,腹围 101cm,胎方位 ROA,宫口开大 2cm,胎头高浮,宫颈口软,胎膜未破,胎心监护反应型,B 超提示胎儿双顶径 9.5cm,股骨长 7.0cm,最大羊水池径线 6.4C1TI,胎盘功能Ⅲ级,心肺听诊无异常。入院后 1 小时,宫缩强烈,间隔 2~3 分钟,持续 30~40 秒,宫口开大 4cm,胎膜自破,羊水Ⅱ度,量约 100ml,脐带随之脱出,听胎心 95~110 次/分,立即给予吸氧、抬高臀部,还纳失败后在局麻下行剖宫产术,术中以枕后位助娩一女婴,脐带长 73cm,胎儿体重 3850g,Apgar 评分 1 分钟评 7 分,经吸痰、吸氧后 5 分钟评 10 分。7 天后母婴平安出院。

四、护理

(一)护理评估

孕 38 周、规律腹痛 2 小时,听胎心 145 次/分,宫高 37cm,腹围 101cm,胎方位 ROA。宫口开大 2cm,胎头高浮,宫颈口软,胎膜未破,胎心监护反应型,B 超提示胎儿双顶径 9.5cm,股骨长 7.0cm,最大羊水池径线 6.4C1TI,胎盘功能Ⅲ级,心肺听诊无异常。院后 1 小时,宫缩每 2~3 分钟 1 次,持续 30~40,宫口开大 4cm,胎盘自破,羊水Ⅱ度,量约 100ml,脐带脱出,胎心 95~100 次/分。

(二)护理诊断

1. 焦虑 与担心胎儿有关。
2. 知识缺乏 与不了解相关知识有关。
3. 潜在并发症 胎儿窘迫、胎死宫内、产后出血。

(三)护理目标

(1)孕妇不发生感染,产妇生命安全。
(2)胎儿无并发症发生。
(3)缓解产妇心理压力。

(四)护理措施

1. 脐带脱垂的预防及护理 胎膜未破发现隐性脐带脱垂时,产妇应卧床休息,采取左侧卧位,注意抬高臀部防止脐带脱垂造成胎儿缺氧或宫内窘迫,密切观察胎心率,进行阴道检查确定有无隐性脐带脱垂,如有脐带先露或脐带脱垂,应在数分钟内结束分娩。

2. 严密观察胎儿情况 密切观察胎心率的变化,检测胎动及胎儿宫内安危。定时观察羊水性状、颜色、气味等。

3. 积极预防感染 嘱孕妇保持外阴清洁,每日用新洁尔灭棉球擦洗会阴部 2 次;放置吸水性好的消毒会阴垫于外阴,勤换会阴垫,保持清洁干燥,防止上行性感染。

(五)评价

(1)孕妇积极参与护理过程。
(2)母儿生命安全,未发生并发症。

五、健康宣教

(1)指导孕妇做好产前检查,准确估计先露与骨盆之比例,及时发现与纠正异常胎位。
(2)如果出现阴道流水,应立即住院,在运输途中要抬高臀部。
(3)做好饮食指导合理补充蛋白质,孕妇缺乏蛋白质,除了容易造成流产外,还会影响胎儿脑细胞的正常发育,造成婴儿发育障碍。建议妇女妊娠后半期应该每日至少增加 9g 优质蛋白质营养,孕妇在妊娠中、后期应尽可能多食瘦肉、禽、鱼、蛋等富含蛋白质的动物类食物,如经济条件有限,则需要多吃大豆类制品。胎儿的骨骼成长需要大量的钙和磷。这样,母亲身体中就必须供给胎儿足够的钙和磷。孕妇每天钙的需要量是正常人的一倍以上。牛奶、蛋黄、豆制品、虾仁、虾皮等含钙较多,而磷存在于麦片、大豆、羊肉、鸡肉等食物中。

六、提问

1. 脐带脱垂有哪些临床表现?如何判断该孕妇发生了脐带脱垂?
2. 一旦发生脐带脱垂,应如何紧急处理?

病例七 前置胎盘

一、查房的目的

通过护理查房,了解前置胎盘的病因、临床分型,掌握治疗原则及护理措施。

二、疾病知识回顾

(一)概念

孕 28 周后胎盘附着在子宫下段,其下缘达到或覆盖子宫颈内口,位置低于胎儿先露部,称为前置胎盘。

(二)流行病学资料

国内报道前置胎盘的发生率为 0.24%~1.57%,国外为 0.3%~0.9%。

(三)病因

前置胎盘的发生原因尚不十分肯定,但大量文献报道均认为与生产过多、过密、人工流产、剖宫产关系密切,因为人工流产手术有损伤子宫内膜的可能。有学者认为,短期重复妊娠的妇女、子宫内膜有炎症或退化改变,都可使底蜕膜发育不健全,血供不足,胎盘为获得足够的营养,面积扩大到遮盖子宫口,绒毛伸入肌层,导致胎盘植入。同时既往有剖宫产史者发生前置胎盘的危险高于正常孕妇,多胎、胎儿过大等会使胎盘面积扩大,也可能是导致前置胎盘发生的原因之一。

(四)前置胎盘的临床分型

根据胎盘下缘与宫颈内口的关系前置胎盘可分为三种类型:

1. **完全性前置胎盘** 又称中央性前置胎盘,胎盘组织覆盖整个宫颈内口。
2. **部分性前置胎盘** 胎盘组织覆盖一部分宫颈内口。
3. **边缘性前置胎盘** 胎盘组织附着于子宫下段,胎盘边缘到达宫颈内口,但不超越子宫颈内口。临床还有一种情况称为胎盘低置,是指胎盘位于子宫下段,胎盘边缘,极为接近,但未达到宫颈内口。

(五)临床特点

典型症状为妊娠晚期或临产时无痛性阴道流血,初次出血量往往不多,出血可反复发生,出血量逐渐增多。由于反复出血,患者多呈贫血貌,如大量出血,可有面色苍白、脉搏微弱加快、血压下降等休克现象。腹部检查时,子宫大小与停经月份相符合,子宫软,胎位清楚,胎先露多高浮,臀位和横位的发生率高,除非母体严重休克,一般情况下胎心均正常。临产后无强直性宫缩。

(六)处理原则

原则是抑制宫缩、止血、纠正贫血和预防感染。处理方案则根据失血量、妊娠周数、产次、胎位、胎儿是否存活、临产与否等决定。

三、病例介绍

患者,女,38 岁,孕 36 周,以"突发性、无诱因、无痛性阴道流血 1 小时"入院。患者贫血貌,既往有剖宫产史。产科检查:宫高 29cm,腹围 88cm,估计胎儿体重 2808g,胎心 140 次/分,胎头高浮,跨耻征阳性;多普勒超声于耻骨联合上方可闻及胎盘血流杂音,骨盆外测量各径线均正常范围,未行阴道检查及肛门检查。B超提示双顶径9.1cm,股骨长7.1cm,羊水指数10.6cm,胎盘位于子宫前壁,边缘覆盖宫颈内口。立即查血型,备血,以"孕36周,中央型前置胎盘"行剖宫产术,术中出血700ml,给予输血、止血、抗炎、促宫缩、输液、吸氧等处理后,子宫收缩好,阴道出血少,术后检查胎盘有陈旧性凝血块附着,持续抗炎、促宫缩治疗,母子平安。

四、护理

(一)护理评估

1. 病史　患者生命体征平稳,心肺无异常,双下肢无水肿,有吸烟嗜好,既往有剖宫产史。因"突发性、无诱因、无痛性阴道流血1小时"入院。

2. 相关检查　B超提示,胎盘位于子宫下段,边缘覆盖宫颈内口。

3. 身心状况　患者神志清,精神差,面色苍白,因突然阴道流血而感到焦虑、恐惧。

(二)护理诊断

1. 潜在并发症　出血性休克。

2. 焦虑　与突然阴道流血担心母子安危有关。

3. 有感染的危险　与前置胎盘剥离面靠近子宫颈口,细菌易经阴道上行感染有关。

(三)护理目标

(1)孕妇放松心情,积极配合治疗。

(2)产妇发生失血性休克和产后感染。

(3)通过积极处理,使母子平安。

(四)护理措施

(1)绝对卧床休息,尤以左侧卧位为佳,并定时间断吸氧,每日3次,每次1小时,以提高胎儿血氧供应。此外,还需避免各种刺激,以减少出血机会。医护人员进行腹部检查时动作要轻柔,禁做阴道检查及肛查。

(2)纠正贫血。除口服硫酸亚铁、输血等措施外,还应加强饮食营养指导,建议孕妇多食高蛋白以及含铁丰富的食物,如动物肝脏、绿叶蔬菜以及豆类等。一方面有助于纠正贫血,另一方面还可增强机体抗力,同时也促进胎儿发育。

(3)严密观察并记录孕妇生命体征,阴道流血的量、色、流血时间及状况,监测胎儿宫内状态,按医嘱及时完成实验检查项目,并交叉配血备用。及时发现病情变化并报告医生。

(4)预防产后出血和感染。

①产妇回病房休息时严密观察产妇的生命体征及阴道流血情况,发现异常及时报告医师处理,以防止或减少产后出血。

②及时更换会阴垫,以保持会阴部清洁、干燥。

③胎儿娩出后,及早使用宫缩剂,以预防产后大出血;对新生儿严格按照高危儿护理。

(5)预防失血性休克。前置胎盘剖宫产术后最严重的问题就是子宫出血不止,甚至引起失血性休克。因此在术中、术后都必须严密观察病情变化,如果发现患者出现不自然的打呵欠,则提示血压下降或已出现早期休克可能性。必须及时报告医生,积极寻找原因,配合抢救。

①护士应迅速建立静脉通道,常规开放两条静脉通路。最好选择上肢静脉,可快速提高回心流量,保证液体快速、大量进入循环。超量输入液体扩容,尽量在30分钟内滴入1500ml左右液体,尽快恢复血容量,纠正休克。输入全血和红细胞是治疗失血性休克的有效措施,无血源供应时,可快速输入晶体、复方乳酸钠及生理盐水等溶液。

②同时遵医嘱滴入抗酸药、利尿药和血管活性药等。注意液体的组合与分配,预防肺水肿及低氧血症的发生。监测生命体征、阴道流血情况和血氧饱和度的动态变化。

③保持呼吸通畅,及时清除呼吸道分泌物,改善有效通气量。持续吸氧,确保重要器官的供氧。如保守治疗效果欠佳,做好第二次手术准备,必要时行子宫切除术。

（五）评价

(1)孕妇胎龄接近(或达到)足月时终止妊娠。

(2)产妇剖宫产术后未出现感染,术中出血700ml,输血700ml,阴道出血少,母子平安。

五、健康教育

(1)加强对孕妇的管理和教育。

(2)指导围孕期妇女避免吸烟、酗酒等不良行为。

(3)避免多次刮宫、引产或宫内感染,防止多产,减少子宫内膜损伤或子宫内膜炎。

(4)对妊娠期出血,无论量多少均应就医,做到及时诊断,正确处理。

六、提问

1. 前置胎盘的定义是什么？

2. 对前置胎盘的处理原则是什么？

病例八 妊娠合并病毒性肝炎

一、查房的目的

通过护理查房,了解妊娠合并病毒性肝炎的病因、传播途径,熟悉临床表现,掌握治疗原则及护理措施。

二、疾病知识回顾

（一）定义

妊娠合并病毒性肝炎是产科常见的传染病,对母婴的影响均较大,日益受到重视,特别是近年来国内外有关病毒性肝炎的研究进展深入,从而使该病对母婴的影响,如母婴垂直传播、母婴死亡以及母乳喂养等方面更受到关注。文献报道妊娠合并病毒性肝炎的发病率为0.8%~17.8%,是妊娠期妇女肝病和黄疸最常见的病因。

（二）病因及概况

1. 妊娠与肝炎互为不利因素 即肝炎可影响妊娠的正常发展,对母儿可产生不良后果。

2. 病毒性肝炎对妊娠的影响

(1)对母体的影响。妊娠早期合并病毒性肝炎,可使妊娠反应加重,发生于妊娠晚期,则妊娠期高血压疾病的发生率增高,可能与肝病时醛固酮灭活能力下降有关,分娩时因肝功能受损,凝血因子合成功能减退,产后出血率增高,若为重症肝炎,常并发弥散性血管内凝血(DIC),出现全身出血倾向,直接威胁生命。

(2)对胎儿的影响。妊娠早期患肝炎,胎儿畸形率约增高2倍,肝炎孕妇发生流产、早产、死胎、死产和新生儿死亡均较非肝炎孕妇高,围生儿死亡率明显增高,妊娠期并发病毒性肝炎,新生儿可通过母婴垂直传播而感染,尤以乙肝病毒为甚。

3. 母婴传播

(1)甲型肝炎。由甲型肝炎病毒(HAV)经粪—口传播,不会通过胎盘或其他途径传给胎儿。

(2)乙型肝炎。由乙型肝炎病毒(HBV)引起,可经消化道、输血或血液制品等多种途径感染,而母婴传播是其重要的传播途径。

(3)丙型肝炎病毒(HCV)。存在母婴传播。HCV感染后易导致慢性肝炎,最后发展为肝硬化和肝癌。

(4)丁型肝炎病毒(HDV)。必须依赖HBV重叠感染引起肝炎,传播途径与HBV相同,经体液、血行或注射途径传播,母婴传播较少见。

(5)戊型肝炎病毒(HEV)。传播途径及临床表现类似甲型肝炎,但孕妇易感且易为重症,死亡率较高。目前已有母婴传播的病例报道。

(四)临床表现

常出现消化系统症状,如食欲减退、恶心、呕吐、腹胀、肝区痛等,不能用妊娠反应或其他原因加以解释;继而出现乏力、畏寒、发热,部分患者有皮肤巩膜黄染、尿色深黄;可触及肝肿大,肝区叩击痛。妊娠晚期受增大子宫影响,肝脏极少被触及,如能触及应想到异常。

(五)辅助检查

血清ALT增高。病原学检查,相应肝炎病毒血清学抗原抗体检测出现阳性。血清总胆红素>17lumol/L,尿胆红素阳性。

(六)实验室检查

1. 肝功能检查 血清中丙氨基转移酶(ALT)增高,数值常大于正常10倍以上,持续时间较长,血清总胆红素大于17lμmol/L(lmg/dl),尿胆红素阳性、凝血酶原时间延长等,对病毒性肝炎有诊断意义。

2. 血清病原学监测及其临床意义

(1)甲型病毒性肝炎。急性起病人血清中抗HAV-lgM阳性有诊断意义。

(2)乙型病毒性肝炎。人感染HBV后血液中可出现一系列有关的血清学标志物。

(3)丙型病毒性肝炎。血清中检测出HCV抗体即可确诊。

(4)丁型病毒性肝炎。急性感染时HDV-IgM出现阳性。慢性感染者HDV-IgM程持续阳性。

(5)戊型病毒性肝炎。急性期血清内可检测出高滴度的HEV-IgM,恢复期血清内测出低水平的HEV-IgC。

3. 凝血功能及胎盘功能检查 凝血酶时间,HPL及孕妇血或尿雌三醇检测等。

(七)诊断

凡具有上述不同程度的肝炎症状、体征及化验检查异常结果,可确诊。

(八)治疗

肝炎病人原则上不宜妊娠。

1. 妊娠期轻型肝炎 增加休息,加强营养;保肝治疗。
2. 妊娠期重型肝炎 保护肝脏,积极预防及治疗肝性脑病;预防DIC及肾衰竭。
3. 分娩期及产褥期 防止母婴传播及产后出血。

三、病例介绍

患者,女,29岁,因"停经38周,皮肤黄染20余天,上腹疼痛,腹胀,呕吐10天"入院。查体:全身皮肤、巩膜重度黄染,肝区叩痛;产科检查:宫高33cm,腹围95cm,无宫缩,头先露,高浮,胎心134次/分;肛查宫颈管未消,宫口未开,实验室检查:Hb85g/L,WBCll.6×10^9/L,PLT 107×10^9/L,ALT 75.2U/L,总胆红素187.28μmol/L,直接胆红素106.85μmol/L。肝炎病毒标志物检查结果,抗-HBs与抗-HBe阳性。B超检查提示"宫内妊娠37周,左枕前,活胎,轻度脂肪肝"。给予保肝、退黄、抗感染,同时给予导泻刺激子宫收缩等治疗。2天后出现阵发性腹痛,阴道流血,考虑临产,即转产科娩出一男婴,体重3000g。立即转儿科监护病房抢救,患者产后阴道流血不止,BP波动在50~80/30~50mmHg,经止血、促子宫收缩、输血、扩容等治疗好转,BP稳定在96/65mmHg。经加强支持、抗感染、保肝退黄、增强免疫能力等综合治疗,患者水肿、黄疸逐渐消退、神志转清,体力恢复。

四、护理

(一)护理评估

患者停经38周,皮肤巩膜渐进性黄染,伴阵发性上腹疼痛及恶心呕吐,厌油,肝区叩痛;产科检查:宫高33cm,腹围95cm,无宫缩,头先露,高浮,胎心134次/分;肝炎病毒标志物检查结果抗-HBs与抗-HBe阳性。B超检查提示"宫内妊娠38周,左枕前,活胎,轻度脂肪肝"。

(二)护理诊断

1. 知识缺乏 缺乏有关病毒性肝炎感染途径、转播方式、母儿危害及预防保健等知识。
2. 预感性悲哀 与肝炎病毒感染造成的后果有关。
3. 潜在并发症 肝性脑病、产后出血。

(三)护理目标

(1)母儿妊娠期、分娩期及产褥期维持良好的健康状态,无并发症发生。
(2)孕产妇及家人能描述病毒性肝炎的病程、感染途径及疾病自我健康措施等。
(3)建立良好家庭支持系统,减轻孕妇负面情绪,促进母亲角色的获得。

(四)护理措施

1. 妊娠期 妊娠合并轻型肝炎者。

(1)保证休息,避免体力劳动。加强营养,增加优质蛋白、高维生素、富含碳化水合物、低脂肪食物的摄入。保持大便通畅。详细讲解疾病的相关知识,取得家属的理解和配合。减缓孕妇的自卑心理,提高自我照顾能力,评估孕妇在妊娠期母亲角色获得情况,并及时给予帮助。

(2)定期产前检查,防止交叉感染。医疗机构需开设隔离诊室,所有用物使用2000mg/L氯剂浸泡,严格执行传染病防治法中的有关规定。定期进行肝功能、肝炎病毒血清病原学标志物的检查。积极治疗各种妊娠并发症,加强基础护理,预防各种感染以免加重肝损害。

2. 分娩期

(1)密切观察产程进展,促进产妇身心舒适。为产妇及家人提供安全、温馨、舒适的待产分娩环境,注意语言保护,避免各种不良刺激,提供无痛分娩措施。密切观察产程进展,防止并发症发生。

(2)监测凝血功能。为预防DIC,于分娩1周肌注维生素K_1每日20~40mg,配备新鲜血液。密切观察产妇有无口鼻、皮肤黏膜出血倾向,监测出血凝血时间及凝血酶原等。

(3)正确处理产程,防止母婴传播及产后出血。第二产程给予阴道助产,严格执行操作程序,避免软产道损伤及新生儿产伤等引起的母婴传播。胎儿娩出后,抽脐血做血清病原学检查机肝功能检查。正确应用缩宫素,预防产后出血。

(4)预防感染并严格执行消毒隔离制度。产时严格消毒并应用广谱抗生素。凡疾病毒性肝炎产妇使用过的医疗用品均需用2000mg/L的氯消毒液浸泡后按相关规定处理。

3. 产褥期

(1)预防产后出血。观察子宫收缩及阴道流血,加强基础护理,并继续遵医嘱给予对肝脏损害较小的抗生素预防感染。同时开始评价母亲角色的获得,协助建立良好的亲子关系,提高母亲的自尊心。

(2)指导母乳喂养。目前认为如乳汁中 HBV-DNA 阳性者不宜哺乳,母血 HBsAg、HBeAg 及抗-HBc 三项阳性及后二项阳性的产妇均不宜哺乳。目前主张只要新生儿接受免疫注射,母亲仅 HBsAg 阳性者可以母乳喂养。对不宜哺乳者,应教会产妇和家人人工喂养的知识技能。口服生麦芽冲剂或乳房外敷芒硝回乳,因雌激素对肝脏有损害,所以不宜用以回乳。

(3)新生儿免疫。新生儿出生后 24 小时内注射乙型肝炎疫苗 30μg,生后 1 个月,6 个月再分别注射 10μg。同时,在生后 48 小时内,肌内注射 100~200IU 乙肝免疫球蛋白,有效保护率达 94%。

(4)按医嘱继续为产妇提供保肝治疗指导,加强休息和营养,指导避孕措施,促进产后康复,必要及时就诊。

(五)评价

(1)产妇及家属获得有关肝炎的相关知识,积极地面对现实。

(2)妊娠及分娩经过顺利,母婴健康。

(3)产妇表现出较好的母性行为,母亲角色适应良好。

五、健康宣教

(1)加强卫生宣教,普及防病知识。

(2)重视高危人群,婴幼儿疫苗接种,开展以切断传播途径为重点的综合性预防措施。重视围婚期保健,提倡生殖健康,夫妇一方患有肝炎应使用避孕套以免交叉感染,已患肝炎的育龄妇女应避孕,患急性肝炎者应于痊愈 2 年后在医师指导下妊娠。

六、提问

1. 重型肝炎的患者有哪些临床表现?
2. 重型肝炎发生母婴传播主要通过哪些途径?

病例九 妊娠合并贫血

一、查房的目的

了解妊娠合并贫血的病因、发病机制,熟悉临床表现,掌握护理措施。

二、疾病知识回顾

(一)定义

(1)妊娠合并贫血是指妊娠期间,血容量增加,而其中血浆的增加比红细胞增加相对的多,因此血液被稀释,产生生理性贫血。常见的妊娠贫血可分为缺铁性及巨幼红细胞性贫血二类。

(2)贫血可以根据红细胞的形态特点或发生的原因和发病机制加以分类。根据红细胞形态特点分类,主要是根据患者的红细胞平均体积(MCV)及红细胞血红蛋白平均浓度(MCHC),贫血可分为三类。

①大细胞性贫血。MCV>100fl,MCHC>32%。此类贫血大多为正常色素型,如叶酸或维生素 B12 缺乏引起的巨幼细胞性贫血和贫血伴网织红细胞大量增多时。

②正细胞正色素性贫血。MCV=80~100fl,MCHC=0.32~0.35(32%~35%)。属此类贫血者有再生障碍性贫血,多数溶血性贫血、急性失血后贫血及慢性系统性疾病(慢性炎症、感染、尿毒症、肝病、结缔组织病、恶性肿瘤、内分泌病等)伴发的贫血等。

③小细胞低色素性贫血。MCV<80fl,MCHC<0.32(32%)。属于此类贫血者有缺铁性贫血、海洋性贫血、铁粒幼细胞性贫血等。

(二)病因

妊娠后,铁的需要量增加,妊娠晚期血容量增加,需铁 500~600mg,胎儿生长发育需铁 200~300mg,胎盘发育需要铁 70~75mg。孕妇每日需铁至少 4mg。分娩时失血和产后哺乳所需铁量未计算在内。食物中铁的含量较低,每日饮食中含铁 10~15mg,正常人铁的吸收率仅为 10%,妊娠后半期铁的最大吸收率可增至 30%~40%,但仍不能满足铁的需求,若不给予铁剂补充,容易耗尽体内储存的铁造成缺铁性贫血。

(三)发生机制

正常人体内含量铁量女性约为 2g,其中 65% 为血红蛋白,余 35% 为铁蛋白、肌红蛋白以及过氧化酶、细胞色素等形式存在。可利用的贮备铁仅 100mg 左右。每日饮食中含铁 10~15mg,吸收利用率为 10%,(妊娠后期铁吸收率可达 40%)而孕妇每日所需铁约 4mg。故在妊娠特殊期,若摄入的铁不足或吸收障碍就会导致贫血。

(四)病理生理

当诊断困难时可做骨髓检查,骨髓象为红细胞系统增生活跃,中,晚幼红细胞增多。

(五)临床表现

1. 贫血对妊娠的影响　胎儿一般对铁的摄取是不可逆的,是单向转运。当母体出现严重缺铁时,其骨髓的造血功能极度降低,造成重度贫血,引起胎儿发育迟缓、早产、死胎,孕妇则出现心肌缺氧出现贫血性心脏、充血性心力衰竭、并发感染等。

2. 临床表现

(1)生理方面。

①症状。乏力、头晕、耳鸣、心悸、食欲不振等。

②体征。皮肤黏膜苍白,口角炎、舌炎、皮肤毛发干燥、脱发、指甲薄等。

(2)心理社会方面。孕妇担心疾病影响,治疗效果不佳时,焦虑如何才能纠正贫血。

(六)治疗要点

1. 预防　孕前积极治疗各种失血性疾病;加强计划生育指导;注意孕期营养。

2. 补充铁剂　Hb 大于 60g/L 时,应口服铁剂。如硫酸亚铁 0.3g,3 次/日,同时服用维生素 C 0.3g,3 次/日。若口服效果差,则应肌注铁剂:右旋糖酐铁。

3. 输血　Hb 小于 60g/L,应考虑输血。

4. 产时处理　临产给予维生素 K 和 C、安络血等;防止产程延长、产妇疲劳;第二产程阴道助产;产后及时加强宫缩,防止产后出血;接生过程中严格无菌操作,防止感染。贫血严重者或有严重并发症者,产后不宜哺乳。

三、病例介绍

(一)典型病例

患者,女,33 岁,因停经 5 个月,头晕、心悸、全身乏力 10 天,以"妊娠合并贫血(中度),缺铁性贫血"收住入院。查体:BP130/90mmHg,皮肤黏膜苍白,无出血点,浅表淋巴结未触及肿大。产科检查:宫底脐上 1 指,胎心 140 次/分。辅助检查:血常规 Hb 78g/L、RBC $2.02×10^9$/L、MCV(红细胞平均体积)116 f1、MCH(红细胞平均血红蛋白量)38.9 pg、WBC $4.2×10^9$/L、PLT $57×10^9$/L,血清铁 5.5gmol/L。经输血、补液等对症治疗后,症状明显好转。

(二)患者的阳性症状体征

停经 5 个月,头晕、心悸、全身乏力,皮肤黏膜苍白,无出血点,浅表淋巴结未触及肿大。产科检查:宫底脐上1指,胎心140次/分;.辅助检查:血常规 Hb 78g/L、RBC 2.02×10⁹/L、MCV(红细胞平均体积)116 fl、MCH(红细胞平均血红蛋白量)38.9 pg、WBC4.2×10⁹/L、PLT157×10⁹/L,血清铁 5.5gmol/L。

四、护理

(一)护理评估

停经5个月,头晕、心悸、全身乏力10天,头晕、心悸、全身乏力 Hb78g/L、McV116fl、RBC 2.02×10⁹/L、MCH 38.9 pg;血清遗失 5.5mc/L、WBC 4.2×10⁹ PLT157×10⁹/L

(二)护理诊断

1. 活动无耐力　与贫血引起的疲倦有关。
2. 有受伤的危险　与贫血引起的头晕,眼花等症状有关。

(三)护理目标

(1)妊娠期、分娩期母婴维持最佳的身心状态,无并发症发生。
(2)孕产妇住院期间得到满意的生活护理。

(四)护理措施

1. 预防　妊娠前应积极治疗慢性失血性疾病,改变长期偏食等不良饮食习惯,调整饮食结构,适度增加营养,必要时补充铁剂,以增加铁的诸备。

2. 饮食护理　建议孕妇摄取高铁、高蛋白质及高维生素C食物,以改善体内缺铁现状,如动物肝脏、瘦肉、蛋类、葡萄干及菠菜、甘蓝等深色菜。但蔬菜、谷类、茶叶中的磷酸盐、鞣酸等影响铁的吸收,应注意饮食的搭配。纠正偏食、挑食等不良习惯。

3. 正确服用铁剂　铁剂的补充应首选口服制剂。建议妊娠4个月后,每日遵医嘱服用铁剂,可预防贫血的发生,如硫酸亚铁0.3g,每日3次,同时服维生素C0.3g或10%稀盐酸0.5~2ml(胃酸缺乏的孕妇可同时服用),促进铁的吸收。铁剂对胃黏膜有刺激作用,引起恶心、呕吐胃部不适等症状。因此应饭后或餐中服用。服用铁剂后,由于铁与肠内硫化物作用而形成墨色便,应予以解释。服用抗酸药时须与铁剂交错时间服用。对于妊娠末期重度缺铁性贫血或口服铁剂胃肠到反应较重者,可采深部肌内注射法补充铁剂,利用率高达90%~100%,常见制剂有右旋糖酐铁及山梨醇铁。

4. 加强母儿监护　产前检查时常规给予血常规检测,妊娠期应重点复查。注意胎儿宫内生长发育状况的评估,并积极地预防各种感染。

(五)评价

(1)妊娠分娩经过顺利,母婴健康。
(2)孕产妇能够积极地应缺铁性贫血对身心的影响,掌握自我保健措施。

五、健康宣教

(1)建议摄入高铁、高蛋白与维生素C食物,以改善贫血。
(2)指导正确服用铁剂的方法:饭后服用,同时摄入维生素C或酸性果汁以助吸收。
(3)注意观察重度贫血病人的生命体征。注意观察胎儿情况。注意产程观察及处理;注意有无产后出血。

六、提问

1. 妊娠合并贫血的临床表现有哪些?
2. 对于缺铁性贫血通常采用补充铁剂或输血治疗,口服铁剂时应该注意哪些问题?
3. 如果通过肌内注射补充铁剂,往往采取深部注射的方法,注射时需要注意哪些问题?

病例十 妊娠合并糖尿病

一、查房的目的
通过护理查房,了解妊娠合并糖尿病的病因、病理,熟悉临床表现,掌握患者的饮食控制原则。

二、疾病知识回顾

(一)定义
妊娠合并糖尿病 GDM 是指妊娠后首次发现或发病的糖尿病,与妊娠前已患糖尿病即糖尿病合并妊娠是有区别的。目前已将妊娠糖尿病列为糖尿病的一个独立类型。这类糖尿病的特点是妊娠终止后大部分患者血糖下降至正常,葡萄糖耐量也恢复正常,但其中约有 30% 的患者在以后发展为显性糖尿病,肥胖妇女发生率更高,应定期随访。GDM 因诊断标准不统一,发病率各国报道差异较大,一般为 1%~5%,我国 1997 年 GDM 发病率为 2.9%。其诊断标准只需符合下列任何一项即可:①口服糖耐量试验结果两次异常;②两次空腹血糖 ≥5.8mmol/L(105mg/dl);任何一次血糖 ≥11.1mmol/L(200mg/dl),且再测空腹血糖 ≥5.8mmol/L(105mg/dl)。

(二)病理生理
1. 糖尿病对孕妇的影响包括 ①糖尿病患者多有小血管内皮细胞增厚及管腔变窄,易并发妊娠期高血压疾病,胎盘早剥、脑血管意外发生率也增高;②糖尿病时,白细胞有多种功能缺陷,趋化性、吞噬作用、杀菌作用均显著降低,因此糖尿病孕妇极易发生泌尿生殖系统感染,甚至发展为败血症;③糖尿病孕妇羊水过多的发病率也较正常孕妇增加,使得胎膜早破及早产发病率也增高;④孕妇血糖增高会使巨大儿发生率增加,导致胎儿性难产及软产道损伤、剖宫产率上升;⑤由于胰岛素缺乏、葡萄糖利用不足、能量不够,使子宫收缩乏力,常发生产程延长及产后出血。

2. 糖尿病对胎儿的影响包括 ①由于孕妇血糖高,可通过胎盘转运,而胰岛素不能通过胎盘,使胎儿长期处于高血糖状态,刺激胎儿胰岛 B 细胞增生,产生大量胰岛素,活化氨基酸转移系统,促进蛋白质、脂肪合成和抑制脂肪分解作用,使胎儿巨大;②畸形胎儿的发生率增加,其发生可能与早孕时高血糖有关,也可能与治疗糖尿病药物相关;③糖尿病常伴有严重血管病变或产科并发症,影响胎盘血供,引起死胎、死产。

(三)妊娠合并糖尿病的分期
目前国际通用的 White 分级是根据发病年龄、病程长短、有无血管病变以及器官受累情况而分为以下各级。

A级 妊娠期出现或发现的糖尿病。

B级 临床糖尿病,在 20 岁后发病,病程在 10 年以下,无血管病变。

C级 发病年龄在 10~19 岁,或病程达 10~19 年,无血管病变。

D级 10 岁以前即发病或病程 ≥20 年,或者合并单纯性视网膜病。

F级 糖尿病肾病。患者出现蛋白尿,肌酐清除率降低,持续性蛋白尿每日 ≥3g,常预示预后较差。

G级 眼底出现增生型视网膜病变。眼底新生血管形成或新生血管化,新生的毛细血管丛或襻可在视网膜表面生长,或延伸到玻璃体内,可有严重视力损害或失明。

H级 糖尿病心脏病。

(四)妊娠合并糖尿病患者的饮食控制原则
总原则是对糖尿病孕妇每日热量摄入不宜限制过严,最理想的饮食为既不引起饥饿性酮体产生,又能严格限制糖类摄入以致不造成餐后高血糖。

1. 控制热量　总热量不宜过低,热能日摄入量按 30~38kcal/kg 计算。

2. 适宜的蛋白质、脂肪、糖类的供给量　蛋白质供给量为 L5g/kg,脂肪按 1g/kg 供给,糖类摄入量不宜过高或过低,如每日低于 150g 可引起体内脂肪代谢过度,导致酮症酸中毒。

3. 供给充足的镁、锌、铬等元素　镁、锌、铬对胰岛素生物合成及体内能量代谢起着重要作用。动物性食品是锌的主要来源,每 100g 猪、牛、羊肉及鱼含锌 2~6mg。牡蛎、蛋黄、啤酒酵母中铬的活性较高。

4. 如患者在食用规定食物后仍感饥饿,可加食含糖 3% 以下的蔬菜,如芹菜、莴笋、黄瓜、冬瓜、小白菜、卷心菜、菠菜、茄子、番茄、苦瓜、豆芽菜等,或煮蛋 1 个(30g 左右),或坚果类如花生、瓜子、核桃 25g。

5. 禁忌食物　禁用纯糖类,如果糖、蜜饯、甜点心、水果罐头等。严格限制含淀粉多的食品,如粉条、粉丝、土豆、红薯、芋头、藕、荸荠、菱角、粟米、淀粉、藕粉等。还应限制含胆固醇高的食物,限制饮酒,烈性酒绝对禁忌。因此妊娠妇女饮食不宜过咸,以清淡食物为宜。这样,才能有利于控制心血管疾病的发生与发展,防止合并症的进一步扩大。

(五)相关检查

1. 血糖测定　两次或两次以上空腹血糖(FBG)大于或等于 5.8mmol/L 者,可诊断 GDM。

2. 糖筛查实验　用于 GDM 筛查,建议孕妇于妊娠 24~28 周进行。

方法:葡萄糖 50g 溶于 200ml 水中,5 分钟内口服完,服后 1 小时测血糖大于或等于 7.8mmol/L(140mg/dl)为糖筛查异常。应检查空腹血糖,空腹血糖异常者诊断为糖尿病。空腹血糖正常者再行 75g 口服葡萄糖耐量试验(oral glucose tolerane test,OGTT),明确 GDM 的诊断。

3. 口服葡萄糖耐量试验　目前我国多采用 75g 口服葡萄糖耐量试验(OGTT)。指禁食 12 小时后,查空腹血糖,并将 75g 葡萄糖溶于 200~300ml 水中 5 分钟内喝完,之后分别 1 小时、2 小时抽取静脉血,检查血浆葡萄糖值,其 4 个点正常上限值分别为 5.6、10.5、9.2、8.0mmol/L、8.6mmol/L、6.7mmol/L。若其中有 2 项或以上达到或超过正常值者,可诊断为 GDM。

4. 肝肾功能检查,24 小时尿蛋白定量,尿酮体及眼底等相关检查

(六)处理原则

严格控制血糖在正常值,减少母儿并发症。

(1)糖尿病妇女于妊娠前应判断糖尿病的程度,以确定妊娠的可能性。

(2)允许妊娠者,需在内分泌科医师、产科医师及营养师的密切监护指导下,尽可能将孕妇血糖控制在正常或接近正常范围内,并选择正确的分娩方式,以防止并发症的发生。

三、病例介绍

(一)典型病例

患者,女,26 岁,初产妇,因宫内孕 28 周、双胎,心悸、气促伴胸痛,腹胀 2 天入院。患者无明显诱因,感胸骨中下段后方阵发性刺痛,每次持续数秒,伴心悸气促,平卧困难,腹胀、腹痛,既往无糖尿病史。当地医院产前检查无异常。怀孕以来食欲较前明显增加,多尿、多饮,体重较前减轻,入院后各项检查提示 DKA,经内分泌科会诊,给予胰岛控制血糖,同时监测血糖、血酮等指标,适当补碱、补糖,吸氧改善胎盘功能,严密监护胎儿情况。1 周后孕妇在缩宫素引产下顺利分娩,产后胰岛素用量逐渐减量,予以抗炎等支持对症治疗,产后转内分泌科治疗。

（二）患者的阳性症状体征

孕28周、双胎,心悸、气促伴胸痛,腹胀、食欲较前明显增加,多尿、多饮,体重较前减轻,入院后各项检查提示 DKA。

四、护理

（一）护理评估

孕妇无糖尿病病史及糖尿病家族史,但有糖代谢紊乱综合征（多饮,多食,体重下降）,心悸、气促伴胸痛,腹胀入院后各项检查提示 DKA。

（二）护理诊断

1. 营养失调　低于或高于机体需要量　与血糖代谢异常有关。
2. 知识缺乏　缺乏饮食控制的相关知识。

（三）护理目标

（1）孕妇及家人能列举监测及控制血糖方法。
（2）孕妇能够保持良好的自我照顾能力,以维持母儿健康。

（四）护理措施

1. 分娩期　在控制血糖,确保母婴安全的情况下,尽量推迟终止妊娠的时间。
2. 分娩时护理　严密监测血糖、尿糖和尿酮体,遵医嘱使用胰岛素控制血糖。阴道分娩时,产程时间不超过12小时。
3. 心理护理　向孕妇及家属介绍妊娠合并糖尿病的相关知识、血糖控制稳定的重要性和降糖治疗的必要性,使孕妇以积极的心态面对压力。告诉糖尿病孕妇,即使接受胰岛素治疗,哺乳也不会对新生儿产生不良影响。
4. 新生儿护理　按高危儿处理,注意保暖和吸氧;取脐血监测血糖,并在30分钟后定时滴服25%的葡萄糖预防低血糖,同时注意预防低血钙及高胆红素血症的发生。
5. 产褥期　产后由于胎盘的娩出,抗胰岛素激素迅速下降,需根据产妇的血糖情况调整胰岛素用量;预防产褥期感染,糖尿病患者抵抗力下降,易合并感染,应及早识别患者的感染征象,及时处理。
6. 指导产妇定期接受产科和内科复查

（五）评价

（1）护理对象妊娠,分娩经过顺利,母婴健康。
（2）孕妇能列举有效的血糖控制方法,保持良好的自我照顾能力。

五、健康宣教

（1）指导孕妇正确控制血糖,提高自我监护和自我护理能力。
（2）孕期母儿监护。孕早期应每周产前检查1次至第10周。妊娠中期每2周检查1次,一般妊娠20周时需及时增加胰岛素的用量,32周后每周检查1次。
（3）控制饮食。
（4）适度运动。孕妇适度的运动可提高胰岛素的敏感性,改善血糖及之代谢紊乱,避免体重增长过快,利于糖尿病病情的控制和正常分娩。运动方式以有氧运动最好,如散步、上臂、太极拳等。
（5）合理用药。因磺脲类及双胍类降糖药均能通过胎盘,对胎儿产生毒性反应,因此,孕妇不宜采用口服降糖药物治疗。对通过饮食治疗不能控制的妊娠期糖尿病孕妇,为避免低血糖或酮症酸中毒的发生,胰岛素时其主要的治疗药物。显性糖尿病孕妇应在孕前即改为胰岛素治疗。
（6）提供心理支持,维护孕妇自尊。

六、提问

1. 我国妊娠合并糖尿病的诊断标准是什么?
2. 妊娠合并糖尿病患者的饮食控制原则有哪些?

病例十一 妊娠合并心脏病

一、查房的目的

通过护理查房,熟悉妊娠合并心脏病的临床表现,掌握治疗要点及护理措施。

二、疾病知识回顾

(一)定义

妊娠合并心脏病是高危妊娠之一,其在我国孕产妇死因顺位中高居第二位,为非直接性产科死亡原因的首位。

(二)疾病概况

妊娠合并心脏病是产科严重的合并症,是孕产妇死亡的主要原因,发病率0.5%~1.5%。由于妊娠,子宫增大,血容量增多,加重了心脏负担,分娩时子宫及全身骨骼肌收缩使大量血液涌向心脏,产后循环血量的增加,均易使有病变的心脏发生心力衰竭。

(三)临床表现

1. 心力衰竭 心脏病患者若原来心功能已受损或勉强代偿,可因妊娠而进一步心功能代偿不全,在风心病孕妇,心功能不全表现为

(1)急性肺水肿。多见于重度二尖瓣狭窄,由于高血容量使肺动脉压增高所致,患者突然气急,不能平卧,咳嗽,咯泡沫样痰或血,两肺散在哮鸣音或湿罗音。

(2)右心衰竭。常见于年龄较大,心脏扩大较显著,有心房颤动者,平时即有劳动力减退,或曾有心务衰竭史,在先心病孕妇,动脉导管未闭,房间隔缺损,室间隔缺损等伴有肺动脉高压者,常导致右心衰竭;肺动脉瓣狭窄和法洛四联症,由于右心室压力负荷过重,也多表现为右心衰竭。

(3)主动脉瓣狭窄则可因左心室压力负荷过重而表来左心衰竭。

2. 感染性心内膜炎 无论风心病或先心病均可因菌血症而并发感染性心内膜炎,如不及时控制可促发心力衰竭而致死。

3. 缺氧及发绀 在发绀型先心病,平时即有缺氧及发绀,妊娠期外周阻力低,发绀加重,非发绀型,左至右分流的先心病孕妇,若因失血等原因而血压下降,可致暂时性逆向分流,即右至左分流,从而引起发绀及缺氧。

4. 栓塞 妊娠期间,血液处于高凝状态,加上心脏病伴有的静脉压增高及静脉血液瘀滞,易于并发栓塞症,血栓可能来自盆腔,引起肺栓塞,使肺循环压力增高,从而激发肺水肿,或使左至右分流逆转为右至左分流,若为左右心腔交通的先心病,则血栓可能通过缺损而造成周围动脉栓塞。

(四)治疗要点

对不宜继续妊娠者,应于孕12周前行人工流产,孕12周后可行钳刮术或中期引产术。若已有心衰应在控制心衰后再终止妊娠。对允许继续妊娠者,应加强孕期保健和产前检查,妊娠20周前每2周检查1次,20周后每周检查1次,重点防治心衰和感染。妊娠合并心脏病患者经阴道分娩的处理要点。临产时,如患者心功能Ⅰ~Ⅱ级可经阴道分娩。各产程的处理要点如下。

1. 第一产程 ①消除紧张情绪,减轻宫缩痛,可给予地西泮,慎用对呼吸有抑制的哌替啶;②吸氧,改善缺氧状况;③应用抗生素,防治感染;④控制输液总量及速度;⑤监测胎心率,必要时持

续胎心监护;⑥严密观察生命体征,出现心力衰竭应取半卧位,并给毛花苷 C 0.4 mg+25%GS 20 ml 缓慢静脉注射,必要时 4~6 小时重复给药 1 次。

2. 第二产程　①取半卧位,尽量使下肢低于心脏水平,以免回心血量过多加重心脏负担;②避免产妇用力屏气,适时会阴侧切、产钳或胎头吸引器助产,缩短第二产程;③死胎者尽快行穿颅术结束分娩;④注意无菌操作。

3. 第三产程　①胎儿娩出后,产妇腹部立即置沙袋,防止腹压突然下降、内脏血管充血而发生心衰;②产后立即肌注吗啡 10mg 或哌替啶 100mg;③慎用宫缩剂,子宫收缩欠佳时可肌内注射缩宫素 5~10U 或地诺前列素 0.5ml 促使子宫收缩,禁用麦角新碱,以防静脉压增高;④严防产后出血,在产房观察 4 小时,待病情稳定后送休养室。

三、病例介绍

(一)典型病例

患者,女,32 岁,2 月前因发现劳累后有心悸、气急、发绀,夜间常因胸闷不能平卧,且逐渐不能胜任日常工作和家务劳来医院就诊,入院查体:足踝部水肿;血常规提示贫血;心尖搏动弥散,触诊可有心尖部震颤,听诊可闻及Ⅲ级或Ⅲ级以上收缩期杂音,心尖部第一心音亢进,持续性的第二心音分裂,肺部有轻度湿啰音。诊断为妊娠合并主动脉瓣狭窄性心脏病。予卧床休息、间断吸氧、进少盐饮食、监测心电图,少量多次缓慢输血等治疗后 1 月后,在连续硬膜外麻醉下行剖宫产术,取出一男婴,体重 2900g,胎儿娩出后立即于腹部放置沙袋,予强心苷类药物静滴,注意输液速度,严格控制输液量;术中、术后严密监护心率、血压和呼吸。母婴平安。

(二)患者的阳性症状体征

1. 症状　劳累后有心悸、气急、发绀,夜间常因胸闷不能平卧,需坐起或到窗前呼吸新鲜空气才能缓解,且逐渐不能胜任日常工作和家务劳动。

2. 体征　休息时 P112 次/分,R 25 次/分;足踝部水肿;血常规提示贫血;心尖搏动弥散,触诊可有心尖部震颤,听诊可闻及Ⅲ级或Ⅲ级以上收缩期杂音,心尖部第一心音亢进,持续性的第二心音分裂,肺部有轻度湿啰音。

四、护理

(一)护理评估

孕妇既往有心脏病、高血压病史。劳累后有心悸、气急、发绀,夜间常因胸闷不能平卧,需坐起或到窗前呼吸新鲜空气才能缓解,且逐渐不能胜任日常工作和家务劳动。足踝部水肿;血常规提示贫血;心尖搏动弥散,触诊可有心尖部震颤,听诊可闻及Ⅲ级或Ⅲ级以上收缩期杂音,心尖部第一心音亢进,持续性的第二心音分裂,肺部有轻度湿啰音。

(二)护理诊断

1. 活动无耐力　与心排量血量下降有关。

2. 潜在并发症　心力衰竭。

(三)护理目标

(1)孕产妇能结合自身情况,描述可以进行的日常活动。

(2)孕产妇不发生心力衰竭。

(四)护理措施

1. 妊娠期

(1)加强孕期保健。

(2)定期产前检查或家庭访视,可早期发现诱发心力衰竭的各种潜在危险因素。重点评估心脏功能情况及胎儿宫内情况。若心功能在Ⅲ级或以上,有心力衰竭征象,均应即入院治疗。心功能Ⅰ-Ⅱ级者,应在妊娠36~38周提前入院待产。

(3)识别早期心力衰竭的征象。轻微活动即有胸闷、心悸、气短。休息时心率每分钟超过110次,呼吸每分钟大于20次。夜间常因胸闷而需坐起呼吸或需到窗口呼吸新鲜空气。肺底部出现少量持续性湿罗音,干咳嗽后不消失。病人出现上述征象时应考虑为早期心衰,需及时处理。

(4)预防心力衰竭,充分休息,避免过劳。保证孕妇每天至10小时的睡眠,且中午宜休息2小时。营养科学合理。

(5)预防治疗诱发心力衰竭的各种因素。如贫血、心律失常、妊娠期高血压疾病、各种感染,尤其是上呼吸道感染,如有感染征象,应及时有效的抗感染治疗。

2. 分娩期

(1)严密观察产程进展,防止心力衰竭的发生。

(2)左侧卧位,避免仰卧,防止仰卧位低血压综合征发生。分娩时采取半卧位,臀部抬高,下肢放低。缩短第二产程,减少妇体力消耗;必要时给予硬膜外麻醉。宫口开全后需行产钳术或胎头吸引缩短产程,以免消耗大量体力,同时应做好抢救新生儿的各种准备工作。

(3)预防产后出血和感染。

3. 产褥期

(1)监测并协助产妇恢复孕前的心功能状。

(2)一般护理及用药护理 心功能Ⅰ~Ⅱ级的产妇可以母乳喂养,但应避免过劳,保证充足的睡眠和休息。Ⅲ级或以上者,应及时回乳,指导家属人工喂养的方法。

(3)促进亲子关系建立,避免产后抑郁发生。

(4)做好出院指导 包括详细制订出院计划,确保产妇和新生儿得到良好的照顾,根据病情及时复诊。

(五)评价

(1)病人能列举预防心衰竭的措施。

(2)病人配合治疗方案,顺利经历分娩过程。

五、健康宣教

(1)合理营养。指导心脏病孕妇摄入高热量、高维生素、低盐脂饮食且富含多种微量元素如铁、锌、钙等,宜少量多餐,多食蔬菜和水果,防止便秘加重心脏负担。整个孕期体重增加不超过10kg。妊娠16周后,每日食盐量不超过4~5g。

(2)注意休息,避免劳累。

(3)指导其定期检查。

(4)避免诱因。

六、提问

1. 妊娠合并心脏病的发生率有多高?有哪些种类?

2. 妊娠合并心脏病的临床表现有哪些?

病例十二 妊娠剧吐

一、查房的目的
通过护理查房，了解妊娠剧吐的定义、病因，熟悉临床表现及治疗原则，掌握护理措施。

二、疾病知识回顾

(一)定义
妊娠后出现严重的恶心呕吐，不能进食，以致引起脱水及酸中毒者称为妊娠剧吐。严重者肝、肾功能受损，危及孕妇生命。多在妊娠6~12周出现，妊娠3个月后症状逐渐好转、消失。

(二)病因
不明。可能与HCG水平升高、精神过度紧张、焦急、忧虑及生活环境和经济状况较差有关。

(三)临床表现
有停经史，妊娠早期出现反复呕吐、厌食、偏食等呕吐发作频繁，可导致全身乏力、精神萎靡、明显消瘦，呕吐物有酮味；皮肤黏膜干燥、眼球凹陷；严重者可出现血压下降、体温升高、神经官能症样，甚至昏迷。

(四)辅助检查
妇科检查为妊娠子宫。尿液检查示尿HCG阳性，尿酮体(+)~(++)，尿中可出现蛋白质及管型。血液检查示血常规中红细胞及血红蛋白升高，血细胞比容增加。血酮体阳性。B超见宫内妊娠囊或胚芽搏动，排除葡萄胎。

(五)治疗原则
1. 禁食、补液和补充电解质、维生素等 治疗应根据化验结果，明确失水量及电解质紊乱情况，酌情补充水分和电解质，每日补液量不少于3000ml，尿量维持在1000ml以上。输液中应加入氯化钾、维生素B、维生素C等，并给予维生素B_1肌内注射。对合并有代谢性酸中毒者，可给予碳酸氢钠或乳酸钠纠正。营养不良者，可静脉补充必需氨基酸、脂肪乳注射剂。

2. 停止妊娠 ①持续黄疸；②持续蛋白尿；③体温升高，持续在38℃以上；④心动过速(心率≥120次/分)；⑤伴发Wernicke脑病等，危及孕妇生命时，需考虑终止妊娠。

三、病例介绍
患者，女，27岁，已婚，停经85天，恶心呕吐1月，加重1周以"妊娠剧吐"收住入院。患者近1个月体重下降10kg，门诊查血常规Hb110g/L，尿酮体15mmol/L。给予补液纠正电解质及酸碱失衡，辅以镇静、止吐等对症治疗，1周后，恶心、呕吐症状明显减轻，复查Hb 118g/L，复查尿酮体1.5mmol/L，B超提示子宫符合14周大小。

四、护理

(一)护理评估
1. 健康史 既往体健，13岁初潮，平时月经规则，经量中，周期3/(27~30)天。
2. 身心状况 孕妇因恶心、呕吐剧烈而出现乏力、烦躁、焦虑恐惧等行为。

(二)护理诊断
1. 潜在并发症 体液失衡，与剧烈呕吐有关。
2. 焦虑恐惧 与恶心、纳差、乏力、剧烈呕吐有关。

(三)护理目标
(1)患者无并发症发生。

(2)患者无焦虑情绪,能积极配合治疗。

（四）护理措施

(1)心理护理。关心、体贴孕妇,解除不必要的顾虑,孕妇保持心情愉快,避免急躁和情绪激动。护理人员应全面了解患者的心理状态,充分调动病人的主动性,帮病人分析病情,使病人了解妊娠剧吐是一种常见的生理现象,经过治疗和护理是可以预防和治愈的,消除不必要的思想顾虑,克服妊娠剧吐带来的不适,树立妊娠的信心,提高心理舒适度。

(2)呕吐时做深呼吸和吞咽动作即大口喘气,呕吐后要及时漱口,注意口腔卫生。另外要保持外阴的清洁,床铺的整洁。

(3)饮食护理。呕吐时禁食,使胃肠得到休息。但呕吐停止后应适当进食,饮食以清淡、易消化为主,还应含丰富蛋白质和碳水化合物,可少量多餐,对患者进行营养与胎儿发育指导,把进餐当成轻松愉快的享受而不是负担,使胎儿有足够的营养,顺利度过早孕反应期。

(4)卧床休息,环境安静,通风,减少在视线范围内引起不愉快的情景和异味。

（五）评价

患者恶心、呕吐症状缓解。

五、健康宣教

(1)保持充分的休息和睡眠,消除恐惧紧张心理,做到心情舒畅。

(2)保持营养的充足,饮食宜清淡,易消化,少量多餐。呕吐剧烈时应禁食。病情好转后,可先给少量流食,以后逐渐增加食量和改进饮食。可多食用酸味食物,因为酸味可刺激胃液分泌,提高消化酶活力,促进胃肠蠕动,增加食欲,最好多选择番茄、杨梅、石榴、樱桃、葡萄、橘子、苹果等新鲜的蔬菜水果,不但香味浓郁,且营养丰富。

(3)向患者进行孕期保健知识讲解,使患者彻底解除对妊娠分娩及妊娠剧吐的恐惧,了解以后的继续妊娠将是和其他孕妇一样的过程和经过。建议患者听些轻音乐及阅读有关孕期保健的书籍,放下包袱,认识到婴儿日后的健康跟自己目前的情绪和饮食密切相关。

(4)全休1个月,如有不适主诉随诊,阴道出血、腹痛随诊。孕4个月时到产科门诊行产前检查。

六、提问

1. 妊娠剧吐的定义？
2. 妊娠剧吐的典型临床表现有哪些？

病例十三　妊娠期高血压

一、查房的目的

通过护理查房,了解妊娠期高血疾病的病理,熟悉临床表现,掌握治疗要点及护理措施。

二、疾病知识回顾

（一）定义

妊娠期妇女所患有的高血压病统称为妊娠期高血压疾病。妊娠期高血压疾病是妊娠期特有的疾病,发病率我国9.4%,国外报道7%~12%。一般从妊娠5个月即20周以后比较常见,以高血压、蛋白尿、水肿等症状为主,严重者发生子痫。对母婴危害极大,可造成胎儿生长受限、胎儿窘迫、产后出血、合并心肾疾病等,甚至导致母儿死亡。

(二)病因

病因不明,可能与下列因素有关。

1. 免疫适应不良
2. 胎盘浅着床
3. 血管内皮细胞受损
4. 遗传易感性
5. 营养缺乏
6. 胰岛素抵抗
7. 氧化应激学说
8. 高危因素

(1)精神过分紧张或受刺激致使中枢神经系统功能紊乱者。

(2)寒冷季节或气温变化过大,特别是气压升高时。

(3)年轻初孕妇(<18岁)或高龄初孕妇(≥40岁)。

(4)有慢性高血压、慢性肾炎、糖尿病等病史的孕妇。

(5)营养不良,如贫血、低蛋白血症者。

(6)体型矮胖者,即体重指数[体重(kg)/身高(cm)^2 ×100]>0.24者。

(7)子宫张力过高(如羊水过多、双胎妊娠、糖尿病巨大儿及葡萄胎等)。

(8)家族中有高血压史,尤其是孕妇之母有重度妊高征史者。

(三)病理生理

1. **基本病变** 全身小血管痉挛。

2. **主要脏器病理生理变化**

(1)脑。脑血管痉挛,通透性增加,脑水肿、充血、缺血、血栓形成及出血等。

(2)肾。肾小球血管壁内皮细胞肿胀、血流阻滞;肾小球梗死,内皮下有纤维样物质沉积,使肾小球前小动脉极度狭窄。

(3)肝脏。出血,坏死。

(4)心血管。心肌缺血、间质水肿、点状出血或坏死,肺水肿,甚至心力衰竭。

(5)血液。血液浓缩,高凝状态。

(6)内分泌及代谢。钠潴留,血浆胶体渗透压降低,水肿。

(7)子宫胎盘血流灌注。绒毛浅着床及血管痉挛导致胎盘灌流下降,螺旋动脉狭窄,内皮损害,胎盘血管急性动脉粥样硬化,出血坏死。

(四)临床表现

高血压、水肿、蛋白尿是妊高征的三大临床表现。

1. **轻度** BP≥140/90mmHg;患者可伴有上腹不适或血小板减少,产后方可确诊;蛋白尿:一般24小时<0.5g,开始时可无蛋白尿。

2. **中度** BP≥150/100mmHg,但<160/110mmHg;可伴有上腹不适、头痛等症状;蛋白尿:24小时≥0.5g或(+)。

3. **重度** 收缩压≥160mmHg,或舒张≥110mmHg;持续性头痛,脑功能或视觉障碍,肺水肿,少尿;蛋白尿24小时≥2.0g或持续(++)以上。

(五)诊断

根据病史、临床表现、体征及辅助检查即可做出诊断,同时应注意有无并发症及凝血功能障碍。

1. 病史　患者有本病的高危因素及临床表现,特别应询问有无头痛、视力改变、上腹不适等。
2. 高血压　至少出现2次以上血压升高≥140/90mmHg,其间隔时间≥6小时才能确诊。
3. 尿蛋白　应留取24小时尿作定量检查。
4. 水肿　体重异常增加是许多患者的首发症状,孕妇体重突然增加≥0.9 kg/周或≥2.7 kg/月是子痫前期的信号。本病患者水肿中的特点是自踝部逐渐向上延伸的凹陷性水肿,经休息后不缓解;水肿局限于膝以下为"+",延及大腿为"++",延及外阴及腹壁为"+++",全身水肿或伴有腹水为"++++"。
5. 辅助检查　血液、尿液检查、肝肾功能测定、眼底检查等有助于明确诊断。

(六)治疗要点

基本原则为镇静、降压、利尿,适时终止妊娠。视病情程度不同,治疗原则略有不同:

1. 妊娠高血压　一般采用休息、镇静、对症治疗,若血压升高,予降压治疗。
2. 子痫前期　除一般处理,需解痉、降压,必要时终止妊娠。
3. 子痫　及时控制抽搐,防治并发症,及时终止妊娠。
4. 妊娠合并慢性高血压　降压为主。

三、病例介绍

(一)典型病例

患者,女,27岁,停经33周,因高血压伴双下肢水肿1月入院。入院查体:T 36.2℃,P 84次/分,R 18次/分,BP 180/110 mmHg。产科检查:无宫缩,腹围90cm,宫高30cm,胎位LOA,已入盆,胎心128次/分,胎动好,头先露,宫颈未消失,宫口未开。骨盆外径测量为正常值。胎心监护NST(无应激试验)检查评分10分。B超示单胎,双顶径84mm,羊水指数7.0 cm,胎盘功能Ⅱ级。实验室检查:24小时蛋白尿6g,血肌酐167μmol/L,24小时尿400ml。诊断为妊娠33周、子痫前期(重度)。经积极对症治疗后,血压及各项指标仍无改善,眼底检查示视神经乳头水肿,复测羊水指数5.0cm。故行剖宫产终止妊娠。术中取出一女婴,体重2300g,生后1分钟、5分钟Apgar评分分别为9、10。术后持续降压治疗,血压逐渐下降。术后第5天BP降至150/100 mmHg,无自觉症状,蛋白尿(+),肝肾功能正常,伤口拆线后出院继续内科治疗。

(二)患者的阳性症状体征

1. 症状体征　高血压伴双下肢水肿。
2. 产科检查　无宫缩,腹围90 cm,宫高30 cm,胎位LOA,已入盆,胎心128次/分,胎动好,头先露,宫颈未消失,宫口未开。骨盆外径测量为正常值。胎心监护NST(无应激试验)检查评分10分。
3. 实验室检查　血肌酐167μmol/L,24小时尿400ml。尿蛋白(+++)。

四、护理

(一)护理评估

患者平素月经规则,既往无原发性高血压病史;无家族史。

(二)护理诊断

1. 体液过多　与下腔静脉受增大子宫压迫使血液回流受阻或营养不良低蛋白血症有关。
2. 有受伤的危险　与抽搐有关。

3. 潜在并发症　胎盘早期剥离。

（三）护理目标

(1)妊娠期高血压疾病孕妇病情缓解,未发生子痫及并发症。

(2)妊娠期高血压疾病孕妇明确保健的重要性,积极配合产前检查及治疗。

（四）护理措施

1. 一般护理

(1)保证休息。轻度妊娠期高血压疾病孕妇可住院也可在家休息,但建议子痫前期病人住院治疗。保证充分的睡眠,每日休息不少于10小时。在休息和睡眠时,以左侧卧位为宜,左侧卧位可减轻子宫对腹主动脉、下腔静脉的压迫哦,使心血量增加,改善子宫胎盘的血供。左侧卧位24小时使舒张压降低10mmHg。

(2)调整饮食。轻度妊娠期高血压孕妇需摄入足够的蛋白质（100g/d以上）、蔬菜,补充维生素、铁和钙制。食盐不必严格限制,因为长期低盐饮食可引起钠血症,易发生产后血液循环衰竭,而且低盐饮食也会影响食欲,减少蛋白质的摄入,对母儿均不利。但全身水肿的孕妇应限制食盐入量。

(3)密切监护母儿状态。护士应询问孕妇是否出现头痛、视力改变、上腹不适等症状。每日侧量体重及血压,每日或隔日复查蛋白。定期检测、胎儿发育状况和胎盘功能。

(4)间断吸氧。可提高血氧含量,改善全身主要脏器和胎盘的氧供。

2. 用药护理　硫酸镁为目前治疗子痫前期和子痫的首选解痉药物,护士应明确硫酸镁的用药方法、毒性反应以及注意事项。

(1)静脉给药。25%硫酸镁溶液20ml+5%葡萄200ml静脉点滴后可使血中浓度迅速达到有效水平,用药后约1小时血药浓度可达高峰。

(2)毒性反应。硫酸镁的治疗量和中毒量相近,因此在进行硫酸镁治疗时应严密观察其毒性作用,并认真控制硫酸镁的入量。通常主张硫酸镁的滴注速度以每小时1g为宜,不过每小时2g。每天用量15~20g。硫酸镁过量会使呼吸及心肌收缩功能到抑制甚至危及生命。中毒现象首先表现为膝反射减弱或消失,随着血镁浓度的增加可出现全身肌张力减退及呼吸抑制,严重者心跳可突然停止。

(3)注意事项。护士在用药前及用药过程中均应监测孕妇血压,同时还应检测以下指标:①膝腱反射必须存在;②呼吸不少于16次。

3. 尿量每24小时不少于400ml,或每小时不少于25ml　尿少提示排泄功能受抑制,镁离子易积蓄而发生中毒。由于钙离子可与镁离子争夺神经细胞上的同一受体,阻止镁离子的继续结合,因此应随时备好10%的葡萄糖酸钙注射液,以便出现毒性作用时及予以解毒。10%的葡萄糖酸钙10ml在静脉推注时宜在3分钟以上推完,必要时可每小时重复1次,直至呼吸、排尿和神经抑制恢复正常,但24小时内不超过8次。

4. 子痫病人的护理

(1)协助医生控制抽搐。病人一旦发生抽搐,应尽快控制。硫酸镁为首选药物必要时可加用强有力的镇静药物。

(2)专人护理,防止受伤。子痫发生后,首先应保持呼吸道通畅,并立即给氧,用开口器或于上、下磨牙间放置一缠好纱布的压舌板,用舌钳固定舌以防咬伤唇舌或致舌后坠的发生。病人取头低侧卧位,以防黏液吸入呼吸道或舌头阻塞呼吸道,也可避免发生低血压综合征。必要时,用吸引器吸出喉部黏液或呕吐物,以免窒息。在病人昏迷或未完全清醒时,禁止给予饮食和口服药,以防误入呼吸道而致吸入性肺炎。

（3）减少刺激，以免诱发抽搐。病人应安置于单人暗室，保持绝对安静，以避免声、光刺激；一切治疗活动和护理操作尽量轻柔且相对集中，避免干扰病人。

（4）严密监护。密切注意血压、脉搏、呼吸、体温及尿量，记出入量。及时进行必要的血、尿化验和特殊检查，及早发现脑出血、肺水肿、急性肾衰竭等并发症。

（5）为终止妊娠做好准备。子痫发作后多自然临产，应严密观察及时发现产兆，并做好母子抢救准备。如经治疗病情得以控制仍未临产者，应在孕妇清醒后24~48小时内引产，或子痫病人经药物控制后6~12小时，考虑终止妊娠。护士应做好终止妊娠的准备。

5. 妊娠期高血压孕妇的产时及产后护理　继续硫酸镁治疗，加强用药护理。重症病人产后应继续硫酸镁治疗1~2天，产后24小时至5天内仍有发生子痫的可能，故不可放松治疗及护理措施。此外，产前未产生抽搐的病人产后48小时亦有发生的可能，故产后48小时内仍应继续硫酸镁的治疗和护理。使用大量硫酸镁的孕妇，产后易发生子宫收缩乏力，恶露较常人多，因此应严密观察子宫复旧情况严防产后出血。

（五）评价

（1）妊娠期高血压疾病的孕妇休息充分、睡眠良好、饮食合理，病情缓解。

（2）妊娠期高血压重度子痫前期的孕妇病情得以控制，未出现子痫及并发症。

（3）妊娠期高血压及并的孕妇分娩经过顺利。

（4）治疗中，病人未出现硫酸镁的中毒反应。

五、健康宣教

（1）对轻度妊娠期高血压疾病病人，应进行饮食指导并注意休息，以左侧卧位为主，加强胎儿监护，自数胎动，掌握自觉症状，加强产前检查，定期接受产前保护措施；对重度妊娠期高血压疾病病人，应使病人掌握识别不适症状及用药后的不良反应。还应掌握产后的自我护理方法，加强母乳喂养的指导。同时，注意家属的健康教育，使孕妇得到心理和生理的支持。

（2）妊娠期高血压疾病的预防指导。

①加强孕期教育。护士应重视孕期健康教育工作，使孕妇及家属了解妊娠期高血压疾病的知识及其对母儿的危害，从而使孕妇自觉于妊娠早期开始接受产前检查，并主动坚持定期检查，以便以及发现异常，及时得到治疗和指导。

②进行休息及饮食指导。孕妇应采取左侧卧位休息以增加胎盘绒毛血供，同时保持心情愉快也有助于妊娠期高血压疾病的预防。护士应指导孕妇合理饮食。减少过量脂肪和盐的摄入，增加蛋白质、维生素以及富含铁、钙、锌的食物，对预防妊娠期高血压疾病有一定作用。可从妊娠20周开始，每天补充钙剂1~2g，可降低妊娠期高血压疾病发生。

六、提问

1. 妊娠期高血压的诊断依据是什么？
2. 妊娠期高血压的治疗要点是什么？
3. 如果孕妇患了妊娠期高血压疾病，可对自身和胎儿造成哪些影响？

病例十四　胎膜早破

一、查房的目的

通过护理查房，了解胎膜早破的病因，熟悉临床表现及治疗要点，掌握护理措施。

二、疾病知识回顾

(一)定义

胎膜破裂发生在临产前称胎膜早破。妊娠满37周后的胎膜早破发生率为10%;妊娠不满37周的胎膜早破发生率为2.0%~3.5%。孕妇突感有较多的液体自阴道流出,可混有胎脂及胎粪。肛诊将胎先露部上推,见阴道流液量增加。羊膜腔感染时胎儿心率增快,子宫压痛,白细胞计数增高,C反应蛋白阳性。

(二)病因

(1)胎位不正,头盆不称等,使前羊膜囊承受压力不均匀,致羊膜破裂。

(2)羊水过多,双胎等。

(3)胎膜发育不良或有炎症致胎膜脆弱易破,妊娠晚期性交亦能促使破裂。

(三)临床表现

破膜后,孕妇突感阴道有液体流出,开始大量,继而间断少量排出,羊膜破口很小时,流出的羊水量少,腹压增加,负重时羊水流出。

(四)治疗要点

(1)绝对卧床,避免不必要的肛查及阴道检查。

(2)妊娠28周以下者,因胎儿很小,围生儿存活率低,需尽快终止妊娠。

(3)妊娠28~32周者,应力争给以治疗维持妊娠至32周或以上而分娩。

(4)妊娠33~35周,尤以妊娠33~34周的患者应在保持外阴清洁情况下等待48~72小时,如无感染征象可待至35周,新生儿肺透明膜病发生率明显降低。

(5)妊娠36周以上者,多以尽快结束分娩为宜,可减少由于感染所致的母婴并发症。

(6)纠正羊水过少,羊水池深度≤2cm,妊娠<35周,可行经腹羊膜腔输液,减轻脐带受压。按以上原则多可在感染出现前得到存活婴儿。

(7)胎膜早破孕妇阴道分娩与剖宫产分娩的注意事项。

①全程胎心监护。可及时发现胎儿窘迫。

②避免产程延长。

③宜作会阴侧切行阴道助产、剖宫产。

④麻醉方式的选择以硬膜外麻醉为佳。

⑤吸尽羊水。在切开子宫肌层及羊膜时,及时吸尽剩余羊水,防止羊水进入盆腹腔增加感染机会。

⑥预防术后感染。

三、病例介绍

(一)典型病例

患者,女,23岁,停经34周,阴道流液1天急诊入院。入院查体 T 37.5℃,胎心146次/分,宫高29cm,腹围89cm,估计胎儿体重2851g,宫缩不规律,宫口未开。B超提示左枕前位(LOA),胎心规律,双顶径8.1cm,股骨6.2cm,羊水指数6.2cm,胎盘功能Ⅱ级,诊断为"孕35周,胎膜早破"。入院后给予左侧卧位、胎心监护、保胎、抗感染治疗,2天后,综合考虑孕周已34周以上,T 37.5℃,WBC11l×10^9/L,血CRP(C反应蛋白)4mg/L,有潜在宫内感染可能,于是放弃保胎。该产妇阴道分娩一男婴,体重2216g,Apgar评分9~10分。产后一般情况可,给予抗炎、促宫缩治疗,目前子宫收缩好,恶露量中、色红。男婴因早产转入儿科继续治疗。

(二)患者的阳性症状体征

停经34周,阴道流液,胎心146次/分,宫高29cm,腹围89cm,估计胎儿体重2851g,宫缩不规律,宫口未开。

检查:B超提示左枕前位(LOA),胎心规律,双顶径8.1cm,股骨6.2cm,羊水指数6.2cm,胎盘功能Ⅱ级。

四、护理

(一)护理评估

停经34周,阴道流液,由于孕妇突然发生不可自控的阴道流液,惊慌失措,担心会影响胎儿及自身的健康,产生焦虑心理。

(二)护理诊断

1. 有感染的危险　与胎膜破裂后,下生殖道内病原体上行感染有关。
2. 有胎儿受伤的危险　与脐带脱垂和早产儿肺部不成熟有关。
3. 焦虑　与担心阴道流血会影响胎儿及自身的健康有关。

(三)护理目标

(1)孕妇不发生感染。

(2)胎儿无并发症发生。

(3)孕妇情绪稳定,积极配合治疗。

(四)护理措施

1. 脐带脱垂的预防及护理　嘱胎膜早破胎先露未衔接的住院待产妇应绝对卧床,采取左侧位,注意抬高臀部防止脐带脱垂造成胎儿缺氧或宫内窘迫。护理时注意监测胎心变化,进行阴道检查确定有无隐性脐带脱垂,如有脐带先露或脐带脱垂,应在数分钟内结束分娩。

2. 严密观察胎儿情况　密切观察胎心率的变化,监测胎动及胎儿宫内安危。定时观察羊水性状、颜色、气味等。头先露着,如为混有胎粪的羊水流出,则是胎儿宫内缺氧的表现,应及时给予吸氧等处理。对于小于35孕周的胎膜早破者,应遵医嘱给予地塞米松10mg静脉滴注,以促胎肺成熟。若孕龄小于37周,已临产,或孕龄达37周,破膜12~18小时后尚未临产者,均可按医嘱采取措施,尽快结束分娩。

3. 积极预防感染　嘱孕妇保持外阴清洁每日用1%苯扎溴铵(新洁尔灭)棉球擦洗会阴部两次;放置吸水性好的消毒会阴垫于外阴,勤换会阴垫,保持清洁干燥,防止上行性感染;严密观察产妇的生命体征,进行白细胞计数,了解是否存在感染;按医嘱一般于胎膜破裂后12小时给抗生素预防感染。

4. 健康教育　为孕妇讲解胎膜早破的影响,使孕妇重视妊娠期卫生保健并积极参与产前保健指导活动;嘱孕妇妊娠期禁止性交;避免负重及腹部受碰撞;宫颈内口松弛者,应卧床休息,并遵医嘱于妊娠14~18周性行宫颈环扎术。同时注意指导其补充量的维生素及钙、锌、铜等元素。

(五)评价

(1)孕妇积极参与护理过程,对胎膜早破的处理满意。

(2)母儿生命安全,未发生并发症。

五、健康宣教

(1)坚持定期做产前检查,4~6个月每个月检查1次;7~9个月每半个月检查1次;9个月以上每周检查1次;有特殊情况随时去做检查。

(2)孕中晚期不要进行剧烈活动,生活和工作都不宜过于劳累,每天保持愉快的心情,适当地到外面散步。

(3)不宜走长路或跑步,走路要当心以免摔倒,特别是上下楼梯时,切勿提重东西以及长时间在路途颠簸。

(4)孕期减少性生活,特别是怀孕晚期3个月,怀孕最后1个月禁止性生活,以免刺激子宫造成羊水早破。

六、提问

1. 何为胎膜?胎膜有哪些生理特点?
2. 正常胎膜破裂应该是在妊娠足月临产后,有哪些原因导致胎膜早破?
3. 胎膜早破对产妇有何影响?

病例十五 胎盘早剥

一、查房的目的
通过护理查房,了解胎盘早剥的分类、临床表现,掌握治疗要点及护理。

二、疾病知识回顾

(一)定义
胎盘的正常附着位置在宫体部的后壁、前壁或侧壁。妊娠20周以后或分娩期,正常附着的胎盘在胎儿娩出前,部分或全部从子宫壁剥离,称为胎盘早剥。

(二)流行病学
国内报道的发生率为0.46%~2.1%,国外为1%~2%。

(三)分类
1. 外出血(显性剥离) 若剥离面大,继续出血,形成胎盘后血肿,使胎盘的剥离部分不断扩大,出血逐渐增多,当血液冲开胎盘边缘,沿胎膜与子宫壁之间经宫颈管向外流出,即为显性剥离或外出血。

2. 内出血(隐性剥离) 若胎盘边缘仍附着于子宫壁上,或胎膜与子宫壁未分离,或胎头已固定于骨盆上口,均能使胎盘后血液不能外流,而积聚于胎盘与子宫壁之间,即为隐性剥离或内出血。

3. 混合性剥离 由于血液不能外流,胎盘后积血越积越多,宫底随之升高。当内出血过多时,血液仍可冲开胎盘边缘与胎膜,经宫颈管外流,形成混合性出血。

(四)临床分型
1. 轻型 以显性出血为主,胎盘早剥面积通常不超过1/3,多见于分娩期。主要症状为阴道流血,出血量一般较多,血色暗红,无腹痛或有轻微腹痛。腹部检查时子宫大小与孕周相符、软、无压痛或有轻微局部压痛(胎盘剥离处),胎位清楚,胎心率正常或表现轻度窘迫。若发生在分娩期,宫缩有间歇,产程进展较快。产后检查胎盘,可见胎盘母体面组织色泽不一,暗褐处有凝血块及压迹。

2. 重型 以隐性出血为主。胎盘早剥面积超过1/3,多见于重度妊娠高血压综合征(妊高征)及已有全身血管病变的慢性高血压孕妇。主要症状为持续性腹痛,腹痛程度与胎盘剥离面积、内出血量成正比;严重时,可呈休克征象;无阴道流血或流血不多;贫血程度与阴道流血量不成比例。腹部检查时,子宫大于孕周,处于紧张状态,硬如板状,压痛明显(胎盘附着于子宫前壁)或不明显(胎盘附着于子宫后壁)。如有宫缩,间歇期子宫不能松弛。胎位扪不清,胎心音听不清。若剥离面超过胎盘面积的1/2,胎儿多因缺氧死亡,故胎心也消失。

(五)并发症

DIC和凝血机制障碍、产后出血、急性肾功能衰竭、羊水栓塞。

(六)处理原则

1. 纠正休克　积极补充血容量,纠正休克,尽快改善患者状况。输血必须及时,尽量输新鲜血,既能补充血容量,又可补充凝血因子,应使血细胞比容提高到0.3以上,每小时尿量>30ml。

2. 及时终止妊娠　根据孕妇病情轻重、胎儿宫内状况、产程进展、胎产式等,决定终止妊娠的方式。

3. 处理并发症

三、病例介绍

方某,女,27岁,孕36周,在超市购物时被购物车撞击腹部,出现阴道出血伴轻微腹痛,半小时后由急诊收住入院。入院查体:T36.7℃,P72次/分,BP110/70 mmHg,心肺征阴性,宫高30cm,腹围98cm,子宫软,胎心156次/分,胎体清楚,阴道出血量多,色暗红,急查血常规及出凝血时间均无异常,B超提示胎盘与子宫壁之间有3cm×4cm的液性暗区,诊断为孕36周,胎盘早剥。入院后立即给予产科三联(左侧卧位、吸氧、胎心监测),NST反应型,备血1200ml,在局麻下行子宫下段剖宫产术,取出一男婴,体重2520g,Apgar评分1分钟评8分,5分钟评10分。胎盘母面约1/3面积有血块和压迹,子宫收缩差,行宫壁注射缩宫素及按摩子宫后好转。

四、护理

(一)护理评估

1. 健康史　孕36周,在超市购物时被购物车撞击腹部,出现阴道出血伴轻微腹痛,无胎盘早剥史

2. 身心状况　孕妇及其家属感到紧张和恐惧

3. 相关检查　宫高30cm,腹围98cm,子宫软,胎心156次/分,胎体清楚,阴道出血量多,色暗红,急查血常规及出凝血时间均无异常,B超提示胎盘与子宫壁之间有3cm×4cm的液性暗区。

(二)护理诊断

1. 潜在并发症　弥散性血管内凝血。

2. 恐惧　与胎盘早剥起病急、进展快,危及母儿生命有关。

(三)预期目标

(1)入院后,孕妇出血性休克症状得到控制。

(2)病人未出现凝血功能障碍、产后出血和急性肾衰竭等并发症。

(四)护理措施

(1)纠正休克,改善病人一般情况。应迅速开放静脉,积极补充血容量,及时输入新鲜输血,既能补充血容量,又可补充凝因子。同时密切监测胎儿状态。

(2)严密观察病情变化,及时发现并发症。凝血功能障碍者表现为皮下、黏膜或注射部位出血,子宫出血不凝,有时有尿血、咯血及呕血等现象;急性肾衰竭者可表现为尿少或无尿。应高度重视上述症状,一旦发现,及时报告医师配合处理。

(3)为终止妊娠做好准备。一旦确诊,为抢救母儿生命应及时终止妊娠,减少并发症的发生。分娩方式则依孕妇病情轻重、胎儿宫内状况、产程进展、胎产式等具体状态决定,需为此做好相应的配合与准备。

(4)预防产后出血。胎盘早剥的产妇胎儿娩出后易发生产后出血,因此分娩前应配血备用,分娩时开放静脉。分娩后应及时给予宫缩剂,并配合按摩子宫,必要时按医嘱做好切除子宫的术前准备。未发生出血者,产后仍应加强生命体征观察,预防晚期产后出血的发生。

(5)产褥期护理。病人在产褥期应注意加强营养,纠正贫血。更换消毒会阴垫,保持会阴清洁,防止感染。根据孕妇身体情况给予母乳喂养指导。死产者及时给予退乳措施,可在分娩后24小时内尽早服用大剂量雌激素,同时紧束双乳,少进汤类;水煎生麦芽当茶饮;针刺足临泣、悬钟等穴位等。

(五)评价

(1)母亲分娩顺利,婴儿平安出生。
(2)患者未出现并发症。

五、健康宣教

1. 饮食指导　一旦确诊为胎盘早剥,孕妇应禁食,配合医生做好术前准备。术后肛门未排气前,进流质,饮食戒糖和奶类食物。肛门排气后进半流饮食,并逐渐过渡到普食。产后饮食应清淡、易消化、富含营养,避免刺激性食物。

2. 注意事项　分娩前患者应绝对卧床休息,建议取左侧卧位,以免影响胎儿血液供应。专人守护在患者身边,定时间断吸氧,以改善胎儿宫内血氧供应。剖宫产后的活动量视患者体质而定,术后48小时后可下床活动,活动量逐日增加,以患者不感疲劳为宜。

六、提问

1. 什么是胎盘早剥?
2. 发生胎盘早剥非常凶险,如何预防它的发生?

病例十六　羊水栓塞

一、查房的目的
通过护理查房,了解羊水栓塞的病因、临床表现,掌握治疗及护理。

二、疾病知识回顾

(一)定义
羊水栓塞是指在分娩过程中羊水突然进入母体血循环引起肺栓塞、休克和发生弥散性血管内凝血等一系列严重症状的综合征。

(二)病因
羊水栓塞的病人多有下列诱发因素存在　高龄初产,经产妇,宫缩过强,急产,胎膜早破,前置胎盘,子宫破裂,剖宫产等。羊膜腔压力过高,血管开放,胎膜破裂,使羊水进入母血循环。羊水栓塞起病急,病势凶险,多于发病后短时间死亡,避免诱发因素,及时诊断,尽早组织抢救、治疗,是抢救存活的关键。

(三)病理生理
根据分娩及钳刮时出现的临床表现,可初步诊断,并立即进行抢救。在抢救同时应抽取下腔静脉血,镜检有无羊水成分。同时可做如下检查,以帮助诊断及观察病情的进展情况:①床边胸部X线平片见双肺有弥散性点片状浸润影,沿肺门周围分布,伴有右心扩大;②床边心电图提示右心房、右心室扩大;③与DIC有关的实验室检查。

(四)临床表现

(1)急性羊水栓塞的典型症状是:呼吸困难、发绀、心血管功能障碍、出血和昏迷。母血中查见胎儿成分,对未查见胎儿成分的称为"羊水栓塞样综合征",也应按羊水栓塞积极处理,发病时间可在孕期、产时和产后。上述的典型症状未必所有患者均有,因此,对表现寒战、胸闷、微咳或呛咳的呼吸困难、面色苍白、出血而血不凝的患者,应高度警惕羊水栓塞的发生。

(2)羊水栓塞多发生于第1产程末、第2产程宫缩较强时,亦可发生于胎儿分娩出后短时间内。可出现心肺功能衰竭和休克、DIC及肾功能衰竭的表现。

(五)辅助检查及诊断

直接取患者肘静脉血或经中心静脉压监测的导管取血3~5ml,放于试管内,以1500r/分离心10分钟,取上清液显微镜下观察,若看到脂肪球、上皮细胞、黏液、毳毛等胎儿成分即可诊断,本法操作简单,阳性率高。

(六)治疗要点

1. 及时处理过敏和急性肺动脉高压所致低氧血症及呼吸循环功能衰竭,并积极预防DIC及肾功能衰竭

2. 羊水栓塞的治疗措施

(1)供氧。立即行面罩或气管插管机械通气,应保持血氧饱和度在90%以上。

(2)抗过敏。地塞米松20mg缓慢静推后,再加20mg于5%或10%葡萄糖液中静脉滴注。

(3)解痉药物应用。①盐酸罂粟碱首选,30~90mg加入葡萄糖20ml中缓慢静推,每日剂量不超过300mg;②阿托品1mg加入10%葡萄糖液10ml中,每10~30分钟静推一次;③氨茶碱250mg加50%葡萄糖20ml液缓慢静推;④酚妥拉明5~10mg加入5%葡萄糖液中以每分钟0.3mg速度静滴。

(4)抗休克。①补充血容量:早期以补充晶体、胶体为主,晚期血细胞比容下降到0.24以下时需要输血;扩容可用右旋糖酐,并应补充新鲜血浆;抢救过程中应监测中心静脉压,并可取血做有关羊水有形成分的检查;②适当应用升压药物:多巴胺10~20mg加于10%葡萄糖液250ml中静脉滴注,根据血压调速;③纠正酸中毒:可用5%碳酸氢钠250ml静脉滴注,并及时纠正电解质紊乱。

(5)防治DIC。发病早期预防性应用肝素,首次125U/kg加入100ml液体中静滴,以后根据情况4~6小时后重复给药。在消耗低凝、纤溶亢进阶段则在小剂量肝素的基础上补充凝血酶原复合物、纤维蛋白原、冷冻血浆及其他凝血物质。纤溶亢进阶段用抗纤溶药物。

(6)脏器功能不全的治疗。①心力衰竭:毛花甙丙0.2~0.4mg静脉推注,必要时4~6小时重复用药;②肾功能衰竭:当血容量补足后仍少尿,应给予20%甘露醇250ml静脉滴注(滴速每分钟10ml),以扩张肾小球前小动脉,有心衰者慎用;尿量仍少,可给予呋塞米20~40mg加于25%葡萄糖液中静脉缓注,同时应定时检测电解质;③尽快恢复肠道饮食。

(7)预防感染。选用肾毒性小的广谱抗生素,剂量要大。

(8)产科处理。①第一产程发病:稳定生命体征,迅速行剖宫产;②第二产程发病 即刻阴道助产;③产后发病:阴道出血多或病情重时行子宫切除术,方式以不保留宫颈的子宫全切除为宜,因羊水易从宫颈静脉进入血循环。

三、病例介绍

(一)典型病例

患者,女,28岁,宫内孕41周,以不规律腹痛2h入院。查体:T37℃,P78次/分,R20次/分,BP130/75mmHg,心肺无异常,双下肢水肿(+),产科检查:宫高32cm,腹围96cm,估计胎儿体重

3510g,胎心 148 次/分,左枕前位,骨盆外测量各径线均正常范围,肛诊宫口开 2cm,先露头,骨盆内径线无明显异常。患者自发规律宫缩,3 小时后宫口开 5cm,左枕后位,羊膜囊鼓,行人工破膜,羊水清亮,胎心好,宫缩 2~3 分钟一次,每次持续约 40 秒,较弱,用缩宫素 2.5U 加入 5%葡萄糖 500ml 静脉点滴,2 小时后宫口仍为 5cm,宫颈水肿,以 10~12 点为重,予利多卡因局部封闭,半小时后宫口开全,左枕后。患者宫缩乏力,第二产程历时 80 分钟,故决定行产钳助娩,顺利娩出一男活婴,Apgar 评分 1 分钟评 10 分。胎盘胎膜娩出完整,子宫收缩好。查侧切口无延伸,宫颈 9 点处裂伤 2.5cm,遂用肠线缝合 3 针,当在缝合会阴侧切伤口时,产妇突然寒战、胸闷、面色苍白,测 BP 50/10mmHg,考虑为羊水栓塞,立即吸氧,静脉推注地塞米松 20mg,抗休克治疗,肝素 3125U(25mg)稀释于 5%葡萄糖注射液 100ml 中静滴,患者转危为安。

(二)患者的阳性体征

当在缝合会阴侧切伤口时,产妇突然寒战、胸闷、面色苍白,测 BP 50/10mmHg。

四、护理

(一)护理评估

宫内孕 41 周,规律腹痛,当在产后缝合会阴侧切伤口时,产妇突然寒战、胸闷、面色苍白,测 BP 50/10mmHg。

(二)护理诊断

1. 气体交换受损　与肺动脉高压、肺水肿有关。
2. 组织灌注不足　与弥散性血管凝血及失血有关。
3. 有胎儿窘迫的危险　与羊水栓塞、母体呼吸循环功能衰竭有关。

(三)护理目标

(1)产妇胸闷、呼吸困难症状有所改善。
(2)产妇能维持体液平衡,并维持最基本的生理功能。
(3)胎儿或新生儿安全。

(四)护理措施

1. 羊水栓塞的预防　加强产前检查,注意诱发因素,及时发现前置胎盘、胎盘早剥等并发症并及时处理;严密观察产程进展,正确掌握缩宫素的使用方法,防止宫缩过程;严格掌握破膜时间,人工破膜宜宫缩的间歇期,破口要小并控制羊水的流出速度;中期引产者,羊膜穿刺数不应超过 3 次,钳刮时应刺破胎膜,使羊水流出后再钳夹胎块。

2. 羊水栓塞病人的处理与配合　一旦出现羊水栓塞的临床表现,应及时识别并立即给予紧急处理。

(1)最初阶段首先是纠正缺氧,解除肺动脉高压,防止心衰,抗过敏,抗休克。①吸氧:取半卧位正压给氧,必要时行气管插管或气管切开,保证供氧,减轻 肺水肿,改善脑缺氧;②抗过敏:按医嘱立即静脉推注地塞米松或氢化可的松静脉推注或滴注;③解痉挛:按医嘱使用阿托品、罂粟碱、氨茶碱等药,并观察治疗反应;④纠正心衰消除肺水肿:常用毛花苷丙(西地兰)静脉推注,必要时 1~2 小时后可重复使用,一般于 6 小时后再重复 1 次以达到饱和量;⑤抗休克纠正酸中毒:右旋糖酐(低分子右旋糖酐)补足血容量后血压仍不回升,可用多巴胺加于葡萄糖液静脉滴注;5%碳酸氢钠 250ml 静脉滴注,并及时纠正电解质紊乱。

(2)DIC 阶段应早期抗凝,补充凝血因子,应用肝素;晚期抗纤溶同时也补充凝血因子,防止大出血。

(3)少尿或无尿阶段要及时应用利尿剂,预防与治疗肾功能衰竭。

3. 产科处理　原则上应在产妇呼吸循环功能得到明显改善,并已纠正凝血功能障碍后再处理分娩。

(1)临床者监测产程进展、宫缩强度与胎儿情况。在第一产程发病者应立即考虑行剖宫产结束分娩以去病因;在第二产程发病者可根据情况阴道助产产结束分娩;并密切观察出血量、血凝情况,如子宫出血不止,应及时报告医师做好子宫切除术的前准备。

(2)中期妊娠钳刮术中或于羊膜腔穿刺时发生者应立即终止手术,及时进行抢救。

(3)发生羊水栓塞时如正在滴注缩宫素者应立即停止,同时严密监测病人的生命体征变化,定时测量并记录,同时做好出入量记录。

4. 提供心理支持　对于神志清醒的病人,因给予鼓励,使其增强信心并相信自己的病情会得到控制。对于家属的恐惧情绪表示理解和安慰,适当的时候允许家属陪伴病人,向家属介绍病人病情的严重性,以取得配合。待病情稳定后与其共同制订康复计划,针对病人具体情况提供健康教育与出院指导。

(五)评价

(1)实施处理方案后,病人胸闷、呼吸困难症状改善。

(2)病人血压及尿量正常,阴道流血量减少,全身皮肤、黏膜出血停止。胎儿或新生儿无生命危险,病人出院时无并发症。

(六)预后

羊水栓塞孕产妇的病死率约为80%。在抢救存活者中,有完全治愈的,也有遗留肾、脑、心等脏器功能不同程度损害的。若在拯救生命过程中做了子宫切除术,则丧失生育能力。

五、健康宣教

(1)禁用人工破膜术。

(2)避免高张性子宫收缩。

①避免按压宫底迫使胎儿娩出的不规范操作。

②严格掌握使用缩宫素催产的指征,用药应从小剂量开始(2mU/分),专人监护,专用记录,根据宫缩、胎儿、宫颈扩张和头盆关系,调整用药浓度,最大剂量<20mU/分。

③小剂量米索前列腺醇(25~50μg)促宫颈成熟和计划分娩,必要时每6小时重复1~2次,严密监测产程。

④掌握阴道助产指征,操作规范,若出血、血不凝,难于控制,应警惕羊水栓塞。

⑤临产或破膜后出现宫缩过强,排除梗阻性难产后,估计短时间不能分娩时,可用哌替啶肌注,或点滴硫酸镁减弱宫缩强度。

⑥严格掌握剖宫产指征,手术操作规范、轻柔,切开子宫后先吸尽羊水再娩出胎盘,如有大血窦裸露应钳夹闭合之。

⑦中期妊娠钳刮时,应先破膜,羊水流尽再钳刮。

六、提问

1. 什么是羊水栓塞?

2. 对于羊水栓塞的病人,如何做好健康宣教?

病例十七 异位妊娠

一、查房的目的
通过护理查房,了解异位妊娠的发病机制,熟悉临床表现,掌握治疗及护理。

二、疾病知识回顾

(一)概念
受精卵在子宫体腔外着床发育时,称为异位妊娠,习称宫外孕。

(二)发病机制
病因不明,可能与输卵管炎症、输卵管发育不良或功能异常、内分泌失调、神经精神功能紊乱、受精卵游走、输卵管手术、子宫内膜异位症、放置宫内节育器等有关。

(三)分类及定义
异位妊娠,根据受精卵种植的部位不同,异位妊娠包括输卵管妊娠、卵巢妊娠、宫颈妊娠、腹腔妊娠、阔韧带妊娠和残角子宫妊娠等,其中输卵管妊娠最为常见,占异位妊娠的95%以上。

1. 输卵管妊娠　妊娠位于输卵管,通常位于输卵管的壶腹部。

2. 卵巢妊娠　异位妊娠种植于卵巢皮质内。

3. 宫颈妊娠　生长的胚胎种植于宫颈管。

4. 腹腔妊娠　原发性腹腔妊娠为第一次,也是唯一的一次种位于腹膜的表面;继发性腹腔妊娠是原来的种植部位在输卵管口,流产后重新种植于腹膜表面。

5. 阔韧带妊娠　异位妊娠的一种继发形式,原发的输卵管妊娠侵入到输卵管系膜中,位于阔韧带之间。

6. 残角子宫妊娠　受精卵种植在残角子宫内,随之生长发育。

(四)临床表现
停经、腹痛及阴道流血是异位妊娠的典型的临床表现。

1. 停经　多数患者停经6~8周以后出现不规则阴道流血,但有些患者因月经仅过期几天,误将不规则的阴道出血视为月经,约有25%无明显停经史。

2. 腹痛　是输卵管妊娠患者就诊的主要症状,输卵管妊娠未发生流产或破裂前,常表现为一侧下腹隐痛或酸胀感;输卵管妊娠流产或破裂时,患者突感一侧下腹撕裂样疼痛,当血液积聚在子宫直肠陷凹处,可出现肛门坠胀感,出血多时可流向全腹而引起全腹疼痛,血液刺激横膈,出现肩胛部放射痛。

3. 阴道流血　常表现为短暂停经后不规则流血,量少,点滴状,色暗红或深褐色,一般不超过月经量,少数患者阴道流血量较多,类似月经,约5%患者表现为大量阴道流血,阴道流血可伴有蜕膜管型或蜕膜碎片排出,系子宫内膜剥离所致,当病变去除后,阴道流血才停止。

4. 晕厥与休克急性大量内出血及剧烈腹痛可引起患者晕厥或休克,患者表现为面色苍白,四肢厥冷,脉搏快而细弱,血压下降。内出血愈多愈急,症状出现也愈迅速愈严重,但与阴道流血量不成比例。

5. 腹部包块　当输卵管妊娠流产或破裂后形成的血肿时间过长,可因血液凝固,逐渐机化变硬并与周围器官(子宫、输卵管、卵巢、肠管等)发生粘连而形成包块。

(五)相关检查及诊断
1. 腹部检查　输卵管妊娠流产或破裂者,下腹有明显的压痛和反跳痛。

2. **阴道后穹隆穿刺** 是一种简单可靠的诊断方法,适用于疑有腹腔出血的病人。抽出暗红色不凝血液为阳性。

3. **妊娠试验** 放射免疫测血中HCG,尤其是动态观察血HCG的变化对诊断异位妊娠极为重要。

4. **超声检查** 阴道B型超声检查较腹部B型超声检查准确率高。

5. **子宫内膜病理检查** 切片中见到绒毛,可诊断为宫内妊娠,仅见蜕膜未见绒毛者有助于诊断异位妊娠。

(六)处理原则

处理原则以手术治疗为主,其次是药物治疗。

三、病例介绍

患者,女,33岁,已婚,月经规律,停经40天后无明显原因出现阴道流血,量时多时少,持续20余天,下腹痛、腹胀感2天,查尿妊娠试验阳性;行B超检查提示:子宫内膜厚0.9cm,左卵巢旁见一2.0cm×1.7cm×1.8cm不均质团块,内见0.7cm×0.7cm×0.6cm透声区,子宫直肠陷凹积液1.0cm,阴道后穹穿刺抽出不凝血3ml,妇科检查左附件区增厚,摸及包块,压痛(+)。以"宫外孕(异位妊娠)"收住入院。即行腹腔镜下左输卵管切除术,术中见腹腔积血约200ml。术后病理报告诊断:左输卵管妊娠。

四、护理

(一)护理评估

1. **病史** 患者,女,33岁。已婚,停经40天,无明显原因阴道流血,伴左侧下腹痛,尿妊娠试验(+)。

2. **B超** 提示左卵巢旁有一不均质团块,后穹窿穿刺抽出不凝血。

3. **身心状况** 阴道流血、下腹痛、腹胀感以及妊娠终止的现实都将使孕妇出现较为激烈的情绪反应,表现哭泣、自责、无助和恐惧心理。

(二)护理诊断

1.潜在并发症 出血性休克。

2.恐惧 与担心手术失败有关。

(三)护理目标

(1)病人休克症状得以及时发现并缓解。

(2)病人能以正常心态接受此次妊娠失败的现实。

(四)护理措施

(1)护士在严密监测病人生命体征的同时,配合医师积极纠正病人休克症状,做好术前准备。对于严重内出血发现休克的病人,护士应立即开放静脉,交叉配血,做好输血液的准备,以便配合医师积极纠正休克、补充血容量,并按急诊手术要求迅速做好术前准备。

(2)积极做好腹腔镜术前准备。腹腔镜是近年治疗异位妊娠的主要方法,多数输卵管妊娠可在腹腔镜直视下穿刺输卵管的妊娠囊吸出液或切开输卵管吸出胚胎,并注入药物。

①提供心理支持,护士于术前简洁明了地向病人及家属讲明手术的必要性,并以亲切的态度和切实的行动赢得病人及家属的信任,保持周围环境安静、有序,减少和消除病人的紧张、恐惧心理,协助病人接受手术治疗方案。

②术前腹部皮肤准备时注意清洁脐孔。

③术日晨禁食水。

（3）腹腔镜术后护理。

①心理护理。护士应帮助病人以正常的心态接受此次妊娠失败的现实，向她们讲述异位妊娠的有关知识，一方面可以减少害怕再次发生异位妊娠而抵触妊娠的不良情绪，另一方面，也可以增加和提高病人的自我保健意识。

②拔除导尿管，嘱病人自主排尿。卧床休息半小时后即可下床活动，以尽快排除腹腔气体。向其说明出现肩痛及上腹不适等症状是因腹腔内残留气体刺激膈肌所致，会逐渐缓解和消失。

③病人术后当日可进半流食，次日可摄入正常饮食。

④注意观察病人生命体征及穿刺口有无红肿、渗出。

⑤遵医嘱给予抗生素。

⑥告知病人1月内禁止性交，半年内避孕。

（五）评价

（1）病人的休克症状得以及时发现并纠正。

（2）病人消除了恐惧心理，愿意接受手术治疗。

五、健康教育

输卵管妊娠的预后在于防止输卵管的损伤和感染，因此应做好妇女的健康指导工作，防止发生盆腔感染。教育病人保持良好的卫生习惯，清洗浴、勤换衣，性伴侣稳定。发生盆腔炎后立即彻底治疗，以免延误病情。另外，由于输卵管妊娠者中约有10%的再发生率和50%~60%的不孕率。因此，需告诫病人，下次妊娠时要及时就医。

六、提问

1. 异位妊娠容易发生在哪些部位？
2. 异位妊娠的护理措施有哪些？

病例十八　子宫破裂

一、查房的目的

通过护理查房，了解子宫破裂的病因，熟悉临床表现及治疗，掌握护理措施。

二、疾病知识回顾

（一）定义

妊娠晚期及分娩期子宫体部或下段发生破裂称子宫破裂，为产科严重并发症之一，是孕产妇及围生儿死亡的重要因素。近年来我国随着产科工作者的数量和质量的提高，城乡妇幼卫生三级保健网的建立和逐步健全，其发生率已显著下降。我国没有相关文献统计其发生率，国外报道其发生率为0.8%~0.05%。

（二）病因

1. 梗阻性难产　最常见的原因，多见于骨盆狭窄、头盆不称、软产道阻塞（发育畸形、瘢痕或肿瘤所致）、胎位异常（肩先露、额先露）、巨大胎儿或胎儿畸形等。

2. 损伤　多见于产科阴道助产手术实施不当或过于粗暴所致，妊娠晚期腹部受严重撞击伤及其他外伤，分娩时暴力腹部加压助产时，也可因损伤引起子宫破裂。

3. 瘢痕子宫及子宫发育　腔内压力增高或子宫收缩致瘢痕破裂。子宫发育不良如残角子宫易导致子宫破裂。

4. 子宫收缩药物使用不当　如分娩前肌注缩宫素或过量静脉滴注缩宫素、米索前列醇及其他子宫收缩药物,致子宫强烈收缩造成破裂。高龄、多产、子宫畸形、先天性子宫发育不良、多次刮宫及宫腔严重感染史等应用子宫收缩药物不当时,更易发生子宫破裂。

(三) 临床表现

绝大多数子宫破裂发生在临产时,常因阻塞性难产引起,破裂部位多在子宫下段。妊娠期破裂少见,多因子宫有瘢痕或畸形存在。由于致病因素不同,破裂发生的过程及临床表现不同。瘢痕子宫破裂可无先兆子宫破裂阶段,一开始就是子宫破裂的表现。因阻塞性分娩引起的子宫破裂一般分为先兆子宫破裂和子宫破裂两个阶段。

1. 先兆破裂　临产后,当产程延长,胎先露下降受阻,强有力的阵缩使子宫下段逐渐拉长变薄而子宫体部更加增厚变短,两者之间形成明显环状凹陷,随产程进展,此凹陷可逐渐上升达脐平甚至脐上,称病理性缩复环(pathological retraction ring)。产妇自觉下腹剧痛难忍,烦躁不安,呼吸急促,排尿困难,脉搏增快。检查腹部,在腹壁上可见一明显的凹陷,子宫下段隆起,压痛明显,子宫圆韧带极度紧张,可明显触及并有压痛。由于过强的宫缩致胎儿缺氧,胎动频繁,胎心率不规则。由于嵌顿于骨盆入口的胎儿先露压迫膀胱,损及膀胱黏膜,导尿时可见血尿。此种情况如不及时解除,子宫将在病理性缩复环处及其下方发生破裂。

2. 子宫破裂

(1) 完全子宫破裂。子宫壁全层裂开,羊水、胎盘及胎儿的一部分或全部被挤入腹腔。发生破裂时,产妇突感腹部撕裂样剧痛,然后阵缩停止,腹痛骤然减轻。不久,随着羊水、胎儿、血液进入腹腔,出现持续性全腹疼痛,产妇出现面色苍白、出冷汗、呼吸浅表、脉细数、血压下降等休克症状体征,阴道可能有鲜血流出,量可多可少。下降中的胎先露部消失,扩张的宫口回缩,子宫前壁破裂时裂口可向前延伸致膀胱破裂。腹部检查全腹有压痛及反跳痛,在腹壁下可清楚地触及胎儿肢体,胎心音消失,子宫外形扪不清,有时在胎体的一侧可扪及缩小的宫体,若腹腔内出血多,可叩出移动性浊音。阴道检查可发现胎先露上升,宫口缩小,有时可在宫腔内扪及破裂口。

(2) 不完全破裂。子宫肌层部分或全部裂开而浆膜层仍保持完整,子宫腔与腹腔不通,胎儿仍留在宫腔内。如裂口在子宫侧壁下段,可于阔韧带两叶间形成血肿,如子宫动脉被撕裂,可引起严重腹膜外出血和休克。腹部检查子宫仍保持原有外形,破裂处压痛明显,并可在腹部一侧触及逐渐增大的血肿。阔韧带血肿亦可向上延伸而成为腹膜后血肿。如出血不止,血肿可穿破浆膜层,形成完全性子宫破裂。

(四) 处理原则

(1) 先兆子宫破裂,立即给予抑制子宫收缩药物(肌注哌替啶 100mg,吸入或静脉全身麻醉),立即行剖宫产术。

(2) 子宫破裂,输液、输血、抗休克的同时尽快手术治疗。

(五) 治疗要点

1. 一般治疗　输液、输血、氧气吸入等抢救休克。并给予大剂量抗生素预防感染。

2. 手术治疗

(1) 先兆子宫破裂。发现先兆子宫破裂时立即给以抑制子宫收缩的药物,如给吸入或静脉全身麻醉,肌内注射或静脉注射镇静剂,如哌替啶 100mg 等,并尽快行剖宫产术。如胎心存在则尽快剖宫产,可望获得活婴。

(2) 子宫破裂的手术治疗。

①子宫破裂时间在12小时以内,裂口边缘整齐,无明显感染,需保留生育功能者,可考虑修补缝合破口。

②破裂口较大或撕裂不整齐且有感染可能者,考虑行子宫次全切除术。

③子宫裂口不仅在下段,且自下段延及宫颈口考虑行子宫全切术。

④前次剖宫产瘢痕裂开,包括子宫体或子宫下段的,如产妇已有活婴,应行裂口缝合术,同时行双侧输卵管结扎术。

⑤在阔韧带内有巨大血肿存在时,为避免损伤周围脏器,必须打开阔韧带,游离子宫动脉的上行支及其伴随静脉,将输尿管与膀胱从将要钳扎的组织推开,以避免损伤输尿管或膀胱。如术时仍有活跃出血,可先行同侧髂内动脉结扎术以控制出血。

⑥开腹探查时注意子宫破裂的部位外,应仔细检查膀胱、输尿管、宫颈和阴道,如发现有损伤,应同时行这些脏器的修补术。

⑦个别被忽略的、产程长、感染严重的病例,为抢救产妇生命,应尽量缩短手术时间,手术宜尽量简单、迅速,达到止血目的。能否做全子宫切除或次全切除术或仅裂口缝合术加双侧输卵管结扎术,须视具体情况而定。术前后应用大剂量有效抗生素防治感染。

⑧子宫破裂已发生休克者,尽可能就地抢救,以避免因搬运而加重休克与出血。但如限于当地条件必须转院时,也应在大量输液、输血抗休克条件下以及腹部包扎后再行转运。

三、病例介绍

(一)典型病例

患者,女,27岁,因停经40周伴腰腹痛10h余,急诊收治入院。入院查体:T36℃,P110次/分,BP120/80mmHg,胎心135次/分,腹围89cm,宫高29cm,宫缩20~30秒,间隔期8~10分钟,阴道无流血、流液。阴道检查:阴道畅,宫颈光滑,宫口开1cm,头先露,枕右前位,胎膜未破。患者曾于2年前行剖宫产术娩出一女婴,切口为子宫下段横切口,因孕妇为瘢痕子宫,建议其行剖宫产较为安全,但因孕妇及家属要求试产,由于B超显示胎儿不大,体检骨盆正常,一般情况好,同意试产。患者试产过程中,产妇向下用力时,腹形突然改变,宫缩消失,腹壁可触及胎体,产妇腹痛难忍,已下降的胎头向上回缩,考虑为子宫破裂,立即给予输血、输液、吸氧,送手术室在局麻下行剖宫取胎手术。打开腹腔见大量黄绿色羊水(呈粪染),胎臀进入腹腔,以臀位取出胎儿,新生儿1min Apgar评分5分,立即给予气管插管、清理呼吸道、吸氧后,5分钟、10分钟评分分别为7分和9分,转儿科继续观察治疗。子宫破裂口由下段瘢痕处(横裂)向上延伸近达宫底,检查宫体感染不明显,破裂口比较整齐,宫缩好,出血量500ml,行子宫修补术并行双侧输卵管结扎术(取得患者及家属同意)。术后给予抗感染、促宫缩等治疗。患者术后生命体征平稳,恶露量中、无臭味,子宫复旧正常。

(二)患者的阳性体征

产妇向下用力时,腹形突然改变,宫缩消失,腹壁可触及胎体,产妇腹痛难忍,已下降的胎头向上回缩。

四、护理

(一)护理评估

患者曾于2年前行剖宫产娩出一女婴,切口为子宫下段横切口,无流产及产后流血史。本次妊娠因孕妇为瘢痕子宫,建议其行剖宫产较为安全,但因孕妇及家属要求试产。

(二)护理诊断

1. 疼痛 与强直性子宫收缩、病理性缩复环或子宫破裂血液刺激腹膜有关。

2. 组织灌注量不足　与子宫破裂后大量出血有关。

3. 预感性悲哀　与切除子宫及胎儿窘迫有关。

（三）护理目标

（1）强直性子宫收缩得到抑制,产妇疼痛减轻。

（2）产妇低容量得到纠正和控制。

（3）产妇情绪得到调整,哀伤程度减低。

（四）护理措施

1. 先兆子宫破裂病人的护理

（1）密切观察产程进程,及时发现导致难产的诱因,注意胎儿心率的变化。

（2）待产时出现宫缩过强及下腹部压痛或腹部出现病理性缩腹环时,应立即报告医师并停止缩宫素引产及一切操作,同时检测产妇的生命体征,按医嘱给予抑制宫缩、吸氧并做好剖宫产的术前准备。

（3）协助医师向家属交代病情,并获得家属同意签署手术协议书。

2. 子宫破裂病人的护理

（1）迅速给予输液、输血,短时间内补足血容量;同时补充电解质及碱性药物,纠正酸中毒;积极进行抗休克处理。

（2）术中、术后按医嘱应用大剂量抗生素以防感染。

（3）严密观察并记录生命体征、出入量;急查血红蛋白,评估失血量以指导治疗护理方案。

3. 提供心理支持

（1）向产妇及家属解释子宫破裂的治疗计划及对再次妊娠的影响。

（2）对胎儿已死亡的产妇,要帮助其度过悲伤阶段,允许其表现悲伤情绪,甚至哭泣,倾听产妇诉说内心感受,并做好回乳指导。

（3）为产妇及其家属提供舒适环境,给予生活上的护理和更多的陪伴,鼓励其进食,以更好地恢复体力。

（4）为产妇提供褥期休养计划,帮助产妇尽快调整情绪,接受现实,以适应现实生活。

（五）评价

（1）住院期间产妇的血容量及时得到补充,手术经过顺利。

（2）出院时产妇白细胞计数、血红蛋白正常,伤口愈合好且无并发症。

五、健康宣教

（1）加强计划生育宣传及实施,减少多产妇。

（2）转变分娩观念,提倡自然分娩,降低剖宫产率。

（3）加强产前检查,纠正胎位不正,估计分娩可能有困难者,或有难产史,或有剖宫产史者,应提早住院分娩,密切观察产程进展,根据产科指征及前次手术经过决定分娩方式。

六、提问

1. 瘢痕子宫导致的子宫破裂一般有什么临床特点?

2. 先兆子宫破裂的征象有哪些?

3. 子宫破裂的危害性很大,易造成产妇和胎儿的死亡,因此要及时准确地诊断,争分夺秒地抢救,如何诊断子宫破裂?

（杨桥兰）

第五部分 儿科疾病

第一章 新生儿疾病

病例一 新生儿窒息

一、查房的目的

了解新生儿窒息的病因及病理生理改变,学会识别新生儿窒息临床表现,掌握其急救护理。

二、疾病知识回顾

(一)定义

新生儿窒息是胎儿因缺氧发生宫内窘迫或娩出过程中引起的呼吸、循环障碍,以致出生后1分钟无呼吸或未能建立规律性呼吸,而导致的主要以低氧血症、高碳酸血症和酸中毒病理生理改变的疾病。

(二)病因

凡能造成胎儿或新生儿缺氧的因素均可引起窒息。

1. 孕母因素 孕母患有全身性疾病,如糖尿病、心脏病、严重贫血及肺部疾患;孕母有妊娠高血压综合征;孕母吸烟、吸毒;孕母年龄大于35岁或小于16岁。

2. 胎盘及脐带因素 前置胎盘、胎盘早剥、胎盘老化;脐带受压、打结、绕颈。

3. 分娩因素 难产、手术产如高位产钳;产程中药物如镇静剂、麻醉剂、催产剂使用不当。

4. 胎儿因素 早产儿、小于胎龄儿、巨大儿;先天性呼吸道畸形;羊水或胎粪吸入气道;胎儿宫内感染导致神经系统受损。

(三)病理生理改变

1. 呼吸改变

(1)原发性呼吸暂停。缺氧,初起1~2分钟,呼吸深快,呼吸抑制,反射性心率减慢。

(2)继发性呼吸暂停。缺氧持续存在引起喘息样呼吸,从而导致心率继续减慢,血压下降,肌张力消失,面色苍白。

2. 各器官缺血缺氧改变 低氧血症,酸中毒使体内血液重新分布,引起肺、肠、肾、肌肉、皮肤血流量减少,心、脑肾上腺血供减少,血流代偿机制消失,心功能受损,脑损伤发生。

3. 血液生化及代谢改变

(1)缺氧引起血 PCO_2 升高,pH 降低 SpO_2 下降。

(2)窒息应激状态引起儿茶酚胺、胰高血糖素释放增加;早期血糖正常,缺氧后使糖原消耗增加,引起低血糖。

(3)窒息应激状态使血游离脂肪酸增加,导致低钙血症。

(4)酸中毒抑制胆红素与蛋白结合,降低肝内酶活力,发生高胆红素血症。

(四)临床表现

1. 胎儿缺氧(宫内窒息)　早期有胎动增加,胎儿心率增加(大于160次/分);晚期胎动减少甚至消失,胎心率变慢(低于100次/分),羊水被胎粪污染呈黄绿色。

2. Apgar评分

体征	评分标准			生后评分	
	0分	1分	2分	1分钟	5分钟
心率(次/分)	0	<100	≥100		
呼吸	无	呼吸浅表　哭声弱	呼吸佳　哭声响		
肌张力	松弛	四肢屈曲	四肢活动好		
弹足底或导管插鼻反应	无反应	有些动作	反应好		
皮肤颜色	紫或白	躯干红　四肢紫	全身红		
总分					

注:总分10分,8~10分为正常;4~7分为轻度窒息;0~3分为重度窒息

(五)辅助检查

1. 血气分析

2. 血糖

3. 血电解质、血胆红素

(六)治疗要点

1. 预防及积极治疗孕母疾病

2. 早期预测　估计胎儿娩出有窒息危险时,充分准备好人员,仪器,物品。

3. 及时复苏　按ABCDE方案。

4. 复苏后处理　评估和监测生命体征,尿量,肤色,经皮血氧饱和度监测,维持内环境稳定。

三、病历介绍

(一)典型病例

一孕足月新生儿,规律宫缩16小时,胎儿自然娩出,羊水Ⅱ°,出生时皮肤青紫,哭声弱,心率80次/分,Apgar评分1分钟评5分,予气道清理、加压给氧后心率升至130次/分,哭声可,四肢皮肤仍青紫,5分钟评分9分。

(二)患者的阳性体征

1. 查体　体温不升,心率130次/分,呼吸46次/分,SpO_2 94%,体重2600g,身长50cm。四肢皮肤青紫,口周无青紫,胸廓无畸形。心音有力,心率130次/分,率齐,未闻及病理性杂音。腹软,脐带未脱落,肝脾肋下未触及,肠鸣音无亢进。大阴唇覆盖小阴唇,四肢肌张力正常,指、趾甲超过指、趾甲尖,整个足底有较深的足底纹。

2. 实验室检查　血糖2.5mmol/L。

3. 初步诊断　新生儿窒息(轻度),予至暖箱,检测毛细血管全血糖及血氧饱和度,补充葡萄糖

酸钙、高糖等支持治疗。

四、护理

(一)护理评估

1. 一般情况　产妇孕期患有重度贫血;生产过程顺利;家属对该疾病的治疗护理与预后知识缺乏。

2. 专科情况

(1)呼吸状况。患儿呼吸微弱,46次/分。

(2)皮肤。患儿四肢皮肤青紫。

(3)肌张力。肌张力正常。

3. 实验室检查　SpO_2 94%。

(二)护理诊断

1. 自主呼吸障碍　与低氧血症有关。

2. 体温过低　与缺氧有关。

3. 潜在并发症　多脏器功能衰竭。

4. 知识缺乏　家长缺乏对该疾病的治疗护理与预后知识。

(三)护理目标

(1)患儿建立规律性呼吸。

(2)患儿体温过低得到改善,体温恢复正常。

(3)未发生潜在并发症或发生时得到及时发现和处理。

(4)家长了解到该疾病的治疗护理与预后知识。

(四)护理措施

1. 复苏　产科及儿科医师、护士按A、B、C、D、E程序共同进行。

A. 畅通气道:立即清除口、鼻、咽及气道黏液、羊水及分泌物。

B. 建立呼吸:拍打足底,摩擦背部促使患儿建立自主呼吸,采用复苏器(密闭口鼻)加压给氧。

C. 恢复循环:采用环抱式拇指按压法进行胸外心脏按压,按压深度1~2cm。

D. 药物治疗:建立有效静脉通道,静脉或气管内给予强心药及扩容、纠酸等药物治疗。

E. 评价:及时评价复苏效果,确定进一步救治措施。

2. 复苏后监护　严密监测体温、呼吸、心率、血压、尿量、肤色、神经系统症状以及酸碱平衡、电解质变化。

3. 保温　整个治疗过程应注意患儿的保温,病情稳定后置于暖箱中,体温维持在36.5℃~37℃左右。

4. 家庭支持　耐心细致解答病情,告诉家长患儿目前的情况和可能的预后,帮助家长树立信心,促进父母角色的转变。

(五)评价

(1)患儿建立规律性呼吸。

(2)患儿体温恢复正常。

(3)患儿未发生潜在并发症。

(4)家长对疾病的治疗护理与预后知识有所了解。

五、健康宣教

（1）耐心细致的解释病情，介绍有关医学基础知识，取得家长理解。

（2）教会家长正确观察患儿生命体征变化的方法。

（3）恢复期指导家长掌握康复干预的措施，并坚持定期随诊。

六、提问

1. 该新生儿窒息的程度是什么？

2. 若患儿出现呼吸暂停现象，应如何预防和处理？

病例二　新生儿感染性肺炎

一、查房的目的

了解其病因，熟悉其治疗要点，掌握其临床表现及护理措施。

二、疾病知识回顾

（一）定义

新生儿肺炎是新生儿时期最常见的一种严重呼吸道感染疾病，以弥漫性肺部病变及不典型的临床表现为特点，是新生儿死亡的常见原因之一。

（二）病因

细菌、病毒、衣原体感染都可引起新生儿感染性肺炎。

1. 出生前感染　胎儿在宫内吸入污染的羊水，或胎膜早破时孕母阴道细菌上行导致感染；母孕期受病毒、细菌等感染，病原体通过胎盘达胎儿血液循环至肺部引起。

2. 出生时感染　分娩过程中吸入污染的产道分泌物或断脐消毒不严发生血行感染。

3. 出生后感染　由上呼吸道下行感染肺部或病原体通过血液循环直接引起肺部感染。

（三）临床表现

1. 出生前感染　出生时常有窒息史，症状出现较早，多在 12~24 小时出现。

2. 产时感染　要经过一定的潜伏期。

3. 产后感染　则多在生后 5~7 天内发病。

患儿症状一般不典型，主要表现为反应差，哭声弱，拒奶，口吐白沫，呼吸浅促，发绀，呼吸不规则，体温不稳定，病情严重出现点头样呼吸。肺部体征不明显。

（四）辅助检查

1. 血液检查　细菌感染者白细胞总数增高；病毒感染者、体弱儿及早产儿白细胞总数多降低。

2. X 线检查　胸片可显示肺纹理增粗，有点片状阴影，有的融合成片；可有肺不张，肺气肿。

3. 病原学检查　取血液、脓液、气管分泌物做细菌培养、病毒分离；免疫学的方法检测细菌抗原、血清检测病毒抗体等有助于诊断。

（五）治疗

1. 一般治疗　保持呼吸道通畅，及时有效清除呼吸道分泌物，分泌物黏稠者应采用雾化吸入以湿化气道；定时翻身、拍背、体位引流。

2. 抗感染　针对病原菌选择合适的抗生素或抗病毒药物。

3. 支持疗法

（1）增强抗病能力。输新鲜血或血浆，根据病情可少量多次应用；用人血丙种球蛋白或人血白蛋白增加免疫功能。

(2)保证营养及液量。保证营养供给,维持水、电解质平衡。

4. 对症处理　根据具体病症进行对症处理。如烦躁、惊厥者及时进行镇静、止痉;体温不升者应保温等。

5. 供氧　重症并发呼吸衰竭者,可用持续正压呼吸或气管插管后机械通气。对于低氧血症,可因情况进行供氧,维持血氧在 6.65~10.7kPa(50~80mmHg),不超过 16.0kPa(120mmHg)。

三、病历介绍

(一)典型病例

患儿,男性,生后 24 小时,因"孕 36 周早产,哭声弱,拒奶,反应差,呼吸浅促 1 小时"由产科转入院。患儿系 G1P1,孕 36 周,因母胎膜早破 3 天,胎动增加半天,于当日中午自然娩出,出生体重 2340g,无脐带绕颈,羊水Ⅰ度污染,Apgar 评分 1 分钟评 7 分,经处理后 5 分钟评 10 分。生后 23 小时发现患儿哭声弱,拒奶,反应不佳,呼吸浅促,哭时口周发绀。

(二)患者的阳性体征

1. 查体　体温不升,心率 130 次/分,呼吸 40 次/分,SpO_2 94%,体重 2300g,身长 45cm。口周稍发绀,皮肤红润,头发分条清,前囟 1.5cm×1.5cm,平软,乳晕较浅。双肺呼吸音粗,有少许湿罗音。心音有力,心率 130 次/分,率齐,未闻及病理性杂音。腹软,脐带未脱落,肝脾肋下未触及,肠鸣音无亢进。阴囊色深,双侧睾丸已下降。四肢肌张力正常,指、趾甲刚达指、趾甲尖,足底纹浅,布足底前三分之一。

2. 实验室检查

(1)血液检查。WBC15.7×10^9/L,N0.48,CRP24mg/L。

(2)X 线检查。左肺可见肺纹理增粗,有散在点状阴影。

四、护理

(一)护理评估

1. 一般情况　孕妇胎膜早破三天,生产过程顺利。

2. 专科情况　体温不升,心率 130 次/分,呼吸浅促 40 次/分,SpO_2 94%,哭时口周稍发绀,双肺呼吸音粗,有少许湿罗音。

3. 实验室及其他检查　血液检查白细胞升高;X 线检查肺纹理增粗,有散在点状阴影。

(二)护理诊断

1. 清理呼吸道无效　与呼吸急促,患儿咳嗽反射功能不良及无力排痰有关。
2. 气体交换受损　与肺部炎症有关。
3. 营养失调,低于机体需要量　与摄入困难、消耗增加有关。
4. 体温调节无效　与感染后机体免疫反应有关。
5. 潜在并发症　气胸、脓胸、脓气胸。

(三)护理目标

(1)患儿呼吸道保持通畅,呼吸音清。
(2)患儿呼吸困难缓解,能进行有效呼吸。
(3)患儿的体重保持在同日龄婴儿的正常范围。
(4)患儿体温调节维持在正常范围内。
(5)潜在并发症未发生或发生时得到及时发现和处理。

(四)护理措施

1. 密切观察病情　注意患儿的反应、血压、心率的变化。严密观察患儿呼吸的频率、深度、节律及有无发绀。

2. 保持呼吸道通畅　及时有效清除呼吸道分泌物,采用雾化吸入以湿化气道。

3. 合理用氧　改善呼吸功能,给予双侧鼻导管给氧,使 PaO_2 维持在 60~80mmHg;保持室内空气新鲜,温湿度适宜。

4. 供给足够的能量和水分　细心喂养,喂奶时防止窒息。

5. 维持体温正常　将患儿置于恒温箱保暖;遵医嘱准确及时使用抗生素或抗病毒药物,并密切观察药物的疗效及毒副作用。

(五)评价

(1)患儿呼吸道保持通畅,湿啰音消失。

(2)患儿呼吸困难缓解,无发绀。

(3)患儿的体重保持在同日龄婴儿的正常范围,体重增加。

(4)患儿体温不升得到纠正,恢复到正常范围。

(5)潜在并发症未发生。

五、健康宣教

(1)保持室内空气新鲜,阳光充足,温湿度适宜。定时通风,避免对流风。

(2)注意观察小儿面色,有呼吸困难及紫绀及时报告医护人员。

(3)请勿在小儿哭闹时喂药,以免误吸入气管。

(4)以母乳喂养为佳,少量多餐。人工喂养奶头孔大小要适宜。喂好后将小儿竖直,头伏于母亲肩上,轻拍其背以排出咽下的空气,避免溢奶和呕吐。

(5)注意保暖,避免着凉,衣着以小儿的手足温暖而不出汗为宜。

(6)少去公共场所,减少探视,避免接触呼吸道感染者。

六、提问

1. 新生儿感染性肺炎的临床表现有哪些?

2. 新生儿感染性肺炎的治疗要点有哪些?

病例三　新生儿黄疸

一、查房的目的

了解其病因,熟悉新生儿黄疸的分类,治疗,掌握其护理措施。

二、疾病知识回顾

(一)定义

新生儿黄疸是指新生儿时期,由于胆红素代谢异常,引起血中胆红素水平升高,而出现皮肤、黏膜及巩膜发黄为特征的病症。

(二)分类

1. 生理性黄疸　由于新生儿胆红素代谢特点,50%~60%的足月儿及80%早产儿出现生理性黄疸。其特点为:

(1)一般情况良好。

(2)足月儿生后2~3天出现,4~5天达高峰,5~7天消退,最迟不超过2周;早产儿多于生后3~

5天出现,5~7天达高峰,7~9天消退,最迟可延长到3~4周。

(3)每日血清胆红素升高<85μmol/L。

2. 病理性黄疸

(1)生后24小时出现黄疸。

(2)血清胆红素足月儿大于221μmol/L、早产儿大于257μmol/L,或每日上升大于85μmol/L。

(3)黄疸持续时间足月儿大于2周,早产儿大于4周。

(4)黄疸退而复现。

(5)血清结合胆红素大于34μmol/L。

(三)病因

1. 胆红素生成过多 因红细胞破坏过多及肠肝循环增加,使血清未结合胆红素升高。

(1)红细胞增多症。

(2)血管外溶血。如较大的头颅血肿,颅内出血,肺出血。

(3)免疫性溶血。如ABO血型或Rh血型不合等。

(4)感染。以金黄色葡萄球菌及大肠杆菌引起的重症感染多见。

(5)红细胞形态异常。如遗传性球形红细胞增多症、遗传性椭圆形红细胞增多症、遗传性口形红细胞增多症。

2. 肝脏胆红素代谢障碍 由于肝脏摄取和结合胆红素的功能低下,使血清未结合胆红素增高。缺氧和感染:如窒息和心力衰竭,均可抑制肝脏UDPGTD的活性。

3. 胆汁排泄障碍

(1)新生儿肝炎。多由病毒引起的宫内感染所致。常见的有乙肝病毒、巨细胞病毒、风疹病毒等。

(2)先天性代谢新疾病。半乳糖血症、果糖不耐受症、酪氨酸血症。

(3)胆管阻塞。如先天性胆道闭锁,先天性胆总管囊肿。

(四)临床表现

(1)皮肤巩膜等组织的黄染,黄疸加深时,尿、痰、泪液及汗液也被黄染,唾液一般不变色。

(2)尿和粪的色泽改变。

(3)消化道症状,常有腹胀、腹痛、食欲不振、恶心、呕吐、腹泻或便秘等症状。

(五)治疗要点

(1)积极治疗基础疾病。

(2)给予蓝光疗法,降低血清胆红素。

(3)提早喂养诱导正常菌群的建立,减少肠肝循环;保持大便通畅,减少肠壁对胆红素的再吸收。

(4)保护肝脏,避免使用对肝脏有损害及可能引起溶血、黄疸的药物。

(5)适当用酶诱导剂,输血浆和白蛋白,降低游离胆红素。

(6)控制感染,注意保暖,供给营养,及时纠正酸中毒和缺氧。

三、病历介绍

(一)典型病例

患儿,男,6天,因"发现皮肤黄染4天,加重1天"入院。患儿于入院6天前自然娩出,出生体重3500g,无脐带绕颈,羊水清。母乳喂养,生后四天出现颜面部皮肤黄染,一日前皮肤黄染加重,无尖叫,抽搐,激惹,无呼吸暂停、呼吸增快。父母均体健,母亲血型O型,父亲A型。

(二)患者的阳性体征

1. 查体 体温36.5℃,心率140次/分,呼吸46次,SpO_2 96%,反应佳,头面部、躯干、四肢皮肤重度黄染。前囟1.5cm×1.5cm,平软,巩膜中度黄染。双肺呼吸音粗,未闻干湿罗音。心音有力,心率140次/分,率齐,未闻及病理性杂音。腹软,脐带未脱落,肝脾肋下未触及,肠鸣音无亢进。四肢肌张力正常。

2. 实验室检查 肝功能示总胆红素342μmol/L,直接胆红素7.2μmol/L,间接胆红为290μmol/L。

四、护理

(一)护理评估

1. 一般情况 体温36.5℃,心率140次/分,呼吸46次,SpO_2 96%,反应佳。
2. 专科情况 颜面部皮肤黄染,无尖叫、抽搐、激惹、无呼吸暂停、呼吸增快。
3. 实验室及其他检查 总胆红素342μmol/L,直接胆红素7.2μmol/L,间接胆红290.0μmol/L。

(二)护理诊断

1. 潜在并发症 胆红素脑病。
2. 有皮肤完整性受损的危险 与治疗过程中出现摩擦、抓挠及臀部擦拭等因素有关。
3. 有体温不稳定的危险 与光疗不良反应有关。
4. 知识缺乏 患者家属缺乏新生儿疾病黄疸护理相关知识。

(三)护理目标

(1)高胆红素血症得到控制,不出现胆红素脑病或出现时能够得到及时治疗。
(2)皮肤的黄染渐退,不出现皮肤的异常受损。
(3)不出现体温异常或出现后及时得到控制和处理。
(4)家长充分认识新生儿黄疸的成因和治疗,充分配合。

(四)护理措施

1. 密切观察病情变化,预防胆红素脑病的发生
(1)注意观察生命体征的变化。
(2)密切关注皮肤、黏膜、巩膜的颜色变化,根据其皮肤黄染的部位、范围和黄染程度,估计血清胆红素增高的近似值。及时判断退黄治疗的疗效和进展程度。
(3)严密观察神经系统的表现,若出现拒食、嗜睡、四肢乏力、肌张力渐退等胆红素脑病的早期表现,立即通知医生,并做好相应抢救的准备,必要时协助医生及时采取相应的治疗和抢救工作。
(4)观察大小便颜色、次数、量及性状。
(5)观察皮肤有无破损、感染灶。

2. 耐心喂养 按需调整喂养方式,保证奶量摄入,促进肠道正常菌群建立。遵医嘱给予茵栀黄颗粒及双歧三联活菌(培菲康),口服促进胎粪排出。

3. 蓝光治疗的护理
(1)蓝光治疗前的准备。将蓝光床置于有空调的病房中,将室温维持在24℃~26℃,将床内温度预热到32℃~34℃,相对湿度55%~65%。进蓝光床前先给患儿剪短指甲以免划伤皮肤。患儿裸体卧于蓝光床中,尿不湿遮住会阴部,要注意保护好阴囊。双眼用黑色眼罩遮盖,以免损伤视网膜。
(2)蓝光治疗时护理。
①密切观察病情变化。光疗过程中观察患者精神反应及生命体征,注意黄疸的部位、程度及变

化、大小便颜色与性状,皮肤有无发红,干燥,皮疹,有无呼吸暂停,烦躁,嗜睡,发热。注意吸吮能力。如出现青铜症,应立即停止光疗。

②注意体温变化。定时监测体温。如果患儿体温超过37.5℃可以适当敞开罩在患者身上的蓝光床套衣,或进行物理降温。如果体温低于36℃,调高箱温。体温控制在36.5℃~37.5℃为宜。

③防止脱水。患儿光照治疗期间及时补充水分,除补液外,每日挤奶8~12次喂患者,在2次喂奶期间要勤喂开水。准确记录24小时出入量。

④皮肤的护理。观察皮肤黄染情况,要及时更换尿布,便后要用湿纸巾擦净臀部。

⑤疗效观察。注意患者皮肤、巩膜颜色,协助医生了解黄疸消退时间。

⑥2~3小时翻身一次,使患儿皮肤得到充分光照。

4. 遵医嘱给予白蛋白和酶诱导剂　纠正酸中毒,以利于胆红素和白蛋白的结合,减少胆红素脑病的发生。

(五)评价

(1)高胆红素血症得到控制,未出现胆红素脑病。

(2)皮肤的黄染渐退,未出现皮肤的异常受损。

(3)未出现体温异常。

(4)家长充分认识到了新生儿黄疸的成因和治疗,能够积极配合。

五、健康宣教

(1)指导家长观察皮肤黄染情况,防止复发。

(2)指导家长在两次喂奶之间适当添喂糖水,利于小便中胆红素的排泄。

(3)遵医嘱继续口服退黄药。

(4)养成良好的卫生习惯,做好奶瓶、尿布、衣物的消毒工作,预防感染。

六、提问

1. 新生儿黄疸如何分类?

2. 如何护理蓝光治疗的患儿?

病例四　新生儿败血症

一、查房的目的

了解其病因,熟悉其治疗要点,掌握其临床表现及护理措施。

二、疾病知识回顾

(一)定义

败血症是一种严重的新生儿感染性疾病。是指细菌侵入血液循环并生长繁殖,产生毒素而造成的全身性炎症反应。

(二)病因

1. 自身因素　新生儿免疫系统不完善,屏障功能差,血中补体少,白细胞在应激状态下杀菌力下降,T细胞对特异性抗原反应差。

2. 病原菌　随不同地区和年代而异。葡萄菌最常见、其次为肠杆菌(大肠埃希菌、大肠杆菌)、也有机会菌(表皮葡萄球菌)、绿脓杆菌、克雷白杆菌、厌氧菌、耐药菌株。

3. 感染途径

(1)产前感染。①母孕期血内细菌经胎盘血行感染胎儿,以李司特菌、胎儿弯曲菌较多。常因母体发热就诊,但因胎盘屏障存在,发生率低;②羊水穿刺或宫内输血消毒不严时可致医源性感染。

(2)产时感染。①胎膜早破、产程延长时细菌上行污染羊水;②胎儿通过产道时吸入、吞入该处细菌使胎儿感染,继而发生败血症;③细菌由胎儿头皮取血处或产钳损伤处侵入。

(3)产后感染。常见,尤其是金黄色葡萄球菌。①从脐带、皮肤黏膜损伤处侵入;②似呼吸道消化道等侵入;③医源性:雾化器、吸痰器暖箱内水箱、头皮取血处、放置电极处及产钳损伤处侵入。

(三)分类

1. 早发型败血症　出生后7天内出现症状者。

2. 迟发型败血症　出生7天后出现症状者。

(四)临床表现(无特征性表现)

1. 一般症状

早期:活动差,精神不佳,食欲欠佳,哭声弱,体温异常。发展阶段:反应差,精神萎靡,乏力,不吃,不哭,不动,面色欠佳,发热,呼吸异常。

2. 特殊临床表现

(1)黄疸(延迟消失或重新出现)无法用其他原因解释。

(2)肝脾肿大(出现较晚)。

(3)出血倾向(瘀点,瘀斑,针眼处流血不止,呕血,便血,肺出血,DIC等)。

(4)休克征象(灌流不足呈大理石纹,脉细速,少尿或无尿。

(5)其他。中毒性肠麻痹,脑膜炎,骨髓炎,化脓性关节炎,脓尿,局部皮肤感染灶。

(五)辅助检查

1. 外周血常规　白细胞总数升高或降低,中性粒细胞比例升高。

2. 细菌培养

(1)血培养。

(2)脑脊液。

(3)尿培养。

(4)其他分泌物培养。因新生儿抵抗力低下及培养技术等原因,培养结果阴性也不排除败血症。

(六)治疗要点

1. 选用合适的抗菌药物　早期、联合、足量静脉应用抗生素,疗程要足,一般应用10~14天。病原菌已经明确者可按药敏实验用药,未明确者可结合当地菌种流行病学特点和耐药菌株流行病学特点和耐药菌株情况选择两种抗生素联合使用。

2. 对症、支持治疗　保暖、供氧、纠正酸中毒及电解质紊乱;及时处理脐炎、脓包疮等局部病灶;保证的能量及水的供给;必要时输注新鲜血、粒细胞、血小板。

三、病历介绍

(一)典型病例

患儿,男,16天,因"咳嗽3天,不吃、哭声低1天"入院。患儿系G2P2,孕36周自然娩出,出生体重2200g,无脐带绕颈,羊水清,出生时哭声响,皮肤红润,四肢肌张力正常。入院3天前出现咳嗽伴鼻塞,无发热,但患儿吃奶差,哭声减弱,反应欠佳,入院当日出现拒乳,体温不升,精神萎靡,反应低下,面色发灰。

（二）患者的阳性体征

1. 查体　体重2200g，体温不升，反应差。呼吸浅促，70次/分，双肺呼吸音粗，未闻及干湿罗音。心音有力，心率130次/分，率齐，未闻及病理性杂音。腹软，脐轮稍红，可见渗液。肝脾肋下未触及，肠鸣音弱。四肢厥冷，肌张力稍亢，吸吮反射差，拥抱反射存在。

2. 实验室检查　WBC15.7×10^9/L，N 0.48，PLT 250×10^9/L，CRP 24mg/L。

四、护理

（一）护理评估

1. 一般情况　经询问患儿家属近期无上呼吸道感染者；患儿出现咳嗽伴鼻塞3天，不吃、哭声低1天。

2. 专科情况　体温不升；呼吸浅促，70次/分，双肺呼吸音粗，未闻及干湿罗音；心音有力，心率130次/分，率齐。未闻及病理性杂音。腹软，脐轮稍红，可见渗液。肠鸣音弱。四肢厥冷，肌张力稍亢，吸吮反射差，拥抱反射存在。精神萎靡，反应低下，面色发灰。

（二）护理诊断

1. 体温调节无效　与感染有关。
2. 营养失调　低于机体需要量　与吸吮无力，食欲减退，摄入减少有关。
3. 潜在并发症　感染性休克、DIC、化脓性脑膜炎。

（三）护理目标

(1)体温保持稳定。

(2)患儿摄入量满足营养需求，体重增加。

(3)潜在并发症未发生或发生时能够得到及时发现和处理。

（四）护理措施

1. 维持体温稳定　当体温低或体温不升时，及时给予保暖措施；体温过高时，采用松解包被、多喂水、调节环境温度及湿度或温水擦浴等物理方法降温，不宜使用退热剂或酒精擦浴、冷盐水灌肠等刺激性强的降温方法。

2. 保证营养供给　坚持母乳喂养，少量多次；吸吮无力者用滴管、鼻饲或静脉营养。

3. 病情观察　密切观察患儿是否出现面色青灰、呕吐、脑性尖叫、前囟饱满、两眼凝视等脑膜炎症状以及是否有面色青灰、皮肤发花、四肢厥冷、脉搏细弱、皮肤有出血点等感染性休克或DIC症状。

4. 用药护理　保证抗菌药物准确有效进入患儿体内，注意观察药物毒副作用。

（五）评价

(1)体温保持稳定，体温不升得到纠正，未出现发热。

(2)患儿摄入量满足营养需求，住院期间体重增加。

(3)未发生潜在并发症。

五、健康宣教

(1)指导孕妇怀孕期间应做好产前保健，及时处理孕妇存在的感染。

(2)凡是与新生儿接触的人均应注意手卫生；同时做好奶瓶、尿布、衣物的消毒工作。

(3)做好新生儿日常皮肤、黏膜的清洁护理，注意保持脐部的清洁干燥，给新生儿洗澡时用肚脐贴给予保护。

六、提问

1. 新生儿败血症可通过哪些实验室检查来明确诊断?
2. 新生儿败血症的治疗要点?

(王小艳)

第二章 消化系统疾病

病例一 小儿腹泻

一、查房的目的

了解本病的发病机制,熟悉本病的病因、治疗要点,掌握几种常见肠炎的临床表现及护理措施。

二、疾病知识回顾

(一)定义

婴幼儿腹泻,又名婴幼儿消化不良,是婴幼儿期的一种以大便次数增多和大便性状改变为特点的急性胃肠道功能紊乱综合征,严重者可引起水、电解质及酸碱平衡紊乱。以夏秋季节发病率最高。

(二)病因

1. **易感因素** 本病主要发生在婴幼儿,其病因特点:

(1)婴儿胃肠道发育不够成熟,酶的活性较低,但营养需要相对地多,胃肠道负担重。

(2)婴儿时期神经、内分泌、循环系统及肝、肾功能发育均未成熟,调节机能较差。

(3)婴儿免疫功能不完善。婴儿血液中免疫球蛋白、胃肠道 SIgA 及胃内酸度均较低,对感染防御能力差。

(4)肠道菌群失调。新生儿出生后尚未建立正常菌群,或因使用抗生素导致肠道菌群失调,使得正常菌群对侵入肠道致病微生物的拮抗作用丧失。

(5)人工喂养。家畜乳中的免疫物质在加热过程中易被破坏,且人工喂养的食物及食具易受污染,故人工喂养儿肠道感染发生率明显高于母乳喂养儿。

2. **感染因素** 分为肠道内与肠道外感染,以前者为主。

(1)肠道内感染。致病微生物可随污染的食物或水进入小儿消化道,因而易发生在人工喂养儿。哺喂时所用器皿或食物本身如未经消毒或消毒不够,亦有感染可能。病毒也可通过呼吸道或水源感染。其次是由成人带菌(毒)者的传染,如病房内暴发细菌性(或病毒性)肠炎后部分医护人员受染,成为无症状肠道带菌(毒)者,可导致病原传播。

(2)消化道外感染。消化道外的器官、组织受到感染也可引起腹泻,常见于中耳炎、咽炎、肺炎、泌尿道感染和皮肤感染等。腹泻多不严重,年龄越小者越多见。引起腹泻的原因一部分是因为肠道外感染引起消化功能紊乱,另一部分可能是肠道内外均为同一病原(主要是病毒)感染所引起。

3. **消化功能紊乱**

(1)食饵性因素。如喂养不定时,食物的质、量不适宜,过早给予淀粉类食物或脂肪类食物。

(2)食物过敏。个别婴儿对牛奶、大豆及某些食物成分过敏或不耐受。

(3)气候因素。气候突然变冷,腹部受凉;天气过热致消化液分泌减少或口渴喝奶过多,都可诱发消化功能紊乱。

(4)其他因素。如不清洁的环境、生活规律的突然改变、原发性或继发性双糖酶缺乏、乳糖酶的活性降低等。

(三)发病机制

1. **病毒性肠炎** 病毒侵入小肠黏膜绒毛上皮细胞并复制,导致黏膜受累,绒毛被破坏,载体减少,进而引起双糖酶活性下降,双糖吸收减少;消化吸收面积减少,糖、脂肪吸收减少;葡萄糖转用障碍;渗透压增高,导致腹泻。

2. **细菌性肠炎** 病原微生物随污染的食物、日用品、手或水进入消化道,当机体防御功能下降时,病原微生物侵入并大量繁殖引起腹泻。肠道感染的病原体不同,其发病机制亦不同,以产毒素大肠埃希菌为例。产毒素大肠埃希菌在小肠黏膜上繁殖,产生肠毒素,使水合电解质向肠腔内转移,肠道分泌物增加导致水样腹泻。

(四)临床表现

不同病因引起的腹泻常具有不同临床过程。病程在2周内为急性腹泻,病程在2周~2月为迁延性腹泻,病程超过2个月为慢性腹泻。

1. **急性腹泻** 不同病因引起的腹泻其共同临床表现为轻型和重型。

轻型:起病可缓可急,以胃肠道症状为主,食欲不振,偶有溢乳或呕吐,大便次数增多(3~10次/天)及性状改变;无脱水机全身酸中毒症状,多在数日内痊愈,常有饮食因素及肠道外感染引起。

重型:常急性起病,也可由轻型逐渐加重、转变而来,除有较重的胃肠道症状外,还有较明显的脱水、电解质紊乱和全身中毒症状,(发热、烦躁、精神萎靡、嗜睡甚至昏迷、休克)。多由肠道内感染引起。

(1)胃肠道症状。常有呕吐,严重者可呕吐咖啡色液体,食欲低下,腹泻频繁,大便每日十至数十次,多为黄色水样或蛋花样便,含有少量黏液,少数患儿也可有少量血便。

(2)脱水。由于吐泻丢失液体和摄入量不足,使液体总量尤其是细胞外液量减少,导致不同程度脱水,由于腹泻患儿丧失的水分和电解质的比例不同,可造成等渗、低渗或高渗性脱水,以前两者多见。

(3)代谢性酸中毒。一般与脱水程度平行。轻者无明显表现,重者可有面色灰白、口唇樱红、呼吸深快、精神萎靡、烦躁不安甚至昏迷。

(4)低钾血症。多见于急性腹泻脱水部分纠正后。临床表现为精神萎靡,肌张力降低、腱反射减弱、腹胀、肠鸣音减弱、心率加快、心音低钝;血清钾<3.5 mmol/L;心电图示T波增宽、低平、倒置,出现U波及心律失常。

2. **慢性及迁延性腹泻** 多与营养不良及急性期治疗不彻底有关。表现为腹泻迁延不愈,病情反复,大便次数和性质不稳定,严重时可出现水、电解质紊乱。

(五)辅助检查

1. **血常规** 细菌感染时白细胞总数及中性粒细胞增多;寄生虫感染和过敏性腹泻时嗜酸性粒细胞增多。

2. **大便常规** 肉眼观察大便的性状如颜色、是否有黏液脓血;大便镜检有无脂肪球,白细胞、红细胞。

3. **血液生化** 测定血钾、血钠、碳酸氢盐可了解有无水、电解质平衡紊乱。

4. **病原学检查** 细菌性肠炎大便培养可检出致病菌,真菌性肠炎大便镜检可见真菌菌丝;病毒性肠炎可做病毒分离检查。

(六)治疗原则

调整饮食;预防和纠正脱水;合理用药,控制感染;预防并发症。

1. 饮食治疗 继续母乳喂养,鼓励进食。腹泻严重或呕吐严重者,可暂禁食4~6小时,但不应禁水,禁食时间≤6小时。

2. 纠正水、电解质及酸碱平衡紊乱 口服补液盐ORS可用于预防脱水及纠正轻中度脱水;中重度脱水伴周围循环衰竭者需静脉补液。重度酸中毒或经补液后仍有酸中毒症状,给予5%碳酸氢钠纠正;低钾血症者遵循"见尿补钾"的原则,可口服或静脉补充。

3. 药物治疗

(1)修复和保护肠黏膜。常用蒙脱石散剂。

(2)改善肠道微生态环境。可以应用乳酸杆菌、粪链球菌、蜡样芽孢杆菌等微生态制剂。

(3)补锌。急性腹泻病患儿能进食后即予以补锌治疗,大于6个月的患儿,每天补充含元素锌20 mg,小于6个月的患儿,每天补充元素锌10mg。

(4)抗感染。针对不同病原体选用不同药物。如大肠埃希菌肠炎可用抗生素;寄生虫性肠炎可用甲硝唑、大蒜素。

(5)对症处理。腹胀明显者可给予肌注新斯的明;呕吐严重者可给予肌注氯丙嗪或针刺足三里。

4. 预防并发症 迁延性、慢性腹泻肠伴营养不良或其他并发症,需采取综合治疗措施。

三、病历介绍

(一)典型病例

患儿,男,10个月。因"腹泻、呕吐3天,加重1天"入院。患儿于入院前3天开始腹泻,呈黄色稀水样便,每日大便6~7次,量多,有时呕吐,为胃内容物,非喷射性,量少。伴轻咳、流涕。1天前大便次数增多,每日十余次。发病后食欲减退,尿量稍少。患儿系足月顺产,混合喂养,6月起添加换乳期食物。

(二)患者的阳性体征

1. 查体 体温37℃,心率130次/分,呼吸38次/分,体重8.5kg,精神萎靡,皮肤稍干,弹性稍差,前囟和眼眶稍凹陷,口腔黏膜稍干,咽红,出牙4枚,双肺(-),心音有力,腹稍胀,肠鸣音活跃。四肢温暖,膝腱反射正常,肛周皮肤发红。

2. 辅助检查 血钠125mmol/L,血钾3.2mmol/L,HCO_3 20mmol/L。

四、护理

(一)护理评估

1. 一般情况 患儿出生后给予混合喂养,6月起添加换乳期食物,无不洁饮食史,无长期使用抗生素史。

2. 专科状况 体温37℃,心率130次/分,呼吸38次/分,体重8.5kg;精神萎靡;皮肤稍干,弹性稍差,前囟和眼眶稍凹陷,口腔黏膜稍干;咽红;腹稍胀,肠鸣音活跃;肛周皮肤发红。

(二)护理诊断

1. 腹泻 与感染、胃肠道功能紊乱有关。

2. 体液不足 与导致体液丢失过多及摄入不足有关。

3. 有皮肤完整性受损的危险 与大便刺激臀部皮肤有关。

4. 营养失调 低于机体需要量 与腹泻、呕吐导致营养物质吸收减少及摄入不足有关。

5. 知识缺乏 家长缺乏喂养知识及相关护理知识。

（三）护理目标

(1)患儿腹泻次数逐渐减少至停止,大便性状恢复正常。
(2)患儿脱水及电解质紊乱得到纠正。
(3)患儿臀部皮肤完整、无破损。
(4)患儿体重维持在同龄儿正常体重范围内。
(5)家长能掌握儿童喂养知识及腹泻的预防、护理知识。

（四）护理措施

1. 饮食护理　继续日常饮食,增加哺乳时间,暂停辅食。
2. 控制感染　遵医嘱准确及时使用抗生素控制感染;床旁隔离,患儿不得互串病室,不坐他人床铺,勤洗手,搞好个人卫生,防止交叉感染,对食具、衣物、尿布、玩具分类消毒,并保持清洁。
3. 脱水护理　给予口服补液盐溶液补液,同时多饮水,防止高钠血症发生。
4. 臀部护理　每次大、小便后及时清洁臀部,勤换尿布,并用弱碱性脂皂洗涤,最后用热水洗净,防止残留物刺激皮肤,臀部每次清洁后适当暴露,保持干燥,涂薄层爽身粉。
5. 密切观察病情　监测患儿生命体征;密切观察大便情况;观察有无全身中毒情况如发热、嗜睡、烦躁;观察水、电解质、酸碱平衡紊乱症状。

（五）评价

(1)患儿腹泻次数减少,大便性状恢复正常。
(2)患儿脱水及电解质紊乱得到纠正。
(3)患儿臀部皮肤保持完整、无破损、无发红。
(4)患儿体重维持在同龄儿正常体重范围内。
(5)家长能掌握儿童喂养知识及腹泻的预防、护理知识,并积极参与患儿护理。

五、健康宣教

(1)指导家长观察患儿病情变化的方法,如注意患儿尿量、眼窝及前囟的凹陷,皮肤弹性等变化,适当户外活动,增强抵抗力。
(2)做好食具、食物、玩具、尿布、便器的消毒,勤剪指甲,搞好个人卫生。
(3)加强气候变化时的护理,避免过热和受凉,注意小儿腹部保暖。
(4)避免长期滥用抗生素,以免造成肠道菌群失调,感染性腹泻应注意隔离消毒。
(5)提倡母乳喂养,避免夏季断奶,添加辅食应采取逐渐过渡方式,两餐之间应适当喂水。

六、提问

1. 该患儿的腹泻属轻型还是重型?
2. 如何做好腹泻患儿的臀部皮肤护理?

病例二　肠套叠

一、查房的目的

了解肠套叠的病理生理改变,熟悉其病因及发病机制,掌握其临床表现及护理措施。

二、疾病知识回顾

（一）定义

肠套叠是指部分肠管及其肠系膜套入与其相连的肠腔内,并导致肠内容物通过障碍的一种绞窄性肠梗阻,是婴幼儿期常见的急腹症之一。肠套叠占肠梗阻的15%~20%。有原发性和继发性两类。原发性肠套叠多发生于婴幼儿,继发性肠套叠则多见于成人。绝大多数肠套叠是近端肠管向远端肠管内套入,逆性套叠较罕见,不及总例数的10%。

(二)病因

原发性多见于婴幼儿,病因尚未完全明确。有人认为与婴儿回盲部系膜固定尚未完善、活动度大有关。

继发性多见于年长儿,发生肠套叠的肠管可见明显的机械原因,如与肠息肉、肠肿瘤等牵拉有关。

此外,饮食改变、腹泻及病毒感染等导致肠蠕动紊乱,从而诱发肠套叠。

(三)病理生理

1. 顺行性肠套叠　随肠蠕动,套入部分逐渐向远端推进,套入肠管不断增长。
2. 鞘层肠管持续痉挛　挤压套入肠管,牵拉、压迫肠系膜静脉,淋巴回流受阻,套入部分肠管瘀血、水肿,肠壁增厚、颜色变紫,血性渗液渗出、腺体分泌粘液增加,进入肠腔,产生典型果酱样血便。
3. 肠壁水肿及静脉回流障碍加重　动脉供血受阻,肠壁缺血性坏死,引起全身中毒症状。

(四)临床表现

1. 急性肠套叠

(1)腹痛。患儿突发剧烈的阵发性绞痛、哭闹不安、屈膝缩腹、面色苍白。

(2)呕吐。在腹痛数小时后发生。早期为反射性呕吐(肠系膜受牵拉所致),呕吐物为胃内容物;晚期为梗阻性呕吐,可吐出粪便样液体。

(3)血便。约85%在发病后2~12小时发生,呈果酱样黏液血便。

(4)腹部包块。多数病例在右上腹触及腊肠样包块,包面光滑,略有弹性稍可移动。晚期发生肠坏死或腹膜炎时,可出现腹胀、腹痛、腹肌紧张及压痛。

2. 慢性肠套叠　患儿在早期一般状况良好、体温正常,无全身中毒症状。随着病程延长,病情加重,并发肠坏死或腹膜炎时,全身状况恶化,常有严重脱水、高热、嗜睡、昏迷及休克症状。

(五)辅助检查

1. 腹部B超　在套叠部位横断扫描可见同心圆或靶环状肿块图像,纵断扫描可见"套筒征"。
2. B超监视下水压灌肠　可见靶环状肿块影退至回盲部,由大到小,最后消失。
3. 空气灌肠　可见杯口阴影,能清楚看见套叠头的块影。
4. 钡剂灌肠　可见套叠部位充盈缺损和钡剂前端的杯口影,以及钡剂进入鞘部与套入部之间呈现的线条状或弹簧状阴影(只用于慢性肠套叠的疑难病例)。

(六)治疗要点

急性肠套叠是急症,其复位是紧急的治疗措施,一旦确诊,需立即执行。

1. 非手术治疗　灌肠疗法适用于病程在48小时以内,全身情况良好,无腹胀、明显脱水及电解质紊乱者。包括B超监视下水压灌肠、空气灌肠、钡剂灌肠。首选空气灌肠,钡剂灌肠目前已少用。
2. 手术治疗　用于非手术复位失败的病例,肠套叠超过24~48小时,疑有肠坏死或肠穿孔以及小肠型肠套叠的病例。手术方法包括单纯手法复位,肠切除吻合术或肠造瘘术。

三、病历介绍

(一)典型病例

患儿,男,1岁,因"阵发性哭闹,腹痛半天、便血两次"入院。腹痛以脐周为主,较剧烈,拒按,便血两次,为暗红色血便。伴呕吐,吐胃内容物,无血性及咖啡色物,量少,非喷射性。无发热,无皮疹,既往有"肠套叠"病史1次。入院后手术治疗，术后病情好转。

（二）患者的阳性体征

辅助检查：便常规示红细胞20~25个/HP，余阴性。B超检查提示右下腹异常回声团。腹部立位片未见明确梗阻征象。

四、护理

（一）护理评估

1. 一般情况　平日体健，既往有"肠套叠"病史1次。
2. 专科情况　腹痛呈阵发性，以脐周为主，较剧烈，拒按；大便呈暗红色血便；伴呕吐，吐胃内容物，无血性及咖啡色物，量少，非喷射性；无发热，无皮疹。

（二）护理诊断

1. 疼痛　与肠系膜受牵拉及肠管强烈收缩有关。
2. 知识缺乏　患儿家长缺乏本病预防及护理知识。

（三）护理目标

（1）患儿疼痛减轻。
（2）患儿家长能掌握肠套叠的基本预防及护理知识。

（四）护理措施

（1）病情观察。密切观察患儿腹痛、呕吐、腹部包块情况。
（2）密切观察生命体征、意识状态，特别注意有无水、电解质紊乱、出血及腹膜炎等征象，做好手术前准备。
（3）向家长说明选择手术治疗方法的目的，解除家长心理负担，取得对治疗和护理的支持与配合。
（4）术后遵医嘱行胃肠减压，保持胃肠道通畅，预防感染及吻合口瘘。待患儿排气、排便，胃肠功能恢复正常后开始由口进食。

（五）评价

（1）患儿疼痛得到有效缓解。
（2）家长能说出该疾病的预防要点，并配合护理人员为患儿提供护理。

五、健康宣教

（1）告知母乳喂养的重要性，同时指导家长合理添加辅食及营养，以满足婴儿的生长发育需要。
（2）叮嘱家长注意小儿饮食卫生，避免腹部受凉，防止腹泻及感冒。
（3）按时预防接种，以提高患儿抵抗力。
（4）如遇到小儿腹胀、呕吐、腹泻时，应暂停添加辅食；如再次出现肠套叠的临床症状，应及时就诊。

六、提问

1. 为什么婴幼儿容易发生肠套叠？
2. 对该患儿的护理观察要点是什么？

病例三　先天性巨结肠

一、查房的目的

了解该疾病的基本病理变化，熟悉其病因及治疗要点，掌握其临床表现及护理措施。

二、疾病知识回顾

(一)定义

先天性巨结肠又称先天性无神经节细胞症,是由于直肠或结肠远端的肠管持续痉挛,粪便淤滞的近端结肠,近端结肠肥厚、扩张,是小儿常见的先天性肠道畸形。发病率为 1/5000~1/2000。

(二)病因

本病的病因目前尚不清,多数学者认为与遗传有密切关系。

(三)病理生理

本病的发病机理是远端肠管神经节细胞缺如,或功能异常,使肠管处于痉挛狭窄状态,肠管通而不畅,从而使得近端肠管代偿性增大,壁增厚。

(四)临床表现

1. 胎便排出延迟,顽固性便秘腹胀 患儿因病变肠管长度不同而有不同的临床表现。痉挛段越长,出现便秘症状越早越严重。多于生后 48 小时内无胎便排出或仅排出少量胎便,可于 2~3 天内出现低位部分甚至完全性肠梗阻症状,呕吐腹胀不排便。

2. 呕吐、营养不良、发育迟缓 由于功能性梗阻,可出现呕吐,量不多。长期呕吐腹胀及便秘,可使患儿食欲下降,影响了营养的吸收导致营养不良、发育迟缓。

3. 并发症 巨结肠伴发小肠结肠炎是最常见和最严重的并发症,尤其是新生儿时期。其病因尚不明确。患儿全身情况突然恶化,腹胀严重、呕吐腹泻,由于腹泻及扩大肠管内大量肠液积存,产生脱水、酸中毒、高烧、脉快、血压下降,若不及时治疗,可引起较高的死亡率。

(五)辅助检查

1. 活体组织检查 取距肛门 4cm 以上直肠壁黏膜下层及肌层一小块组织,病理证实无神经节细胞存在,此为本病诊断的标准。

2. X 线检查 腹部立位平片多显示低位结肠梗阻。钡剂灌肠侧位和前后位照片中可见到典型的痉挛肠段和扩张肠段,排钡功能差,24 小时后仍有钡剂存留。

3. 肌电图检查 可见坡型低矮,频率低,不规则,波峰消失。

(六)治疗要点

1. 保守治疗 适用于超短形先天性巨结肠病儿,新生儿。先用保守治疗,待 6 个月后,再行根治手术。

2. 结肠造瘘 新生儿经保守治疗失败或患者病情严重、不具备根治术条件,均适用结肠造瘘术。

3. 根治手术 适用于所有巨结肠病儿。

如患儿发生急性小肠结肠炎、危象或营养发育障碍,不能耐受一次根治手术者,应行静脉补液输血,改善一般情况后再行根治手术,如肠炎不能控制、腹胀呕吐不止,应及时做肠造瘘,以后再行根治术。

三、病历介绍

(一)典型病例

患儿,男,3 天,孕 38 周自然娩出,无脐带绕颈,出生时无窒息史,皮肤红润,四肢肌张力正常。生后 48 小时无胎粪排出,入院当日出现拒食,呕吐,精神萎靡。入院后行手术治疗,术后经对症支持治疗后,病情好转。

(二)患者的阳性体征

1. 查体 体温 37℃,心率 130 次/分,呼吸 46 次/分,SpO_2 98%,体重 2600g,身长 50cm。口周无

青紫,胸廓无畸形。心音有力,率齐,未闻及病理性杂音。腹部可见肠型和蠕动波,肠鸣音稍亢进。肝脾肋下未触及,脐带未脱落。四肢肌张力正常,指、趾甲超过指、趾甲尖,整个足底有较深的足底纹。

2. 辅助检查

(1)X线检查。腹部立位平片多显示低位结肠梗阻。

(2)肌电图。可见坡型低矮,频率低,不规则,波峰消失。

3. 实验室检查　直肠黏膜组织检查提示无神经节细胞。

四、护理

(一)护理评估

1. 一般情况　经询问家族内有先天性巨结肠病家族史。

2. 专科情况　生后48小时无胎粪排出;拒食;呕吐,量不多;精神萎靡。

(二)护理诊断

1. 便秘　与远端肠段痉挛、低位性肠梗阻有关。

2. 营养失调　低于机体需要量,与患儿拒食、呕吐有关。

3. 知识缺乏　家长缺乏疾病治疗及护理的相关知识。

(三)护理目标

(1)患儿排便恢复正常形态。

(2)患儿的体重保持在同日龄婴儿的正常范围。

(3)患儿家长能掌握该病的基本护理知识。

(四)护理措施

1. 术前护理

(1)清洁肠道。解除便秘 给予口服缓泻剂,帮助排便;使用开塞露、扩肛刺激括约肌,诱发排便;术前2天按医嘱口服抗生素。

(2)营养支持。遵医嘱给予胃肠外营养。

(3)病情观察。密切观察有无小肠结肠炎的表现,如高热、腹泻、排出奇臭粪便伴脱水、电解质紊乱等,并做好术前准备。

2. 术后护理

(1)常规护理。给予胃肠减压;禁食至肠蠕动功能恢复;准确记录患儿24小时出入量;及时更换伤口敷料以防感染。

(2)病情观察。注意观察患儿体温及大便次数、性状。

(3)营养支持。禁食期间遵医嘱给予胃肠外营养支持;肠蠕动恢复后先给予少量温开水,无腹胀后给予母乳喂养。

(4)肛管的护理。术后妥善固定肛管,在肛管末端连接简易接便袋,及时更换,并注意观察引流物的性状,用约束带适当约束患儿下肢,以免肛管滑脱,5天后遵医嘱拔出肛管。

(五)评价

(1)患儿排便、排气恢复正常。

(2)患儿的体重保持稳定增长。

(3)患儿家长掌握该病的基本护理知识,并能够积极配合护理人员。

五、健康宣教

(1)向家长说明选择治疗方法的目的,消除其心理负担。

（2）指导家长术后2周左右开始每天扩肛一次，坚持3~6月；保持患儿会阴部清洁，也可涂用氧化锌软膏保护肛周皮肤，以免早期排便次数增多引起肛周炎症；有意识地培养患儿养成按时排便的习惯；定期复诊，以确定有无吻合口狭窄。

六、提问

1. 先天性巨结肠的临床表现？
2. 先天性巨结肠的护理措施？

（王小艳）

第三章　呼吸系统疾病

病例一　急性喉炎

一、查房的目的
了解该疾病的病因及治疗要点,熟悉其临床表现,掌握其护理措施。

二、疾病知识回顾

(一)定义

是指喉部黏膜急性弥漫性炎症。以犬吠样咳嗽、声嘶、喉鸣、吸气性呼吸困难为临床特征。冬春季多发,且多见于婴幼儿。

(二)病因

由病毒或细菌感染引起,也可并发于麻疹、百日咳和流感等急性传染病。常见病毒为腺病毒、流感病毒、副流感病毒;细菌以金黄色葡萄球菌,链球菌、肺炎链球菌多见。

(三)病理生理

因婴儿喉部呈漏斗形,喉腔较窄,声门狭小,黏膜富有血管和淋巴组织,故炎症时容易充血、水肿而出现喉梗阻。

(四)临床表现

起病常较急,患儿多有发热,常伴有咳嗽、声嘶等。早期以喉痉挛为主,声嘶多不严重,表现为阵发性犬吠样咳嗽或呼吸困难,继而炎症侵及声门下区则成"空"、"空"样咳嗽声,夜间症状加重。声门下黏膜水肿加重时,则可出现吸气性喉喘鸣。患儿鼻翼扇动,胸骨上窝、锁骨上窝、肋间隙及上腹部软组织吸气时下陷,烦躁不安、鼻翼扇动,出冷汗,脉搏加快等症状。

喉梗阻分度:

Ⅰ度:患儿安静时如常人,仅在活动后才出现吸气性喉鸣及吸气性呼吸困难,听诊呼吸音清晰,心率正常。

Ⅱ度:安静时即出现喉鸣及吸气性呼吸困难,听诊可闻及喉传导音或管状呼吸音,心率较快,可达120~140次/分。

Ⅲ度:除二度症状外还出现阵发性烦躁不安,口唇、指甲发绀,口周发青或苍白,听诊两肺呼吸音减弱或听不见,心音较钝,心率达140~160次/分。

Ⅳ度:由烦躁不安转为半昏迷或昏迷,表现暂时安静,面色发灰,听诊两种呼吸音几乎消失,仅有气管传导音,心音微弱,心律不齐,或快或慢。

(五)辅助检查

纤维或电子喉镜检查可见喉黏膜充血肿胀,尤以声门下区为重,使声门下区变窄。声带由白色变为粉红色或红色,黏膜表面有时附有黏膜性分泌物。

(六)治疗要点

1. 保持呼吸道通畅　可用1%~3%麻黄碱和吸入型糖皮质激素雾化吸入,促进黏膜炎症消退。

2. 控制感染 及时静脉输入足量抗生素,一般给予青霉素,大环内酯类或头孢菌素类。

3. 糖皮质激素 有抗炎和抑制变态反应等作用,能及时减轻喉头水肿。病情较轻者可口服泼尼松,Ⅱ度喉梗阻者应静脉输注地塞米松、氢化可的松或甲泼尼龙。

4. 对症治疗 缺氧者给予吸氧;烦躁不安者给予异丙嗪;痰多者给予祛痰剂,必要时直接喉镜吸痰。

5. 气管切开 经上述处理仍有缺氧征象或有Ⅲ度以上喉梗阻者,应及时行气管切开术。

三、病历介绍

(一)典型病例

患儿,男,2岁,因"发热、咳嗽2天,声音嘶哑1天伴气急半天"入院。患儿入院2天前因受冷后出现发热、咳嗽,昨夜间突发声音嘶哑,有犬吠样咳嗽,今晨起仍有发热,并出现吸气性喉鸣伴呼吸困难。

(二)患者的阳性体征

1. 查体 体重14kg,体温39.5℃,较烦躁,神志清,面色苍白,吸气时三凹征(+),咽部充血明显,扁桃体Ⅱ度肿大,无分泌物渗出。颈部浅表淋巴结无肿大,双肺呼吸音稍粗,心率130次/分,律齐,未闻及病理性杂音,腹平软,无明显压痛及反跳痛,肝脾肋下未触及。

2. 辅助检查

(1)血常规 $WBC14×10^9/L$,$N0.34$,$CRP15mg/L$。

(2)胸片示两肺纹理稍增粗。

四、护理

(一)护理评估

1. 一般情况 经询问患儿父亲五天前曾患流行性感冒;患儿出生后未接受过任何类型流感疫苗接种。

2. 专科情况 体温39.5℃;心率130次/分,律齐;神志清,较烦躁;吸气时三凹征(+);咳嗽、吸气性喉鸣伴呼吸困难;咽部充血明显,扁桃体Ⅱ度肿大,无分泌物渗出;双肺呼吸音稍粗。

(二)护理诊断

1. 体温过高 与咽部急性感染有关。

2. 有窒息的危险 与扁桃体肿大,咽部充血阻塞呼吸道有关。

3. 知识缺乏 家长缺乏该病的预防及护理知识。

(三)护理目标

(1)患儿在住院期间维持在正常范围。

(2)患儿住院期间未发生窒息。

(3)家长掌握该病的基本预防护理知识。

(四)护理措施

1. 降低体温 密切观察体温变化,给予温水擦浴、贴降温贴降温。

2. 饮食护理 鼓励多饮水,选择患儿喜欢的饮料。给予清淡、易消化、高热量、高蛋白的半流质饮食。

3. 出汗后及时更换衣服,擦洗身体,保暖

4. 保持室内空气清新,注意通风,避免对流风

5. 呼吸道护理 给予雾化吸入,保持呼吸道通畅;遵医嘱给予抗生素激素治疗以控制感染,减

轻喉头水肿,缓解症状。

6. 病情观察　密切观察患儿呼吸频率、节律,喉头水肿及梗阻的情况,备好抢救物品做好抢救准备;观察患儿高热时是否有惊厥发生,是否有皮疹。

(五)评价

(1)患儿体温下降到并维持在正常范围。

(2)患儿住院期间未发生窒息。

(3)家长掌握了该病的基本预防护理知识。

五、健康宣教

(1)保持室内空气新鲜,住处要经常开窗通风,但避免吹对流风,以防着凉。

(2)加强营养,适当锻炼身体,保持口腔卫生,预防上呼吸道感染。

(3)在感冒流行期间,尽量减少到公共场合,以防传染。

(4)天气变化时,家长应注意小儿的防寒保暖,及时增减衣物。

(5)让小儿多到户外活动,以增强体质,提高抗病能力。体质较弱的儿童,选用增加机体免疫的药物如免疫球蛋白、转移因子等

(6)尽量不要让孩子大声地哭闹,以利于声带休息,饮食要清淡,避免辛辣刺激性食物,以免加重咳嗽。

(7)孩子有流感等上呼吸道炎症要及时诊治,对出现有急性喉炎症状的患儿,更应及时就诊治疗,以防延误治疗时机。

六、提问

1. 为什么小儿患急性喉炎时更容易发生喉阻塞?

2. 喉阻塞的分度?

病例二　支气管肺炎

一、查房的目的

了解支气管肺炎的病因及病理生理改变,熟悉其治疗要点,各项辅助检查意义,掌握其护理措施。

二、疾病知识回顾

(一)定义

支气管肺炎又称小叶肺炎,是小儿的一种主要常见病,尤多见于婴幼儿,也是婴儿时期主要死亡原因。起病急,四季均可发病,冬春寒冷季节及气候骤变时多见。

(二)病因

常见的病原体为病毒和细菌。病毒以呼吸道合胞病毒最多见,其次是腺病毒、流感病毒、副流感病毒;细菌以肺炎链球菌多见,其次为链球菌、葡萄球菌等。

(三)病理生理改变

1. 呼吸功能不全　病原体侵入肺部,引起支气管黏膜水肿,管腔狭窄,肺泡壁充血、水肿、肺泡腔内充满炎性渗出物,从而导致通气不足,低氧血症,换气不足,高碳酸血症。

2. 毒血症　病原体毒素及炎性物质的吸收产生的毒血症,不仅影响呼吸功能,还可导致全身代谢与重要器官功能发生障碍。

(1)酸碱平衡失调。①缺氧时体内有氧代谢发生障碍,酸性代谢产物发生堆积,加上高热,饥

饿、脱水、吐泻等因素,常伴有代谢性酸中毒;②二氧化碳潴留,$PaCO_2$增高,碳酸及氢离子浓度上升,pH值下降,从而导致呼吸性酸中毒;③由于缺氧及二氧化碳潴留,致肾小动脉痉挛而引起水钠潴留,缺氧致adh分泌增加造成稀释性低钠血症。

(2)循环系统。缺氧与二氧化碳潴留可引起肺血管反射性痉挛,肺循环压力增高,导致肺动脉高压。肺部病变广泛也使肺循环阻力增加,致右心负荷加重。心肌受病原体毒素损害,易出现中毒性心肌炎。上述因素可导致心功能不全。

(3)中枢神经系统。缺氧可影响脑细胞膜上的钠泵功能,使细胞内Na^+增多并吸收水分,加之缺氧可使毛细血管扩张,血脑屏障通透性增加而致脑水肿,严重时可致中枢性呼吸衰竭。病原体毒素作用可致中毒性脑病。

(4)消化系统。胃肠道在缺氧和毒素的作用下易发生功能紊乱,严重病例可发生中毒性肠麻痹。胃肠道毛细血管通透性增加可致胃肠道出血。

(四)临床表现

1. 一般症状　起病急骤或迟缓。在发病前可先有轻度上呼吸道感染数日,骤发者常有发热,早期体温在38℃~39℃,亦可高达40℃,多为弛张热或不规则热。体弱婴儿大都起病迟缓,发热不明显或体温低于正常。

2. 呼吸系统症状　咳嗽较频,早期呈刺激性干咳,极期咳嗽反略减轻,恢复期转为湿咳。剧烈咳嗽常引起呕吐。呼吸急促,呼吸频率分钟可达30~60次。重症患儿可出现口周、鼻唇沟、指趾端紫绀、鼻翼扇动及三凹征。

肺部体征早期不明显,可有呼吸音粗糙或减弱,以后可听到中细湿罗音,以两肺底及脊柱旁较多,于深吸气末更明显由于多为散在性小病灶,叩诊一般正常,当病灶融合扩大及部分或整个肺叶时,可出现相应的实变体征。如发现一侧肺有叩诊浊音及(或)呼吸音减弱,应考虑胸腔积液或脓胸。

3. 循环系统症状　轻者心率稍增快,重症者可出现不同程度的心功能不全或心肌炎。合并心衰者可参考以下诊断标准:

(1)心率突然超过180次/分。

(2)呼吸突然加快,超过60次/分。

(3)突然极度烦躁不安,明显发绀,面色苍灰,指(趾)甲微循环再充盈时间延长。

(4)肝脏迅速增大。

(5)心音低钝,或有奔马律,颈静脉怒张。

(6)尿少或无尿,颜面、眼睑或下肢水肿若出现前5项者即可诊断为心力衰竭,若并发心肌炎者,则表现为面色苍白、心动过速、心音低钝、心律不齐,心电图表现为ST段下移和T波低平、双向和倒置。

重症患儿可发生播散性血管内凝血,表现为血压下降,四肢凉,皮肤、黏膜出血等。

4. 神经系统症状　常出现嗜睡、烦躁不安,或两者交替出现。重症者可出现抽搐、昏迷或反复惊厥等中毒性脑病的表现。

5. 消化系统症状　可出现食欲不振、呕吐、腹泻、腹胀等。重症肺炎常发生中毒性肠麻痹,出现明显腹胀,以致膈肌升高进一步加重呼吸困难。胃肠道出血可吐出咖啡样物、大便潜血阳性或柏油样便。

(五)辅助检查

1. 外周血检查 病毒性肺炎时白细胞大多正常;细菌性肺炎时白细胞总数及中性粒细胞增高,并有核左移。细菌感染时血清C反应蛋白浓度升高,非细菌感染时C反应蛋白升高不明显。

2. 胸部X线检查 早期可见肺纹理增粗,以后出现大小不一的斑片状阴影,以双肺下野、中内带多见。

3. 病原学检查 采集痰液、血液、气管分泌物、胸腔穿刺液等做细菌培养;鼻咽拭子做病毒分离鉴定;免疫学方法进行病原特异性抗原检测。

(六)治疗要点

原则是控制炎症,改善通气功能;对症治疗。

1. 控制炎症 根据不同病原体选择药物。使用原则为:①早期治疗;②联合用药;③足量、足疗程;④选用渗入下呼吸道浓度高的药物抗生素一般用至体温正常后的5~7天,临床症状、体征消失后3天。

2. 对症治疗

(1)有缺氧症状时吸氧。

(2)发热、咳嗽、咳痰者给予退热、祛痰、止咳,保持呼吸道通畅。

(3)憋喘严重者给予支气管解痉剂。

(4)腹胀的治疗。低钾血症者,应补充钾盐;中毒性肠麻痹时应禁食和胃肠减压。

(5)高热患儿可用物理降温,若伴烦躁不安可用氯丙嗪。

3. 并发症的治疗

(1)肺炎合并心衰的治疗。吸氧、镇静、利尿、强心、应用血管活性药物。

(2)肺炎合并中毒性脑病。脱水、改善通气、扩血管、止痉、应用糖皮质激素、营养脑细胞。

(3)脓胸和脓气胸者应及时进行穿刺引流。

三、病历介绍

(一)典型病例

患儿,男,9个月,因"发热、咳嗽4天,气促1天"入院。患儿4天前无明显诱因出现发热、干咳,体温波动在38.6℃~39.1℃,咳嗽呈阵发性,为刺激性干咳,在当地医院诊断为"上感",给予抗生素治疗和退热处理。近1天咳嗽渐加重,伴有喘憋,咳嗽时有痰液咳出且痰液较多。

(二)患者的阳性体征

1. 查体 体温39.5℃,心率160次/分、呼吸60次/分。精神萎靡,口周发绀,鼻翼翕动,有轻度三凹征。心音低钝,双肺可闻及较为密集的中、细湿啰音。

2. 辅助检查

(1)$WBC 14×10^9$,N 0.80,L 0.20。

(2)胸片显示。双肺下野点片状阴影。

四、护理

(一)护理评估

1. 一般情况 经询问近期家庭成员无呼吸道感染史;出生后按时接种各类疫苗;发病前无麻疹,百日咳等呼吸道传染病。

2. 专科情况 体温39.5℃,心率160次/分、呼吸60次/分;咳嗽伴喘憋,咳嗽时有痰液咳出且痰液较多;口周发绀,鼻翼翕动,有轻度三凹征;心音低钝,双肺可闻及较为密集的中、细湿啰音。

(二)护理诊断

1. 气体交换受损　与肺部炎症有关。

2. 清理呼吸道无效　与呼吸道分泌物多、黏稠,患儿体弱,无力排痰有关。

3. 体温过高　与肺部感染有关。

4. 营养失调　低于机体需要量　与高热导致消耗增加有关

5. 潜在并发症　心力衰竭、中毒性脑病、中毒性肠麻痹。

(三)护理目标

(1)患儿气促、发绀症状逐渐改善、消失,呼吸平稳。

(2)患儿能顺利有效地咳出痰液,呼吸道通畅。

(3)患儿体温恢复正常。

(4)患儿住院期间能得到充足的营养。

(5)患儿不发生并发症或发生时得到及时发现和处理。

(四)护理措施

1. 改善呼吸功能　①休息:保持室内空气清新,嘱患儿卧床休息,减少活动,穿衣不要过多或过少;②给予鼻前庭导管给氧;③遵医嘱给予抗生素治疗,促进气体交换。

2. 保持呼吸道通畅　及时清除患儿口鼻分泌物;经常变换体位以利于呼吸道分泌物排出;遵医嘱给予雾化吸入。

3. 降低体温　贴降温贴行降温处理,密切监测体温的变化。

4. 补充营养及水分　指导父母耐心喂食,少量多餐,每次喂食时将头部抬高或抱起,以免发生呛咳;嘱患儿父母多喂患儿温开水。

5. 密切观察病情

(1)注意观察患儿神志、面色、呼吸、心音、心率等变化。

(2)密切观察意识、瞳孔、囟门及肌张力等,注意是否有烦躁或嗜睡、惊厥、昏迷、呼吸不规则、肌张力增高等颅内高压表现。

(3)观察有无腹胀、肠鸣音是否减弱或消失,呕吐的性质,是否有便血,以便及时发现中毒性肠麻痹及胃肠道出血。

(五)评价

(1)患儿气促、发绀症状消失,呼吸平稳。

(2)患儿能有效咳出痰液,呼吸道保持通畅。

(3)住院期间体温维持在正常范围。

(4)患儿营养补给充足,未发生体重下降。

五、健康宣教

(1)教会家属观察患儿呼吸频率、节律和神志变化的方法。

(2)高热期给予清淡、易消化的流质,忌腥荤、油腻、辛辣之物。

(3)鼓励患儿多饮水或喝新鲜果汁,以保持呼吸道黏膜湿润。

(4)指导家长加强患儿的营养,培养良好的饮食和卫生习惯。

(5)尽量避免去人多的公共场所,尽可能避免接触呼吸道感染患者。

(6)定时健康检查,按时预防接种。

(7)从小养成锻炼身体的好习惯,增强体质,改善呼吸功能。

六、提问

1. 支气管肺炎的临床表现有哪些？
2. 支气管肺炎的治疗要点有哪些？

病例三　支气管哮喘

一、查房的目的

了解其病因及发病机制，熟悉其诱因、临床表现及治疗要点，掌握其护理措施。

二、疾病知识回顾

（一）定义

支气管哮喘简称哮喘，是儿童期最常见的慢性呼吸道疾病。哮喘是由多种细胞（如嗜酸性粒细胞、肥大细胞、T淋巴细胞、中性粒细胞、气道上皮细胞等）和细胞组分参与的气道慢性炎症性疾患。

（二）病因

尚未完全清楚。遗传过敏体质与本病有密切关系。本病大多为基因遗传病，70%~80%患儿发病在5岁以前，20%的患儿有家族史，发病常与环境因素（呼吸道感染、过敏源吸入、气候变化等）有关。

（三）发病机制

哮喘的发病机制复杂，主要为慢性气道炎症、气流受限、气道高反应性。其中，气道高反应性是其基本特征之一。

（四）临床表现

典型的支气管哮喘为反复发作的胸闷、气喘及呼吸困难、咳嗽等症状。在夜间或凌晨发作和加重是哮喘的特征之一。哮喘症状可在数分钟内发作。根据临床表现可分为急性发作期、慢性持续期和临床缓解期。慢性持续期是指不同频度和（或）不同程度地出现症状（喘息、气急、胸闷、咳嗽等）；临床缓解期是指经过治疗或未经治疗，症状、体征消失；肺功能恢复到急性发作前水平，并持续3个月以上。

（五）辅助检查

1. 变应原检测　有体内的变应原皮肤点测试验和体外的特异性IgE检测，可明确患者的过敏症状，指导患者尽量避免接触变应原及进行特异性免疫治疗。

2. 肺功能测定　主要有通气功能检测、支气管舒张试验、支气管激发试验和峰流速及其日变异率测定。是评估现场控制程度的重要依据之一，有助于疾病确诊。

3. 胸部X线检查　急性期胸片可正常或间质性改变，可有肺气肿或肺不张。

（六）治疗

长期、持续、规范、个体化；急性发作期重点是抗炎、平喘，以便快速缓解症状；慢性持续期及临床缓解期，防止症状加重和预防复发。

1. 去除病因　避免接触过敏源，去除各种诱发因素。

2. 急性发作期治疗　主要是抗炎和解痉治疗。

糖皮质激素：是最有效的抗炎药物。病情较重的急性病例给予口服泼尼龙短程治疗1~7天。严重哮喘发作时，可静脉应用琥珀酸氢化可的松。极严重病例需在短期内使用较大剂量糖皮质激素，最好应用琥珀酸氢化可的松或甲泼尼龙支气管扩张剂。①β_2受体激动剂：可舒张气道平滑肌，增加黏液纤毛清除功能,常用药物有沙丁胺醇、特布他林,可采用吸入、口服等方式给药;②茶碱类药物,可舒张支气管平滑肌,并可强心、利尿、扩张冠状动脉。使用时需注意药物浓度不能过高,以免引起心律失常、血压下降等不良反应;③抗胆碱药物抑制迷走神经释放乙酰胆碱,使呼吸道平滑肌松弛。常用的吸入型抗胆碱药物如溴化异丙托品,其不良反应少,长期使用不容易产生耐药。

3. **哮喘慢性持续期治疗** ①吸入型糖皮质激素:局部吸入糖皮质激素是目前控制哮喘的最有效的首选药。通畅需长期规范吸入 1~3 年才能起预防作用,常用的有丙酸倍氯米松、布地奈德;②白三烯受体拮抗剂:具有舒张支气管平滑肌,预防和减轻黏膜炎性细胞浸润等作用,常用的有孟鲁斯特和扎鲁司特;③缓释茶碱:主要是协助吸入型糖皮质激素抗炎,使用时需慎与口服 β2 受体激动剂联合应用,否则易诱发心律失常;④长效 β2 受体激动剂:常用的有福莫特罗、沙美特罗、班布特罗;⑤肥大细胞膜稳定剂:常用药物是色甘酸钠,用于预防运动及其他刺激诱发的哮喘,副作用很少。

4. **哮喘持续状态的治疗**

(1)一般综合治疗。①氧疗;②纠正脱水;③积极纠正酸碱失衡和电解质紊乱;④静脉滴注氨茶碱、吸入 β2 受体激动剂、肾上腺素皮下注射;⑤早期、较大剂量全身应用糖皮质激素。

(2)机械通气治疗。严重的持续性呼吸困难者可采用。

(3)监护。重症哮喘能引起呼吸衰竭,如不及时纠正,还可并发心,脑,肝,肾等重要脏器功能衰竭,从而危及生命,此外,在插管进行机械通气时,还应警惕出现机械通气相关肺损伤,因此,在有条件的地方,呼吸重症监护室(RICU)是最好的抢救场所。

三、病历介绍

(一)典型病例

患儿,男,4 岁,因"咳嗽、咳痰 1 天,喘息 3 小时"入院。患儿 1 天前无明显诱因出现打喷嚏、流眼泪、咳嗽、咳白色黏痰,未引起家长注意。3 小时前在咳嗽后出现喘息,遂送到医院门诊就诊,门诊以"儿童支气管哮喘?"收治入院。患儿婴儿期有湿疹史;既往有反复咳嗽、喘息史,以冬春季节多发。

(二)患者的阳性体征

1. 查体　T36.8℃,P110 次/分,R36 次/分。患儿精神尚可,胸廓饱满,叩诊呈鼓音,听诊两肺呼吸音减弱,可闻及广泛呼气相哮鸣音。

2. 辅助检查

(1)WBC $10×10^9$/L,N 0.75,E 0.06。

(2)胸片。双肺透亮度增加。

四、护理

(一)护理评估

1. 一般情况　患儿婴儿期有湿疹史,既往有反复咳嗽、喘息史,以冬春季节多发;患儿父亲有哮喘病史。

2. 专科情况　患儿咳嗽伴喘息、咳出白色黏痰;喘胸廓饱满,叩诊呈鼓音,听诊两肺呼吸音减弱,可闻及广泛呼气相哮鸣音。

(二)护理诊断

1. 低效性呼吸形态　与支气管痉挛、气道阻力增加有关。

2. 清理呼吸道无效　与呼吸道分泌物黏稠有关。

3. 焦虑　与哮喘发作导致呼吸困难有关。

4. 活动无耐力　与哮喘发作出现导致疲乏、呼吸困难有关。

5. 潜在并发症　呼吸衰竭。

(三)护理目标

(1)患儿呼吸顺畅、无胸闷、气促。

(2)患儿能顺利有效地咳出痰液,呼吸道通畅。

(3)患儿情绪稳定。

(4)患儿能调整活动的强度和时间,逐渐增加活动。

(5)住院期间不出现呼吸衰竭或出现时及时被发现。

(四)护理措施

1. 病情观察　密切观察血压、脉搏、呼吸、神志、紫绀等情况,注意呼吸困难及病情变化。要加强后半夜床旁巡视。

2. 环境与休息　将患者安置在洁净、温暖、光线充足、通风良好的病房,病室内没有刺激性气味,不铺地毯,不放花草,采用湿式清扫,避免扫地和整理床铺时尘土飞扬,病室物体表面定期消毒,避免用刺激性气味强的消毒液。

3. 维持气道通畅,缓解呼吸困难

(1)发作时嘱患儿取半卧位或坐位,衣着宽松、温暖。

(2)按医嘱给予吸氧 2~4 L/分。

(3)按医嘱定时给与支气管舒张剂、激素等药物,并注意评估其效果及不良反应。

(4)给予雾化吸入,以降低痰液黏稠度。

(5)保证患儿足够的水分摄入,以降低分泌物黏稠度,防止痰栓形成。

(6)指导患者进行深而慢的呼吸运动。

4. 心理护理

(1)提供安静、舒适的病房环境,主动向病人介绍病室环境及医护人员,消除其陌生感和紧张感。

(2)病人出现胸闷气促时,设法分散病人注意力,指导病人进行深而慢的呼吸。

5. 活动指导　解释活动对身体康复的意义,鼓励患儿进行力所能及的日常活动。

(五)评价

(1)患儿气促、咳嗽等症状逐渐改善、消失,呼吸平稳顺畅。

(2)患儿能顺利有效地咳出痰液,呼吸道通畅。

(3)患儿情绪稳定。

(4)患儿能进行床边的轻微活动。

(5)患儿未出现并发症。

五、健康宣教

(1)避免各种诱发因素:居室内禁放花、草、地毯等;忌食诱发患者哮喘的食物,如鱼虾等;避免刺激气体、烟雾、灰尘和油烟等;避免精神紧张和剧烈运动;避免受凉及上呼吸道感染。

(2)教会家长对病情进行监测,辨认哮喘发作的早期征象、发作表现及适当的处理方法。

(3)指导家长掌握正确使用气雾剂的方法及不良反应的预防。

(4)指导呼吸运动,以加强呼吸肌的功能。

六、提问

1. 支气管哮喘有哪些诱发因素？
2. 什么是哮喘持续状态？如何进行护理？

（王小艳）

第四章 循环系统疾病

病例一 先天性心脏病

一、查房的目的
了解先天性心脏病的病因，分类，熟悉其临床表现及治疗要点，掌握其护理措施。

二、疾病知识回顾

(一)定义

先天性心脏病简称先心病，指在胚胎发育时期由于心脏及大血管的形成障碍或发育异常而引起的解剖结构异常，或出生后应自动关闭的通道未能闭合（在胎儿属正常）的情形，是先天性畸形中最常见的一类。

(二)病因

先心病的病因尚未完全明确，目前认为主要由遗传因素和环境因素共同影响造成。

1. 遗传因素　主要包括染色体易位和畸变，单一基因突变、多基因病变和先天性代谢紊乱。

2. 环境因素　主要是孕早期宫内感染，如流感病毒、柯萨奇病毒感染，尤其妊娠前3个月感染风疹病毒，会使孩子患上先天性心脏病的风险急剧增加；孕妇大剂量放射线接触史和服药史；孕妇代谢紊乱性疾病如糖尿病；孕妇妊娠早期饮酒、吸食毒品等。

(三)分类

根据血流动力学结合病理生理变化，先天性心脏病可分为三类：

1. 无分流类（无青紫型）　如肺动脉狭窄、主动脉缩窄。

2. 左至右分流类（潜伏青紫型）　如房间隔缺损、室间隔缺损、动脉导管未闭。

3. 右至左分流类（青紫型）　如法洛氏四联症、大血管错位。

(四)临床表现

先天性心脏病的种类很多，其临床表现主要取决于畸形的大小和复杂程度。复杂而严重的畸形在出生后不久即可出现严重症状，甚至危及生命。需要注意的是一些简单的畸形如室间隔缺损、动脉导管未闭等，早期可以没有明显症状，但疾病仍然会潜在地发展加重，需要及时诊治，以免失去手术机会。主要症状有：

(1) 经常感冒、反复呼吸道感染，易患肺炎。

(2) 生长发育差、消瘦、多汗。

(3) 吃奶时吸吮无力、喂奶困难或婴儿拒食、呛咳，平时呼吸急促。

(4) 儿童诉说易疲乏、体力差。

(5) 口唇、指甲青紫或者哭闹或活动后青紫，杵状指趾（甲床如锤子一样隆起）。

(6) 喜欢蹲踞、晕厥、咯血。

(7) 听诊发现心脏有杂音。

(五)辅助检查

1. X线检查　心脏外形呈轻—中度扩大,以右心房、右心室为主。透视下可见肺门肺动脉总干及分支随心脏搏动而一明一暗的"肺门舞蹈"征。

2. 心电图　典型心电图表现为电轴右偏和不完全性右束支传导阻滞,部分病例尚有右心房和右心室肥大。

3. 超声心动图　示右心房和右心室内径增大。二维超声心动图可见房室隔回声中断。多普勒彩色血流显像可观察到分流的位置、方向且能估测分流的大小。

4. 心导管检查　右心室导管检查可发现右心房血氧量高于上、下腔静脉血氧含量。心导管可由右心房通过缺损进入左心房。

(六)治疗要点

1. 介入性心导管术　如符合适应征,通过介入性心导管用扣式双盘堵塞装置关闭缺损。

2. 手术治疗　缺损较大影响生长发育者宜于学龄前做房室隔缺损修补术。

三、病历介绍

(一)典型病例

患儿,男,一岁。生后3个月起青紫渐明显,活动后气急,患儿常喜竖抱时将双膝屈曲,大腿贴腹部。患儿入院当天吃奶时出现阵发性呼吸困难、烦躁和青紫加重,并且出现晕厥。

(二)患者的阳性体征

1. 查体　体温36.5℃,脉搏120次/分,呼吸30次/分,血压70/50mmHg,体重7kg。生长发育明显落后,口唇、鼻尖、耳垂、指趾青紫明显,伴杵状指。双肺呼吸音清,胸骨左缘闻及Ⅲ级收缩期杂音,肺动脉第二心音减弱。腹软、肝脾肋下未触及,神经系统(-)。

2. 辅助检查

(1)血常规。血红蛋白190g/L。

(2)胸部X线。心影呈靴型,双肺纹理减少。

(3)心电图。右心室肥大。

四、护理

(一)护理评估

1. 一般情况　经询问母亲妊娠初期曾有上呼吸道感染史并自行服用感冒药;家族中无先心病患者。

2. 专科情况　患儿生长发育明显落后;口唇、鼻尖、耳垂、指趾青紫明显,伴杵状指;双肺呼吸音清,胸骨左缘闻及Ⅲ级收缩期杂音,肺动脉第二心音减弱;胸部X线显示心影呈靴型,双肺纹理减少;心电图提示右心室肥大;活动后气急,患儿常喜竖抱时将双膝屈曲,大腿贴腹部。

(二)护理诊断

1. 活动无耐力　与体循环血量减少或血氧饱和度下降有关。

2. 营养失调　低于机体需要量 与喂养困难及体循环血量减少、组织缺氧有关。

3. 生长发育迟缓　与体循环血量减少、组织缺氧影响发育有关。

4. 有感染的危险　与体循环血量减少、组织缺氧导致患儿免疫力低下有关。

5. 潜在并发症　心力衰竭、脑血栓。

6. 焦虑　与疾病的威胁和对手术担忧有关。

(三)护理目标

(1)患儿活动量得到适当的限制,能满足基本生活所需。

(2)患儿获得充足的营养,满足生长发育的需要。

(3)患儿不发生并发症或发生时能得到及时发现和处理。

(4)患儿不发生感染。

(5)家长能获得本病有关知识和心理支持,较好配合各项检查和手术治疗。

(四)护理措施

1. 心理护理　关爱患儿,建立良好的护患关系,充分理解家长及患儿对检查、治疗、预后的期望心情;要鼓励患儿进行适当的活动或游戏,鼓励患儿与正常儿童接触,以建立正常的社会行为方式,使患儿保持精神愉快。

2. 一般护理　保持病室环境安静,阳光充足,空气清新,室内温、湿度适宜。床铺清洁、舒适,被褥、衣着合适。建立合理生活制度,安排好患儿作息,减少心脏负担,保证患儿充分休息与睡眠,根据病情安排适当活动量。避免患儿情绪激动和大哭大闹。各种诊疗、护理操作动作轻、快,集中在同一时间内完成。

3. 饮食护理　注意营养搭配,供给充足能量、蛋白质和维生素,保证营养需要,增强体质,以提高对手术的耐受。嘱家属喂养要慢喂,少量多餐,避免吃奶时呛咳和加重呼吸困难

4. 预防感染　病室内要空气新鲜,温度保持在18~20℃,湿度55%~65%,避免与感染性疾病患者接触。嘱家属注意体温变化,按天气变化及时加减衣服,避免因受凉引起呼吸系统感染。

5. 注意观察病情,防止并发症发生

(1)注意观察青紫程度、饮食及活动耐力的变,防止患儿因活动、哭闹等引起缺氧发作。

(2)观察有无心率增快、呼吸困难、端坐呼吸、吐泡沫样痰、水肿等心力衰竭表现。

(3)注意补充液体,注意观察患儿有无脑血栓形成表现,如肢体移动障碍、偏瘫、失语、颅内压增高表现

(五)评价

(1)患儿活动量得到适当的限制,能满足基本生活所需。

(2)患儿获得充足的营养,满足生长发育的需要。

(3)患儿未发生并发症。

(4)患儿未发生感染。

(5)家长了解本病有关知识和心理支持,能主动配合各项检查和手术治疗和护理。

五、健康宣教

(1)向患儿及家长讲解先天性心脏病的致病原因、主要表现、护理及对症治疗要点,以及手术的适宜年龄等。特别要宣传心外科手术的进展、技术的提高,以及同类疾病治愈的护理个案,使患儿及家长增强应对治愈疾病的信心,积极配合治疗。

(2)指导家长合理安排患儿的饮食,讲明给予高蛋白、高维生素、高能量的饮食,如牛乳、鸡蛋和豆类等,有助于患儿的生长发育,满足营养需要。要强调多食含膳食纤维较多的蔬菜、水果等,以保证大便通畅,避免排便用力,从而减轻心脏负担。指导家长对喂养困难的乳儿进行正确的喂乳方法。

(3)平时注意增强患儿体质,预防呼吸道、肠道病毒感染,一旦病毒感染应积极治疗休息,避免劳累。

（4）出院时指导家长做好家庭护理，为家长提供急救中心及医院急诊室电话，指导家长如何观察心力衰竭、脑缺氧的表现，一旦发生应及时就医。

六、提问
1. 先天性心脏病的定义？
2. 先天性心脏病的临床表现有哪些？

病例二 病毒性心肌炎

一、查房的目的
了解其病因发病机制、生理病理变化及各项辅助检查结果和意义，熟悉其临床表现，掌握其护理措施。

二、疾病知识回顾

（一）定义
病毒性心肌炎是指病毒侵犯心肌，引起的心肌细胞变性、坏死和间质炎症。本病临床表现轻重不一，轻者预后大多良好，重者发生心力衰竭。

（二）病因
主要由肠道和呼吸道病毒感染引起。最常见的是柯萨奇病毒，约半数以上。其次为埃可病毒。其他病毒有腺病毒、脊髓灰质炎病毒、流感和副流感病毒、腮腺炎病毒、单纯疱疹病毒。

（三）发病机制
尚不完全清楚。一般认为与病毒及其毒素早期经血液循环直接侵犯心肌细胞有关，另外，病毒感染后的变态反应和自身免疫也与发病有关。

（四）病理生理
病变分布可为局灶性、散在性和弥漫性。多以心肌间质组织和附近血管周围单核细胞、淋巴细胞、中性粒细胞浸润为主，少数为心肌变性，包括肿胀、溶解、断裂和坏死等变化。

（五）临床表现
病毒性心肌炎患者临床表现取决于病变的广泛程度和部位，轻者可无症状，重者可出现心力衰竭、心源性休克和猝死。

1. 前驱症状　患者常在发病前1~3周有上呼吸道或肠道感染史，表现为发热、全身酸痛、咽痛、倦怠、恶心、呕吐、腹泻等症状。

2. 心肌炎表现　轻症患儿可无自觉症状，仅心电图表现异常。一般病例患儿可表现为精神萎靡、疲乏无力、食欲缺乏、恶心呕吐、腹痛、气促、心悸和心前区不适或疼痛。重者则爆发心源性休克、急性心力衰竭，可在数小时或数天内死亡。

体格检查可发现：①心脏增大：病情轻者通常无心脏增大，重者可出现心脏轻到中度增大；②心率和心律的改变：与发热不平行的心动过速、心率异常缓慢和各种心律失常，其中以室性期前收缩最常见；③心音变化：第一心音减弱或分裂，心音可呈胎心律样；④若同时有心包受累，则可闻及心包摩擦音；⑤合并心力衰竭的其他体征：肺部湿性啰音、颈静脉怒张、肝脏增大和双下肢水肿等；⑥病情严重者可出现心源性休克的体征。

（六）辅助检查
1. 实验室检查

（1）血液生化检查。急性期可出现白细胞计数增高、血沉增快、C反应蛋白、血清肌酸磷酸激酶同工酶(CK-MB)、血清肌钙蛋白T、血清肌钙蛋白I增高。

(2)病毒学检查。可从咽拭子、粪便、心肌组织中分离病毒或用PCR技术检测病毒RNA;血清中检测特异性抗病毒抗体滴定度。

2. 心电图　ST-T改变,常见T波倒置或降低,也可有ST段轻度移位;各种心律失常,以室性心律失常和房室传导阻滞多见。

3. 超声心动图　病情轻者可正常;病情重者可有左心室增大、室壁运动减低、心脏收缩功能异常、心室充盈异常等。

4. 心内膜心肌活检　为有创检查,主要用于病情危重、治疗反应差、病因不明的患者。阳性结果是诊断心肌炎的可靠证据。由于病毒性心肌炎病变可为局灶性,因取材误差可出现阴性结果。

(七)治疗要点

特异性治疗,治疗主要针对病毒感染和心肌炎症。

1. 休息和饮食　应尽早卧床休息,减轻心脏负荷,进易消化和富含蛋白质的食物。

2. 抗病毒治疗　主要用于疾病的早期。疗效仍不确切。

3. 营养心肌　急性心肌炎时应用自由基清除剂,包括静脉或口服维生素C、辅酶Q10、维生素 Bco、ATP、肌苷、环化腺苷酸、细胞色素C、丹参等。

4. 大剂量丙种球蛋白　通过免疫调节作用减轻心肌损害,剂量2g/kg,2~3天内分次静脉滴注。

5. 糖皮质激素　不常规使用。对其他效果治疗效果不佳者,可考虑在发病10~30天使用。

6. 对症治疗　当出现心源性休克、心力衰竭、缓慢性心律失常和快速心律失常时进行相应对症治疗。

三、病历介绍

(一)典型病例

患儿,女,10岁,因"阵发性胸闷1周余,胸痛3天"入院。入院一周前因感冒后出现反复胸闷不适,有时伴头晕、恶心,无呕吐,每次持续约30分钟,休息后缓解。病初每日发作1~2次,多于活动时出现,体育课时尤为明显。无气急、无晕厥,晚间无发作。入院当日上学途中出现类似症状发作,急来入院。

(二)患者的阳性体征

1. 查体　体温正常,BP90/60mmHg。神清,精神欠佳,平车推入病房,回答切题。唇色稍淡。双肺听诊(-),心前区无隆起,心尖搏动位于第五肋间隙左锁骨中线,稍显弥散,心浊音界向左扩大,第一心音低钝,心率110次/分,律齐,心尖区可闻及2/6级收缩早期吹风样杂音。腹部检查(-)。

2. 辅助检查

(1)心电图。窦性心律,频发室早,T波降低。

(2)胸部X线提示双肺野纹理清晰,心影轻度增大。

(3)柯萨奇病毒IgM抗体阳性。

四、护理

(一)护理评估

1. 一般情况　经询问患儿发病前曾有上呼吸道感染史,继而出现反复胸闷不适症状。

2. 专科情况　反复胸闷不适,有时伴头晕、恶心,无呕吐,每次持续约30分钟,休息后缓解;心电图显示窦性心律,频发室早,T波降低;胸部X线提示双肺野纹理清晰,心影轻度增大;柯萨奇病毒IgM抗体阳性。

(二)护理诊断

1. 舒适的改变 胸闷、心悸,与心肌受损有关。
2. 活动无耐力 与心肌收缩力下降,组织供氧不足有关。
3. 潜在并发症 心律失常、心力衰竭、心源性休克。

(三)护理目标

(1)患儿胸闷、心悸症状得到缓解。

(2)患儿活动量得到适当的限制,能满足基本生活所需。

(3)患儿不发生并发症或发生时能得到及时发现和处理。

(四)护理措施

1. 减轻心脏负荷 在急性期嘱患儿卧床休息,保证充足的睡眠,减少心肌耗氧量,促进心肌功能恢复。恢复期继续限制活动量,直至心脏大小回复正常和心功能恢复后,嘱其根据具体情况逐渐增加活动量。

2. 严密观察病情 密切观察并记录心率、脉搏的强弱和节律,注意血压、体温、呼吸及精神状态的变化。

3. 对症及用药护理 给予鼻导管吸氧,遵医嘱应用抗心律失常药物,密切观察药物疗效和副作用。

4. 饮食与营养 嘱其多摄入富含维生素、矿物质的食物,食物应清淡易消化。

(五)评价

(1)患儿胸闷、心悸症状得到缓解,逐渐消失。

(2)患儿活动量得到适当的限制,能满足基本生活所需。

(3)患儿未发生并发症。

五、健康宣教

(1)向家长介绍本病的治疗过程和预后,减少其焦虑、紧张心理。

(2)强调休息对该病恢复的重要性,以促进其配合。

(3)告知其要预防呼吸道、消化道等病毒感染,流行期少到公共场所,一旦发病及时就诊治疗。

(4)嘱咐家长出院后定期带患儿至门诊复查。带抗心律失常药物出院的患儿,应告知家长药物的名称、剂量、用药方法及其副作用。

(5)日常生活中要注意营养,多摄入富含维生素、矿物质的食物,以促进心肌修复。恢复期仍应休息3~6个月,期间限制活动量。以后如无症状,可逐步恢复正常学习和活动,但仍应注意不要劳累,1年内不能从事体力劳动与运动。

六、提问

1. 什么是病毒性心肌炎?
2. 病毒性心肌炎患儿的心电图有哪些改变?

病例三 充血性心力衰竭

一、查房的目的

了解其病因、发病机制、生理病理变化及各项辅助检查结果和意义,熟悉其临床表现,掌握其护理措施。

二、疾病知识回顾

(一)定义

心力衰竭是由于心室泵血或充盈功能低下,心排血量绝对或相对不足,不能满足机体代谢的需要,组织、器官血液灌注不足的病理状态,是各种心脏病发展到严重阶段的临床综合征,也称为充血性心力衰竭(CHF)。

(二)病因

1. **心血管因素** 儿童时期一岁以内心衰的发病率最高,其中先心病引起者多见。其他如心肌炎、心瓣膜狭窄、肥厚性心肌病、心糖原累积症等使得心肌收缩力减弱或使心脏负荷增加也会导致心衰的发生。

2. **非心血管因素** 支气管肺炎、支气管哮喘、急性肾炎、严重贫血、脓毒血症、甲亢、婴儿期严重电解质紊乱和酸中毒等均可导致心衰的发生。

(三)病理生理

心肌病变或心脏负荷长期加重,使得心肌收缩力逐渐下降,早期心脏启动代偿机制,以调整心排血量来满足机体需要,这个阶段临床上无症状,为心功能代偿期:

1. **心脏功能代偿性变化** ①心率加快;②心脏扩张,增加前负荷。

2. **心脏组织结构代偿性变化** ①心肌改建;②心肌肥大;③心肌重构。心功能进一步减退后,以上代偿机制不能维持足够的心排血量,出现静脉回流受阻,组织间液过多,脏器淤血等。

(四)临床表现

年长儿心衰的症状与成人相似,主要有如下三方面:①心排血量不足:乏力、活动后气急、多汗、安静时心率快;②体循环瘀血:颈静脉怒张,肝肿大、压痛,肝颈静脉回流征阳性,尿少和水肿;③肺静脉淤血:呼吸困难,气促,咳嗽,端坐呼吸,肺底部闻及湿罗音,心尖部第一心音降低和奔马律。

婴幼儿常表现为呼吸浅快、频率可达 50~100 次/分,喂养困难,烦躁多汗,哭声低弱,体重增长缓慢,肺部可闻及干啰音或哮鸣音,肝脏进行性肿大。

(五)辅助检查

1. **心电图** 常可发现原发疾病。
2. **胸部 X 线检查** 心影多呈普遍性增大,肺纹理增多及肺瘀血。
3. **超声心动图** 可见心房和心室扩大,M 型超声显示心室收缩时间延长,射血分数降低。
4. **心衰标志物** 临床上诊断心衰的公认的、客观指标是 B 型利钠肽(BNP)和 N 末端 B 型利钠肽原(NT-proBNP)的浓度增高。

(六)治疗要点

主要是去除病因,改善心功能,消除水、钠潴留,降低氧的消耗和纠正代谢紊乱。

三、病历介绍

(一)典型病例

患儿,女,8个月,因"出现喘憋、眼睑及颜面浮肿 2 天,"门诊以"充血性心力衰竭"收治入院。患儿生后 4 个月起出现青紫且渐明显,喂养困难,体重增长缓慢。患儿常喜竖抱时将双膝屈曲,大腿贴腹部。患儿入院前 2 天吃奶时出现喘憋、烦躁、青紫加重。入院当天出现晕厥、抽搐 1 次。

(二)患者的阳性体征

1. **查体** 体温 36.4℃,脉搏 126 次/分,呼吸 36 次/分,BP70/50mmHg,体重 6kg。生长发育明显落后。颜面及眼睑浮肿,口唇、鼻尖、耳垂、指趾、球结膜青紫明显,伴杵状指。双肺可闻及哮鸣音。心前区稍隆起,胸骨左缘闻及Ⅲ级收缩期喷射性杂音,肺动脉第二心音减弱。腹软、肝肋下 2cm,脾脏肋下未触及。

2. 辅助检查

(1)血常规。RBC 5.99×10^{12}/L,Hb 190g/L。

(2)胸部 x 线。心影呈靴型,肺纹理增加,肺部瘀血。

(3)超声心动图。可见心室和心房扩大。

四、护理

(一)护理评估

1. 一般情况　经询问患儿父亲曾有先天性心脏病病史;患儿生后 4 个月起出现青紫且渐明显,喂养困难,体重增长缓慢。患儿常喜竖抱时将双膝屈曲,大腿贴腹部。2 天前吃奶时出现喘憋、烦躁、青紫加重。

2. 专科情况　患儿颜面及眼睑浮肿,口唇、鼻尖、耳垂、指趾、球结膜青紫明显,伴杵状指。心前区稍隆起,胸骨左缘闻及Ⅲ级收缩期喷射性杂音,肺动脉第二心音减弱。胸部 x 线显示心影呈靴型,肺纹理增加,肺部瘀血。超声心动图　可见心室和心房扩大。

(二)护理诊断

1. 心排血量减少　与心肌收缩力降低有关。

2. 体液过多　与心功能下降、循环瘀血有关。

3. 气体交换受损　与肺瘀血有关。

4. 潜在并发症　药物毒副作用。

(三)护理目标

(1)患儿心衰得到控制,水肿消失。

(2)住院期间患儿青紫逐渐减轻、消失。

(3)药物毒副作用不发生或发生时得到及时发现和处理。

(四)护理措施

1. 休息　病室安静舒适,避免各种刺激,尽量避免患儿烦躁、哭闹。取半坐卧位,以利于呼吸运动。

2. 保持大便通畅　鼓励患儿多吃蔬菜、水果,大便不畅时使用开塞露帮助排便,避免用力排便。

3. 合理营养　遵医嘱置鼻胃管给予胃肠内营养。

4. 控制液体入量　严格控制液体输入量、种类和输液速度。

5. 给氧　患儿呼吸困难和发绀时给予氧气吸入。

6. 密切观察病情　严密观察生命体征,详细记录出入量,定时测体重以了解水肿情况。

7. 用药护理

(1)洋地黄制剂。严格掌握用药剂量、方法,密切观察有无洋地黄中毒的症状理。

(2)利尿剂。①定时测体重及记录尿量,观察水肿的变化;②用药期间鼓励患儿进食含钾丰富的食物,如柑橘、牛奶;③观察患儿有无四肢软弱无力、腹胀、心音低钝、心律失常等低血钾表现。

(3)血管扩张剂。密切观察心率和血压的变化。

(五)评价

(1)患儿心衰得到控制,颜面及眼睑水肿消失。

(2)住院期间患儿青紫逐渐减轻、消失。

(3)住院期间未发生药物毒副作用。

五、健康宣教

(1)向家长介绍心衰的病因、诱因及防治措施。

(2)指导家长及患儿根据病情适当安排休息,避免情绪激动和过度活动。

(3)注意营养,防治受凉感冒。

(4)教会年长儿自我监测脉搏的方法,教会家长掌握出院后的一般用药及家庭护理的方法。

六、提问

1. 充血性心力衰竭有哪些临床表现?

2. 充血性心力衰竭的护理措施有哪些?

(王小艳)

第五章 泌尿系统疾病

病例一 急性肾小球肾炎

一、查房的目的

了解其病因及发病机制,熟悉其临床表现及各项实验室检查意义,掌握其护理措施及健康宣教要点。

二、疾病知识回顾

(一)定义

简称急性肾炎,是一组不同病因所致的感染后免疫反应引起的急性弥漫性肾小球性炎性病变。本病多数继发于溶血性链球菌感染后,被称为急性链球菌感染后肾炎(APSGN),而由其他感染后引起的称为急性非链球菌感染后肾炎。本病在小儿常呈良性自限过程,预后良好。

(二)病因

本病多由 A 组 β-溶血性链球菌中的"致肾炎菌株"感染后引起,继发于呼吸道和皮肤感染。除 β-溶血性链球菌外,其他细菌如金黄色葡萄球菌、肺炎链球菌、革兰阴性杆菌等也可致病。

(三)发病机制

A 组 β-溶血性链球菌感染后引起肾炎系机体对链球菌的某些抗原成分产生抗体,抗原抗体结合形成循环免疫复合物。此种复合物不容易被吞噬清除,随血流抵达肾脏,沉积于肾小球基底膜并激活补体系统,引起炎症和免疫反应,使基底膜受损,血液成分漏出毛细血管,从而使得尿中出现蛋白、红细胞、白细胞和各种管型。

(四)临床表现

急性肾炎临床表现轻重悬殊,轻者甚至无临床症状,仅于尿检时发生异常,重者可在两周内出现循环充血、高血压脑病、急性肾衰竭而危及生命。

1. 前驱感染　急性肾炎发病前多有呼吸道或皮肤链球菌前驱感染史,尤以咽扁桃体炎多见,也可见于猩红热;夏季则为皮肤感染。

2. 典型表现　起病时可有低热、食欲减退、疲倦、乏力、头晕、腰部钝痛等特异症状。其主要症状如下

(1)水肿。为最早出现和最常见的症状。初期多为眼睑及颜面部水肿,渐波及躯干、四肢,重者遍及全身,呈非凹陷性。一般多为轻、中度水肿。

(2)少尿。早期均有尿色深,尿量明显减少,严重者可出现无尿。

(3)血尿。起病几乎都有血尿,轻者仅有镜下血尿,约 30%~50% 患儿有肉眼血尿,呈茶褐色或烟蒂水样。

(4)蛋白尿。程度不同,约有 20% 患儿达到肾病水平。

(5)高血压。约 30%~80% 可有高血压,多为轻度或中度增高。

3. 严重表现　少数患儿在病期 2 周内可出现下列严重症状,如不早期发现及时治疗,可危及生命。

(1)严重循环充血。轻者表现为呼吸增快和肺部湿罗音,严重者表现为明显气急、端坐呼吸、咳嗽、咳泡沫样痰甚至带粉红色,双肺不满湿罗音,心脏扩大,心率增快,肝大而硬。

(2)高血压脑病。临床上表现为头痛、烦躁不安、恶心呕吐、一过性失明、严重者突然出现惊厥和昏迷。

(3)急性肾衰竭。急性肾炎患儿在尿量减少的同时可出现暂时性氮质血症,严重少尿或无尿患儿出现电解质紊乱和代谢性酸中毒及尿毒症症状。

(五)辅助检查

1. 尿液检查　尿蛋白+~+++,镜下见大量红细胞++~++++、颗粒、透明和红细胞管型。

2. 血液检查　多数病例早期红细胞和血红蛋白下降(血容量增多、血液稀释所致),尿量增多后恢复正常;血沉增快。

3. ASO(抗链球菌溶血素O)　阳性率50%~80%(表示近期有过链球菌感染)。

4. 血补体C_3测定　于起病2周内C_3下降,6~8周恢复正常。

(六)治疗要点　本病为自限性疾病,治疗以休息及对症治疗为主。

1. 一般治疗　急性期应卧床休息,待肉眼血尿消失、水肿消退及血压恢复正常后逐步增加活动量。急性期应予低盐(每日3g以下)饮食。肾功能正常者不需限制蛋白质入量,但氮质血症时应限制蛋白质摄入,并以优质动物蛋白为主。明显少尿的急性肾衰竭者需限制液体入量。

2. 抗感染　控制链球菌感染和控制感染灶,一般应用青霉素肌注10~14天,青霉素过敏者改用红霉素。

3. 对症治疗　包括利尿消肿、降血压,预防心脑合并症。休息、低盐饮食和利尿后高血压控制仍不满意时,可加用降压药物。

4. 透析治疗　少数发生急性肾衰竭而有透析指征时,应及时透析治疗帮助患者渡过急性期。

三、病历介绍

(一)典型病例

患儿,男,10岁,因"发现洗肉水样尿3天,头晕、乏力2天"入院。入院2周前曾有上呼吸道感染,未予以治疗。

(二)患者的阳性体征

1. 查体　血压130/85mmHg,眼睑稍水肿,咽充血,扁桃体Ⅱ度肿大,无渗出;双肺(-),心率110次/分,率齐未闻及杂音。腹软,肝脾无肿大,肾区无叩痛,尿道口无红肿,双下肢无明显水肿。

2. 辅助检查

(1)尿常规。镜检可见红细胞满视野,白细胞4~6个/HP,蛋白(+++),可见管型。

(2)血常规。WBC10.5×10^9/L,N0.70,L0.30,CRP13mg/L。

四、护理

(一)护理评估

1. 一般情况　入院2周前曾有上呼吸道感染,未予以治疗。

2. 专科情况　血压130/85mmHg,眼睑稍水肿,咽充血,扁桃体Ⅱ度肿大,无渗出,尿色呈洗肉水样。尿液镜检可见红细胞满视野,白细胞4~6个/HP,蛋白(+++),可见管型。

(二)护理诊断

1. 体液过多　与肾小球率过滤下降有关。

2. 活动无耐力　与水肿、血压升高有关。

3. 潜在并发症　高血压脑病、严重循环衰竭、急性肾衰竭。

4. 知识缺乏　家长缺乏本病的护理知识。

(三)护理目标

(1)患儿尿量增加、水肿消退。

(2)患儿肉眼血尿消失,血压维持在正常范围。

(3)患儿无并发症发生或发生时得到及时发现和治疗。

(4)家长了解限制活动的意义及饮食调整方法,配合治疗及护理。

(四)护理措施

1. 休息、控制水盐摄入

(1)休息。急性期嘱患者卧床休息,待肉眼血尿消失、水肿消退及血压恢复正常后逐步增加活动量。

(2)饮食管理。尿少水肿时期,限制钠盐摄入,;供给高糖饮食以满足小儿热量的需要;在尿量增加,水肿消退、血压正常后,恢复正常饮食,以保证小儿生长发育的需要。

2. 病情观察

(1)尿量、尿色。准确记录24小时出入水量,每周留尿标本送尿常规检查2次。

(2)血压。密切观察是否出现血压突然升高、剧烈头痛、呕吐、眼花等一系列高血压脑病症状。

(3)密切观察呼吸、心率、脉搏等变化,警惕严重循环衰竭的发生。

(五)评价

(1)患儿尿量增加、水肿消退。

(2)患儿肉眼血尿消失,血压维持在正常范围。

(3)患儿未发生并发症。

(4)家长了解限制活动的意义及饮食调整方法,主动配合治疗及护理。

五、健康宣教

(1)向家长讲解本病是一种自限性疾病,说明本病大多预后良好。

(2)强调限制患儿活动是控制病情进展的重要措施,尤以前两周最为关键。

(3)告知家长锻炼身体、增强体质、避免或减少上呼吸道感染是预防本病的关键,一旦发生上呼吸道或皮肤感染,应及早应用抗生素彻底治疗。

六、提问

1. 急性肾小球肾炎的病因及发病机制是什么?

2. 急性肾小球肾炎有哪些临床表现?

病例二　肾病综合征

一、查房的目的

了解其病因及病理生理改变,熟悉其临床表现和各项实验室检查意义,掌握其护理措施。

二、疾病知识回顾

(一)定义

肾病综合征(NS)可由多种病因致肾小球基膜通透性增加,导致大量血浆蛋白自尿丢失引起的一组临床症候群。临床有4大特征,即大量蛋白尿、低蛋白血症、高胆固醇血症、不同程度水肿。

(二)分类

按病因可分为3大类

1. 原发性　病因不明,按临床表现又可分为单纯性肾病和肾炎性肾病,其中以单纯性多见。

2. 继发性　是指在诊断明确的原发病基础上出现肾病表现,多见于过敏性紫癜、系统性红斑狼疮等疾病。

3. 先天性　在我国少见,多于新生儿期或生后6个月内起病。

(三)病因

病因尚不十分清楚。单纯性肾病的发病可能与T细胞免疫功能紊乱有关。肾炎性肾病患者的肾脏病变中常可见免疫求球蛋白和补体成分沉积,提示与免疫病理损伤有关;先天性肾病与遗传有关。

(四)病理生理

(1)肾小球毛细血管通透性增加,大量血浆蛋白自尿中丢失,导致蛋白尿。

(2)大量蛋白自尿中丢失、蛋白质分解增加、蛋白丢失超过肝脏合成蛋白速度,导致低蛋白血症。

(3)低蛋白血症使血浆胶体渗透压降低,水由血管内外渗到组织间隙,引起有效循环血容量减少,激活RAAS系统,交感兴奋性增,水、钠重吸收增多,导致水肿。

(五)临床表现

1. 单纯性肾病　发病年龄多在2~7岁,起病隐匿,常无明显诱因,水肿最常见,开始于眼睑、面部,渐及四肢和全身。男孩常有阴囊显著水肿,重者可出现腹水、胸水、心包积液。水肿呈凹陷性。病初一般状况尚好,继之出现面色苍白、疲倦、厌食、水肿严重者可有少尿,一般无血尿及高血压。

2. 肾炎性肾病　发病年龄多在学龄期。水肿一般不严重,除具备肾病四大特征外,尚有明显血尿、高血压、血清补体下降和不同程度氮质血症。

3. 并发症

(1)感染。为本病最常见的并发症。由于患儿免疫功能低下、蛋白质营养不良及患儿多用皮质激素治疗,使患儿常合并各种感染,其中上呼吸道感染占50%以上,且以病毒感染多见(2)电解质紊乱和低血容量　常见的电解质紊乱有低钠、低钾、低钙症。

(2)高凝状态和血栓形成。由于①肝脏合成凝血因子增加,呈高纤维蛋白原血症;②尿中丢失抗凝血酶Ⅲ,血浆抗凝物质减少;③高脂血症是血液粘滞度增加,血流缓慢,血小板聚集等原因,使得患儿的血液常处于高凝状态,易发生血栓。

(3)急性肾功能衰竭。多数为起病或复发时低血容量所致的肾前性功能衰竭,部分为原因未明的滤过系数降低所致,少数为肾组织严重的增生性病变。

(4)生长延迟。主要见于频繁复发和长期接受大剂量皮质激素治疗的患儿

(六)辅助检查

1. 尿液检查　尿蛋白定性+++~++++,大多可见透明管型和颗粒管型;24小时尿蛋白定量≥50mg/kg。

2. 血液检查　血浆总蛋白及白蛋白明显减少,总蛋白<50g/L,血浆白蛋白低于25g/L,白球比例倒置;胆固醇明显增多>5.7mmol/L;血沉明显增快;有不同程度的氮质血症。

(七)治疗要点

目前小儿NS的治疗主要是以糖皮质激素为主的综合治疗。

1. 一般治疗

(1)休息。除水肿显著或并发感染,或严重高血压外,一般不需要卧床休息。病情缓解后可逐渐增加活动量。

(2)饮食。显著水肿和严重高血压应短期内限制水钠摄入。病情缓解后不必要继续限盐。活动期病例供盐 1~2g/d,优质蛋白质 1.5~2g/(kg·d)。

(3)防治感染。不主张预防性应用抗生素,一旦发生感染及时治疗。

(4)补充维生素和矿物质。蛋白尿未控制或激素治疗中的患儿每日口服维生素 D,同时加服钙剂。

2. 利尿　激素敏感者用药 7~10 天可利尿,一般无须使用利尿剂。当水肿较重,尤其有胸腹水时可给予利尿剂。

3. 糖皮质激素　有使尿蛋白消失或减少及利尿的作用,为治疗肾病综合征较为有效的首选药。

4. 免疫抑制剂　适用于激素部分敏感、耐药、依赖及复发的病例。

5. 抗凝治疗　应用肝素钠、尿激酶、双嘧达莫等可防治血栓。

三、病历介绍

(一)典型病例

患儿,男,3 岁,因"发现眼睑水肿 5 天,加重 2 天,伴咳嗽、发热 1 天,"收治入院。入院 5 天前家长晨起发现患儿眼睑水肿,继而发现尿液混浊,因而来院就诊。

(二)患者的阳性体征

1. 查体　体温 38.8℃,患儿颜面部水肿明显,咽部充血,双侧扁桃体Ⅰ度肿大、充血,无渗出。双肺可闻及干湿性啰音。心音有力,肝脾肋下未触及,双侧肾区无叩击痛,移动性浊音(–),双下肢凹陷性水肿。

2. 辅助检查

(1)尿蛋白定性为(++++),24 小时尿蛋白定量为 3.86g/L。

(2)三酰甘油 2.63mmol/L,总胆固醇 9.33mmol/L。

(3)肝功能示白蛋白 9.4g/L,白球比为 0.3。

四、护理

(一)护理评估

1. 一般情况　入院 5 天前家长晨起发现患儿眼睑水肿,继而发现尿液混浊。

2. 专科情况　体温 38.8℃,咽部充血,双侧扁桃体Ⅰ度肿大、充血,无渗出。患儿颜面部水肿明显,双下肢凹陷性水肿。尿蛋白定性为(++++),24 小时尿蛋白定量为 3.86g/L。

(二)护理诊断

1.体液过多　与低蛋白血症导致的水钠潴留有关。

2.机体营养失调　低于机体需要量　与大量蛋白自尿中丢失有关。

3.有感染的危险　与免疫力低下有关。

4. 潜在并发症　电解质紊乱、血栓形成、药物副作用。

(三)护理目标

(1)患儿水肿逐渐消退,尿液恢复正常。

(2)患儿得到充足的营养。

(3)患儿住院期间不发生感染。

(4)患儿不发生并发症或发生时能得到及时发现和处理。

(四)护理措施

1. 适当休息,病情缓解后可逐步增加活动,但不可过度劳累,以免病情复发

2. 营养管理

(1)热量。主要由糖类供给。

(2)蛋白质。大量蛋白尿期间控制蛋白摄入;蛋白尿消失后长期用皮质激素治疗期间给予高蛋白。

(3)水和盐。水分摄入不限制,限制钠的摄入,待水肿明显好转后应逐渐增加食盐摄入量。

(4)维生素和微量元素。补充维生素D和钙质。

3. 预防感染

(1)首先向家长讲解预防感染的重要性,告知其避免到人多的公共场所去。

(2)做好保护性隔离。肾病患儿与感染性疾病患儿分室收住,减少探视人员。

(3)加强皮肤护理,注意保持皮肤清洁干燥,及时更换内衣;保持床铺整洁、被褥松软;嘱其卧床期间经常变换体位。

(4)做好会阴部清洁,每日消毒,以预防尿路感染。

(5)监测体温、血象,以及时发现感染灶

4. 观察药物疗效及副作用

(1)激素治疗期间监测每日尿量、尿蛋白变化及血浆蛋白恢复情况,严密观察激素的副作用如库欣综合征、高血压、消化道溃疡等。

(2)应用利尿剂时注意观察尿量,定期检查血钾、血钠,尿量过多时应及时与医师联系。

(3)使用免疫抑制剂治疗时,注意白细胞数下降、脱发、胃肠道反应及出血性膀胱炎等;用药期间定期检查血象,嘱其多饮水。

(4)抗凝治疗过程中定期监测凝血时间及凝血酶原时间。

(五)评价

(1)患儿水肿逐渐消退,尿蛋白转阴。

(2)患儿低蛋白血症得到纠正。

(3)患儿住院期间未发生感染。

(4)患儿未发生并发症。

五、健康宣教

(1)向家长讲解激素治疗对本病的重要性,使家长主动配合与坚持按计划用药。

(2)向家长讲解感染是本病常见的并发症及复发的诱因,告知其预防感染的重要性及方法。

(3)教会家长用试纸监测尿蛋白的变化的方法。

(4)指导家长多给予患儿心理支持,在恢复期间可组织一些轻松的娱乐活动,使其保持良好情绪。

六、提问

1. 肾病综合征分为哪几类?

2. 肾病综合征常见的并发症有哪些?

(王 娟)

第六章 造血系统疾病

病例一 营养性缺铁性贫血

一、查房的目的

了解其病因及发病机制,熟悉其临床表现和治疗要点,掌握其护理措施及健康教育要点。

二、疾病知识回顾

(一)定义

缺铁性贫血是由于体内铁缺乏致血红蛋白合成减少而引起的一种小细胞低色素性贫血。此种贫血遍及全球,为小儿贫血中最常见的类型,以6个月至2岁发病率最高。

(二)病因

1. 先天储铁不足　早产、双胎、多胎、胎儿失血、孕母患严重缺铁性贫血。

2. 铁摄入不足　婴儿单纯人乳、牛奶及谷物等低铁食品喂养儿未及时添加换乳期食品,年长儿偏食、挑食等饮食习惯而导致铁摄入不足。

3. 铁吸收减少　饮食搭配不合理可影响铁的吸收。如胃肠炎、消化道畸形、慢性腹泻等可影响其吸收。

4. 铁丢失过多　溃疡病、肠息肉、膈疝、钩虫病、鼻出血等慢性失血;少女初潮后月经量过多可导致铁丢失过多。

(三)发病机制

1. 对造血的影响　铁缺乏时,血红素生成不足,使血红蛋白合成减少,新生的红细胞内血红蛋白含量不足,从而形成小细胞低色素性贫血。

2. 对非造血的影响　铁缺乏可影响肌红蛋白的合成;体内许多酶含有与蛋白质结合的铁,当铁缺乏时,这些酶活性下降,细胞功能紊乱而出现一系列非血液系统表现,如上皮细胞退行性病变、萎缩,出现口腔炎、舌炎、胃酸缺乏、小肠黏膜变薄致消化吸收功能减退,反甲等。

(四)临床表现

1. 一般表现　皮肤黏膜逐渐苍白,以唇、口腔黏膜和甲床。易疲乏,不爱活动。体重不增或增长缓慢。年长儿可诉头晕、耳鸣、眼前发黑。

2. 髓外造血表现　肝脾轻度肿大,淋巴结肿大较轻。

3. 非造血系统表现

(1)消化体统表现。食欲减退,可有呕吐、腹泻、少数有异食癖(嗜食泥土、煤渣、墙皮),还可出现口腔炎、舌炎或舌乳头萎缩,重者可出现萎缩性胃炎或吸收不良综合征。

(2)神经系统表现。常有烦躁不安、易激惹或精神不振,注意力不集中,记忆力减退,学习能力下降,智能较同龄儿低。

(3)心血管系统表现。明显贫血时心率加快,心脏扩大、重者可发生心力衰竭。

(4)其他表现。如皮肤干燥、毛发枯黄易脱落、反甲、常合并感染。

(五)辅助检查

1. 血常规　血红蛋白降低较红细胞数减少更明显,呈小细胞低色素性贫血。红细胞大小不等,以小细胞为多,中央淡染区扩大。网织红细胞正常或轻度减少。

2. 骨髓象　增生活跃,以中、晚幼红细胞增生为主。各期红细胞均较小,胞质含量少,染色偏蓝。

3. 铁代谢的检查

(1)血清铁蛋白。铁蛋白是体内储存铁的一种形式,通常 1μg/L 代表体内有储存铁 8mg,故血清铁蛋白的测定是估计骨髓铁贮存状态的一种敏感的方法。血清铁蛋白正常值为 100±60ng/ml),缺铁性贫血时小于 15μg/L(15ng/ml)。

(2)血清铁。缺铁性贫血时血清铁常低于 10.74μmol/L(60μg/100ml),总铁结合力增高,高于 64.44μmol/L(360μg/100ml),血清铁饱和度减少,低于 15%。

(3)红细胞内游离原卟啉(FEP)。正常为 0.29~0.65μmol/L(16~36μg/dl),缺铁贫血时增高。

(六)治疗要点

关键是去除病因和铁剂治疗。

1. 去除病因　合理喂养,及时添加含铁丰富的食物,纠正不良饮食习惯,积极治疗原发病如驱虫、手术治疗消化道畸形、控制慢性失血。

2. 铁剂治疗　多采用口服。一般应在血红蛋白达正常水平后继续服用 6~8 周。常用口服制剂有硫酸亚铁、葡萄糖酸亚铁、琥珀酸亚铁。

3. 输血治疗　一般不需要输血。重度贫血者可输注红细胞制剂,以尽快改善贫血症状,但应注意输注的量和速度。

三、病历介绍

(一)典型病例

患儿,男,10个月,因"面色苍白 2 个月"入院。患儿入院前 2 个月,家长发现患儿面色苍白,但活动如常,无发热、皮肤黏膜无黄染,无便血、呕吐及皮肤出血。未予以特殊处理。入院前一个月开始,面色苍白逐渐加重,进食减少,精神较差,遂入院。出现后纯母乳喂养,未添加辅食。

(二)患者的阳性体征

1. 查体　体温36.8℃,心率120次/分,呼吸32次/分,体重8kg,身长70cm。精神较差,烦躁。面色、口唇苍白,皮肤黏膜无皮疹和黄染,毛发黄、干,浅表淋巴结未扪及。心肺部检查阴性。腹软,肝肋下 1.5cm,质软。脾肋下未触及。神经系统阴性。

2. 辅助检查

血常规:WBC9.8×10^9/L,N0.39,L0.63;RBC2.9×10^{12}/L;
Hb65g/L,MCV68fl,MCH16.8pg,MCHC24.6g/L,PLT314×10^9/L。

四、护理

(一)护理评估

1. 一般情况　患儿系母乳喂养,未添加辅食;无慢性腹泻、肠道寄生虫病、吸收不良综合征、反复感染等慢性疾病。

2. 专科情况　患儿精神较差,烦躁;面色、口唇苍白,毛发黄、干。

(二)护理诊断

1. 活动无耐力　与贫血致组织器官缺氧有关。

2. 营养失调　低于机体需要量　与铁的供应不足、吸收不良、丢失过多有关。

3. 知识缺乏　家长缺乏本病的防护知识。

(三) 护理目标
(1) 患儿倦怠乏力有所减轻,活动耐力逐渐增强。
(2) 家长能正确选择含铁丰富的食物,能遵指导协助患儿正确服用铁剂,保证铁的摄入。
(3) 家长能说出本病发病原因,积极主动配合治疗,纠正不良饮食习惯,合理饮食。

(四) 护理措施
1. 休息及活动　一般活动不受限制;重度贫血患儿应卧床休息;减少刺激,避免患儿哭闹增加机体氧耗量。
2. 合理安排饮食
(1) 纠正不良饮食习惯,指导合理搭配膳食。
(2) 指导按时添加含铁丰富且铁吸收率高的辅食如动物血、精肉、肝脏、鱼类。
3. 监测病情
(1) 注意心率血压的变化,定时测量血压、脉搏、呼吸、体温。
(2) 观察用药后临床症状的改变及药物的副作用。
4. 指导正确应用铁剂
(1) 从小剂量开始服用,两餐之间服用以减少对胃肠刺激。按医嘱加服维生素C、胃蛋白酶或稀盐酸;避免与牛奶、咖啡、茶或钙剂同服。液体铁剂可使牙齿染黑,嘱用滴管服用。
(2) 血红蛋白达正常水平后继续服用6~8周。
(2) 疗效观察　观察网织红细胞的变化。
(4) 向家长说明服用铁剂后,大便可变黑或呈柏油样,停药后恢复,消除其紧张心理。

(五) 评价
(1) 患儿倦怠乏力有所减轻,活动耐力逐渐增强。
(2) 家长能正确选择含铁丰富的食物,能遵指导协助患儿正确服用铁剂,保证铁的摄入。
(3) 家长能说出本病发病原因,积极主动配合治疗,纠正不良饮食习惯,合理饮食。

五、健康宣教
(1) 向家长讲解疾病的有关知识和护理要点。
(2) 指导合理喂养,提倡母乳喂养,及时添加含铁丰富且吸收率高的辅食。
(3) 强调贫血纠正后,仍要坚持合理安排小儿饮食,培养良好的饮食习惯。

六、提问
1. 缺铁性贫血的临床表现有哪些?
2. 缺铁性贫血的治疗要点有哪些?

病例二　特发性血小板减少性紫癜

一、查房的目的
了解其病因及病理生理改变,熟悉其临床表现和治疗要点,掌握其护理措施及健康教育要点。

二、疾病知识回顾
(一) 定义
特发性血小板减少性紫癜是一种原因不明的获得性出血性疾病,以血小板减少、骨髓巨核细胞正常或增多,以及缺乏任何原因为特征,是小儿最常见的出血性疾病。

(二)病因

其发病原因尚不完全清楚,目前认为是一种器官特异性自身免疫性疾病,是由于人体产生抗血小板自身抗体导致单核巨噬系统破坏血小板过多造成血小板减少。儿童的发病可能与病毒感染密切相关,其中包括疱疹病毒、EB病毒、巨细胞病毒、细小病毒B19、麻疹病毒、流行性腮腺炎病毒、风疹病毒及肝炎病毒等。通常在感染后2~21天发病。

(三)病理生理

患儿因自身免疫缺陷或外来抗原的作用,使机体产生抗血小板抗体PA IgG。PA IgG与血小板结合,或抗原抗体复合物附着于血小板表面,导致单核—巨噬细胞系统对血小板的吞噬、破坏增加,血小板寿命缩短,从而引起血小板减少。

(四)临床表现

1. 急性型　多见于婴幼儿。在发病前1~3周常有呼吸道感染史,少数发生在预防接种后。起病急,少数表现为暴发性起病,可有轻度发热、畏寒,突然发生广泛而严重的皮肤黏膜紫癜,甚至大片瘀斑。皮肤瘀点多为全身性,以下肢为多,分布均匀。黏膜出血多见于鼻腔、齿龈,口腔可有血疱。胃肠道及泌尿道出血并不少见,不到1%的患儿发生颅内出血而危及生命。如患者头痛、呕吐,则要警惕颅内出血的可能。大多数患者可自行缓解,少数迁延不愈转为慢性。

2. 慢性型　病程超过6个月,多见于学龄儿童。起病缓慢,出血症状相对较轻,主要为皮肤、黏膜出血,可持续性或反复发作,持续期和间歇期长短不一。全身情况较好。约1/3患儿患病数年后自然缓解。

(五)辅助检查

1. 血常规　血小板计数常小于$100×10^9$/L,急性型或慢性型发作期血小板计数常小于$20×10^9$/L;可有贫血;白细胞计数正常。

2. 骨髓象　巨核细胞数正常或增多,胞体大小不一,以小型巨核细胞为主;幼稚巨核细胞增多,核分叶减少。

3. PA IgG　含量明显增高。

4. 出血时间延长,血块收缩不良;血清凝血酶原消耗不良;凝血时间正常

(六)治疗要点

1. 预防创伤出血　急性期出血明显者卧床休息,避免外伤;忌用抑制血小板功能的药物如阿司匹林。

2. 糖皮质激素　可降低血管通透性,抑制血小板抗体的产生,抑制巨噬细胞吞噬有抗体吸附的血小板。

3. 大剂量丙种球蛋白　减少血小板抗体的产生,抑制巨噬细胞吞噬有抗体吸附的血小板。

4. 输注血小板和红细胞　严重出血危及生命时可输注血小板,但尽量少输。因出血导致贫血者可输浓缩红细胞。

5. 脾切除术　激素和丙种球蛋白治疗无效者可考虑。

三、病历介绍

(一)典型病例

患儿,男,6岁,因"皮肤瘀斑1天"入院。1天前父母在给患儿洗澡时发现皮肤紫癜而入院。既往无不明原因出血。无明显家族出血性疾病史。

(二)患者的阳性体征

1. 查体　咽稍红,皮肤苍白,肝、脾、淋巴结不大,双下肢、躯干较多瘀点、瘀斑,压之不褪色。
2. 辅助检查　血常规示 Hb80g/L,WBC4.8×10⁹/L,PLT20×10⁹/L。

四、护理

(一)护理评估

1. 一般情况　患儿6天前鼻阻、流涕,未予以特殊治疗;既往无不明原因出血,无明显家族出血性疾病史。
2. 专科情况　咽稍红,皮肤苍白,双下肢、躯干较多瘀点、瘀斑,压之不褪色。

(二)护理诊断

1. 皮肤黏膜完整性受损　与血小板减少导致皮肤黏膜出血有关。
2. 有感染的危险　与糖皮质激素应用导致免疫功能下降有关。
3. 潜在并发症　内脏出血。

(三)护理目标

(1)患儿住院期间病情得到控制,瘀点瘀斑消退。
(2)患儿住院期间不发生感染。
(3)不发生潜在并发症或发生时能得到及时发现和处理。

(四)护理措施

1. 避免损伤
(1)急性期嘱患儿减少活动。
(2)尽量减少肌内注射或深静脉穿刺,必要时延长压迫时间。
(3)禁食坚硬、多刺的食物。
(4)保持大便通畅,以防用力排便时腹压增加而诱发颅内出血。
(5)室内物品的尖角用软布包扎,忌玩锐利玩具,限制剧烈运动以防外伤。
3. 预防感染　与感染患儿分室居住。保持出血部位清洁,注意个人卫生。严格无菌操作。
4. 密切观察病情变化
(1)观察皮肤瘀点、瘀斑变化,监测血小板数量变化。
(2)监测生命体征,观察神志、面色,记录出血量。如面色苍白加重,呼吸、脉搏增快,血压下降提示可能发生失血性休克。若患儿烦躁、嗜睡、头痛、呕吐,甚至惊厥、昏迷等提示可能发生颅内出血。如消化道出血常伴腹痛、便血。肾出血常伴腰痛、血尿。

(五)评价

(1)患儿住院期间病情得到控制,瘀点瘀斑消退。
(2)患儿住院期间未发生感染。
(3)患儿住院期间未发生潜在并发症。

五、健康宣教

(1)指导预防损伤的措施。不玩锐利玩具,不做剧烈的、有对抗性的运动,常剪指甲,选用软毛牙刷。
(2)指导进行自我保护,忌用阿司匹林类药物;服药期间不与感染患儿接触,去公共场所戴口罩;衣着适度,避免感冒。
(3)教会家长识别出血征象好学会压迫止血的方法,一旦发现出血,立即到医院复查或治疗。

（4）脾切除患儿易患呼吸道和皮肤化脓性感染，且易发展为败血症。在术后2年内，患儿应定期随诊，并遵医嘱服用抗生素和丙种球蛋白，以增强抵抗力。

六、提问

1. 特发性血小板减少性紫癜的临床表现是什么？
2. 特发性血小板减少性紫癜的护理措施是什么？

病例三　白血病

一、查房的目的

了解其病因和分类，熟悉其临床表现及化疗药物的应用，掌握其护理措施。

二、疾病知识回顾

（一）定义

白血病是造血干细胞恶性增生性疾病，是造血组织中某一细胞系统过度增生、进入血流并浸润整个组织和器官，引起一系列临床表现。是儿童时期最常见的恶性肿瘤。任何年龄均可发病，以学龄前期多见。

（二）病因

病因尚不完全清楚，可能与以下因素有关。

1. 病毒因素　RNA病毒在鼠、猫、鸡和牛等动物的致白血病作用已经肯定，这类病毒所致的白血病多属于T细胞型。

2. 物理和化学因素　一些化学物质有致白血病的作用。接触苯及其衍生物的人群白血病发生率高于一般人群。亦有亚硝胺类物质、保泰松及其衍生物、氯霉素等诱发白血病的报道。某些抗肿瘤细胞毒药物，如氮芥、环磷酰胺、甲基苄肼等都有致白血病作用。有证据显示，各种电离辐射可以引起人类白血病。白血病的发生取决于人体吸收辐射的剂量。

3. 遗传或体质因素　本病不属于遗传性疾病，但和遗传有关，有染色体畸变的人群白血病发病率高于正常人。

（三）分类

1. 按起病的缓急可分为急、慢性白血病　急性白血病细胞分化停滞在早期阶段，以原始及早幼细胞为主，疾病发展迅速，病程数月。慢性白血病细胞分化较好，以幼稚或成熟细胞为主，发展缓慢，病程数年。

2. 按病变细胞系列分类，包括髓系的粒、单、红、巨核系和淋巴系的T和B细胞系　临床上常将白血病分为急性淋巴细胞白血病（ALL）、急性髓细胞白血病（AML，以往称为急性非淋巴细胞白血病）、慢性粒细胞白血病、慢性淋巴细胞白血病等。

（四）临床表现

儿童及青少年急性白血病多起病急骤。常见的首发症状包括发热、进行性贫血、显著的出血倾向或骨关节疼痛等。此外，少数患者可以抽搐、失明、牙痛、牙龈肿胀、心包积液、双下肢截瘫等为首发症状。

1. 发热　是白血病最常见的症状之一，表现为不同程度的发热和热型，一般不伴寒战，抗生素治疗无效。发热的主要原因是感染，其中以咽峡炎、口腔炎、肛周感染最常见。发热也可以是急性白血病本身的症状，而不伴有任何感染迹象。

2. 出血　出血部位可遍及全身，以皮肤、牙龈、鼻腔出血最常见，也可有视网膜、耳内出血和颅内、消化道、呼吸道等内脏大出血。女性月经过多也较常见，可以是首发症状。

3. 贫血　早期即可出现，少数病例可在确诊前数月或数年先出现骨髓增生异常综合征（MDS），以后再发展成白血病。病人往往伴有乏力、面色苍白、心悸、气短、下肢水肿等症状。

4. 骨和关节疼痛　骨和骨膜的白血病浸润引起骨痛，可为肢体或背部弥漫性疼痛，亦可局限于关节痛，常导致行动困难。逾1/3患者有胸骨压痛，此征有助于本病诊断。

5. 肝脾和淋巴结肿大　以轻、中度肝脾肿大为多见。

6. 中枢神经系统白血病（CNSL）　CNSL系急性白血病严重并发症。浸润部位多发生在蛛网膜、硬脑膜，其次为脑实质、脉络膜或颅神经。轻者仅诉轻微头痛、头晕，重症者有头痛、呕吐、项强、视乳头水肿，甚至抽搐、昏迷等颅内压增高的典型表现，可类似颅内出血。颅神经（第Ⅵ、Ⅶ对颅神经为主）受累可出现视力障碍和面瘫等。

7. 其他组织和器官浸润　ALL皮肤浸润比AML少见，但睾丸浸润较多见。睾丸白血病也常出现在缓解期ALL，表现为单或双侧睾丸的无痛性肿大，质地坚硬无触痛，是仅次于CNSL的白血病髓外复发根源。白血病浸润还可累及肺、胸膜、肾、消化道、心、脑、子宫、卵巢、乳房、腮腺和眼部等各种组织和器官，并表现相应脏器的功能障碍。

8. 慢性粒细胞白血病的症状　起病缓慢，早期常无自觉症状，多因健康检查或因其他疾病就医时才发现血象异常或脾肿大而确诊。随着病情发展，可出现乏力、低热、多汗或盗汗、体重减轻等新陈代谢亢进的表现。由于脾肿大而感左上腹坠胀、食后饱胀等症状。病情可稳定1~4年，之后进入加速期，迅速出现贫血及更多症状，然后很快进入急变期，可以急变为AML或者ALL，临床表现与急性白血病完全一样，治疗效果和预后则比原发性急性白血病更差，通常迅速死亡。

（五）辅助检查

1. 血常规　红细胞及血红蛋白均减少，呈正红细胞正色素性贫血，网织红细胞数较低；血小板数降低。白细胞计数高低不一，增高者约占50%，以原始和幼稚细胞为主。

2. 骨髓象　原始和幼稚细胞极度增生，幼红细胞和巨核细胞减少，少数患儿表现为骨髓增生低下。

（六）治疗要点

1. 支持疗法

（1）防治感染。在化疗阶段，行保护性环境隔离，并发细菌、真菌或病毒感染时，宜首选强力抗生素、抗真菌药物或抗病毒药物。

（2）成分输血。明显贫血者可输红细胞；血小板减少而出血者可输浓缩血小板。

（3）集落刺激因子治疗。化疗期间如骨髓移植明显者，可给予G-CSF，GM-CSF等集落刺激因子。

（4）防治高尿酸血症。在化疗早期，由于大量白血病细胞破坏分解而引起高尿酸血症，故应注意补充水分，必要时可口服别嘌醇。

2. 化疗　目的是杀灭白血病细胞，解除白血病细胞浸润引起的症状，使病情缓解。通常按次序、分阶段进行；①诱导缓解；②巩固治疗；③预防髓外白血病；④维持及加强治疗。

3. 造血干细胞移植（HSCT）　不仅可以提高患儿的长期生存率，还可能根治白血病。

三、病历介绍

（一）典型病例

患儿，男，2岁，因"发热、面色苍白1周"入院。患儿一周前不明原因发热，体温37.5℃~38℃，无咳嗽、流涕等卡他症状,精神较差,面色进行性苍白,食欲尚可。既往生长发育正常,无特殊家族史。

(二)患者的阳性体征

1. 查体　体温38.5℃,面色苍白,全身淋巴结肿大,双下肢瘀点、瘀斑,呼吸稍促,35次/分,胸骨有压痛,肝肋下3.5cm,质中等。

2. 辅助检查

(1)血常规。Hb80g/L,WBC56×10⁹/L,PLT20×10⁹/L,血中见幼稚淋巴细胞。

(2)骨髓象。原始和幼稚淋巴细胞占85%,以小细胞为主,大小一致。

四、护理

(一)护理评估

1. 一般情况　既往生长发育正常,无特殊家族史;无放射线、重金属等接触史。

2. 专科情况　体温38.5℃,面色苍白,全身淋巴结肿大,双下肢瘀点、瘀斑,胸骨有压痛,肝肋下3.5cm,质中等。骨髓象检查原始和幼稚淋巴细胞占85%,以小细胞为主,大小一致。

(二)护理诊断

1. 体温过高　与大量白血病细胞浸润、坏死、和(或)感染有关。

2. 活动无耐力　与贫血导致组织缺氧有关。

3. 疼痛　与白血病细胞浸润有关。

4. 营养失调　低于机体需要量　与疾病导致消耗增加,抗肿瘤治疗导致恶心、呕吐、食欲减退、摄入不足有关。

5. 有感染的危险　与机体免疫功能下降有关。

6. 恐惧　与病情重、预后不良有关。

(三)护理目标

(1)患儿体温维持在正常范围。

(2)患儿或家长能够合理安排患儿的休息。

(3)患儿疼痛得到较好控制。

(4)患儿摄入足够的营养素,体重不减轻。

(5)患儿治疗过程中不发生感染或感染得到及时发现和处理。

(6)患儿能说出自己的感受,恐惧心理逐渐减轻。

(四)护理措施

1. 维持正常体温　监测体温,观察热度及热型;高热时遵医嘱给予退热药。

2. 休息　嘱患儿卧床休息。

3. 减轻疼痛　及时评估镇痛需要,疼痛剧烈时遵医嘱应用止痛剂,并评价止痛效果。

4. 加强营养　鼓励患儿进食高蛋白、高维生素、高热量的饮食。食物应卫生、清洁,食具应消毒。

5. 防治感染

(1)保护性隔离。与其他病种患儿分室居住,预防交叉感染。

(2)注意患儿个人卫生。保持口腔清洁,进食前后以温开水或漱口水漱口;用软毛牙刷或海绵清洁牙齿,以免损伤牙龈及口腔黏膜;教会患儿及家长正确的洗手方法。

(3)严格执行无菌操作。

(4)避免预防接种。避免麻疹、风疹、水痘等减毒活疫苗接种或脊髓灰质炎糖丸预防接种,以防发病。

(5)观察感染早期征象。监测生命体征,观察有无牙龈肿痛、咽红、咽痛,皮肤有无破损、红肿,肛周、外阴有无异常。

6. 正确输血　输注时应严格输血制度,注意观察疗效及有无输血反应。

7. 应用化疗药物的护理

(1)熟悉各种化疗药物的药理作用及特性,了解化疗方案及给药途径,正确给药

(2)观察药物毒性作用。①注意监测血象,观察有无贫血及出血表现;②加强口腔护理,选择清淡、易消化饮食,观察是否发生口腔溃疡;③观察有无出血性膀胱炎的发生。

(3)保护患儿血管。有计划的应用血管,采用PICC减少穿刺次数。

8. 心理护理　各项诊疗、护理操作前,告知家长及年长儿其意义、操作过程、如何配合、可能出现的不适,以减轻其恐惧心理。

(五)评价

(1)住院期间患儿体温维持在正常范围。

(2)患儿住院期间,休息良好。

(3)患儿疼痛减轻。

(4)患儿摄入足够的营养素,体重未减轻。

(5)患儿治疗过程中未发生感染。

(6)患儿能和父母交流自己的感受,恐惧心理逐渐减轻。

五、健康宣教

(1)讲解白血病有关知识,化疗药物的作用和毒副作用。

(2)教会家长如何预防感染及观察感染及出血征象,出现异常如发热、心率呼吸加快、鼻出血等,应及时就诊。

(3)鼓励患儿参加适当体格锻炼,以增强抵抗力。

(4)告知家长及年长儿坚持定期化疗的重要性。

(5)告知家长及年长儿化疗期间可酌情参加学校学习,以利于其生长发育。

六、提问

1. 白血病如何分类?

2. 白血病的护理措施有哪些?

(王　娟)

第七章 神经系统疾病

病例一 病毒性脑炎

一、查房的目的
了解其病因及发病机制,熟悉其临床表现和治疗要点,掌握其护理措施。

二、疾病知识回顾

(一)定义

是指由多种病毒感染引起的颅内急性炎症。若病变主要累及脑实质则称为病毒性脑炎,若脑膜同时受累则称为病毒性脑膜脑炎。

(二)病因

多种病毒感染可引起,但80%为肠道病毒(柯萨奇病毒、埃可病毒)感染,其次为单纯疱疹病毒、腮腺炎病毒和虫媒病毒。

(三)发病机制

病毒经呼吸道或消化道进入淋巴系统内繁殖,然后通过血液循环感染颅内某些脏器,出现发热等全身症状;若病毒在定居的脏器中进一步大量繁殖,可能侵入脑或脑膜组织,表现出中枢神经受累症状。

(四)临床表现

1. 病毒性脑膜脑炎　多先有上呼吸道或消化道感染史,表现为发热、恶心、呕吐等。继而婴儿出现烦躁不安,易被激惹;年长儿出现头痛、颈背疼痛、脑膜刺激征为阳性(但婴幼儿出现典型的脑膜刺激征者较少)。部分病例可表现轻微脑实质受累,出现轻度意识障碍,如嗜睡。很少发生严重意识障碍或惊厥,无局限神经系统体征。病程大多为1~2周。

2. 病毒性脑炎

(1)前驱症状。主要为急性全身感染症状如发热、头痛、呕吐、腹泻等。

(2)中枢神经系统症状。

①惊厥。可为局限性,多为全身性,严重者可呈惊厥持续状态。

②意识障碍。轻者反应淡漠、迟钝、嗜睡或烦躁,重者谵妄、昏迷、甚至呈深度昏迷。

③颅内压增高。头痛、呕吐,四肢肌张力增高、血压增高、患儿前囟饱满,严重者发生脑疝。

④运动功能障碍。根据受损部位不同,出现偏瘫、不自主运动、面瘫、吞咽障碍等。

⑤精神障碍。病变累及额叶底部、颞叶边缘系统,可发生幻觉、失语、定向力障碍等精神情绪异常。

(五)辅助检查

1. 脑脊液检查　多数压力增高,外观清亮,白细胞总数为轻度增多,一般<$300×10^6/L$,病初多以中性粒细胞为主,以后淋巴细胞为主;蛋白质大多正常;糖和氯化物一般在正常范围内。脑脊液直接涂片无细菌发现。

2. 病毒学检查 部分患儿取脑脊液进行病毒分离及特异性抗体测试为阳性。

3. 脑电图 病程早期脑电图以弥漫性或局限性异常慢波背景活动为特征,少数伴有棘波(慢波背景活动只能提示异常脑功能)。

（六）治疗要点

（1）对症及支持治疗。卧床休息,维持体温正常及水、电解质平衡,合理供给营养,对营养状况不良者给予静脉营养制剂或白蛋白。

（2）疑似疱疹病毒脑炎时,应尽早给予阿昔洛韦治疗,对其他病毒感染可酌情使用干扰素、更昔洛韦、利巴韦林或静脉注射免疫球蛋白。

（3）对于重症婴幼儿或继发细菌感染者,适当给予抗生素。

（4）处理颅内压增高和呼吸、循环功能障碍,控制惊厥发作。

三、病历介绍

（一）典型病例

患儿,女,6岁,以"发热6天,抽搐3天"收住入院。患儿6天前无明显诱因出现发热,中高热,热峰40.0℃,病初曾呕吐2次,为胃内容物,非喷射状。到当地医院救治,输液治疗两天(用药不详),症状无缓解。3天前突然出现抽搐,表现为神志不清、双目右斜、头偏向右侧、四肢抖动,持续数秒钟自行缓解,缓解后患儿出现昏迷至今,昏迷期间患儿仍有间断抽搐发作,性质同前,为求进一步治疗来我院,以"颅内感染"收住入院。

（二）患者的阳性体征

1. 查体 体温38.7℃,心率110次/分,呼吸26次/分,血压133/74mmHg,浅昏迷。全身皮肤黏膜无黄染,头颅五官无畸形,双瞳孔等大等圆,直径约3mm,对光反射迟钝。颈软,气管居中,甲状腺无肿大。心肺听诊未见异常。腹软,肝脾肋下未及,肝区无叩痛。各生理反射减弱,双侧巴氏征阳性,脑膜刺激征阳性,双眼视乳头轻度水肿。

2. 辅助检查

（1）脑电图。弥漫性慢波背景活动伴棘波。

（2）脑脊液检查。压力增高,外观清亮,白细胞总数轻度增多。

四、护理

（一）护理评估

1. 一般情况 经询问患儿发病前无上呼吸道或消化道感染史;发热6天,抽搐3天。

2. 专科情况 体温38.7℃,心率110次/分,呼吸26次/分,血压133/74mmHg,浅昏迷抽搐间断发作。

（二）护理诊断

1. 体温过高 与病毒血症有关。

2. 意识障碍 与颅内感染有关。

3. 营养失调 低于机体需要量 与摄入减少及消耗增加有关。

4. 有受伤的危险 与抽搐发作有关。

5. 潜在并发症 颅内压增高。

（三）护理目标

（1）住院期间患儿体温恢复到正常范围。

（2）患儿得到充足的营养。

(3)患儿住院期间无受伤情况发生。

(4)患儿住院期间不发生并发症或发生时能得到及时发现和处理。

(四)护理措施

1. 降低体温

(1)保持病室安静,空气新鲜,定时通风。做好基础护理。

(2)检测患儿的体温,热型及伴随症状,体温在38.5℃以上时采用遵医嘱给予药物降温,降低大脑耗氧量。

(3)评估患儿有无脱水症状,保证摄入足够的液体量。

2. 保证营养供给

遵医嘱给予鼻饲,准确记录时间及饮食量,做好口腔护理。

3. 安全管理　专人守护,抽搐发作时立即置压舌板或舌垫于上下齿列之间,取侧卧位,给予床档保护、约束带适当约束。

4. 昏迷的护理　保持侧卧位,定时翻身及按摩皮肤,行肢体被动运动,以促进血液循环,防止出现压疮。轻拍患儿背部,促使其排出痰液,避免坠积性肺炎的发生;保持肢体功能位,防止足下垂。

5. 病情观察　密切观察意识、瞳孔及呼吸变化,及时发现颅内高压及神经系统症状。

(五)评价

(1)住院期间患儿体温恢复到正常范围。

(2)患儿得到充足的营养。

(3)患儿抽搐发作时得到及时发现和处理,无受伤情况发生。

(4)患儿住院期间未发生并发症。

五、健康宣教

(1)向家长介绍病情、治疗用药及护理方法,以取得其配合。

(2)向家长提供日常生活护理及保护患儿的一般知识。

(3)告知家长平时应预防感冒与肠道感染,一旦患儿出现上呼吸道或肠道感染应及时有效地治疗,防止其恶化。

六、提问

1. 病毒性脑炎脑脊液特点是什么?

2. 患儿抽搐发作时应采取何种措施?

3. 该病的病情观察要点是什么?

病例二　缺血缺氧性脑病

一、查房的目的

了解缺血缺氧性脑病的病因,发病机制,熟悉其临床表现及治疗要点,掌握其护理措施。

二、疾病知识回顾

(一)定义

是由于各种围生期因素引起的缺氧和脑血流量减少或暂停而导致的胎儿和新生儿的脑损伤,是新生儿窒息后的严重并发症,病情重,病死率高。

（二）疾病的病因及概况

1. **缺氧**　①围生期窒息；②反复呼吸暂停；③严重的呼吸系统疾病；④右向左分流型先天性心脏病。
2. **缺血**　①心跳停止或严重的心动过缓；②重度心力衰竭或周围循环衰竭。

（三）发病机制

1. **脑血流改变**　缺氧使体内血液重新分布，脑组织血供不足，脑血流灌注下降，二次血流分布，供应大脑半球血流减少，以保证丘脑、脑干、小脑血液供应。
2. **脑组织生化代谢改变**
(1) 缺氧。大脑无糖酵解增加，乳酸增加，低血糖、代谢性酸中毒发生。
(2) 缺氧。脑细胞膜完整性受损。
3. **神经病理学改变**
(1) 足月儿。皮质梗死，深部灰质核坏死常见。
(2) 早产儿。脑室周围出血及脑室内出血多见。

（四）临床表现

主要表现为意识改变及肌张力变化，严重者可伴有脑干功能障碍，根据病情可分为轻、中、重度。

1. **轻度**　主要表现为兴奋、激惹，肢体及下颌可出现颤动，吸吮反射正常，拥抱反射活跃，肌张力正常，呼吸平稳、前囟平、一般不出现惊厥（一般生后24小时内明显、3天内逐渐消失，预后良好）。
2. **中度**　表现为嗜睡、反应迟钝、肌张力降低、机体自发动作减少，可出现惊厥。拥抱反射和吸吮反射减弱、瞳孔缩小、对光反应迟钝（症状在生后72小时内明显，病情恶化者嗜睡程度加深甚至昏迷，反复抽搐，可留有后遗症。脑电图检查可见癫痫样波或电压改变）。
3. **重度**　意识不清，常处于昏迷状态，肌张力低下，肢体自发动作消失，拥抱反射和吸吮反射消失，瞳孔不等大，对光反应差，心率减慢。

（五）治疗要点

1. **支持方法**
(1) 给氧。选择适当给氧方法，保持 $PaO_2>50\sim70mmHg$，$PaO_2<40mmHg$。
(2) 纠正酸中毒。改善通气的同时使用碳酸氢钠纠正代谢性酸中毒。
(3) 维持血压用多巴胺或多巴酚丁胺保证各脏器血液灌注。
(4) 补液。每日补液量控制在60~80ml/kg。
2. **控制惊厥**　首选苯巴比妥钠。
3. **治疗脑水肿**　出现颅内高压时可用呋塞米静脉推注或甘露醇静脉注射。
4. **亚低温治疗**　采用人工诱导方法将体温降低2℃~4℃，减少脑组织的基础代谢，保护神经细胞。该法目前仅适用于足月儿，早产儿尚不宜采用。

三、病历介绍

（一）典型病例

患儿男性，生后2.5小时，孕35周，因母"胎膜早破"5天，胎动增加半天，于当日中午顺产自然娩出，出生体重2200g，羊水Ⅰ度污染，Apgar评分1分钟时7分，经处理后5分钟评10分。生后1小时发现患儿哭时口周青紫，四肢活动多，尖叫。

（二）患者的阳性体征（查体、辅助检查、实验室检查）

1. 查体　体温36.5℃，心率140次/分、呼吸44次/分、SpO_2 96%，体重2200g，反应不佳。口周稍发绀，皮肤红润，头发分条清，前囟1.5cm×1.5cm，平软，乳晕较浅。双肺呼吸音粗，未闻及干湿罗音。心音有力，心率130次/分，率齐，未闻及病理性杂音。腹软，脐带未脱落，肝脾肋下未触及，肠鸣音无亢进。阴囊色深，双侧睾丸已下降。指、趾甲刚达指、趾甲尖，足底纹浅，布足底前1/3。

四、护理

（一）护理评估

1. 一般情况　孕妇无贫血、糖尿病等全身性疾病；产妇分娩前5天发生胎膜早破。
2. 专科情况

(1)口周稍发绀，皮肤红润

(1)患儿反应不佳，易激惹；四肢肌张力正常。

（二）护理诊断

1. 低效性呼吸形态　与缺血缺氧致呼吸中枢损害有关。
2. 潜在并发症　颅内压升高、呼吸衰竭。
3. 有失用综合征的危险　与缺血缺氧导致的后遗症有关。
4. 营养失调　低于机体需要量与病儿吸吮能力降低有关。

（三）护理目标

(1)患儿3天内在吸氧状态下呼吸平稳，无呼吸暂停现象。

(2)潜在并发症能够被及时发现及处理。

(3)病儿的体重保持在同日龄婴儿的正常范围。

（四）护理措施

1. 给氧　病儿头偏向一侧，及时清除口、鼻、咽及气道内分泌物。防止窒息。根据患儿缺氧情况，及时调整给氧方式。
2. 监护　严密监护患儿呼吸、血压、心率、血氧饱和度、神志、瞳孔、前囟张力及抽搐情况，观察药物反应。密切观察呼吸频率、深度，注意有无呼吸暂停。
3. 营养支持　病儿无吸吮能力，吞咽能力较差，给予鼻饲母乳，选择质软、细小的鼻饲管，防止损伤食道和胃黏膜。每次鼻饲后取右侧卧位，防止溢奶。同时遵医嘱给予静脉补充营养。

（五）评价

(1)患儿3天内在吸氧状态下呼吸保持平稳，未发生呼吸暂停现象。

(2)潜在并发症得到了及时发现及处理。

(3)病儿的体重保持在同日龄婴儿的正常范围。

五、健康宣教

(1)出院1个月后复查，注射乙肝疫苗，同时继续给予高压氧治疗。

(2)喂养。病儿4~6个月纯母乳喂养，4~6个月后按时添加辅食。

(3)定期进行户外活动，直接接受阳光照射，以增加内源性 维生素D合成量。病儿1个月后加钙片和浓缩鱼肝油，防止发生佝偻病。

(4)预防感染，根据天气变化及时增减衣服，避免到公共场所，以免发生交叉感染。

(5)预防传染病，按时预防接种。

(6)给病儿进行感知、视听、语言和动作的训练，如视听刺激、做婴儿操等。

六、提问

1. 缺血缺氧性脑病的定义?
2. 缺血缺氧性脑病的护理措施有哪些?

病例三 脑性瘫痪

一、查房的目的

了解脑瘫的病因及其临床分型,掌握其护理措施及健康指导要点。

二、疾病知识回顾

(一)定义

脑性瘫痪简称脑瘫,也称 litter 病,是指小儿从出生到生后一个月内,由多种原因引起的非进行性脑损伤。临床以中枢神经运动障碍和姿势异常为主要特征,可伴有癫痫,智力低下,视觉、听觉、语言功能障碍等。

(二)病因

1. 母亲妊娠期各种异常情况 如母体感染;母亲接触放射线、缺氧;母亲患糖尿病和营养不良等疾病;母亲多胎妊娠等。
2. 出生时不良因素 新生儿缺血缺氧性脑病、高胆红素血症、早产、低体重、颅内出血等。
3. 婴儿期感染或创伤 如婴儿脑部感染、头部创伤和长期缺氧。

(三)临床表现

1. 运动障碍 是脑瘫患儿最基本的表现,其特征是运动发育落后和瘫痪肢体主动运动减少,肌张力、姿势、神经反射异常。按照运动障碍的性质,临床分为七种类型:

(1)痉挛型。以锥体系受损为主。患儿典型表现为肌张力增高、肢体活动受限。

(2)手足徐动型。病变在基底节。有意识运动时,表现为不自主、不协调、无效的运动状态,紧张时加重、安静时减轻、睡眠时消失。面部呈鬼脸表情、吞咽困难、流涎。

(3)强直型。以锥体外系受损为主,呈齿轮、铅管样持续性肌张力增高。

(4)共济失调型。以小脑受损为主。2岁左右逐渐出现身体稳定性差,上肢有意向性震颤,肌张力低下,步态蹒跚,走路时两足间距加宽,四肢动作不协调。

(5)肌张力低下型。病变在椎体和椎体外系。主要表现为肌张力显著降低呈软瘫状,自主运动很少,关节活动范围增大,腱反射存在。

(6)震颤型。此型很少见,表现为四肢静止性震颤。

(7)混合型。同一患儿表现有两种或两种以上类型的症状。

(四)辅助检查

(1)发育迟缓筛查。

(2)影像学及脑电图检查 可确定脑损伤部位。

(五)治疗要点

早期发现、早期干预,按小儿发育规律实施综合治疗和康复。包括躯体训练、技能训练、语言训练等功能训练;针灸、理疗、按摩、推拿等物理学治疗方法,改善运动障碍及异常姿势;使用一些矫形器械或支具,帮助完成训练和矫正异常姿势。

三、病历介绍

(一)典型病例

患儿,男,23个月,以"双下肢痉挛性瘫痪20个月,抽搐一次"入院。患儿抽搐时双眼凝视,牙关紧闭,四肢屈曲、强直、抖动,意识不清,约持续4分钟,二便无失禁。患儿生长发育落后,1岁才会坐,22个月扶物能站。语言发育迟缓,至今仍不能有意思的语言表达。患儿为8个月早产儿,G1P1,助产分娩,生后中度窒息,经气管插管抢救后好转在儿科病房住院1个月,诊断为新生儿窒息、缺血缺氧性脑病。其母妊娠早期曾患上呼吸道感染,用青霉素等药物治疗后好转。

(二)患者的阳性体征

1. 查体 T37.5℃,P96次/分,R25次/分,血压正常,营养状况欠佳,表情呆板,颈软,心音有力无杂音,心律齐。两肺呼吸音清,腹平软,肝脾不大。脑神经检查不合作,眼球活动不灵活,表情呆滞,四肢肌张力增强,双膝反射、跟腱反射亢进,扶患儿站立、行走时双下肢呈剪刀样步态。

2. 辅助检查

(1)脑电图。显示广泛中度异常。

(2)磁共振。显示两侧脑室扩大,脑室旁白质软化,额颞叶蛛网膜下腔间隙增宽,大脑萎缩。

四、护理

(一)护理评估

1. 一般情况 患儿出生时曾有重度窒息;经询问母亲孕期无大剂量放射线接触史。

2. 专科情况 患儿脑神经检查不合作,眼球活动不灵活,表情呆滞,四肢肌张力增强,双膝反射、跟腱反射亢进,扶患儿站立、行走时双下肢呈剪刀样步态;语言发育迟缓。

(二)护理诊断

1. 生长发育迟缓 与脑损伤有关。

2. 营养失调 低于机体需要量。

3. 有失用综合征的危险 与肢体痉挛性瘫痪有关。

(三)护理目标

(1)患儿生长发育状况得到改善。

(2)患儿获得充足的营养。

(3)患儿不发生失用综合征。

(四)护理措施

1. 饮食护理 为患儿制定高热量、高蛋白、高维生素、容易消化的食谱,鼓励多活动,以使其适应高代谢的需求。

2. 功能训练

(1)体能运动训练。针对运动和异常姿势进行物理学手段训练。

(2)技能训练。通过制定功能训练计划,帮助和训练患儿上肢和手的精细运动,选择正确抱患儿的姿势。

(3)语言训练。主要是听力、发音、语言、咀嚼吞咽功能的协同矫正。

(4)进食训练。选择有把手、勺表面浅平、勺柄长的餐具,鼓励患儿自己进食;用冰块刺激口、唇、舌,进行口唇闭合锻炼,提高下颌随意运动,减少流涎的发生;定时做舌的上、下、左、右运动,促进闭合动作,以减少不随意运动。饭前在患儿面部两侧咬肌处轻轻按摩或热敷,帮助咀嚼肌松弛以便于进食。

3. 安全管理 保证环境安全,做到专人护理,必要采取头部护具和垫床垫,防止患儿损伤。

4. 心理关爱 发挥社会、家庭、学校全方位的力量。鼓励患儿参加集体活动,调动其积极性。

(五)评价

(1)患儿运动、语言、智力发育得到改善。

(2)患儿营养状况改善。

(3)患儿未发生失用综合征。

五、健康宣教

针对脑瘫患儿治疗、护理任务长期性的特点,健康教育主要以家庭教育为主。

(1)教会家长照顾患儿的方法(如用药管理、身体康复、癫痫发作的预防)。

(2)帮助家长制定切实可行的康复计划,寻找社会支持系统如社区机构,以提高患儿生活质量。

(3)指导促进患儿心理健康 家庭应给予患儿更多的关爱和照顾,耐心指导,积极鼓励,注意挖掘其自身潜力,切不可歧视或过于偏爱,以免造成性格缺陷。

六、提问

1. 什么是脑性瘫痪?

3. 如何做好脑性瘫痪患儿的健康宣教?

(王 娟)

第八章 急性传染病

病例一 麻疹

一、查房的目的
了解该病的病因,熟悉该病的治疗要点及预防,掌握该病的护理措施。

二、疾病知识回顾

(一)定义

麻疹是由麻疹病毒引起的一种急性出疹性呼吸道传染病。临床以发热、上呼吸道炎、结膜炎、口腔麻疹黏膜斑、全身斑丘疹、疹退后遗留色素沉着伴糠麸样脱屑为特征。

(二)病原学

麻疹病毒属副黏液病毒科,为单股负链 RNA 病毒。麻疹病毒只有一个血清型,抗原性稳定。此病毒抵抗力不强,对干燥、日光、高温均敏感,紫外线、过氧乙酸、甲醛、乳酸和乙醚等对麻疹病毒均有杀灭作用,但在低温中能长期存活。

(三)流行病学

麻疹患者是唯一传染源。感染早期病毒在患者呼吸道大量繁殖,通过患者的呼吸、咳嗽、喷嚏排出体外经呼吸道进行传播。密切接触者亦可以经被污染的手传播。麻疹患者出疹前后 5 天均有传染性,有并发症的患者传染性可延长至出疹后 10 天。本病好发年龄是 6 个月~5 岁,四季均可发病,以冬、春季节多发。

(四)病理

病变部位广泛的单核细胞浸润、增生及形成多核巨细胞是麻疹的病理特征。

麻疹皮疹的病理改变:真皮毛细血管内皮增生、血浆渗出、红细胞相对增多形成淡红色斑丘疹。疹退后,表皮细胞坏死、角化形成脱屑。皮疹处红细胞裂解,疹退后形成棕色色素沉着。

(五)临床表现

1. 典型麻疹可分以下四期

(1)潜伏期。约 6~18 天,平均 10 天左右。曾经接触过麻疹患儿或在潜伏期接受被动免疫者,可延至 3~4 周。在潜伏期内可有轻度体温上升。

(2)前驱期也称发疹前期,从发热开始至出疹,一般为 3~4 天。表现类似上呼吸道感染症状①发热见于所有病例,多为中度以上发热;②咳嗽、流涕、流泪、咽部充血等,以眼症状突出,结膜发炎、眼睑水肿、眼泪增多、畏光、下眼睑边缘有一条明显充血横线(Stimson 线),对诊断麻疹极有帮助;③麻疹黏膜斑,在发疹前 24~48 小时出现,为直径约 1.0mm 灰白色小点,外有红色晕圈,开始仅见于对着下臼齿的颊黏膜上,但在一天内很快增多,可累及整个颊黏膜并蔓延至唇部黏膜,黏膜疹在皮疹出现后即逐渐消失可留有暗红色小点;④部分病例可有一些非特异症状,如全身不适、食欲减退、精神不振等。偶见皮肤荨麻疹,隐约斑疹或猩红热样皮疹,在出现典型皮疹时消失。

(3)出疹期。多在发热后 3~4 天出现皮疹。体温可突然升高至 40℃~40.5℃,皮疹为稀疏不规则的红色斑丘疹,疹间皮肤正常,出疹顺序也有特点:始见于耳后、颈部、沿着发际边缘,24 小时内向下发展,遍及面部、躯干及上肢,第 3 天皮疹累及下肢及足部。病情严重者皮疹常融合,皮肤水肿,面部水肿变形。大部分皮疹压之褪色,但亦有出现瘀点者。全身有淋巴结肿大和脾肿大,并持续几周,肠系膜淋巴结肿大可引起腹痛、腹泻和呕吐。阑尾黏膜的麻疹病理改变可引起阑尾炎症状。疾病极期特别是高热时常有谵妄、激惹及嗜睡状态,多为一过性,热退后消失,与以后中枢神经系统合并症无关。此期肺部有湿性罗音,X 线检查可见肺纹理增多。

(4)恢复期。出疹 3~4 天后皮疹开始消退,消退顺序与出疹时相同;在无合并症发生的情况下,食欲、精神等其他症状也随之好转,体温减退。皮肤颜色发暗。疹退后,皮肤留有糠麸状脱屑及棕色色素沉着,7~10 天痊愈。

2. 其他类型麻疹

(1)轻症麻疹毒。多见于在潜伏期内接受过丙种球蛋白注射者,或小于 8 个月的体内尚有母亲抗体的婴儿。发热低,上呼吸道症状较轻。麻疹黏膜斑不明显,皮疹稀疏。病程约 1 周,无并发症。

(2)重症麻疹。发热高达 40℃以上,中毒症状重,伴惊厥、昏迷。皮疹融合呈紫蓝色者,常有黏膜出血,如鼻出血、呕血、咯血、血尿、血小板减少等,称为黑麻疹。皮疹少,色暗淡,常为循环不良表现。此型患儿死亡率高。

(3)无疹型麻疹。注射过麻疹减毒活疫苗者可无典型黏膜斑和皮疹,甚至整个病程中无皮疹出现。此型临床诊断较难,只有依赖前驱症状和血清中麻疹抗体滴度增高才能确诊。

(4)异型麻疹。此为非典型麻疹,接种灭活疫苗后引起。表现为高热、头痛、肌痛,无口腔黏膜斑。出诊顺序:皮疹从四肢远端开始延及躯干、面部,呈多形性;常伴水肿及肺炎。国内不用麻疹灭活疫苗,故此类型少见。

3. 并发症

(1)喉、气管、支气管炎。麻疹病毒本身可导致整个呼吸道炎症。由于 3 岁以下的小儿喉腔狭小、黏膜层血管丰富、结缔组织松弛,如继发细菌或病毒感染,可造成呼吸道阻塞。临床表现为声音嘶哑、犬吠样咳嗽、吸气性呼吸困难及三凹征,严重者可窒息死亡。

(2)肺炎。由麻疹病毒引起的间质性肺炎。支气管肺炎更常见,为细菌继发感染所致,常见致病菌有肺炎链球菌、链球菌、金黄色葡萄球菌和嗜血性流感杆菌等,故易并发脓胸或脓气胸。艾滋病病人合并麻疹肺炎,常可致命。

(3)心肌炎。较少见,但一过性心电图改变常见。

(4)神经系统并发症。①麻疹脑炎发病率较低,一千个麻疹病儿中有 1~2 个患此病。多在出疹后 2~5 天再次发热,头疼、嗜睡、惊厥、突然昏迷等症状。外周血白细胞增多,脑脊液改变为:细胞数轻、中度升高,以淋巴细胞为主,蛋白增多,糖正常。病死率达 10%~25%;存活者中 20%~50%留有运动、智力或精神上的后遗症。②亚急性硬化性全脑炎是一种急性感染的迟发性并发症,表现为大脑机能的渐进性衰退,病情严重,预后差。但发病率极低,约为百万分之一;在神经系统症状出现前 4~8 年有典型麻疹史,并完全恢复。85%起病在 5~15 岁,开始症状很隐匿,有轻微的行为改变和学习障碍,随即智力低下,并出现对称性、重复性的肌阵挛;随疾病进展,出现各种异常运动和神经功能障碍。大部分病人在诊断后 1~3 年死亡,个别能存活 10 年以上。

(5)结核病恶化。麻疹患儿的免疫反应受到暂时抑制,对结核菌素的迟发性皮肤超敏反应消失,可持续几周,使原有潜伏结核病灶变为活动病灶,出现结核病的临床表现,甚至播散而致粟粒型肺结核或结核性脑膜炎。

(六)辅助检查

1. 血常规检查　白细胞总数减少,淋巴细胞相对增多。

2. 血清学抗体检查　急性期及恢复期双份血清抗体效价增高4倍以上升为阳性。目前多用ELISA法测血中特异性IgM和IgG抗体,疹后3d IgM多呈阳性,2周时IgM达高峰。

3. 病原学检查　取前驱期或出疹期病人眼、鼻、咽分泌物,血、尿标本接种于原代人胚肾细胞或羊膜细胞,分离麻疹病毒;或通过间接免疫荧光法检测涂片中细胞内麻疹病毒抗原

4. 查多核巨细胞　取病人鼻咽部分泌物、痰和尿沉渣涂片,用瑞氏染色查多核巨细胞,也可以通过电镜找多核巨细胞内外包涵体中麻疹病毒颗粒。多核巨细胞以出疹前2天至出疹后1天阳性率高。

(七)治疗要点

1. 一般治疗

(1)环境与休息。卧床休息,房内保持适当的温度和湿度,常通风保持空气新鲜。

(2)给予容易消化的富有营养的食物,补充足量水分。

(3)保持皮肤、黏膜清洁,口腔应保持湿润清洁。

2. 对症治疗　高热时可用小量退热剂;烦躁可适当给予苯巴比妥等镇静剂;剧咳时用镇咳祛痰剂;继发细菌感染可给抗生素。麻疹患儿对维生素A需要量大,世界卫生组织推荐,在维生素A缺乏区的麻疹患儿应补充维生素A。

3. 中药治疗　初期,可用辛凉透表法,选用升麻葛根汤、银翘散加减;热症重者,可用三黄石膏汤或犀角地黄汤;体虚肢冷宜用人参败毒汤;恢复期热退疹收,宜用养阴清热法,可用沙参麦冬汤等。

4. 积极治疗各种并发症

三、病例介绍

(一)典型病例

患儿,男,五个月,因"咳嗽、咳喘8天,发热5天,出疹1天"入院。患儿4天前,无明显诱因出现发热,体温最高38.5℃,热型不规则,伴咳嗽,呈阵发性,痰少不易咳出,在当地医院于抗炎治疗,效果欠佳,仍发热,1天前家长发现患儿自头面部出现红色皮疹,渐发展胸背部,伴声音嘶哑,进食呛咳,双眼畏光,诊断为麻疹,转至我院。

(二)患者的阳性体征

1. 查体　体温37.5℃,心率150次/分,呼吸40次/分。神清,精神萎靡,反应差。口唇紫绀,呼吸急促,吸气现"三凹征",呈阵发性咳嗽时憋喘明显,伴咳痰,痰液黏稠不易咳出,全身分布红色斑丘疹,已出至小腿,患儿颈周,双侧腋窝,双侧腹股沟及肛周皮肤发红伴破损。

2. 辅助检查

(1)血常规。白细胞 $6.0×10^9/L$。

(2)胸片显示。双肺下野点片状阴影。

(3)痰培养。提示溶血葡萄球菌。

四、护理

(一)护理评估

1. 一般情况　患儿曾有麻疹接触史;未接种麻疹减毒活疫苗;平素体健。

2. 专科情况　体温37.5℃,心率150次/分,呼吸40次/分;全身分布红色斑丘疹,已出至小腿,

患儿颈周,双侧腋窝,双侧腹股沟及肛周皮肤发红伴破损;胸片显示双肺下野点片状阴影。

(二)护理诊断

1. 体温过高　与病毒血症有关。
2. 皮肤完整性受损　与麻疹病毒引起的皮损有关。
3. 营养失调　低于机体需要量　与食欲下降、高热消耗增加有关。
4. 有体液不足的危险　与发热出汗过多及摄入水分减少有关。
5. 潜在并发症　肺炎、喉炎、脑炎。

(三)护理目标

(1)患儿体温降至正常。
(2)患儿皮疹消退,皮肤完整、无感染。
(3)患儿住院期间未发生体液不足。
(4)患儿住院期间能得到充足的营养。
(5)患儿不发生并发症或并发症得到及时发现和处理。

(四)护理措施

1. 环境与休息　卧床休息,病室保持空气新鲜流通,室温18~20℃,相对湿度50%~60%,室内光线不宜过强,用窗帘遮挡。
2. 饮食护理　继续母乳喂养,嘱家属多喂水以补充足够水分。
3. 心理护理　多与患者或家属交流,讲解疾病相关知识,解除其急躁、焦虑心情,以便更好地配合治疗及护理。
4. 病情观察

(1)注意观察体温、脉搏、呼吸及神志状态,如出现体温过高或下降后又升高、呼吸困难、紫绀、躁动不安等,均提示可能出现并发症。
(2)皮疹变化。观察出疹顺序、皮疹颜色及分布情况,出疹过程是否顺利。
(3)观察有无并发症的表现。若患儿出现持续高热、咳嗽加剧、呼吸困难、肺部细湿罗音等应怀疑并发肺炎;若患儿出现抽搐、意识障碍、脑膜刺激征等应怀疑并发脑炎观察。
(4)有无脱水、酸中毒及电解质紊乱的表现。

5. 对症护理

(1)发热。出疹期,体温不超过39℃不予处理,因体温太低可影响发疹。体温超过39℃时,用微温湿毛巾敷于额部,遵医嘱给予小剂量退热剂,使体温略降。
(2)皮疹的护理。①注意保持皮肤清洁,禁用肥皂水,酒精擦拭皮肤;②避免搔抓皮疹,以防抓伤皮肤造成感染。修剪指甲,戴布手套;③衣着宽松,勤换内衣裤。床褥保持清洁、平整、干燥。
(3)眼、鼻、口腔护理。①因麻疹病人有结膜炎,每日用生理盐水或硼酸溶液冲洗双眼2~3次,冲洗后滴入眼药水,预防继发细菌感染;②随时清除鼻腔分泌物,保持鼻腔通畅;③保持口腔清洁,高热时口腔护理2次/日。

6. 预防感染传播

(1)管理传染源。呼吸道隔离至出疹后10天。
(2)切断传播途径。患儿房间通风并用紫外线照射消毒,患儿衣物在阳光下暴晒。

(五)评价

(1)患儿体温降至正常。

(2)患儿皮疹出齐、出透,皮肤完整、无感染。
(3)患儿住院期间未发生体液不足。
(4)患儿住院期间得营养补给充足。
(5)患儿未发生喉炎、脑炎,肺炎得到及时治疗。

五、健康宣教

(1)向家长讲解麻疹的主要临床表现,常见并发症和预后,并向家长说明隔离的必要性。

(2)告知家长麻疹是一种完全可以预防的疾病,只要提前做好预防接种,则可以起到有效的预防作用。指导家长按时带儿童到相关机构进行预防接种。

(3)做好自我防护,在麻疹流行期间少去公共场所,如与麻疹病人有接触,可肌内注射血丙种球蛋白或胎盘血丙种球蛋白进行预防

(4)如家中有麻疹病人应送医院进行隔离治疗或在医务人员的指导下进行就地隔离治疗,一般病人隔离至出疹后5天,合并肺炎者延长至10天。病人衣物应在阳光下曝晒。

六、提问

1. 麻疹的常见并发症有哪些?
2. 如何对麻疹患儿进行皮肤护理?

病例二 水痘

一、查房的目的

了解该病的病因,熟悉该病的治疗要点及预防,掌握该病的护理措施。

二、疾病知识回顾

(一)定义

水痘(varicella)是由水痘-带状疱疹病毒(VZV)引起的一种传染性极强的出疹性传染病。其临床特点为皮肤黏膜相继出现和同时存在斑疹、丘疹、疱疹和结痂等各类皮疹,全身症状轻微。冬春季节多发。

(二)病原学

VZV属疱疹病毒科α亚科。没有动物储存宿主,人是唯一自然宿主,皮肤是病毒的主要靶器官。VZV感染人有两种类型,即原发感染水痘(varicella)和复发感染带状疱疹(zoster)。该病毒在体外抵抗力弱,对热、酸和各种有机溶剂敏感,不能再痂皮中存在。

(三)流行病学

1. 传染源 水痘患者为唯一传染源,自水痘出疹前1~2天至皮疹干燥结痂时,均有传染性。
2. 传播途径 病毒存在患儿上呼吸道鼻咽分泌物及疱疹液中,主要通过飞沫经呼吸道传播,也可通过接触疱疹浆液而感染。
3. 易感人群 普遍易感。但学龄前儿童发病最多,2~6岁为发病高峰。6个月以内的婴儿由于获得母体抗体,发病较少。妊娠期间患水痘可感染胎儿。
4. 流行特征 全年均可发生,冬、春季多见。该病传染性很强,易感者接触患者后约92%发病,故幼儿园、小学等儿童集体机构易引起流行。

(四)发病机制

病毒经口、鼻、眼结膜侵入人体,在局部黏膜及淋巴组织内繁殖,2~3天后进入血液,产生病毒血症,可在单核—巨噬细胞系统内再次增殖入血,引起第二次病毒血症而发病。病变主要损害皮

肤,偶尔累及内脏。

(五)病理生理

水痘病变主要在皮肤和黏膜。皮肤表皮棘状细胞层上皮细胞水肿变性,由于细胞裂解、液化和组织液的渗入,形成水疱,疱液内含有大量病毒,以后液体吸收、结痂。

(六)临床表现

1. 典型水痘　潜伏期一般在2周左右。前驱期为1天左右,表现为低热、不适、厌食等,次日出现皮疹。

水痘皮疹的特点如下:①皮疹首发于头、面、躯干受压部分,继而扩展到四肢。皮疹躯干多,四肢少,呈向心性分布。②皮损初为细小的红色斑疹或丘疹,迅速发展为清亮、椭圆形的水疱,周围伴有红晕。疱液先透明而后浑浊,且出现脐凹现象。水疱易破溃,2~3天迅速结痂。③皮疹陆续分批出现,伴明显痒感。在疾病高峰期可见到斑疹、丘疹、疱疹和结痂同时存在。④黏膜皮疹还可以出现在口腔、睑结膜、生殖器等处,易破溃形成浅溃疡。

轻型水痘多为自限性疾病,10天左右痊愈,全身症状和皮疹较轻。皮疹结痂后一般不留瘢痕。

2. 重症水痘　多发生在恶性疾病或免疫功能低下的患儿。患儿持续高热、全身中毒症状明显,皮疹分布广泛,可融合成大疱型疱疹或出血性皮疹,可继发感染和伴血小板减少而发生爆发性紫癜。

3. 先天性水痘　母亲在妊娠早期感染水痘可导致胎儿多发性畸形,患儿常在一岁以内死亡,存活者留有严重神经系统伤残;若发生水痘数天后分娩可导致新生儿水痘,死亡率高。新生儿水痘的皮疹有时酷似带状疱疹的皮疹。

4. 并发症　最常见的为皮肤继发性细菌感染,甚至由此导致败血症等;神经系统可见水痘后脑炎、面神经瘫痪等;少数病例可发生水痘性肺炎、心肌炎、肝炎。

(七)辅助检查

1. 血常规　血象白细胞总数正常或稍增高。

2. 疱疹刮片或组织活检　刮取新鲜疱疹基底物用瑞氏或姬姆萨染色检查多核巨细胞,用酸性染色检查核内包涵体。

3. 血清学检查　血清水痘病毒特异性IgM抗体检测,可早期帮助诊断;双份血清特异性IgG抗体滴度增高4倍以上也有助于诊断。

(八)治疗要点　该病无特效治疗,主要以一般治疗和对症治疗为主。

1. 一般治疗　加强护理,如勤换衣裤,剪短患儿指甲防止其搔抓;保持空气流通,温湿度适宜;供给足够的水分和易消化食物。

2. 对症治疗　皮肤瘙痒者可局部使用炉甘石洗剂,必要时给予少量镇静药;继发感染者可外用抗生素软膏。

3. 抗病毒治疗　对免疫能力低下的播散性水痘患者、新生儿水痘或水痘性肺炎、脑炎等严重病例,应及早抗病毒药物治疗。首选阿昔洛韦,应尽早使用,一般应在皮疹出现的48小时内开始。水痘患者一般禁用激素。

三、病历介绍

(一)典型病例

患儿,女,2岁,以"发热3天,皮疹4天"收住入院。其奶奶代诉:发热伴全身出现水疱疹半天。4天前患儿无明显诱因开始出现胸部皮疹,伴瘙痒,3天前出现发热,体温39.5℃,口服"美林"后体温有所下降,皮疹稍有减退,后发热持续时间延长,至当地医院就诊考虑"水痘",给予阿昔洛韦片治疗,病情无好转,伴有咽部疼痛,为进一步诊治至我院,门诊拟"水痘"收入我科。否认有"水痘"接触史。

(二)患者的阳性体征

1. 查体　神志清,精神差,生长发育正常,营养良好,抱入病房,查体合作。全身皮肤黏膜未见黄染,无瘀点、瘀斑,颜面部、躯干及四肢及可见散在大量红色斑丘疹,无脱屑及化脓渗出,疱疹部分结痂,新旧不一。全身浅表淋巴结未触及肿大。头颅无畸形,睑结膜无充血,巩膜未见黄染,两侧瞳孔等大等圆。口唇无紫绀,咽部充血红肿,扁桃体Ⅰ度肿大。颈软,气管居中。胸廓无畸形,,两肺呼吸音清,未闻及干湿罗音。心率:84次/分,律齐,未及杂音。腹软,无压痛及反跳痛,肝脾肋下未触及。

2. 辅助检查　血常规:白细胞 8.0×10^9/L,中性粒细胞 0.48。

四、护理

(一)护理评估

1. 一般情况　家属否认有"水痘"接触史;生长发育正常,营养良好。

2. 专科情况　患儿颜面部、躯干及四肢及可见散在大量红色斑丘疹,无脱屑及化脓渗出,疱疹部分结痂,新旧不一;白细胞 8.0×10^9/L,中性粒细胞 0.48。

(二)护理诊断

1. 皮肤完整性受损　与水痘病毒引起的皮疹及继发感染有关。

2. 体温过高　与病毒血症有关。

3. 有感染的危险　与皮肤损伤有关。

4. 潜在并发症　脑炎、肺炎、败血症。

(三)护理目标

(1)患儿体温降至正常范围。

(2)患儿皮疹消退,皮肤完整、无感染。

(3)患儿住院期间不发生感染。

(4)患儿不发生并发症或并发症得到及时发现和处理。

(四)护理措施　水痘是自限性疾病,无并发症时以一般护理和对症护理为主。为避免皮肤留有瘢痕,皮肤护理是关键。

1. 生活护理

(1)卧床休息至热退、症状减轻。保持室内空气新鲜,温湿度适宜,衣被清洁,不宜过厚,以免患儿不适而增加皮肤瘙痒感。

(2)勤换内衣,衣物煮沸消毒;保持皮肤清洁干燥。

(3)给予富含营养的清淡饮食,多饮水,保证机体足够的营养,忌吃辛辣鱼虾等食物。

(4)预防受凉感冒,特别不要吹风。

2. 减少皮肤病损,恢复皮肤完整性

(1)剪短指甲,避免搔破皮疹引起感染或留下疤痕。

(2)在疱疹未破溃处涂涂 0.25%冰片炉甘石洗剂以减少皮肤瘙痒。

3. 降低体温　患儿中低热时,采取控制室温、多饮水、卧床休息至体温正常;同时给予易消化的饮食,做好口腔护理。高热时遵医嘱给予适量的退热剂。

4. 病情观察　观察患儿出疹情况,皮肤有无破溃。告知家长如发现出疹后持续高热不退、咳喘,或呕吐、头痛、烦躁不安或嗜睡,惊厥时应及时送到医院。

5. 预防感染传播　呼吸道隔离隔离患儿至皮疹全部结痂为止。易感儿接触后应隔离观察3周。

(五) 评价

(1) 患儿体温恢复至正常范围。

(2) 患儿皮疹消退,皮肤完整、未发生感染,出院时未留下疤痕。

(3) 患儿住院期间未发生感染。

(4) 患儿未发生并发症。

五、健康宣教

1. 疾病指导　向家长本病的发病过程及特点,并说明本病无特效治疗,护理是预后良好的关键。

2. 隔离患儿　对可疑或诊为水痘的患者应进行隔离。其中上学或入托的小儿,一般可在家中隔离,家中如有其他未患过的水痘的小孩,应另择居住处或不与患者同住一房间。隔离应持续到全部疱疹干燥结痂时为止。

3. 消毒与清洁　对接触水痘疱疹液的衣服、被褥、毛巾、敷料、玩具、餐具等,根据情况分别采取洗、晒、烫、煮、烧消毒,且不与健康人共用。

4. 定时开窗通风　通风时要注意防止患儿受凉,房间尽可能让阳光照射,打开玻璃窗(玻璃可阻挡杀灭病毒的紫外线)。

5. 饮食指导　患病期间,应忌油腻、姜、辣椒等刺激性食物,忌吃燥热和滋补性的食物。应给予易消化及营养丰富的流质和半流质饮食,如绿豆汤、银花露、小麦汤等。

6. 用药指导　患儿即使发烧,也不要服用阿司匹林退烧,以免引起瑞氏综合征;皮质激素类因其抑制机体免疫功能,可使病毒感染扩散和加重,一般忌用。

六、提问

1. 水痘的皮疹形态和分布特点是什么?

2. 水痘的传染源和传播途径是什么?

3. 如何对家长进行患儿饮食指导?

病例三　流行性乙型脑炎

一、查房的目的

掌握乙型脑炎的传播途径、常见护理诊断及护理措施;熟悉乙型脑炎的病因及预防;了解乙型脑炎的发病机制。

二、疾病知识回顾

(一) 定义

是由乙型脑炎病毒引起的以脑实质炎症为主要病变的急性中枢神经系统传染病。临床特征为高热、惊厥、意识障碍、呼吸衰竭。自乙脑疫苗应用以来,发病率已明显降低。

(二) 病原学

乙型脑炎病毒简称乙脑病毒,呈球形,直径为40~50nm,核心含核心蛋白和单股正链核心被外膜包裹。病毒抵抗力不强,对温度、乙醚、酸均很敏感。加热至100℃时2分钟、56℃时30分钟可灭活病毒。

(三) 流行病学

1. 传染源　猪是主要的传染源。

2. 传播途径 蚊是主要传播媒介。通过蚊虫叮咬传播。

3. 人群易感性 普遍易感,但以儿童为主。

4. 流行特征 集中在7月8月9月,发病年龄2~6岁。

（四）发病机制

感染乙脑病毒的蚊子叮咬人体,病毒侵入局部组织细胞和淋巴结、血管内皮细胞内繁殖,入血引起病毒血症。发病与否,取决于病毒的数量,毒力和机体的免疫功能,绝大多数感染者不发病,呈隐性感染。病变以脑实质炎症为主,神经细胞呈广泛变性和坏死。

（五）临床表现

一般将本病分为五期,即潜伏期、前驱期、极期、恢复期、后遗症期。

1. 潜伏期 4~21天,一般为10~14天。

2. 前驱期 起病后1~3天,病毒进入血液形成病毒血症时即骤然起病。患儿有寒战、高热,伴头疼、恶心和呕吐,部分患儿有嗜睡和轻度颈项强直。

3. 极期 主要表现为脑实质受损症状。

（1）高热。体温高达40℃以上,持续7~10天,严重者可达3周。发热越高,热程越长,病情越重。

（2）意识障碍。是本病的主要症状。程度不等,可有嗜睡、谵妄、昏迷等,可发生于第1~2天,多发生于第3~8天,可持续一周左右,重者可长达4周以上。昏迷的深浅、持续时间的长短与病情的严重性有关,和预后正相关。

（3）惊厥或抽搐。多见于病程第2~5天;可先有局部抽搐,继之为肢体阵挛性抽搐,甚至全身抽搐,均伴有意识障碍。严重者可导致发绀、脑缺氧和脑水肿,深昏迷,甚至呼吸暂停。

（4）呼吸衰竭。呼吸衰竭是本病最严重的表现和主要死亡原因。多见于重症患者,主要为中枢性呼吸衰竭,表现为呼吸节律不规则,最后呼吸停止。

（5）颅内高压症。颅内压增高表现为剧烈头痛、喷射性呕吐、血压升高、脉搏变慢,脑膜刺激征阳性。婴幼儿常有前囟隆起。严重者可发展为脑疝。

（6）其他神经系统表现。多在病程10天内出现,开始浅反射减弱或消失,腱反射先亢进后消失。出现病理性锥体征如巴氏征阳性、脑膜刺激征,大小便失禁或潴留,并可出现肌张力增高及肢体强直性瘫痪。

4. 恢复期 体温逐渐下降,精神神经症状逐日好转,多于2周左右逐渐恢复。严重病例的神志障碍、痴呆、失语、吞咽困难、瘫痪或精神失常等症状恢复较慢。

5. 后遗症期 上述精神神经症状6个月仍未恢复则称为后遗症,发生率约5%~20%,表现为失语、肢体瘫痪、意识障碍、痴呆等,经治疗可有不同程度的恢复。有的持续终生,如癫痫。

（六）辅助检查

1. 血常规 外周血白细胞计数增高、病初中性粒细胞达0.80以上。

2. 脑脊液 压力增高、外观透明或微混浊,白细胞计数轻度增高,发病早期以中性粒细胞为主,以后淋巴细胞增多。蛋白轻度增高,糖正常或稍高,氯化物正常。

3. 血清学检查 乙脑病毒特异性IgM抗体在病后3~4天即可出现,2周达高峰。

（七）治疗要点

1. 一般治疗

注意饮食和营养,供应足够水分,高热、昏迷、惊厥患者易失水,故宜补足量液体,成人一般每日1500~2000ml,小儿每日50~80ml/kg。但输液不宜多,以防脑水肿,加重病情。对昏迷患者宜采用鼻饲。

2. 对症治疗

（1）降温。室温争取降至30℃以下。高温病人可采用物理降温和药物降温结合，使体温保持在38℃~39℃（肛温）。避免用过量的退热药，以免因大量出汗而引起虚脱。

（2）抗惊厥。可使用镇静止痉剂，如地西泮、水合氯醛、苯妥英钠等。应对发生惊厥的原因采取相应的措施：①因脑水肿所致者，应以脱水药物治疗为主，可用20%甘露醇，在20~30分钟内静脉滴完，必要时4~6小时重复使用，同时可合用呋塞米、肾上腺皮质激素等，以防止应用脱水剂后的反跳；②因呼吸道分泌物堵塞、换气困难致脑细胞缺氧者，则应给氧，保持呼吸道通畅，必要时行气管切开，加压呼吸；③因高温所致者，应以降温为主。

（3）防治中枢性呼吸衰竭。深昏迷病人喉部痰鸣音增多而影响呼吸时，可经口腔或鼻腔吸引分泌物、采用体位引流、雾化吸入等，以保持呼吸道通畅。①因脑水肿、脑疝而致呼吸衰竭者，可给予脱水剂、肾上腺皮质激素等；②因惊厥发生的屏气，可按惊厥处理；③如因假性延髓麻痹或延脑麻痹而自主呼吸停止者，应立即作气管切开或插管，使用加压人工呼吸器。如自主呼吸存在，但呼吸浅弱者，可使用呼吸兴奋剂如山梗菜碱、尼可刹米、利他林、回苏林等（可交替使用）。

三、病历介绍

（一）典型病例

患儿，男，7岁，因"发热、头痛伴恶心呕吐5天，抽搐，意识模糊2天"入院。无乙脑疫苗接种史。病前无外耳道流脓史，无咽痛、无传染病接触史，亦未注射过乙脑疫苗。居住地为农村，蚊虫较多十余天前曾有被蚊虫叮咬史。

（二）患者的阳性体征

1. 查体　体温39.5℃，心率140次/分、呼吸44次/分、血压90/60mmHg，体重17kg。一般情况差，急性病面容，面色红，呼吸急促，神志不清，呼之不应，压眶有反应，双侧瞳孔等大等圆，直径3mm，对光反射稍迟钝。口唇无发绀，牙关紧闭，有磨牙动作。颈抵抗。两肺呼吸音清，未闻及干湿啰音，心律齐，率92次/分，各瓣膜听诊区未闻及病理性杂音，腹平软，肝脾肋下未及。四肢肌张力较高，双膝反射未引出，巴氏征(+)、克氏征(+)。

2. 辅助检查

（1）血常规。Hb 165g/L，WBC 12×10^9/L，NEU 0.80，LYM 0.20，PLT 115×10^9/L；

（2）脑脊液检查常规。微混，总细胞500×10^6/L，白细胞460×10^6/L，分类多核细胞0.70，单核0.30；

（2）颅脑CT。显示局限性低密度阴影。

四、护理

（一）护理评估

1. 一般情况　患儿病前无外耳道流脓史，无咽痛、无传染病接触史，亦未注射过乙脑疫苗。居住地为农村，蚊虫较多十余天前曾有被蚊虫叮咬史。

2. 专科情况　体温39.5℃，神志不清，呼之不应，压眶有反应，双侧瞳孔等大等圆，直径3mm，对光反射稍迟钝。口唇无发绀，牙关紧闭，有磨牙动作。颈抵抗。四肢肌张力较高，双膝反射未引出，巴氏征(+)、克氏征(+)。

（二）护理诊断

1. 体温过高　与乙脑病毒感染有关。

2. 意识障碍　与脑实质炎症、脑水肿有关。
3. 气体交换受损　与呼吸衰竭有关。
4. 有窒息的危险　与乙脑所致的惊厥发作及昏迷有关。
5. 有皮肤完整性受损的危险　与昏迷导致长期卧床有关。
6. 潜在并发症　脑疝、继发感染。

(三)护理目标

(1)患儿体温恢复到正常范围。
(2)患儿脑水肿减轻、意识恢复清楚。
(3)患儿能进行有效呼吸。
(4)患儿惊厥发作得到控制,不发生窒息。
(5)患儿皮肤保持清洁干燥,不发生破损。
(6)患儿不发生潜在并发症或发生时能得到及时发现和处理。

(四)护理措施

1. 环境与休息　病室阴凉通风,降低室温并保持室内安静,室温在30℃以下,集中检查及治疗的时间,使患者得到更好的休息。

2. 基础护理　保持患者的皮肤清洁,每2小时翻身拍背一次,按摩受压部位防止压疮;保持患者口腔清洁,每日行口腔护理2次;保持患者会阴部清洁干燥。

3. 饮食护理　遵医嘱给予胃肠内营养,初期及极期给予清淡流质饮食,如西瓜汁、绿豆汤、牛奶;恢复期则逐渐增加高热量、高维生素、高蛋白饮食。

4. 病情观察　密切观察生命体征尤其是体温的变化;观察意识状态,是否有意识障碍加深;观察有无脑疝的先兆,重点观察瞳孔大小、形状、两侧是否对称、对光反射是否存在;准确记录24小时出入量。

5. 对症护理

(1)高热的护理。保持室内温湿度适宜;衣被不可过厚。密切观察和记录患儿体温,及时采取有效降温措施:①冰袋放置于颈、腋、腹股沟等处;②用温水擦浴;③遵医嘱给予阿司匹林加10%水合氯醛及冰生理盐水保留灌肠。

(2)惊厥的护理。严密观察病情,及时发现惊厥发作先兆昏迷加深或烦躁不安、肌张力增高、皮肤眼睑或面部小肌肉抽动等表现,当出现上述情况时,立即通知医师并配合抢救。遵医嘱立即给予抗惊厥药物,同时将患者头偏向一侧,给予吸氧、吸痰、保持呼吸道通畅,将纱布包绕压舌板置于齿间防止舌咬伤。

6. 并发症的观察及护理　并发症以肺不张、败血症、尿路感染、褥疮及溃疡性出血为多见。密切观察患者的呼吸、血氧饱和度情况、体温的变化、尿液的颜色、量及皮肤黏膜情况。

7. 恢复期的护理　此期耐心观察,加强相应的护理措施。指导家属细心喂养;每天用温水擦洗并做被动运动,将肢体摆放在功能位置,同时辅以针灸、理疗;给家长予以健康指导,鼓励家属和患儿共同树立战胜疾病的信心,促进功能的恢复,提高患者的生活质量。

8. 心理护理　与家长充分沟通,向其介绍疾病的相关知识,鼓励其参与治疗及护理计划,增强信任感,减轻其自责和焦虑情绪。

(五)评价

(1)患儿体温下降到正常范围。

（2）患儿脑水肿减轻、意识恢复清楚。

（3）患儿能进行有效呼吸。

（4）患儿惊厥发作得到控制，未发生窒息。

（5）患儿皮肤保持清洁干燥，未发生破损。

（6）患儿未潜在并发症。

五、健康宣教

（1）康复指导。有后遗症的患儿应坚持康复训练和治疗，鼓励患儿及家长积极配合，并教会家长切实可行的康复疗法，如肢体功能锻炼、语言训练。

（2）指导家长在乙脑流行季节居室应安装纱门、纱窗防蚊，并使用驱蚊油、蚊帐等防止蚊虫叮咬。

（3）指导家长按时带孩子到相应部门接种乙脑疫苗。

六、提问

1. 流行性乙型脑炎的流行病学特点是什么？
2. 流行性乙型脑炎的护理措施有哪些？

病例四 猩红热

一、查房的目的

了解该病的病因，熟悉该病的治疗要点及预防，掌握该病的护理措施。

二、疾病知识回顾

（一）定义

猩红热为A组β型溶血性链球菌感染引起的急性呼吸道传染病。其临床特征为发热、咽峡炎、全身弥漫性鲜红色皮疹和疹退后明显的脱屑。少数患者患病后由于变态反应而出现心、肾、关节的损害。

（二）病原学

本病的病原为A组乙型（β型）溶血性链球菌。呈球形或椭圆形，直径0.6~1.0μm，链状排列，革兰染色阳性。乙型溶血性链球菌在体外的生命力较强，但对热及干燥的抵抗力较弱，60℃30分钟即被杀死，但在痰及脓液中可生存数周。对青霉素敏感，极少有耐药性，对四环素、磺胺、氯霉素等耐药逐年上升。

乙型溶血性链球菌的致病性在于分泌的各种酶及毒素。

1. 红疹毒素　也称猩红热毒素，引起猩红热样皮疹。同时有致发热作用，并能抑制单核和巨噬细胞功能。

2. 溶血素　有溶解红细胞、杀伤白细胞以及毒害心脏的作用。

3. 链激酶（溶纤维蛋白酶）　此酶可溶解血块或阻止血浆凝固，有利于细菌在组织内扩散。此外还可产生透明质酸酶、蛋白酶等。

（三）流行病学

1. 传染源　主要是猩红热病人和咽部乙型溶血性链球菌带菌者。猩红热自发病前1天至出疹期传染性最强，恢复期传染性消失。

2. 传播途径　主要经空气飞沫传播。病人的咽、鼻部和唾液中的细菌，通过谈话、咳嗽和喷嚏等方式传染易感者。

3. **人群易感性** 普遍易感。感染后人体可产生抗菌免疫力、抗毒免疫力。

4. **流行特征**

(1) 季节。全年均可发生,但以冬春季多见。

(2) 年龄。5~15岁好发。1岁以下,50岁以上少见。

(四) 临床表现

根据病程可分为三期(前驱期、出疹期、恢复期)

1. **前驱期** 一般不超过24小时,少数可达2天。大多骤起畏寒、发热,重者体温可升到39℃~40℃,伴头痛、咽痛、食欲减退,全身不适,恶心呕吐。婴儿可有谵妄和惊厥。咽红肿,扁桃体上可见点状或片状分泌物。软腭充血水肿,并可有米粒大的红色斑疹或出血点,即黏膜内疹,一般先于皮疹而出现。

2. **出疹期** 多数自起病第1~2天出现。从耳后、颈底及上胸部开始,1日内即蔓延及胸、背、上肢,最后及于下肢。典型的皮疹为在全身皮肤充血发红的基础上散布着针帽大小,密集而均匀的点状充血性红疹,手压全部消退,去压后复现。在皮肤皱褶处如腋窝、肘窝、腹股沟部可见皮疹密集呈线状,称为"帕氏线"。病初起时,舌被白苔,乳头红肿,突出于白苔之上,以舌尖及边缘处为显著,称为"草莓舌"。2~3天后白苔开始脱落,舌面光滑呈肉红色,并可有浅表破裂,乳头仍突起,称"杨梅舌"。

3. **恢复期** 退疹后一周内开始脱皮,脱皮部位的先后顺序与出疹的顺序一致。躯干多为糠状脱皮,手掌足底皮厚处多见大片膜状脱皮,甲端皲裂样脱皮是典型表现。

(五) 辅助检查

1. **血常规** 白细胞数增高,中性粒细胞占80%以上。

2. **红疹毒素试验** 早期为阳性

3. **细菌培养** 咽拭子、脓液培养可获得A组链球菌。

(六) 治疗要点

1. **抗生素疗法** 青霉素是治疗猩红热和一切链球菌感染的常选药物,早期应用可缩短病程、减少并发症,病情严重者可增加剂量。为彻底消除病原菌、减少并发症,疗程至少10天。对青霉素过敏者可用红霉素,严重时也可静脉给药,疗程7~10天。

2. **一般治疗** 高热可用物理降温,或用较小剂量退热剂;年长儿咽痛可用生理盐水漱口等;供给充足的营养、热量;发热期间给予流质或半流质饮食,保持口腔清洁。

三、病历介绍

(一) 典型病例

患儿女,4岁,以"发热1天,皮疹半天"入院。入院前1天,患儿无明显诱因出现发热,最高温度37.7℃,无畏寒寒战,无抽搐,入院前半天,患儿全身出现皮疹,为红色小丘疹,伴瘙痒,压之褪色,诉咽痛,呕吐出胃内容物1次,非喷射状,不含胆汁及咖啡样物、未诉腹痛,无咳嗽,双眼睑浮肿、少尿等。遂来我院就诊。

(二) 患者的阳性体征

1. **查体** 体温37.5℃,心率100次/分,呼吸22次/分,体重19kg。神志清,精神尚可,面色红润。呼吸平稳。全身皮肤可见红色粟粒样疹,压之褪色,疹间物正常皮肤,口周未见苍白圈,口唇红润,口腔黏膜光滑,杨梅舌,咽充血Ⅱ°,可见脓性分泌物。颈软,气管居中。胸廓无畸形,两肺呼吸音清,未闻及干湿罗音。心率:100次/分,律齐,未及杂音。腹软,无压痛及反跳痛,肝脾肋下未触及。

2. 辅助检查

（1）血常规。WBC16.85×10⁹/L，N0.87，L0.06，CRP 45mg/L。

（2）血沉 23mm/小时。

（3）咽拭子找到大量细菌；血培养阴性。

四、护理

（一）护理评估

1. 一般情况　近日所处环境中曾有类似病例出现，10天内有与猩红热病人或咽峡炎病人接触史。

2. 专科情况　体温37.5℃；身皮肤可见红色粟粒样疹，压之褪色，疹间物正常皮肤，口周未见苍白圈，口唇红润，口腔黏膜光滑，杨梅舌，咽充血Ⅱ°，可见脓性分泌物。咽痛，呕吐出胃内容物1次。

（二）护理诊断

1. 体温过高　与毒血症有关。

2. 舒适受损　与细菌感染导致咽痛、头痛、皮疹有关。

3. 皮肤完整性受损　与猩红热皮疹有关。

（三）护理目标

（1）患儿体温降至正常范围。

（2）患儿皮疹消退，咽痛减轻，头痛缓解。

（3）患儿皮疹消退，皮肤完整、不发生感染。

（四）护理措施

1. 消毒隔离　呼吸道隔离病人至咽培养3次阴性且无化脓性并发症出现，避免探视。对接触者医学观察7天。

2. 一般护理　在急性期嘱患儿绝对卧床休息。注意口腔卫生，可淡盐水漱口，3次/日，清除鼻腔分泌物，给予氯已定（洗必泰）漱口，口含溶菌酶片。

3. 饮食护理　发热期给予营养丰富、高维生素的流质或半流质饮食，嘱病人多饮水，保证足够入量。

4. 病情观察

（1）观察生命体征的变化。

（2）观察皮疹情况。皮疹出现的时间、形态、种类；出疹的顺序、分布部位、持续时间、伴随症状；局部皮疹有无疼痛、瘙痒、脱屑、破溃或感染。

（3）观察咽痛症状及咽部分泌物变化，局部充血是否缓解。

（4）在病程第2~3周，每周检查尿常规，及时发现并发症急性肾小球肾炎的发生。

5. 症状护理

（1）发热的护理。发热时卧床休息，室内经常通风换气，避免衣服过厚而阻碍散热，若有寒战应保暖。摄取足够的液体和热量。

（2）皮疹的护理。保持皮肤清洁，皮疹退后可出现皮肤脱屑，有痒感，给予涂炉甘石洗剂止痒。忌穿绒布或化纤内衣裤，以免加重瘙痒。脱皮时可涂凡士林。

6. 用药护理　应用青霉素治疗时注意观察药物的疗效及过敏反应。

7. 心理护理　告知病人和家属本病的发生发展经过，常见并发症及预后，皮疹消退后不会留有色素沉着,使他们正确对待疾病,树立战胜疾病的信心。

(五)评价

(1)患儿体温降至正常范围。

(2)患儿皮疹消退,咽痛减轻,头痛消失。

(3)患儿皮疹消退,皮肤完整、未发生感染,出院时未留下疤痕。

五、健康宣教

(1)讲述本病的临床表现、治疗药物及疗程、发热及皮疹的护理方法及隔离的必要性等。

(2)鼓励患儿多饮水,可有利于排除细菌和毒素,同时也能协助退热,还能补充因发热而消耗掉的水分。膳食以营养丰富、易消化、清淡的流质或半流质食物为主。

(3)出疹时患儿皮肤瘙痒,注意出疹时勿用肥皂。脱皮时不要力搓和撕剥,以免皮肤损伤感染。

(4)因细菌多集中在咽部,所以口腔护理十分重要。患儿除早晚刷牙外,每次饭后用温盐水漱口。

(5)告知家长10岁以下的儿童都是易感者,本病流行时,儿童应避免到公共场所;每天应开窗通风,有条件者给予空气消毒。

六、提问

1. 猩红热的药物治疗首选什么?

2. 猩红热皮疹的特点是什么?

病例五 中毒性菌痢

一、查房的目的

了解该病的病因,熟悉该病的治疗要点及预防,掌握该病的护理措施。

二、疾病知识回顾

(一)定义

菌痢是由志贺菌属引起的肠道传染病,中毒性菌痢则是急性菌痢的危重型。起病急骤,以高热、嗜睡、惊厥、迅速发生休克及昏迷为特征,病死率高。

(二)病原学

本病的病原体为痢疾杆菌,属于肠杆菌的志贺菌属。志贺菌属分为 A、B、C、D 四群,我国以 B 群多见。四型志贺菌死亡后均可释放内毒素,是引起发热、毒血症、休克等全身反应的重要因素。志贺菌在体外生存能力较强,可在瓜果、蔬菜及污染物上生存13周。其对酚液、新洁尔灭、过氧乙酸等消毒剂均较为敏感。

(三)流行病学

1. 传染源 急性、慢性痢疾患者及带菌者是主要传染源。

2. 传播途径 消化道传播。

3. 易感人群 人群普遍易感,多见于2~7岁体格健壮的儿童。

4. 流行特征 终年散发,但有明显季节性,主要流行于夏秋季。

(四)临床表现

潜伏期多为1~2天,短者数小时。起病急,发展快,体温可达40℃以上,迅速发生呼吸衰竭、休克、昏迷,肠道症状多不明显。根据临床表现,中毒型菌痢又可分为休克型、脑型和肺型三型:

1. 休克型(周围循环衰竭型) 临床上以感染性休克为主要表现。患者初起面色灰白,唇周青灰,四肢冰凉,指甲发白,脉细速,心率增快。后期皮肤出现青紫色花纹,血压下降,尿量减少,脉细弱,心音低钝。若不及时治疗,病情继续发展,可出现休克、昏迷。

2. 脑型(呼吸衰竭型) 脑血管痉挛导致脑缺氧、水肿甚至脑疝。患儿可出现烦躁不安、反复惊厥、昏迷、呼吸节律不齐、瞳孔大小不等。惊厥可反复发作,开始时发作前后神志清楚,继之可转入瞻妄、昏迷。严重者可出现中枢性呼吸衰竭,患儿于持续惊厥后呼吸忽然停止。

3. 混合型 常由以上两型发展而来,此型最为凶险,病死率高。

(五)辅助检查

1. 血常规 白细胞总数增高,以中性粒细胞为主,但发热仅数小时的患儿白细胞可不高。
2. 大便常规 病初可正常,以后出现黏液脓血便,镜检可见大量脓细胞、红细胞和吞噬细胞。
3. 大便培养 可分离出志贺菌属痢疾杆菌。
4. 免疫学检测 可早期快速诊断,但易出现假阳性。

(六)治疗要点

病情凶险,需及时抢救。

1. 降温止惊 可采用物理、药物降温或压冬眠疗法。持续惊厥者,可用地西泮 0.3mg/kg 肌内注射或静脉注射;或用水合氯醛 40~60mg/kg 保留灌肠;或苯巴比妥肌内注射。
2. 控制感染 通常选用两种痢疾杆菌敏感的抗生素静脉滴注,如阿米卡星、头孢噻亏钠或头孢曲松钠等药物。
3. 抗休克治疗 扩充血容量,纠正酸中毒,维持水、电解质、酸碱平衡;在充分扩容的基础上应用血管活性药物,如多巴胺、酚妥拉明,以改善微循环;可及早应用糖皮质激素。
4. 防止脑水肿和呼吸衰竭 保持呼吸道通畅,吸氧。首选 20% 甘露醇降低颅内压,剂量为每次 0.5~1.0g/kg,静脉滴注,每 6~8 小时/次,疗程 3~5 天,或与利尿剂交替使用;可短期静脉滴注地塞米松。若出现呼吸衰竭应尽早使用呼吸机。

三、病历介绍

(一)典型病例

患儿,女,六岁,因"发热半天、抽搐两次"入院。患儿当日午饭后 2 小时,家长发现患儿面色不好,疲乏思睡,全身无力,测体温 38℃,给予退热处理后体温不降,并出现呕吐两次。下午五时左右发现患儿两眼上翻,面色青紫,牙关紧闭,两手握拳,四肢抽动,数分钟后停止抽动,但神志一直不清,送往医院途中又发作一次。

(二)患者的阳性体征

1. 查体 体温 39℃,心率 130 次/分,呼吸 30 次/分。神志不清,面色发青,呼吸表浅,有时可见口角及四肢有小抽动。全身皮肤弹性尚可,无明显脱水,手足较凉,指甲稍发绀,皮肤发花。全身浅表淋巴结不大,双侧瞳孔等大等圆,对光反射存在。颈软,心肺听诊无异常。腹软,肝脾肋下未触及,肠鸣音活跃,膝反射可引出,无病理反射。

2. 辅助检查

(1)血常规。WBC 21×10^9/L,NEU 0.80,LYM 0.20。
(2)大便镜检。红细胞 5~10/HP,脓细胞成堆。
(3)血电解质。正常。

四、护理

(一)护理评估

1. 一般情况　家属否认当日有不洁饮食史,同餐者有类似表现。
2. 专科情况　体温39℃;神志不清,有时可见口角及四肢有小抽动;面色发青,全身皮肤弹性尚可,无明显脱水,手足较凉,指甲稍发绀,皮肤发花。

(二)护理诊断

1. 体温过高　与毒血症有关。
2. 组织灌注量不足　与内毒素导致微循环障碍有关。
3. 有窒息的危险　有惊厥反复发作有关。
4. 潜在并发症　脑水肿、呼吸衰竭。

(三)护理目标

(1)患儿体温降至正常。
(2)患儿住院期间组织灌注量得到补充,微循环恢复正常。
(3)患儿住院期间不发生窒息。
(4)患儿不发生并发症或并发症得到及时发现和处理。

(四)护理措施

1. 消化道隔离　指导家长对患儿食具行煮沸消毒15分钟,患儿衣物煮沸后再洗,粪便用1%含氯石灰澄清液浸泡消毒后倾入下水道;大便培养三次阳性,临床症状消失1周后解除隔离。
2. 加强基础护理　给予患者梳头,洗脸,擦浴;维持正常的排泄功能,便后清洗外阴及肛门;定时翻身,保持皮肤及床褥清洁,干燥,预防褥疮发生;每日给予口腔护理2次。
3. 呼吸道护理　随时保持呼吸道通畅,给予吸氧,密切观察缺氧症状有否改善;遵医嘱给予雾化吸入,每定时翻身拍背,促进痰液排出,预防肺部并发症。
4. 营养支持,由于患者昏迷,禁食,为了保证足够的营养,给予肠外营养支持,待患者腹痛,腹泻停止,大便试验各项指标正常后给予肠内营养支持。量由少到多,,温度40℃为宜,每次推注时间不少于20分钟,间隔时间不少于2小时,并注意观察有无胃肠道反应。
5. 病情监测　密切监测患者各项生命体征;严格记录24小时出入量尤其是尿量;随时观察患者的昏迷程度是否变化,如睫毛反射,触觉,痛觉,瞳孔大小及对光反射等变化。
6. 降低体温　监测体温变化 高热时采用冰袋冷敷、冰盐水灌肠等方法降温。
7. 循环衰竭的护理

(1)体位。患者入院时病情危重,处于昏迷状态,立即采取休克体位,并根据病情变化调整体位。

(2)心电监护。由于患者病情危急,病情发展迅速,入院后及时给予氧气吸入,持续心电监护,认真做好各项记录,特别注意血氧饱和度,呼吸动态的变化。

(3)立即开放静脉,按医嘱给予扩容液体,碱性液及血管活性药,以尽快纠正循环衰竭,并密切观察循环衰竭改善情况,心功能情况及血管活性药的副作用。

8. 惊厥的护理　密切观察惊厥发生的先兆如烦躁不安、双目凝视或上翻、屏气、头向后仰等。惊厥发生时立即放置患者于仰卧位,头偏向一侧,清除呼吸道分泌物;用压舌板置于上下牙列之间,并用舌钳往外牵拉舌头防止舌后坠;遵医嘱给予抗惊厥药物。
9. 防止脑水肿和呼吸衰竭　遵医嘱使用镇静剂、脱水剂和利尿剂;做好气管插管、气管切开的准备工作。

(五) 评价

(1) 患儿体温降至正常范围。

(2) 患儿住院期间组织灌注量得到补充,微循环恢复正常。

(3) 患儿住院期间未发生窒息。

(4) 患儿未发生并发症。

五、健康宣教

(1) 个人卫生方面,喝开水不喝生水,最好使用压水井水,用消毒过的水洗瓜果蔬菜和碗筷及漱口;饭前便后要洗手,不要随地大便;吃熟食不吃凉拌菜,剩饭菜要加热后吃,做到生熟分开,防止苍蝇叮爬食物;最好不要参加大型聚餐活动,如婚丧娶嫁等;得病后要及时就医治疗。

(2) 刺激类食物。如煎、炸及腌、熏的大块鱼肉,对肠壁有直接刺激,使肠壁损伤加剧;这些食物又难以消化,胀气发热,停留的时间长,会加重消化道负担。

(3) 污染食物。未经消毒的瓜果蔬菜,既带菌又易引起中毒,是致病因素,并使病人抵抗力下降。

(4) 忌性寒滑肠食物。如荸荠、甲鱼、生梨、花生等物,性寒伤脾胃,易滑肠致泻,故忌用。

(5) 忌辛热刺激食物。韭菜、羊肉、辣椒、鲜辣椒粉和浓茶、酒、各种咖啡饮料,都是强烈的刺激品,可致血管痉挛收缩,使黏膜充血、肿、破损,故忌用。

(6) 在恢复好转期间的患者,由于肠胃较弱,仍应禁食生冷、坚硬、寒凉、滑腻之物,如凉拌蔬菜、豆类、冷饮、酒类、瓜果等。

六、提问

1. 该病的传播途径是什么?

2. 患儿的大便应如何进行消毒处理?

(王 娟)